全国高等卫生职业教育
护理专业"十三五"规划教材

供护理、助产等专业使用

护理药理

主　编　于爱霞

副主编　冯　旗　蔡　翔　宋　冲　于鑫光

编　者　（以姓氏笔画为序）

于爱霞　周口职业技术学院

于鑫光　周口职业技术学院

巴图仓　呼伦贝尔职业技术学院

冯　旗　天门职业学院

刘亚军　武汉轻工大学

朱方敏　天门职业学院

宋　冲　长沙民政职业技术学院

贺盛亮　咸安区食品药品监督管理局

蔡　翔　安阳职业技术学院

U0278588

华中科技大学出版社
http://www.hustp.com
中国·武汉

内 容 简 介

本书是全国高等卫生职业教育护理专业"十三五"规划教材。

本书以工作过程为导向,以工作任务为核心,将理论部分分为十大模块,包括三十九个项目,实践部分包含十个实验实践项目,介绍了药理与护理药理的基础理论、传出神经系统、麻醉、中枢神经系统、心血管系统、内脏系统与血液系统、内分泌系统、感染性疾病、恶性肿瘤及其他用药。

本书供护理、助产等专业使用。

图书在版编目(CIP)数据

护理药理/于爱霞主编. —武汉:华中科技大学出版社,2018.1(2024.8重印)
全国高等卫生职业教育护理专业"十三五"规划教材
ISBN 978-7-5680-3717-4

Ⅰ. ①护… Ⅱ. ①于… Ⅲ. ①护理学-药理学-高等职业教育-教材 Ⅳ. ①R96

中国版本图书馆 CIP 数据核字(2018)第 018711 号

护理药理 于爱霞 主编
Huli Yaoli

策划编辑:周 琳
责任编辑:余 琼 张 琴
封面设计:原色设计
责任校对:张会军
责任监印:周治超
出版发行:华中科技大学出版社(中国·武汉) 电话:(027)81321913
武汉市东湖新技术开发区华工科技园 邮编:430223
录 排:华中科技大学惠友文印中心
印 刷:武汉市籍缘印刷厂
开 本:787mm×1092mm 1/16
印 张:24.75
字 数:653 千字
版 次:2024 年 8 月第 1 版第 4 次印刷
定 价:62.00 元

全国高等卫生职业教育
护理专业"十三五"规划教材

编委会

委　员（按姓氏笔画排序）

总 序

随着我国经济的持续发展和教育体系、结构的重大调整,职业教育办学思想、培养目标随之发生了重大变化,人们对职业教育的认识也发生了本质性的转变。我国已将发展职业教育作为重要的国家战略之一,作为高等职业教育重要组成部分的高等卫生职业教育也取得了长足的发展,为国家输送了大批高素质技能型、应用型医疗卫生人才。

为了更好地顺应我国高等卫生职业教育教学与医疗卫生事业的新形势,贯彻落实《国家中长期教育改革和发展规划纲要(2010—2020 年)》中"以服务为宗旨,以就业为导向"的思想精神,以及国家《职业教育与继续教育 2017 年工作要点》的要求,充分发挥教材建设在提高人才培养质量中的基础性作用,同时,也为了配合教育部"十三五"规划教材建设,进一步提高教材质量,在认真、细致调研的基础上,在教育部高职高专医学类及相关医学类专业教学指导委员会专家和部分高职高专示范院校领导的指导下,我们组织了全国近 40 所高职高专医药院校的近300 位老师编写了这套以工作过程为导向的全国高等卫生职业教育护理专业"十三五"规划教材,并得到了参编院校的大力支持。

本套教材充分体现新一轮教学计划的特色,强调以就业为导向、以能力为本位、以岗位需求为标准的原则,按照技能型、服务型高素质劳动者的培养目标,坚持"五性"(思想性、科学性、先进性、启发性、适用性)和"三基"(基本理论、基本知识、基本技能)要求,着重突出以下编写特点:

(1)紧扣新专业目录、新教学计划和新教学大纲,科学、规范,具有鲜明的高等卫生职业教育特色。

(2)密切结合最新高等职业教育护理专业课程标准,紧密围绕执业资格标准和工作岗位需要,与护士执业资格考试相衔接。

(3)突出体现"工学结合"的人才培养模式,以及课程建设与教学改革的最新成果。

（4）基础课教材以"必需、够用"为原则，专业课程重点强调"针对性"和"适用性"。

（5）内容体系整体优化，注重相关教材内容的联系和衔接，避免遗漏和不必要的重复。

（6）探索案例式教学方法，倡导主动学习。

这套新一轮规划教材得到了各院校的大力支持和高度关注，它将为新时期高等卫生职业教育的发展做出贡献。我们衷心希望这套教材能在相关课程的教学中发挥积极作用，并得到读者的青睐。我们也相信这套教材在使用过程中，通过教学实践的检验和实际问题的解决，能不断得到改进、完善和提高。

全国高等卫生职业教育护理专业"十三五"规划教材
编写委员会

前　言

为贯彻落实全国职业教育工作会议及《国务院关于加快发展现代职业教育的决定》精神，根据教育部组织制定的《高等职业学校专业教学标准（试行）》，华中科技大学出版社组织编写该《护理药理》教材。教材在编写过程中始终坚持遵循"三基"（基本理论、基本知识、基本技能）、"五性"（思想性、科学性、先进性、启发性、适用性）、"三特定"（特定对象、特定要求、特定限制）的原则，针对高职高专护理及助产等相关医学类专业技术岗位的需求，在药理学框架基础上，突出护理专业特色，序化护理药理知识，并将临床护理用药所需的药学知识融入其中，力求做到教材的实用、实际和实效，努力体现教材在形式和内容上的创新性、学科体系的开放性和思维的多向性。

本教材以工作过程为导向，以工作任务为核心，将理论部分整合为十大模块，包括三十九个项目，实践部分包含十个实验实践项目。适应护理教育观的转变，体现"以人为本"的护理理念，注重增加医学人文知识的渗透，将护理程序应用到用药护理中，以表格形式概括提炼为用药的评估、护理措施、评价及注意事项，体现护理程序中用药的严谨性。

教材中各个项目备注有学习目标，在达到知识目标的同时，强调了职业素养目标和技能目标，注重培养学生综合素质。趣味知识和临床知识穿插于相关内容中，提高学生学习兴趣，拓展知识面。

结合护士执业资格考试体系，参考国家护士执业资格考试大纲，将用药护理中涉及的知识点以"直通护考"的形式加强和巩固，突出用药护理能力。各模块或各项目后列有相应的题目，方便学生进行自我检测，提高其自学能力。

本教材中的药物名称以《中华人民共和国药典》（2015 年版）和《国家基本药物目录》为准，采用规范的药名、剂量、用法，符合临床用药标准。

在教材编写过程中得到各编委所在单位的大力支持，也得到高校、医院等行业同仁的帮助鼓励，在此一并表示衷心的感谢！

由于学术水平和时间限制等因素,纰漏之处在所难免,敬请同行专家和读者批评指正,以提高教材质量,谨致谢意!

于爱霞

目 录

Contents

模块三　麻醉用药

模块四　中枢神经系统用药

模块六　内脏系统与血液系统用药

模块七　内分泌系统用药

模块八　感染性疾病用药

模块九　恶性肿瘤用药

模块十　其他用药

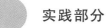 **实践部分**

模块一

药理与护理药理的基础理论

YAOLI YU HULI YAOLI DE JICHU LILUN

项目一 护理药理基本知识

学习目标

1. 掌握药物、药理学、药效学、药动学、药物防治作用、不良反应、受体激动药、受体阻断药、血浆半衰期、耐受性、安全范围、治疗指数的概念。
2. 熟悉药物作用的主要类型、药物的体内过程、影响药物作用的主要因素、药物相互作用、常用药物剂型、处方相关知识。
3. 了解受体学说、血浆药物浓度动态变化规律、药典及药品管理的相关知识。
4. 学会观察药物的疗效及不良反应，能够熟练运用护理程序进行用药护理。

任务一 概 述

一、药理学研究的内容

药物（drug）是指能影响机体生理、生化和病理过程，用以预防、诊断、治疗疾病和计划生育的化学物质。根据来源可分为天然药物、人工合成药物和基因工程药物。

药理学（pharmacology）是研究药物与机体（包括病原体）相互作用的规律及其机制的一门科学。其中，研究药物对机体的作用及作用机制的科学称为药物效应动力学（pharmacodynamics），简称药效学；研究机体对药物的作用及作用规律的科学称为药物代谢动力学（pharmacokinetics），简称药动学。

二、药物与药理学发展简史

药理学的形成与发展是与药物的发现、发展紧密联系在一起的。药物的历史可以追溯到五六千年以前，人们在生产、生活实践中认识到某些植物、动物和矿物能够治疗疾病和伤痛，在漫长的过程中，这些经验逐渐提炼积累，在有文字之后，这些经验被记录下来，演化为萌芽状态的医药学。世界上几个文明古国和古老民族都有关于医药的记载留存到现在。我国在公元1世纪前后编撰的《神农本草经》是世界上最早的药物学著作，唐代的《新修本草》是我国第一部由政府颁布的药典，明代李时珍著的《本草纲目》对我国古代医药学知识进行了科学的概括和总结,成为世界性的药物学文献,为医药学的发展做出了巨大贡献。公元前1500年左右埃及的"papyrus"(纸草本)及其后印度的"Ayurveda"(阿育吠陀经)中均已有药物的记载。古希腊医生Dioscorides(公元78年)、Galen(公元131—200年),阿拉伯医生Avicenna(公元980年)等都有专门的药物学著作,对古代医药学的发展都有较大的影响。

16世纪初,植物化学的研究和解剖生理学的发展为现代药理学的发展奠定了基础,而药理学成为一门独立科学是从19世纪初开始的。随着化学的发展和实验生理学的兴起,人们开始从天然药物中提取有效成分,首先从罂粟中分离提纯吗啡,并通过动物实验证实了其镇痛作用,标志着药理学基本研究方法的确立。此后,奎宁、阿托品、士的宁、可卡因等一系列植物有效成分的研究成果推动了药理学科的迅速发展,药理学的研究水平也从整体动物水平发展到器官、细胞水平。20世纪以后,人工合成的化合物或改变天然药物有效成分的分子结构作为新药的来源,大量的合成、半合成药物在20世纪30年代至60年代研制成功,包括磺胺类药物、半合成抗生素以及合成的抗疟疾药、抗组胺药、镇痛药、抗高血压药、抗精神失常药、抗恶性肿瘤药、激素类药物等。随着生命科学基础理论和研究技术的发展,药理学由过去的单一学科发展成为与生命科学各个领域紧密联系、互相渗透的综合学科,并与相关学科彼此借鉴和促进。

目前,药理学已衍生出许多分支学科,如生化药理学、分子药理学、免疫药理学、遗传药理学、临床药理学等,对药理学的研究水平也从器官、细胞水平深入到分子和量子水平,加深了人类对生命和疾病本质的认识,推动了药理学及其他生命科学的发展。

知识链接

屠呦呦与青蒿素

中国科学家屠呦呦获得2015年诺贝尔生理学或医学奖,获奖理由是"她发现了青蒿素,这种药品可以有效降低疟疾患者的死亡率"。迄今为止,这是第一位获得诺贝尔生理学或医学奖的华人科学家。

20世纪70年代,药理学家屠呦呦等研究人员从古代中药典籍以及民间验方记载的处方中筛选,经过无数次的试验,发现了抗疟疾的青蒿素及其衍生物。这一医学发展史上的重大发现,每年在全世界,尤其在发展中国家,挽救了数以百万计疟疾患者的生命。

三、护理药理研究内容和用药护理程序

(一)护理药理研究内容

护理药理是药理学的一个分支,是以药理学的理论为基础,合理用药为目的,阐述用药护理中必需的基本理论、基本知识、基本技能及临床用药护理措施的一门课程。

护理药理是护理专业的核心课程之一,主要研究内容有药物的体内过程、药理作用、临床应用、不良反应、药物相互作用及用药护理等。通过本课程学习,使护理专业学生具备正确执行处方和医嘱的能力,具备对处方和医嘱所用药物正确评价的能力,具备对药物疗效及不良反应监护和处理的能力,具备对患者提供合理用药咨询服务的能力,确保药物发挥最佳疗效,防止或减少不良反应发生。

（二）用药护理程序

用药护理程序是在药物治疗过程中有计划、有组织、有步骤实施的护理活动,对于提高护理质量,促进患者恢复健康具有重要作用。

用药护理程序有5个过程,包括护理评估、护理诊断、护理计划、实施及护理评价。

1. 护理评估　在执行药物治疗前,护士运用专业知识对患者的基本情况与用药情况进行评估,其主要内容包括:①收集患者基础资料,如年龄、性别、身高、体重、营养、活动能力、心理、生理、经济状况等。②了解既往史和用药史,如有无遗传性疾病,患者患病情况、治疗情况、用药情况,有无药物过敏史。③了解患者基本生理情况和当前病情,如生命体征、体检情况、当前病情及医生用药目的。④了解患者及家属对药物治疗有关知识的了解情况,如患者出院后是否需继续用药,如何评估患者的自理能力,对药物的作用、临床应用、用法、不良反应、防治知识及药品保管知识的了解情况。

2. 护理诊断　护士将护理评估的结果与所用药物联系起来加以分析,做出用药护理诊断。用药护理诊断包括以下几个方面:①药物疗效不明确:与用药方法、时间、剂量、疗程、联合用药、个体差异等有关。②药物的不良反应:如胃肠道反应、肝肾功能不全、神经系统反应及血液系统反应等。③患者用药知识不足:如缺乏用药知识、漏服或错服药物。④患者不合作:患者经济状况不佳、无治疗信心、精神异常、医疗纠纷等导致患者不能服从药物治疗。

3. 护理计划　护理计划是根据用药护理诊断所做出的解决方案,包括护理目标和护理措施。①护理目标:护士预测患者在用药护理期限内能够达到的健康状况。②护理措施:护理措施是护士执行护理工作的依据,与药物的治疗、预防或减少不良反应有关。其内容包括如何正确安全使用药物、观察药物的疗效、观察及防治不良反应,如何进行有效的药物治疗管理、实施健康教育计划等。

4. 实施　用药计划实施是护士依据用药护理措施进行护理,确保计划的落实。在实施用药计划过程中,要随时书写护理记录,继续收集资料,评估患者的健康状况和用药反应,并对用药计划随时进行调整。

5. 护理评价　护理评价是将患者的健康状况与原先确定的用药护理目标进行比较,评价是否达到预期目标。评价的内容主要包括:①评价药物是否产生了良好的治疗效果,包括患者的主诉和体征等。②评价药物是否产生了不良反应,其性质和程度如何。③评价患者是否服从药物治疗,其服从程度如何。

四、学习护理药理的意义和方法

（一）学习护理药理的意义

护理工作是整个医疗工作的重要组成部分,护士在临床药物治疗过程中,既是药物治疗的实施者,又是用药的监护者,对发挥药物的疗效和减少不良反应的发生起着重要作用。护士不仅要具备扎实的护理药理的基础理论知识,还需要熟练掌握用药护理技能,学会运用护理程序来评价药物疗效并及时发现药物的不良反应,防止药源性疾病的发生。

1. 培养执行医嘱的能力　护士应以护理药理基础理论为指导执行用药医嘱。执行医嘱前,必须了解医生用药的目的、患者的病情及药物的特点;执行医嘱时,应严格执行"三查八对",做到"一注意""六准确"。对医嘱有疑问时及时与医生或药师沟通,及时处理,避免医疗事故的发生。

"三查八对""一注意""六准确"

"三查八对"是指护士在用药时,要做到操作前查、操作中查、操作后查,对床号、对姓名、对药名、对药物剂量、对用药时间、对药物浓度、对用药方法、对药品有效期,避免发生用药差错和事故;"一注意"是指注意观察用药后的疗效及不良反应;"六准确"是指药名、给药对象、给药途径、药物剂量、药物浓度及给药方法准确无误。

2. 培养观察和评价药效的能力　药效评价是决定治疗是否继续或修正治疗方案的重要环节,护士应严密观察和评价药效,并将观察结果及时反馈给医生。

3. 培养监测药物不良反应的能力　护士在用药治疗之前,应了解药物应用时可能发生的不良反应及防治措施;在用药过程中,主动询问并观察患者的反应,若患者出现不适,应及时联系医生,做出处理并做好记录。

4. 培养药物信息咨询服务的能力　护士应做好用药咨询服务工作,让患者和家属了解药物名称、剂量、给药方法、有效期以及药品的储存方法等,向患者及家属介绍药物的疗效、不良反应及处理方法等。

(二)学习护理药理的方法

护理药理是联系基础医学和临床护理课程之间的一门桥梁课程,为临床合理用药、开展用药护理提供理论依据,因此掌握学习方法尤为重要。

1. 联系基础医学知识　药物是通过影响或改变机体生理、生化机能或病理状态而发挥作用的。因此,掌握生理学、生物化学、病理学等基础医学知识有助于对药物作用、临床应用及不良反应等知识的理解学习,做到融会贯通。

2. 联系临床实践　在学习过程中可通过临床案例,分析疾病的临床表现,掌握用药原则,学会用药护理。

3. 学会分析归纳　本课程药物种类繁多,首先要掌握药物分类及其代表药物,分析比较药物共性,抓住特点,及时归纳总结,加深理解。

4. 注重实际应用　本课程实用性较强,注重理论联系实际,通过实验及综合实训,培养学生分析问题和解决问题的能力。

任务二　药物效应动力学

一、药物作用的基本规律

药物作用(drug action)是指药物与机体组织细胞间的初始作用。药理效应(pharmacological effect)是指药物作用的结果,是机体反应的表现。由于两者意义接近,习惯上统称为药物作用。

（一）药物的基本作用

药物的基本作用是指药物对机体原有功能活动的影响。药物使原有功能活动增强的作用称为兴奋作用（excitation action），如毛果芸香碱使腺体分泌增加的作用、肾上腺素使心率加快的作用等；反之，凡能使原有功能活动减弱的作用称为抑制作用（inhibition action），如阿托品使腺体分泌减少的作用、普萘洛尔使心率减慢的作用等。药物的兴奋作用和抑制作用在一定条件下可相互转化，如中枢神经过度兴奋可导致惊厥，长时间惊厥又会引起中枢抑制甚至昏迷、死亡。

（二）药物作用的选择性

多数药物在一定剂量下，对某些组织或器官产生明显的作用，而对其他组织或器官的作用不明显或无作用，称为药物作用的选择性（selectivity）。药物作用的选择性是相对的，常与用药剂量有关，如小剂量咖啡因对大脑皮层有兴奋作用，使睡意消除，精神振奋，而大剂量应用时会广泛兴奋中枢神经系统，引起惊厥发生。药物作用的选择性是临床选择用药的基础，也是药物分类的依据。

（三）药物的作用方式

1. 局部作用和吸收作用　局部作用是指药物被吸收入血之前，在用药部位所产生的作用，如口服抗酸药的中和胃酸作用、局麻药的局部麻醉作用。吸收作用是指药物进入血液循环之后，随血流分布到全身各组织、器官所呈现的作用，如阿司匹林的解热镇痛作用、地西泮的镇静催眠作用。

2. 直接作用和间接作用　药物直接作用于组织或器官引起的效应称为直接作用，如呋塞米的利尿作用、洋地黄的增强心肌收缩力作用。间接作用是由药物的某一作用而引起的另一种作用，常通过神经反射或体液调节产生，如洋地黄在增强心肌收缩力时，而引起的心率减慢、传导减慢作用属间接作用。

（四）药物作用的两重性

药物作用的两重性包括治疗作用和不良反应。

1. 治疗作用（preventive action）　凡符合用药目的、能达到防治疾病效果的作用称为治疗作用。根据治疗目的不同，可分为对因治疗（etiological treatment）和对症治疗（symptomatic treatment）。用药目的在于消除原发致病因子，彻底治愈疾病称为对因治疗，如用抗生素杀灭体内致病菌等。用药目的在于改善症状称为对症治疗，如阿司匹林的解热镇痛作用。对症治疗虽不能根除病因，但对原因未明暂时无法根治的疾病却是必不可少的，对某些危急重症如休克、惊厥、心搏骤停等，对症治疗可能比对因治疗更为迫切。在临床实践工作中，应根据患者的具体情况，遵循"急则治其标，缓则治其本，标本兼治"的原则，妥善处理好对因治疗和对症治疗的关系。

2. 不良反应（adverse reaction）　凡与用药目的无关，并为患者带来不适或痛苦的反应统称为不良反应。根据性质、程度的不同，不良反应可分为以下类型：

（1）副反应（side reaction）　副反应是指药物在治疗剂量时出现的与治疗目的无关的作用，通常也称为副作用。产生的原因是药物的选择性低、作用广泛。药物的治疗作用和副作用不是固定不变的，常随治疗目的不同而变化，当其中一种作用成为治疗作用时，其他作用都成为副作用。如阿托品有抑制腺体、解除平滑肌痉挛、加快心率等作用，若用于治疗胃肠痉挛所致的胃肠绞痛，可引起口干、便秘、心悸等副作用；若用于麻醉前给药，其抑制腺体分泌作用称为治疗作用,而松弛平滑肌引起的腹胀气和尿潴留则称为副作用。

副作用是药物本身所固有的作用,可以预知,危害较小,难以避免。护士用药过程中应告知患者,以免患者惊恐。

(2) 毒性作用(toxic reaction)　毒性作用是指用药剂量过大、用药时间过长或机体对药物敏感性过高时产生的病理性危害反应,一般比较严重。用药后迅速发生的毒性反应称为急性毒性反应,多损害循环、呼吸及神经系统功能;长期用药在体内逐渐积蓄而发生的毒性反应称为慢性毒性反应,多损害肝、肾、骨髓及内分泌等器官功能,如长期应用四环素所致的肝损害等。药物的致畸、致癌、致突变反应称为药物的“三致”作用,是药物特殊慢性毒性反应。用药时应注意避免毒性反应的发生。

知识链接

“反应停”事件

沙利度胺(商品名为“反应停”)是 20 世纪 50 年代德国研制开发的一种治疗孕妇妊娠反应的药物,因疗效显著,曾在欧洲和亚洲部分国家广泛使用,但在其后的几年中,在上述国家陆续发现了 12000 多例手脚发育畸形的“海豹肢”样新生儿(图 1-1),后经调查,是由于母亲在妊娠早期服用该药所致,这成为历史上最严重的药物致畸事件。“三致”作用也成为新药上市的重要检测指标。

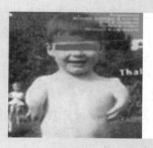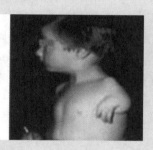

图 1-1　反应停引起的“海豹肢”样畸形儿

(3) 变态反应(allergic reaction)　变态反应又称过敏反应,是指少数过敏体质者对某些药物产生的一种病理性免疫反应。过敏反应的发生与用药剂量无关,不易预知。常见的过敏反应症状有药物热、皮疹、神经血管性水肿等,严重者可发生过敏性休克。对易致过敏反应的药物或过敏体质者,用药前应详细询问患者有无用药过敏史,并需做皮肤过敏试验,对该药有过敏史或过敏试验阳性者应禁用。

(4) 后遗效应(residual effect)　后遗效应是指停药后血药浓度降至阈浓度以下时残存的药理效应。持续时间可长可短,如服用长效巴比妥类镇静催眠药后,次日晨仍有困倦、头晕、乏力等现象。

(5) 停药反应(withdrawal reaction)　停药反应是指长期应用某些药物,突然停药使原来疾病症状迅速重现或加剧的现象,又称为反跳现象。如长期应用普萘洛尔降低血压,突然停药可出现血压骤升现象。

(6) 继发反应(secondary reaction)　继发反应是指药物发挥原治疗作用时所产生的不良后果,如长期应用广谱抗生素造成体内菌群失调而引起二重感染。

（7）依赖性（dependence）　依赖性是指长期应用某些药物后患者主观和客观上连续用药的现象。若停药后仅表现为主观上的不适，没有客观上的体征表现，称为习惯性或精神依赖性、心理依赖性；若用药时产生欣快感，停药后不仅出现主观上的不适，还会发生生理功能严重紊乱的戒断症状，则称为成瘾性或身体依赖性、生理依赖性。

（8）特异质反应（idiosyncratic reaction）　少数患者因遗传异常而对某些药物所产生的异常反应，称为特异质反应。如缺乏葡萄糖-6-磷酸脱氢酶的患者，在应用伯氨喹、磺胺类药物时可发生溶血现象。

二、药物剂量与效应关系

在一定剂量范围内，药物效应随着剂量增加或浓度增大而增强，这种剂量与效应的关系称为药物剂量-效应关系（dose-effect relationship），简称量效关系。通过对量效关系的研究，可定量分析和阐明药物剂量与效应之间的规律，有助于了解药物作用的性质，为临床用药提供参考。

（一）剂量的概念

剂量即用药的分量。按剂量大小与效应的关系，剂量可分为：剂量太小，不出现药理效应，则该剂量称为无效量；随着剂量增加，刚能引起药理效应的最小剂量称为最小有效量（minimum effective dose），亦称为阈剂量（threshold dose）；极量是能引起最大效应而又不至于中毒的剂量，又称为最大治疗量，是国家药典明确规定的允许使用的最大剂量，超过极量用药有中毒的危险；介于最小有效量与极量之间，并能对机体产生明显效应而又不引起毒性反应的剂量，称为治疗量（therapeutic dose）；比最小有效量大，比极量小，临床常用的剂量称为常用量；药物引起毒性反应的最小剂量为最小中毒量；引起死亡的最小剂量为最小致死量；最小有效量与最小中毒量之间的剂量范围称为安全范围。药物的安全范围愈大则用药愈安全，反之则易中毒，如洋地黄类药物安全范围小，剂量稍大就很容易引起中毒反应（图 1-2）。

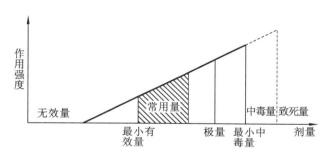

图 1-2　药物剂量与效应关系示意图

（二）量-效曲线

量效关系可用量-效曲线来表示，以效应强度为纵坐标，药物剂量或浓度为横坐标作图则得量-效曲线。根据所观察的药物效应的指标不同，可用量反应量-效曲线和质反应量-效曲线来表示。

1. 量反应量-效曲线　药物的效应强弱呈连续增减的变化，可用具体数量或最大反应的百分率来表示者称为量反应。通常以药物的剂量或药物浓度的数值为横坐标，效应强度为纵坐标，绘制的曲线成近似对称的S形（图 1-3），这类曲线便于对同类药物的性能指标进行比较。

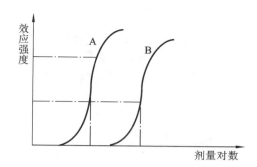

图 1-3　量反应量-效曲线

从量反应量-效曲线可以看出下列几个特定位点：

（1）最小有效量（最小有效浓度）　即刚能引起药理效应的最小药量或最小药物浓度,亦称阈剂量（阈浓度）。

（2）最大效应　随着剂量或浓度增加,药物效应也增加,当效应增加到一定程度后,若继续增加药物剂量或浓度而其效应不再继续增强,这一药理效应的极限称为最大效应,也称为效能。

（3）效价强度　效价强度是指能引起同等效应所需的剂量,所需的剂量愈小,效价愈高。若药物是通过与受体结合起作用的,则效价强度可反映药物与受体亲和力的大小。

效能与效价强度并非完全对应,如利尿药以每日排钠量为效应指标进行比较,氢氯噻嗪的效价强度大于呋塞米,而呋塞米的效能大于氢氯噻嗪（图 1-4）。这说明比较同类药物的性能应明确其具体指标进行客观评价。

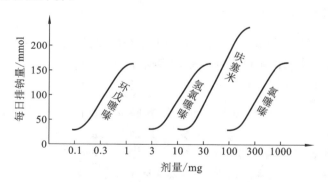

图 1-4　常用利尿药的效价强度及效能比较

2. 质反应量-效曲线　质反应是指药物的效应不能用数量来表示,只能用有或无、阳性或阴性表示,不成连续量变,其研究对象为一个群体。若以剂量对数为横坐标,以阳性反应百分数为纵坐标作图,可得到呈正态分布的倒钟形曲线,当纵坐标为累加阳性反应百分数,则得到对称的 S 形曲线（图 1-5）。S 形曲线正中点的反应率为 50%,故可求得 50% 反应率时的剂量。从质反应量-效曲线上可以看出下列特定位点：

（1）半数有效量（median effective dose, ED_{50}）　在动物实验中,引起半数动物产生阳性反应的剂量,称为半数有效量。

（2）半数致死量（median lethal dose, LD_{50}）　能引起半数动物死亡的剂量称为半数致死量。

量效关系可用于药物安全性分析,通常将药物的半数致死量与半数有效量的比值称为治

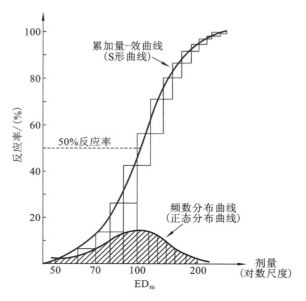

图 1-5　质反应量-效曲线

疗指数（therapeutic index，TI），即 $TI = LD_{50}/ED_{50}$。一般情况下治疗指数越大，用药越安全。但仅以治疗指数来评价药物的安全性也并不完全可靠。如有效剂量与其致死剂量之间有重叠时，还应参考 1％致死量（LD_1）与 99％有效量（ED_{99}）比值或 5％致死量（LD_5）与 95％有效量（ED_{95}）之间的比值来衡量药物的安全性。

三、药物作用机制

药物的作用机制是研究药物如何与机体细胞结合而发挥作用的，而机体的生理、生化功能又十分复杂，因此药物作用机制也多种多样，主要有以下几个方面：

（一）药物-受体作用机制

1. 受体的概念和特性　受体是指存在于细胞膜或细胞内的一种大分子蛋白质，能识别、结合特异性生物活性物质（如神经递质、激素、自体活性物质、药物等），并通过信息放大系统，引起生理反应或药理效应。能与受体特异性结合的物质称为配体。受体具有如下特性：①灵敏性：受体只需与很低浓度的配体结合就能产生显著效应。②特异性：特定的受体只能与特定的配体结合，产生特定的生理效应。③饱和性：受体的数目是有限的，因此配体与受体结合具有饱和性。④可逆性：受体与配体结合后可以再解离，解离后的化学结构没有任何改变。⑤多样性：同一受体可广泛分布到不同的细胞而产生不同的效应，受体的多样性是受体亚型分类的基础。

2. 药物与受体结合发挥作用的条件　药物与受体结合产生生物效应，需具备两个重要条件：亲和力（药物与受体结合的能力）和内在活性（药物与受体结合后，激活受体产生生物效应的能力）。根据药物与受体结合后产生的效应，可将药物分为以下两类。

（1）激动药　为既有亲和力又有内在活性的药物，它们能与受体结合并激动受体而产生效应。依据其内在活性大小又分为完全激动药和部分激动药。前者具有较强的亲和力和较强的内在活性；后者有较强的亲和力，但内在活性不强，与激动药同用还可拮抗激动药的部分效应。如吗啡为完全激动药，而喷他佐辛则为部分激动药。

（2）阻断药　能与受体结合，具有较强亲和力而无内在活性的药物。它们本身不产生作用,但因占据受体而拮抗激动药效应。如纳洛酮本身无明显药理作用,但在体内与吗啡竞争同一受体,具有对抗吗啡的药理作用。

3. 受体的调节 受体的数量、亲和力及效应受到多种因素(如生理、病理或药物等)影响而发生的变化,称为受体的调节。受体的调节是维持机体内环境稳定的重要因素,根据其调节的结果可分为:

(1)向上调节 受体数目增多、亲和力增大或效应增强,称为向上调节。长期应用受体拮抗药,可使相应受体的数目增加、受体的敏感性及反应性增强,出现增敏现象。如使用 β 受体阻断药,可使 β 受体向上调节,一旦突然停药可使递质(去甲肾上腺素)大量激活 β 受体,产生强烈反应,引起心动过速、心律失常甚至心肌梗死等。向上调节是造成某些药物突然停药后出现撤药反应或反跳现象的原因之一。

(2)向下调节 受体数目减少、亲和力降低或效应减弱,称为向下调节。长期应用受体激动药,可使相应受体的数目减少、受体的敏感性及反应性降低,药效减弱,此现象称为受体脱敏,是产生药物耐受性的原因之一。

(二)改变某些酶的活性

如阿司匹林抑制前列腺素合成酶的活性;卡托普利抑制血管紧张素Ⅰ转化酶的活性,减少血管紧张素Ⅱ的形成,降低血压。

(三)参与或干扰机体的代谢过程

如铁剂参与血红蛋白的合成,治疗缺铁性贫血;氨甲蝶呤、氟尿嘧啶等抗肿瘤药通过阻碍DNA、RNA 的合成,阻止肿瘤细胞的分裂增殖。

(四)影响生物膜的通透性和离子通道

如硝苯地平阻滞血管平滑肌的钙通道,扩张小动脉,降低血压;局部麻醉药阻滞神经细胞膜上的钠通道,阻断神经冲动的传导。

(五)改变理化环境

如甘露醇能够提高血浆渗透压,产生组织脱水作用;碳酸氢钠能碱化血液,纠正代谢性酸中毒。

(六)影响递质释放或激素分泌

如麻黄碱促进去甲肾上腺素递质的释放,可防止低血压。

(七)影响免疫功能和免疫反应机制

如白介素-2 能诱导 B 细胞、T 辅助细胞和杀伤性 T 细胞的增殖与分化,具有增强免疫的作用。

任务三 药物代谢动力学

药物代谢动力学简称药动学,主要研究机体对药物的处置过程及体内血药浓度随时间变化的规律。机体对药物的处置过程包括机体对药物的吸收、分布、生物转化及排泄等过程,也称为药物的体内过程。

一、药物的跨膜转运

药物在体内吸收、分布、生物转化及排泄均需通过各种生物膜,这一通过生物膜的过程称为药物的跨膜转运。药物跨膜转运方式分为被动转运(passive transport)和主动转运(active transport)。

(一)被动转运

被动转运是指药物由高浓度一侧向低浓度一侧转运,为不消耗化学能的顺浓度差转运,其转运的速度与膜两侧浓度差成正比,浓度梯度越大,药物转运的速度越快。被动转运有以下几种类型:

1. 简单扩散(simple diffusion)　又称脂溶扩散。药物因其脂溶性溶解于细胞膜脂质层,以膜两侧的药物浓度差透过细胞膜,扩散至低浓度侧。其特点为:不需要载体、不消耗化学能、转运无饱和现象、不同药物之间无竞争抑制现象、当膜两侧浓度达平衡时净转运停止。影响简单扩散的因素主要有:药物的溶解度、解离度、极性大小和脂溶性高低等。因大多数药物呈弱酸性或弱碱性,在溶液中一定的 pH 值环境下可发生解离,故药物在体液中常以解离型和非解离型两种形式存在。非解离型药物极性小,脂溶性较高,易于跨膜转运;而解离型药物极性高,脂溶性较低则不易跨膜转运。因此当溶液中 pH 值发生改变时可影响药物的跨膜转运。多数药物以此种方式转运。

2. 滤过(filtration)　又称膜孔扩散,小分子水溶性药物可通过细胞膜的膜孔扩散。其受流体静压和渗透压的影响。毛细血管壁的膜孔较大,有些药物易通过;细胞膜的膜孔较小,只有小分子药物可以通过。

3. 易化扩散(facilitated diffusion)　包括不耗能的载体转运和离子通道转运。前者的转运受膜两侧浓度差影响,如不溶于脂质的药物(如葡萄糖、氨基酸、核苷酸等),依赖细胞膜上的特定载体进行不耗能的顺浓度差转运。其特点是:①载体具有高度特异性;②有饱和现象和竞争性抑制现象。后者的转运受膜两侧电位差的影响,如 Na^+、K^+、Ca^{2+} 等,可经细胞膜上特定通道,由高浓度侧向低浓度侧转运。

(二)主动转运

主动转运为耗能的逆浓度差转运。其特点是:①消耗能量;②需要载体协助,药物与载体结合后,将药物由低浓度侧转向高浓度侧;③载体对药物有高度特异性;④有饱和现象和竞争性抑制现象。如甲状腺细胞膜上的碘泵,可将碘主动转运至细胞内;肾小管上皮细胞主动转运系统可将青霉素转运至肾小管管腔随尿排出等。

二、药物的体内过程

(一)吸收(absorption)

药物从给药部位进入血液循环的过程称为吸收。药物只有经吸收后才能发挥全身作用。吸收的快慢、多少,直接影响血药浓度的高低和作用呈现的快慢、强弱。吸收快而完全的药物显效快、作用强,反之则显效慢、作用弱。

1. 吸收部位及特点

（1）消化道的吸收　①口服给药：这是最常用的给药方法。由于胃的吸收面积较小，排空较快，所以药物在胃的吸收较少，除少部分弱酸性药物如阿司匹林等，可在胃内部分吸收外，绝大多数弱酸和弱碱性药物主要在肠道吸收，小肠具有吸收面积大、血流丰富、小肠液是弱碱性的液体（pH值约为7.6）等特点，适合于大多数药物的溶解和吸收。由胃肠道吸收的药物，经门静脉进入肝脏，有些药物在首次通过肠黏膜及肝脏时部分被代谢，使进入体循环的药量减少、药效降低，这种现象被称为首过消除（first pass elimination）。首过消除较多的药物不宜口服给药，如硝酸甘油口服后约90％被首过消除。②舌下给药：舌下黏膜血流丰富，但吸收面积较小，适用于脂溶性较高、用量较小的药物。此法吸收迅速，给药方便，且可避免首过消除。③直肠给药：药物经肛门灌肠或使用栓剂置入直肠，由直肠黏膜吸收，起效快，也可避开首过消除。

（2）皮下注射或肌肉组织的吸收　皮下注射或肌内注射后，药物通过毛细血管进入血液循环，其吸收速度主要与局部组织血流量及药物制剂有关。由于肌肉组织血流量较皮下组织丰富，故肌内注射比皮下注射吸收快。当休克时，因周围循环不良，皮下和肌内注射吸收速度均明显减慢，需静脉注射才能达到急救的目的。

（3）皮肤、黏膜和肺泡的吸收　完整的皮肤吸收能力很差，外用药物时因皮脂腺的分泌物覆盖在皮肤表面，可阻止水溶性药物的吸收，外用药物主要发挥局部作用，皮肤角质层可使部分脂溶性高的药物通过。黏膜给药除前述的舌下和直肠给药外，尚有鼻腔黏膜给药，如安乃近滴鼻液用于小儿高热等。肺泡表面积较大且血流丰富，气体、挥发性液体和气雾剂等均可通过肺泡壁而被迅速吸收。

2. 影响药物吸收的因素　影响药物吸收的因素较多，除上述给药途径外，尚与以下因素有关。

（1）药物的理化性质　一般来说药物分子小、脂溶性高、溶解度大，易被吸收；反之则难以吸收。

（2）药物的剂型　不同的剂型其吸收速度是不同的。口服给药时，液体制剂较片剂或胶囊剂等固体制剂吸收快。皮下注射或肌内注射时，药物的水溶液吸收迅速，而混悬剂和油制剂在注射部位吸收较慢，故显效慢，作用维持时间长。同一种药物的不同剂型、不同的赋形剂、不同批号、不同厂家生产的药物，其生物利用度不同，吸收率不同。因此在使用药物时应考虑药物的生物利用度。

（3）吸收环境　口服给药时，胃的排空速度、肠蠕动的快慢、pH值、肠内容物的多少和性质均可影响药物的吸收。如胃排空延缓、肠蠕动过快或肠内容物过多等均不利于药物的吸收。

（二）分布（distribution）

药物吸收后从血液循环到达机体各组织器官的过程称为分布。药物在体内的分布是不均匀的，有些组织器官分布浓度较高，有些则较低，因此药物对各组织器官的作用强度及效果也不同。影响药物分布的因素主要有以下几个方面。

1. 体液的pH值与药物的理化性质　生理情况下细胞内液pH值为7.0，细胞外液pH值为7.4，故一般情况下，弱酸性药物在细胞外解离多，不易进入细胞内，而弱碱性药物较容易分布到细胞内。如果改变体液pH值，则可影响药物的分布。如用碳酸氢钠碱化血液及尿液，可促使苯巴比妥等酸性药物从组织向血浆转移，减少其在肾小管的吸收，从而加速酸性药物从尿中排出，用于解救药物中毒。此外，脂溶性或水溶性小分子药物易通过毛细血管壁，由血液分布到组织;水溶性大分子药物难以透过血管壁进入组织,如甘露醇由于分子较大,不易透过血管壁,故静脉滴注后,可提高血浆渗透压,使组织脱水。

2. 药物与血浆蛋白的结合率 在治疗量时药物与血浆蛋白结合的百分率,表示该药与血浆蛋白结合的程度。多数药物进入血液循环后,可不同程度地与血浆蛋白结合,药物与血浆蛋白结合率是决定药物在体内分布的重要因素,药物与血浆蛋白结合具有以下特点:①结合是可逆的;②暂时失去药理活性;③由于分子体积增大,不易透过血管壁,限制了其转运;④药物之间具有竞争蛋白结合的置换现象。血浆蛋白结合率高的药物显效慢,作用持续时间长,反之显效快,维持时间短。结合率高的药物可影响结合率低的药物作用,使后者游离浓度增高,其作用、毒性增强。

3. 药物与组织的亲和力 有些药物对某些组织有特殊的亲和力,在该组织的浓度较高,因此导致了药物在不同组织中呈现不均匀的分布。如抗疟药氯喹在肝中浓度比血浆浓度约高700 倍,碘在甲状腺中的浓度比血浆中浓度约高 25 倍。

4. 血脑屏障与胎盘屏障 血脑屏障是指血液与脑细胞、血液与脑脊液、脑脊液与脑细胞之间三种屏障的总称。脑毛细血管内皮细胞间紧密连接,基底膜外还有一层星状细胞包围,使许多分子较大、极性高的药物不能穿过血脑屏障,所以不易进入脑组织。故脑脊液中药物浓度总是低于血浆浓度,这是大脑的自我保护机制。但当脑膜发生炎症时,血脑屏障的通透性增大,使某些药物进入脑脊液中的量增多,如青霉素在脑膜炎患者的脑脊液中可达有效浓度。胎盘屏障是胎盘绒毛与子宫血窦之间的屏障,由于母亲与胎儿间交换营养成分与代谢废物的需要,其通透性与一般毛细血管无显著差别,几乎所有药物都能通过胎盘进入胎儿体内。胎儿血液和组织内的药物浓度通常和母亲的血浆药物浓度相似。某些药物对胎儿发育有损害,故妊娠期间禁用或慎用。

(三)生物转化(drug biotransformation)

生物转化也称药物代谢,是指药物在体内发生的化学变化。大多数药物经生物转化后失去药理活性,故称为灭活。但有的药物如地西泮、水合氯醛等,其代谢产物仍具有药理活性;少数药物如环磷酰胺等,只有经过生物转化才具有药理活性;也有的药物如青霉素等,不经生物转化,而是以原形由肾排泄。肝脏是药物代谢的主要器官,其次是肠、肾、肺和血浆等。药物在肝脏代谢时受肝功能影响,肝功能不全时可使经肝代谢的药物在体内蓄积。代谢与排泄统称为药物的消除过程。

1. 药物代谢方式 药物在体内代谢可分为两个时相。Ⅰ相反应包括氧化、还原及水解反应,这一步反应使多数有药理活性的药物转化为无药理活性的代谢物,但也可使少数药物被活化;Ⅱ相反应为结合反应,使药物或Ⅰ相反应后的产物与体内的葡萄糖醛酸、硫酸、甘氨酸、乙酰基、甲基等结合,使药物的药理活性减弱或消失、水溶性和极性增加,易于排出。

2. 药酶 药物进行生物转化有赖于酶的催化,促进药物代谢的酶,可分为两大类:一类为特异性酶,其催化特定的底物,如胆碱酯酶选择性代谢乙酰胆碱;另一类为非特异性酶,一般指肝脏微粒体混合功能酶系统,此酶系统可代谢数百种化合物,由于存在于肝细胞的内质网,故又称为肝药酶或药酶。药酶的活性和数量个体差异性较大,受遗传因素、年龄、营养、病理状态及药物作用的影响。

3. 药酶的诱导剂与抑制剂 能使药酶活性增强或合成增多的药物称为药酶诱导剂,如苯妥英钠、利福平等,能使在肝脏代谢的药物消除加快,药效减弱;能使药酶活性减弱或合成减少的药物称为药酶抑制剂,如异烟肼、氯霉素等,能使在肝脏代谢的药物消除减慢,药效增强。

（四）排泄(excretion)

药物从体内以原形或代谢产物被排出体外的过程,称为药物的排泄。排泄是药物自机体消除的重要方式,肾是主要的排泄器官,胆道、肠道、肺、乳腺、唾液腺、汗腺、泪腺及胃等也可排泄某些药物。

1. 肾排泄　药物及其代谢产物经肾排泄的方式主要是肾小球滤过,其次是肾小管的分泌。当肾功能不全时,药物排泄速度减慢。有些药物经肾小球滤过后,又有部分被肾小管重吸收;重吸收量的多少,与药物的脂溶性、尿量和尿液 pH 值有关。脂溶性高的药物重吸收较多,水溶性药物重吸收较少;尿量增多,尿液中药物浓度降低,重吸收减少;尿液 pH 值能影响药物的解离度,因而也影响药物在远曲小管的重吸收,弱酸性药物在碱性尿液中解离增多,重吸收减少;在酸性尿液中解离减少,重吸收增多。弱碱性药物与之相反。利用这一规律可改变药物的排泄速度,如弱酸性药物巴比妥类中毒时,静脉滴注(静滴)碳酸氢钠以碱化尿液,促进巴比妥类药物的解离,以加快排泄,达到解救中毒的目的。

药物在肾小管内随尿液的浓缩其浓度逐渐升高,有的药物,如链霉素在肾小管内浓度可比血中浓度高几十倍,有利于泌尿道感染的治疗,但也增加了对肾的毒性作用;有的药物可在肾小管内析出结晶,引起肾损害。故肾功能不全时,应禁用或慎用对肾脏有损害的药物。

有些药物由肾小管主动分泌排泄,相互间有竞争性抑制现象,如青霉素和丙磺舒。

2. 胆汁排泄　有的药物及其代谢产物可经胆汁排泄进入肠道,随粪便排出。药物经胆汁排泄时在肠道内再次被吸收经肝进入血液循环,这种肝、胆汁、小肠间的循环称为肝肠循环。进入肝肠循环药物的量越多,其排泄越慢,作用维持时间越长。不同的药物肝肠循环的比例不同,当阻断肝肠循环时可加速药物的排泄。如消胆胺可阻断洋地黄毒苷的肝肠循环,是后者中毒解救的措施之一。当经胆汁排泄的药物浓度较高时,可用于胆道疾病的治疗。如多西环素、红霉素、四环素等,因在胆汁中的浓度较高,有利于胆道感染的治疗。

3. 其他排泄途径　有的药物经乳汁排泄,可对乳儿产生影响,故哺乳期妇女用药应予注意,少数药物也可经唾液腺和汗腺排泄。

三、药物的速率过程

体内不同组织器官和体液的药物浓度随时间变化而变化的动态过程,称之为药物的速率过程或药物动力学过程。

（一）药物浓度-时间曲线

药物效应强度与作用部位的药物浓度呈比例,作用部位的药物浓度虽然不易测定,但大多数药物在血浆中的浓度,常可反映作用部位的药物浓度变化,为了观察给药后血药浓度的改变,常以血药浓度为纵坐标,时间为横坐标作图,即为药物浓度-时间曲线。从单次非静脉给药后药物浓度-时间曲线,可以看出药物的体内过程对血浆浓度变化的影响(图 1-6)。曲线升段反映药物吸收与分布过程,其坡度反映该过程的速度,坡度陡升,则药物吸收快、分布慢。曲线的峰值反映给药后所达到的最高血药浓度,此时表示药物的吸收与消除速度相等。曲线降段反映药物的消除速度,坡度陡则消除快,坡度平则消除慢。若将药物浓度-时间曲线纵坐标的血药浓度改为药物效应时,可得到"药物效应-时间曲线"。由于血药浓度与药物效应呈正相关,药物效应-时间曲线的形态和意义也与药物浓度-时间曲线相似。

曲线下面积(area under curve,AUC)是坐标轴与药物浓度-时间曲线围成的面积。AUC

反映进入体循环药物的相对量,与药物吸收进入血液循环的量成正比。

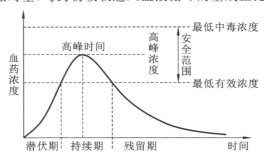

图 1-6　单次非静脉给药的药物浓度-时间曲线

(二)消除速率类型

药物在体内的吸收、分布、代谢和排泄是一个连续变化的过程。在药物动力学研究中,血药浓度随时间逐渐下降,称为药物的消除速率过程。药物在体内的消除速率过程可分为两种方式。

1. 一级动力学消除(first-order kinetic process)　又称恒比消除,是指药物在单位时间内按恒定比例进行消除,使血药浓度逐渐降低,大多数药物的消除属于这一类型。血中药物消除速率与血药浓度成正比,即血药浓度高,单位时间内消除的药量多;当血药浓度降低后,药物消除速率也呈比例下降。当体内药量没有超过机体的最大消除能力时,属于恒比消除。

2. 零级动力学消除(zero-order kinetic process)　又称恒量消除,是指药物在单位时间内按恒定数量进行消除,即单位时间内消除的药量相等。当用药量过大时,血液药物浓度超过机体消除能力的极限时,机体只能以恒定的最大速率使药物自体内消除,待血药浓度下降到低于机体的最大消除能力时,又可转化为恒比消除。

(三)常用的动力学参数及其意义

1. 生物利用度(bioavailability)　非血管给药时,药物实际被吸收进入血液循环的药量占所给总药量的百分率,常用 F 表示。

$$F = A/D \times 100\%$$

式中:A 为进入血液循环的药量;D 为实际给药总量。药物的吸收程度用 AUC 来估计,以口服药物为例,其绝对和相对生物利用度计算公式如下。

绝对生物利用度　$F = \text{AUC(口服给药)}/\text{AUC(静脉给药)} \times 100\%$

相对生物利用度　$F = \text{AUC(受试制剂)}/\text{AUC(标准制剂)} \times 100\%$

生物利用度是评价药物吸收率、药物制剂质量或生物等效性的一个重要指标;绝对生物利用度可用于评价同一药物不同途径给药的吸收程度;相对生物利用度可用于评价药物剂型对吸收率的影响,可以反映不同厂家同一种制剂或同一厂家的不同批号药品的吸收情况。

2. 药物半衰期(half life period,$t_{1/2}$)　指血浆药物浓度下降一半所需要的时间。其反映了药物在体内的消除速度,由于多数药物是按恒比方式消除,其半期是固定的。一次给药后,经过 5 个半衰期,血中药物浓度消除约 97%,可以认为药物已基本消除。临床采用口服或肌内注射多次给药时,常以半衰期为给药间隔时间,以维持体内相对稳定的有效浓度,如每隔一个半衰期重复恒量给药一次,体内药量将逐渐累积,给药 5 次后(即经 5 个半衰期),此时药物的吸收量与消除量几乎相等,血药浓度相对稳定,称为稳态血药浓度(steady state concentration,C_{ss})(图 1-7),又称坪浓度或坪值(plateau)。由于达到稳态血药浓度越早,药物的疗效出现越快,所以当病情需要药物迅速显效时,可采用首次剂量加倍的方法,即可在第一个半衰期内达到稳态血药浓度的水平,以后每次给常用量,予以维持,首次加倍的剂量称为负荷剂量。如磺胺甲噁唑的半衰期约为 12 h,每日 2 次给药,首次加倍,以使在第一个半衰期内达到稳态血药浓度。

肝、肾功能不全时,药物半衰期可明显延长,易发生蓄积中毒,应予注意。

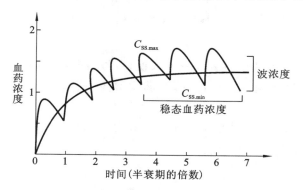

图 1-7　多次间歇给药的药物浓度-时间曲线

3. 表观分布容积(apparent volume of distribution,VD)　理论上药物均匀分布应占有的体液容积,即药物在体内分布达平衡时,按照血药浓度(C)推算体内药物总量(A)在理论上应占有的体液总量。计算公式:

$$VD(L) = A(mg)/C(mg/L)$$

根据 VD 可推算药物在体内的分布情况,如分布的范围大小、与组织的结合程度的高低等。如体重 70 kg 的男子(总体液量约为 42 L,占体重 60%)给予 0.5 mg 地高辛时,血药浓度为 0.78 ng/mL,VD 为 64 L,提示其主要分布于血浆以外的组织。实际上,地高辛因为疏水性强,主要分布于肌肉和脂肪组织,血浆内仅有少量药物。

利用 VD 数值可以用血浆浓度计算出机体内的药物总量或者要求达到某一血浆有效浓度时所需要的药物剂量以及药物排泄速度。VD 越小,药物排泄越快;VD 越大,药物排泄越慢。

4. 清除率(clearance,CL)　清除率可表明单位时间内机体能将多少容积体液中的药物清除。公式为 CL=kVD,单位是 L/h 或 mL/min。公式表明清除率与消除速率常数及表观分布容积成正比,单位时间内清除的药量等于清除率与血药浓度的乘积。

多数药物是通过肝脏生物转化及肾脏排泄从体内清除的。清除率主要反映肝、肾功能,肝、肾功能不全者,应适当调整剂量或延长给药间隔时间,以免过量蓄积而中毒。

任务四　影响药物效应的因素

一、药物因素

药物因素主要有药物的化学结构、药物剂型、给药途径、给药时间和次数、药物相互作用等。

（一）药物的化学结构

药物作用的基础是其化学结构的特异性,化学结构相似的药物其作用相似,如苯二氮䓬类药物均具有镇静催眠作用。但有些药物化学结构相似而其作用相反,这主要与其活性中心的结构差异有关,如维生素 K 与华法林化学结构相似,却分别具有促凝血和抗凝血作用。

（二）药物剂型

药物剂型可影响药物的体内过程。一般来说,口服给药的吸收速率:水溶剂＞散剂＞片剂。缓释剂、控释剂与普通制剂比较,具有用药次数少、药效维持时间持久、毒副作用低的优点。

同一种药物的不同剂型、不同的赋形剂、不同批号、不同厂家生产的药物,其生物利用度不同,都会影响药物作用。

（三）给药途径

给药途径不同,药物出现作用的快慢和强弱不同,有时甚至作用性质也不同,如硫酸镁口服呈现导泻和利胆作用,肌内注射则呈现抗惊厥、降血压作用,外用则可消肿止痛。不同给药途径出现作用的快慢顺序:静注＞吸入＞舌下＞肌注＞皮下＞直肠＞口服＞皮肤。临床用药时,应根据病情需要,正确选择给药途径。

（四）给药时间和次数

给药的时间可影响药物疗效。临床用药时,需视具体药物和病情而定,如催眠药应在睡前服用;助消化药需在饭前或饭时服用;抗肠道蠕虫药宜空腹或半空腹服用;有的药物如利福平等,因食物影响其吸收应特别注明空腹服用;对胃肠道有刺激性的药物宜饭后服用等。

按照人体生物周期节律性变化,设计临床给药方案,能更好地发挥药物疗效,减少不良反应。如糖皮质激素的分泌高峰在上午 8 时左右,然后逐渐降低,零时达低谷,临床需长期应用糖皮质激素类药物治疗时,可依据此节律在上午 8 时一次顿服,既能达到治疗效果,又可减轻对肾上腺皮质的负反馈抑制作用。

每日用药的次数,除根据病情需要外,药物半衰期是给药间隔的基本参考依据,一般来说半衰期在 6～8 h 的药物,每日可给药 3～4 次,半衰期在 12～24 h 的药物,每日给药 1～2 次,这样可较好地维持有效血药浓度,且不会导致蓄积中毒。

（五）药物相互作用

两种或两种以上的药物同时或先后序贯应用时,药物之间的相互影响和干扰可改变药物的体内过程及机体对药物的反应性,从而使药物的药理效应或毒性发生变化。药物相互作用（drug interaction）主要表现在三个方面。

1. 药物效应动力学的相互作用　表现为不影响药物在体液中的浓度但改变药理作用,其结果有两种,即协同作用（synergism）和拮抗作用（antagonism）。使原有效应增强称为协同作用;使原有效应减弱称为拮抗作用。如在结核治疗过程中采用二联、三联用药,能增强疗效,降低药物毒性,延缓耐药性的产生;硫酸亚铁与碱性药物复方氢氧化铝同服,可减少铁的吸收,降低疗效。

2. 药物代谢动力学的相互作用　主要是通过影响药物的吸收、分布、生物转化及排泄,改变药物在作用部位的浓度而影响药物作用。如抑制胃排空的药物阿托品可延缓合并应用的药物吸收;血浆蛋白结合率不同的药物联用时,结合力强的药物可将结合力弱的药物置换下来,使后者的作用和毒性增强;苯妥英钠等药酶诱导剂能使药酶活性增强,加快合用药物在肝脏的代谢而降低疗效,而药酶抑制剂则产生相反的作用。

3. 配伍禁忌(incompatibility) 配伍禁忌使药物在体外配伍时直接发生物理、化学的相互作用而降低疗效,甚至产生毒性,严重影响药物的使用。当同时使用多种药物时,要认真审核药物配伍禁忌表,避免发生配伍禁忌的差错或事故。使用新药时必须慎重,必要时应按规定做交叉配伍实验。

二、机体因素

(一)年龄与体重

一般所说的剂量是指 18~60 岁成年人用药的平均剂量。老年人由于各器官功能逐渐减退,特别是肝、肾功能逐渐减退,对药物的代谢和排泄能力降低,对药物的耐受性较差,用药剂量一般为成人的 3/4。在敏感性方面,老年人与成年人也有不同。小儿用药首先要考虑体重的差异,通常可按体重比例折算剂量,除体重差异外,小儿正处在生长发育时期,各器官的功能发育尚未完善,对药物的代谢及排泄能力差,对药物的反应性与成人也不完全相同。

(二)性别

性别对药物反应无明显差别,但妇女有月经、妊娠、哺乳等生理特点,用药时应予注意。妇女月经期应避免使用作用强烈的泻药和抗凝药,以免月经过多。妊娠期,特别在妊娠早期,避免使用可能引起胎儿畸形或流产的药物。哺乳期妇女应注意药物可否进入乳汁。对乳儿产生影响。

(三)个体差异

大多数人对药物的反应是相似的。但少部分人,在年龄、性别、体重相同的情况下,使用相同剂量的同一种药物所产生的不同反应,称为个体差异。既有量的差异也有质的差异,前者如高敏性和耐受性,后者如变态反应和特异质反应。患者对某些药物特别敏感,应用较小剂量既可产生较强的作用,称为高敏性。与此相反,对药物的敏感性较低,必须应用较大剂量方可呈现应有的治疗作用,称为耐受性(耐受性又可分为先天耐受性和后天耐受性)。量差异者通过调整剂量可以继续使用该药物,但质差异者不能再使用该药物。个体差异产生的原因除后天耐受性外其他多与遗传因素有关。

(四)病理状态

机体不同的病理状态对药物的反应性是不同的。如阿司匹林的解热作用,只能使发热患者体温降低,而对正常体温无影响;有机磷农药中毒患者对阿托品的耐受性增强,用量可大于极量规定的范围;肝肾功能不全者,药物的作用和半衰期将发生改变等。

(五)心理因素

患者的心理因素与药物疗效密切相关。安慰剂(placebo)不具有药理活性,仅含赋形剂,而头疼、高血压、神经官能症等患者使用安慰剂能获得 50% 甚至更高比率的"疗效"。若患者对所用药物治疗信心不足或出现焦虑、消极、悲观等情绪,药物往往难以发挥应有的疗效。因此,医护人员应对患者给予积极的心理治疗,消除其心理顾虑,使其乐观地接受药物治疗,增强战胜疾病的信心,以便使药物更好地发挥疗效。

任务五　护理药理相关知识

一、药典及药品管理

（一）药典

药典是一个国家记载药品标准、规格的法典，由国家卫生行政部门主持编纂、颁布、实施，是国家监督管理药品质量的法定技术标准，也是我国药品生产、经营、使用和监督管理所必须遵循的法定依据。

1949 年后，已编定了《中华人民共和国药典》（简称《中国药典》）1953、1963、1977、1985、1990、1995、2000、2005、2010、2015 年版共 10 个版次。

2015 年版《中国药典》分为四部，一部为中药，二部为化学药，三部为生物制品，四部为总则。本部药典在 2010 年版的基础上，做了大幅度的修订和新增品种工作。共收载品种 5608 种，新增 1082 种。

（二）药品管理

1. 处方药和非处方药　为保障公众用药安全有效，使用方便，我国于 1999 年制定了《处方药与非处方药分类管理办法》，自 2000 年 1 月 1 日起执行。

处方药是指必须凭执业医师或执业助理医师处方才可调配、购买和使用的药品；非处方药不需要凭执业医师或执业助理医师处方即可自行判断、购买和使用。非处方药的包装必须印有国家指定的非处方药专有标识（OTC），必须符合质量要求，方便储存、运输和使用。

根据药品的安全性，非处方药又分为甲、乙两类：

甲类非处方药（标有红色 OTC）：只能在具有药品经营许可证、配备执业药师或药师以上技术人员的社会药店、医疗机构药房零售的非处方药。甲类非处方药应在药店由执业药师或药师以上技术人员指导下购买和使用。

乙类非处方药（标有绿色 OTC）：除社会药店和医疗机构药房外，可以在经过批准的零售商业企业销售的非处方药。乙类非处方药安全性较高，不需医师或药师的指导就可以购买和使用。

2. 国家基本药物　国家基本药物是指由国家政府制定的《国家基本药物目录》中的药品。我国国家基本药物的遴选原则为：临床必需、安全有效、价格合理、使用方便、中西药并重。随着药物的发展和防病治病的需要，每两年调整一次。实施国家基本药物制度，是国家为维护人民健康、保障公众基本用药权益实施的一项惠民工程，它能有效地杜绝药品滥用和浪费，指导临床合理用药，为我国早日实现全民医疗保障制度奠定基础。

3. 特殊药品管理　根据《药品管理法》第三十五条的规定，国家对麻醉药品、精神药品、医疗用毒性药品、放射性药品，实行特殊管理。所以麻醉药品、精神药品、毒性药品、放射性药品为法律规定的特殊药品，国家分别制定了相应的管理法规。

（1）麻醉药品是指连续使用后容易产生躯体依赖性，一旦停药，会出现戒断症状，易成瘾的药品，包括阿片类、可卡因类、大麻类、合成麻醉品类（如哌替啶、美沙酮、芬太尼等）。

（2）精神药品是指作用于中枢神经系统，使之兴奋或抑制，连续使用可以产生依赖性的药品。根据产生依赖性的强弱及对人体的危害程度，又分为一类精神药品和二类精神药品。一类精神药品的管理与麻醉药品相同。

（3）毒性药品是指毒性剧烈、治疗剂量与中毒剂量接近，使用不当易导致人中毒或死亡的药品。分为毒性中药（如砒霜、水银、蟾酥、洋金花等）和毒性西药（如阿托品、洋地黄毒苷、毛果芸香碱、士的宁等）。

（4）放射性药品是指用于临床诊断或者治疗的放射性核素制剂或者其标记化合物。从事放射性药品使用工作的人员必须为经过医学培训的专业技术人员。使用细则参照说明书及国家相关规定。

4. 药物批号、有效期、失效期的规定 药物的批号是药厂按照各批药品生产的日期而编排的号码。一般采用 6 位数字表示，前两位表示年份，中间两位表示月份，后两位表示日期，如某药的生产日期是 2015 年 5 月 23 日，则该药的批号是 150523。

有效期是指在一定贮存条件下能够保持药品质量的期限。如某药品标明有效期为 2016 年 5 月，即表示该药可以使用至 2016 年 5 月 31 日。有的药物只标明有效期为 2 年，则可根据该药品的批号推算出其有效期限，如某药品的批号为 150523，则说明该药品可使用至 2017 年 5 月 22 日。

失效期是指药品在规定的贮存条件下其质量开始下降，达不到原质量标准要求的时间期限。如某药已标明其失效期为 2016 年 5 月，即表示该药只能用到 2016 年 4 月 30 日，5 月 1 日起开始失效。

二、药品说明书简介

药品说明书是对药品情况的重要介绍，是保护公众健康，指导医务人员及患者正确合理用药的依据。

我国对药品说明书的规定包括如下内容：药品名称、结构式及分子式、作用与用途、用法与用量、不良反应、禁忌与慎用、注意事项、贮藏、生产日期、产品批号、有效期、批准文号、注册商标、生产企业等。

药品名称：主要为通用名、商品名、英文名、汉语拼音名、化学名等，通用名是国家药典或药品标准采用的法定名称；商品名则是不同厂家给自己产品添加的注册商标，具有专有性质，通过注册受到法律保护。在药品标签中药品通用名应当显著、突出，字体、字号、颜色必须一致，对于横版标签，必须在上三分之一范围内标出；竖版标签，必须在右三分之一范围内标出，不得对字体进行修饰，必须用黑色或者白色。商品名与通用名不能同行书写，字体和颜色不能比通用名显著，其字体以单字面积计不得大于通用名称所用字体的二分之一。

生产日期：某种药品完成所有生产工序的最后日期，用数字表示，如这批产品是 2015 年 12 月 5 日，记载为 20151205。

用法与用量："用法"是指给药的途径及次数等，"用量"是指正常成人的用药剂量。

禁忌和慎用："禁忌"是指绝对不能使用，"慎用"是指可以用，但必须谨慎，并密切观察是否有不良反应出现，以便及时采取措施。

批准文号：药品生产企业在生产药品前报请国家药品监督管理局批准后获得的身份证明，

是药品投入生产的合法标志。国家规定统一格式为"国药准字＋1位汉语拼音字母＋8位阿拉伯数字"。拼音字母代表药品类别，"H"代表化学药品，"B"代表保健药品，"Z"代表中药，"S"代表生物制品，"J"代表进口分包装药品等。8位数字中第1、2位代表批准文号的来源，第3、4位为各省、自治区、直辖市的数字代码，后4位为顺序号。

三、常用药物剂型

药物剂型是指将药物制成适用于临床使用的形式，简称剂型。剂型直接影响药物作用的性质、作用的速度以及不良反应等。临床医生根据临床需要选用不同剂型的药物，以更好地发挥疗效。

（一）固体及半固体剂型

1. 片剂　片剂是将原料药与适宜的辅料均匀混合，通过一定的制剂技术压制成片状的固体制剂。形状多样，可供内服和外用，使用方便，质量稳定，是目前临床应用最广泛的剂型之一。

2. 胶囊剂　胶囊剂是将药物或相关辅料填充于空心胶囊或软囊材中制成的制剂。分为硬胶囊剂、软胶囊剂和肠溶胶囊剂。硬胶囊剂是将一定量的药物加辅料制成均匀的粉末或颗粒，充填于空胶囊中，可以掩盖药物的异味和减小药物的刺激性；软胶囊剂又称胶丸，是将一定量的药液密封于球形或椭圆形的软质囊材中；肠溶胶囊剂是经高分子材料处理或采用其他适宜方法，使胶囊壳不溶于胃液，但能在肠液中溶化而释放出药物。胶囊剂一般仅口服应用，但也可用于直肠、阴道植入等。

3. 软膏剂　软膏剂是指药物与适宜基质混合制成的半固体外用制剂。软膏剂主要起保护、润滑和局部治疗作用，多用于皮肤、黏膜。将药物与基质制成的供眼用的膏状制剂称为眼膏剂；用乳剂基质制成的软膏剂又称乳膏剂；药物粉末含量一般在25%以上的软膏剂又称糊剂。

4. 栓剂　栓剂是指药物与适宜基质制成供腔道给药的制剂。通常采取肛管塞人作全身治疗或局部治疗用。亦有用于阴道中，但阴道栓剂大多数是产生局部抗菌、消炎、灭滴虫等作用，一般不作为全身治疗给药。

5. 散剂　散剂是指药物与适宜辅料经粉碎、均匀混合而制成的干燥粉末状制剂，分内服散剂和局部用散剂。

6. 颗粒剂　颗粒剂是指药物或药材提取物与适宜的辅料或药材细粉制成的干燥颗粒状制剂，分为可溶性颗粒剂、混悬性颗粒剂、泡腾颗粒剂，还有近年发展起来的肠溶颗粒剂、控释颗粒剂、无糖颗粒剂等。

7. 膜剂　膜剂是指药物与适宜的成膜材料经加工制成的膜状制剂，供口服或黏膜外用。

（二）液体剂型

1. 注射剂　注射剂是指药物制成的供注入体内的灭菌溶液、乳浊液或混悬液，以及供临用前配成溶液或混悬液的无菌粉末或浓溶液。注射剂是临床应用最广泛的剂型之一，作用迅速，适用于不宜口服的药物及不能口服药物的患者。

2. 溶液剂　溶液剂是将药物溶于适宜的溶剂中制成的澄明的液体，可供内服或外用。

3. 糖浆剂　糖浆剂是指含有药物、药材提取物或芳香物质的浓蔗糖水溶液，供口服应用。

4. 混悬剂　混悬剂是指难溶性固体药物以微粒状态分散于液体分散介质中形成的非均

相液体药剂,用前摇匀。

5. 合剂　合剂是指主要以水为分散介质,含两种或两种以上药物的内服液体药剂。用前需摇匀。

6. 酊剂　酊剂是指药物用规定浓度的乙醇浸出或溶解而制成的溶液。

此外,还有洗剂、搽剂、滴鼻剂、滴耳剂、浸剂等。

（三）气雾剂

气雾剂是指药物与适宜的抛射剂封装于具有特制阀门系统的耐压密闭容器中制成的剂型,使用时,阀门打开,药物呈雾状喷出。

（四）缓释与控释制剂

缓释制剂是指用药后能在较长时间内持续释放药物,使药物治疗作用持久,但药物呈非恒速释放的制剂。

控释制剂是指药物在设定的时间内能按要求缓慢地恒速或接近恒速释放,使血药浓度长时间恒定地维持在有效浓度范围内的制剂。

此外,临床上还应用一些新型制剂,如微囊剂、定向制剂、脂质体、经皮吸收制剂等。

四、处方的一般知识

（一）处方的概念和种类

处方（prescription）是由注册的执业医师和执业助理医师在诊疗活动中为患者开具的,由药学专业技术人员审核、调配、核对,并作为医疗用药发药凭证的医疗文书。处方也是患者取药的依据,并具有法律凭证作用。执行处方是护士的日常工作,直接关系到患者的治疗效果和生命安危,应严肃认真对待。执行处方前应严格执行"三查八对"制度,若有疑问,需及时与医生沟通,以免出现差错。

处方按其性质分为三类:

1. 法定处方　法定处方是由《中华人民共和国药典》和国家食品药品监督管理总局颁布标准收载的处方,具有法律效力。

2. 医疗处方　医疗处方是医师根据患者的诊断,为患者治疗或预防用药所开具的处方。在临床应用中,多用此类处方。

3. 协定处方　协定处方是由医师和药师人员根据日常用药的需要,共同协商制订的处方。它适用于大量配制或做成预制剂,可提高工作效率。每个医院的协定处方仅限于在本医院内使用。

（二）医疗处方结构

医疗处方结构包括前记、正文和后记三部分。

1. 前记　记载医院名称、处方编号,患者姓名、性别、年龄、问诊或住院病历号、科别及开写处方日期等。

2. 正文　正文以拉丁文缩写词 Rp 或 R（请取）标示,然后分别写药品名称、剂型、规格、数量、用法、用量。药品名称必须使用通用名。

3. 后记　后记有医师签名或加盖专用章,药品金额以及审核、调配、发药的药剂人员签名或加盖专用章。

目前,大部分医疗单位都已经使用电子处方,但医师使用计算机打印的电子处方的格式应与手写处方的格式一致。并且医疗机构应设置严格的管理程序,处方正式开具后不得随意更改。

(三)医疗处方书写规则

(1)处方必须在专用的处方笺或病历本上书写,字迹清晰,内容完整,不得任意涂改,若有涂改,医师必须在涂改处盖章并标示日期,以示负责。

(2)每个药品名称各占一行,后面书写规格及数量,用药方法写在药名下一行;若开写两种以上药物,应按主药和辅药的顺序书写。

(3)处方一律用规范的中文或英文书写,医师或药师不得自行编制药品缩写名或使用代号。药品用法可用规范的中文、英文、拉丁语或者缩写词书写。

(4)处方中药品的剂量按说明书中的常用剂量使用,不得超过国家药典规定的极量,若情况特殊,需注明临床诊断,医生在所用剂量旁打"!"并盖章,以示对患者的用药安全负责。

(5)药品剂量与数量一律用阿拉伯数字书写。剂量使用法定剂量单位,重量以克(g)或毫克(mg)等为单位,容量以升(L)或毫升(mL)等为单位。克(g)或毫升(mL)可省略不写,其他的计量单位如毫克(mg)、国际单位(IU)等不能省略。

(6)每张处方开写的药物总量一般不得超过 7 日量;急诊方一般不得超过 3 日量;对于一些慢性病或特殊情况,处方用量可适当延长。

(7)急诊处方应在处方笺左上角注明"急"或"cito!"字样,医生盖章可优先发药。

(8)麻醉药品、精神药品、毒性药品、放射性药品的用量,国家有其相应的规定,医师或药师必须严格执行国家有关规定。

(四)处方常用外文缩写词

在书写处方时,医师常用拉丁语或英语缩写词来代替汉字。

直通护考

选择题

A_1 型题

1. 药物产生副作用的药理学基础是(　　　)。

A.患者对药物高度敏感　　　　　　　　B.药物的安全范围小

C.药物作用的选择性低,作用范围广　　　D.用药剂量不当

E.用药时间过长

2. 药物作用的两重性是指(　　　)。

A.防治作用与不良反应　　　　　　　　B.局部作用与吸收作用

C.对症治疗与对因治疗　　　　　　　　D.预防作用与治疗作用

E.兴奋作用与抑制作用

3. 产生副作用的药物剂量是(　　　)。

A.最小有效量　　　　B.治疗量　　　　　　　C.最小中毒量

D.最小致死量　　　　E.极量

4. 长期用药突然停药,机体出现严重的精神和生理功能紊乱(戒断症状),称为(　　　)。

A.习惯性　　B.耐受性　　C.耐药性　　D.成瘾性　　E.过敏性

5. 下列哪种给药途径可发生首过消除？（　　　）

　　A. 吸入　　　　　　B. 口服　　　　　　C. 肌内注射　　　D. 静脉注射　　　E. 舌下含服

6. 药物血浆半衰期（$t_{1/2}$）是指（　　　）。

　　A. 稳态血药浓度下降一半所需时间　　　　　B. 组织中药物浓度下降一半所需时间

　　C. 肝药物浓度下降一半所需时间　　　　　　D. 有效血药浓度下降一半所需时间

　　E. 血浆药物浓度下降一半所需时间

7. 弱酸性药物在碱性尿液中（　　　）。

　　A. 解离少，重吸收少，排泄慢　　　　　　　B. 解离多，重吸收多，排泄慢

　　C. 解离多，重吸收少，排泄快　　　　　　　D. 解离少，重吸收少，排泄快

　　E. 解离少，重吸收多，排泄慢

8. 服用巴比妥类药物后，次晨的"宿醉"现象称为药物的（　　　）。

　　A. 副作用　　　　　　　　　　B. 毒性作用　　　　　　　　　　C. 后遗效应

　　D. 特异质反应　　　　　　　　E. 变态反应

A_2 型题

9. 女，42 岁，低热、咳嗽一个月，肺片显示大片阴影，诊断为肺结核，给予链霉素治疗。一个月后患者病情好转，却出现头晕、耳鸣、听力明显减退，此种情况称为（　　　）。

　　A. 副作用　　　　　　　　　　B. 毒性作用　　　　　　　　　　C. 变态反应

　　D. 特异质反应　　　　　　　　E. 后遗效应

10. 女，17 岁，因过食生冷食物出现腹痛、腹泻就诊，医生给予阿托品 0.5 mg 口服，患者服药后腹痛、腹泻缓解，但出现口干、视物模糊等症状，这是何种不良反应？（　　　）

　　A. 副作用　　　　B. 后遗效应　　　　C. 毒性作用　　　　D. 继发作用　　　　E. 变态反应

11. 男，57 岁，冠心病患者。因过度劳累，心绞痛发作，医生给予硝酸甘油 0.5 mg，嘱其舌下含服，其目的是（　　　）。

　　A. 减少胃肠道反应　　　　　　B. 避免首过消除　　　　　　　C. 防止耐受性产生

　　D. 减少毒性作用　　　　　　　E. 延长作用时间

A_3 型题

（12～13 题共用题干）

刘某，女，22 岁，因患急性扁桃体炎给予青霉素治疗，护士注入皮试液 50 U，5 min 后患者出现呼吸困难、胸闷、面色苍白、脉搏细弱、血压下降、烦躁不安等。

12. 此反应是（　　　）。

　　A. 青霉素毒性反应　　　　　　B. 过敏性休克　　　　　　　　C. 血清病型反应

　　D. 继发反应　　　　　　　　　E. 特异质反应

13. 患者发生此反应的原因是（　　　）。

　　A. 患者的高敏性　　　　　　　B. 用药剂量过大　　　　　　　C. 给药方法不正确

　　D. 患者为过敏体质　　　　　　E. 产生戒断症状

（14～15 题共用题干）

吕某，女，52 岁，因患失眠症，每晚服用地西泮 5 mg 即可入睡。

14. 该患者服用的药物属于（　　　）。

A. 麻醉药品　　　B. 精神药品　　　C. 非处方药　　　D. 毒性药品　　　E. 安慰剂

15. 3 个月后服用此剂量却无法入睡,这是因为对药物产生了(　　　)。

A. 耐药性　　　　B. 耐受性　　　　C. 副作用　　　　D. 继发反应　　　　E. 毒性作用

（于爱霞）

模块二

传出神经系统用药

CHUANCHU SHENJING XITONG YONGYAO

项目二　传出神经系统药理概论

传出神经是指一类将神经冲动由中枢传向外周的神经。作用于传出神经系统的药物简称传出神经系统药物，它们通过直接作用于受体或间接影响传出神经递质代谢过程，从而改变效应器官的功能活动，发挥相应药效。

任务一　传出神经的分类与递质

一、按解剖学分类

按传出神经支配的效应器不同，传出神经系统可分为自主神经系统和运动神经系统。

1. 自主神经系统(植物神经系统)　包括交感神经和副交感神经。它们自中枢神经系统发出后，都要经过神经节中的突触更换神经元，然后才到达所支配的器官(心肌、血管、平滑肌和腺体等效应器)。因此，植物神经有节前纤维和节后纤维神经之分。

2. 运动神经系统　自中枢神经发出后，中途不更换神经元，直接到达所支配的骨骼肌，所以运动神经无节前和节后纤维之分。

二、按神经末梢释放的递质分类

当神经冲动到达末梢时，突触前膜释放的传递信息的化学物质，称为递质。传出神经的递质主要有乙酰胆碱(Ach)和去甲肾上腺素(NA)。按其释放的递质不同，传出神经可分为胆碱能神经和去甲肾上腺素能神经。

1. 胆碱能神经　胆碱能神经是指合成并释放乙酰胆碱的神经，包括：①副交感神经节前、节后纤维；②交感神经节前纤维，以及小部分交感神经节后纤维(如支配汗腺及骨骼肌内舒血管神经)；③运动神经；④支配肾上腺髓质的交感神经节前纤维。

2. 去甲肾上腺素能神经　去甲肾上腺素能神经是指合成并释放去甲肾上腺素的神经,包括大部分交感神经节后纤维。

知识链接

神经递质的发现

1921年德国科学家奥托·洛伊做了一个极为巧妙的实验,第一次在历史上证明:迷走神经末梢释放的一种化学物质可抑制心脏的活动;而交感神经末梢释放的另一种物质可加速心脏的活动,从而奠定了神经冲动化学传递学说的基础。

实验用两个离体蛙心进行,当刺激甲蛙心的迷走神经干以引起迷走神经兴奋时,甲蛙心受到抑制,这时将甲蛙心的灌注液注入乙蛙心,则乙蛙心也表现出抑制。这就说明甲蛙心迷走神经兴奋时,必定释放出一种抑制性物质,才能使乙蛙心也受到抑制。后来证明这种物质就是乙酰胆碱。此后相继发现神经节中的节前纤维末梢和运动神经末梢兴奋时,都能释放乙酰胆碱。后来,又经证明:交感神经节后纤维的神经递质是去甲肾上腺素。

洛伊和另一位英国科学家亨利·哈利特·戴尔(Henry Hallett Dale)正是凭借发现神经递质而分享了1936年的诺贝尔生理学或医学奖。

任务二　传出神经递质的体内过程

传出神经递质的体内过程,包括生物合成、贮存、释放和消除等环节。这些过程可能不同程度地成为药物作用的靶点,当不同的环节被不同的药物影响时,可产生不同的药物效应。

1. 乙酰胆碱的体内过程

(1)合成　胆碱+乙酰辅酶 A $\xrightarrow[\text{胆碱能神经末梢的胞质内}]{\text{胆碱乙酰化酶}}$ 乙酰胆碱

(2)贮存　乙酰胆碱+三磷酸腺苷(ATP)+囊泡蛋白→复合物→存于囊泡中
少部分则以游离形式存在于胞质中。

(3)释放　神经冲动→突触前膜通透性发生改变→Ca^{2+}内流→囊泡与突触前膜融合→产生裂孔→乙酰胆碱排至突触间隙。这种方式称为胞裂外排。

(4)消除　突触间隙内的乙酰胆碱 $\xrightarrow[\text{水解}]{\text{胆碱酯酶}}$ 乙酸+胆碱

部分胆碱又可被胆碱能神经末梢摄取,再参与乙酰胆碱合成。

2. 去甲肾上腺素的体内过程　具体见图 2-1。

(1)合成　酪氨酸 $\xrightarrow{\text{酪氨酸羟化酶}}$ 多巴 $\xrightarrow{\text{多巴脱羧酶}}$ 多巴胺 $\xrightarrow{\text{胺泵}}$ 被泵入囊泡

$\longrightarrow$ 囊泡中的"多巴胺" $\xrightarrow[\text{囊泡内}]{\text{多巴胺 β-羟化酶}}$ 去甲肾上腺素

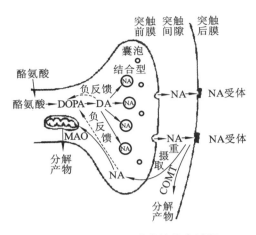

图 2-1　去甲肾上腺素的体内过程

DOPA，多巴；DA，去甲肾上腺素；MAO，单胺氧化酶

（2）贮存　去甲肾上腺素＋三磷酸腺苷＋嗜铬颗粒蛋白→复合物→存于囊泡中。

（3）释放　神经冲动→突触前膜通透性发生改变→Ca^{2+}内流→囊泡与突触前膜融合→产生裂孔→去甲肾上腺素排至突触间隙。

（4）消除　75%～90%的去甲肾上腺素被突触前膜的胺泵重新摄取，大部分贮存于囊泡中，以供再次释放。部分未进入囊泡的去甲肾上腺素可被单胺氧化酶（MAO）及儿茶酚氧位甲基转移酶（COMT）破坏。

任务三　传出神经的受体与效应

一、受体的类型

1. 胆碱受体　胆碱受体是能选择性地与乙酰胆碱结合的受体。根据其对药物的反应不同，可分为两类。

（1）毒蕈碱（muscarine）型胆碱受体　能选择性地与毒蕈碱结合的胆碱受体，简称 M 受体，又可分为以下几种亚型：①M_1受体：主要分布于神经节细胞和胃腺细胞。②M_2受体：主要分布于心脏。③M_3受体：主要分布于平滑肌、腺体、瞳孔括约肌和血管等部位。

（2）烟碱（nicotine）型胆碱受体　能选择性地与烟碱结合的胆碱受体，简称 N 受体，又可分为以下两种亚型：①N_1受体：主要分布于神经节细胞和肾上腺髓质。②N_2受体：主要分布于骨骼肌细胞膜。

2. 肾上腺素受体　肾上腺素受体是能选择性地与去甲肾上腺素或肾上腺素结合的受体，也可分为两类。

（1）α肾上腺素受体　简称α受体,可分为两种亚型:①α1受体:主要分布于皮肤、黏膜和内脏的血管、虹膜辐射肌、腺体等部位。②α2受体:主要分布于突触前膜。

（2）β肾上腺素受体　简称β受体,可分为以下几种亚型:①β1受体:主要分布于心脏。②β2受体:主要分布于支气管、骨骼肌血管、冠状血管等部位。

二、受体的生理效应

传出神经系统的递质与相应的受体结合后可产生激动受体的生理效应,不同的递质通过激动不同的受体而呈现不同的作用。

1. 胆碱受体激动后的生理效应

（1）M样作用　M样作用是指乙酰胆碱激动M受体产生的生理效应,主要表现为:心脏抑制、血管扩张、胃肠及支气管平滑肌收缩、腺体分泌、瞳孔缩小等。

（2）N样作用　N样作用是指乙酰胆碱激动N受体产生的生理效应。N1受体兴奋时,表现为自主神经节兴奋、肾上腺髓质分泌;N2受体兴奋时,主要表现为骨骼肌收缩。

2. 肾上腺素受体激动后的生理效应

（1）α型效应　α型效应是指α受体被激动后所呈现的作用。α1受体兴奋时,表现为皮肤、黏膜、内脏的血管收缩、瞳孔扩大、腺体分泌等;α2受体兴奋时,表现为去甲肾上腺素的释放减少。

（2）β型效应　β型效应是指β受体被激动后所呈现的作用。β1受体兴奋时,主要表现为心脏兴奋等;β2受体兴奋时,表现为支气管平滑肌松弛、骨骼肌血管及冠状血管扩张、去甲肾上腺素的释放增加等。

由此得出,大多数器官受肾上腺素能神经和胆碱能神经双重神经支配。多数情况下,这两类神经兴奋时所产生的效应是拮抗的。然而正是它们对立统一的作用,才维持了机体功能的协调一致。传出神经受体的类型、分布及其效应见表2-1。

表2-1　传出神经受体的类型、分布及其效应

受体类型	分布	效应
（一）胆碱受体		
1. M受体	心肌、窦房结、房室结、传导系统	心肌收缩力减弱、心率减慢,传导减慢
	血管	血管扩张
	内脏平滑肌（支气管、胃肠道、膀胱等）	平滑肌收缩
	腺体（唾液腺、汗腺、呼吸道腺体）	腺体分泌
	眼部平滑肌（瞳孔括约肌、睫状肌）	瞳孔缩小
2. N受体		
（1）N1受体	自主神经节	神经节兴奋
	肾上腺髓质	肾上腺髓质分泌
（2）N2受体	骨骼肌	骨骼肌收缩
（二）肾上腺素受体		
1. α受体		
（1）α1受体	血管（皮肤、黏膜、内脏等）	皮肤、黏膜、内脏血管收缩

续表

受体类型	分布	效应
	瞳孔扩大肌	瞳孔放大
（2）α_2受体	突触前膜	NA 释放减少
2. β受体		
（1）β_1受体	心肌、窦房结、房室结、传导系统	心肌收缩力加强、心率加快、传导加快
	肾近球细胞	肾素分泌
	脂肪细胞	脂肪分解
（2）β_2受体	支气管平滑肌	支气管扩张
	血管（骨骼肌、冠状血管）	骨骼肌、冠状血管扩张
	肝脏	糖原分解
	突触前膜	NA 释放增加
（3）β_3受体	脂肪细胞	脂肪分解

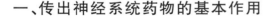

任务四　传出神经系统药物的基本作用与分类

一、传出神经系统药物的基本作用

（一）直接作用于受体

（1）药物＋受体 $\xrightarrow{\text{有"内在活性"}}$ 激动药（兴奋剂）。

（2）药物＋受体 $\xrightarrow{\text{无"内在活性"}}$ 拮抗药（阻断剂）。

（二）影响递质的代谢

1. 影响递质的释放 有些药物通过促进神经末梢释放递质而发挥作用，如麻黄素和间羟胺不但能直接激动受体，还可通过促进去甲肾上腺素能神经末梢释放去甲肾上腺素而发挥拟似肾上腺素的作用。

2. 影响递质的转运和贮存 有些药物通过影响递质的摄取和贮存而发挥作用，如利血平就是通过耗竭递质、影响贮存而发挥作用的。

3. 影响递质的再摄取 三环类抗抑郁药为非选择性单胺类物质摄取抑制药，能阻断去甲肾上腺素及 5-羟色胺（5-HT）递质的再摄取，使突触间隙递质浓度增加。

4. 影响递质的代谢 如 Ach 的灭活主要是被胆碱酯酶水解，故抗胆碱酯酶药能妨碍 Ach 的水解，提高 Ach 在突触间隙内的浓度，产生拟似 Ach 的效应。

二、传出神经系统药物的分类

传出神经系统药物可按其作用性质(激动或阻断受体)和对不同类型受体的选择性不同进行分类,具体见表 2-2。

表 2-2　传出神经系统药物的分类

拟似药	拮抗药
(一)拟胆碱药	(一)抗胆碱药
1. M 受体激动药(毛果芸香碱)	1. M 受体阻断药
2. 抗胆碱酯酶药(新斯的明)	(1) 非选择性 M 受体阻断药(阿托品)
(二)肾上腺素受体激动药	(2) M_1 受体阻断药(哌仑西平)
1. α、β 受体激动药(肾上腺素)	2. N 受体阻断药
2. α 受体激动药	(1) N_1 受体阻断药(美卡拉明)
(1) α_1、α_2 受体激动药(去甲肾上腺素)	(2) N_2 受体阻断药(琥珀胆碱)
(2) α_1 受体激动药(去氧肾上腺素)	(二)胆碱酯酶复活药(碘解磷定)
(3) α_2 受体激动药(可乐定)	(三)肾上腺素受体阻断药
3. β 受体激动药	1. α 受体阻断药
(1) β_1、β_2 受体激动药(异丙肾上腺素)	(1) α_1、α_2 受体阻断药
(2) β_1 受体激动药(多巴酚丁胺)	①短效类(酚妥拉明)
(3) β_2 受体激动药(沙丁胺醇)	②长效类(酚苄明)
	(2) α_1 受体阻断药(哌唑嗪)
	(3) α_2 受体阻断药(育亨宾)
	2. β 受体阻断药
	(1) β_1、β_2 受体阻断药(普萘洛尔)
	(2) 选择性 β_1 受体阻断药(阿替洛尔)
	(3) α、β 受体阻断药(拉贝洛尔)

考点提示

1. 传出神经的分类。
2. 传出神经递质的分类。
3. 传出神经受体的类型、分布及效应。
4. 传出神经系统药物的分类。

直通护考

选择题

A_1 型题

1. 胆碱能神经不包括(　　)。

A. 运动神经　　　　　　　　　　　　　B. 全部副交感神经节前纤维

C. 全部交感神经节前纤维　　　　　　　　D. 绝大部分交感神经节后纤维

E. 少部分支配汗腺的交感神经节后纤维

2. 乙酰胆碱作用的主要消除方式是（　　　）。

A. 被单胺氧化酶破坏　　　　　　　　　　B. 被磷酸二酯酶破坏

C. 被胆碱酯酶破坏　　　　　　　　　　　D. 被氧位甲基转移酶破坏

E. 被神经末梢再摄取

3. 外周肾上腺素能神经合成与释放的主要递质是（　　　）。

A. 肾上腺素　　　　　　　B. 去甲肾上腺素　　　　　　C. 异丙肾上腺素

D. 多巴胺　　　　　　　　E. 间羟胺

4. 外周胆碱能神经合成与释放的递质是（　　　）。

A. 琥珀胆碱　　　B. 氨甲胆碱　　　C. 烟碱　　　D. 乙酰胆碱　　　E. 胆碱

5. 激动外周 M 受体可引起（　　　）。

A. 瞳孔散大　　　　　　　B. 支气管松弛　　　　　　　C. 皮肤黏膜血管舒张

D. 睫状肌松弛　　　　　　E. 糖原分解

6. 下列哪种效应不是通过激动 M 受体实现的？（　　　）

A. 心率减慢　　　　　　B. 胃肠道平滑肌收缩　　　　C. 胃肠道括约肌收缩

D. 膀胱括约肌舒张　　　E. 瞳孔括约肌收缩

7. 骨骼肌血管平滑肌上有（　　　）。

A. α 受体、β 受体，无 M 受体　　　　　　　　B. α 受体、M 受体，无 β 受体

C. α 受体、β 受体及 M 受体　　　　　　　　　D. α 受体，无 β 受体及 M 受体

E. M 受体，无 α 受体及 β 受体

8. 能选择性地与毒蕈碱结合的胆碱受体称为（　　　）。

A. M 受体　　　B. N 受体　　　C. α 受体　　　D. β 受体　　　E. 多巴胺（DA）受体

9. 下列哪种表现不属于 β 受体兴奋效应？（　　　）

A. 支气管舒张　　B. 血管扩张　　C. 心脏兴奋　　D. 瞳孔扩大　　E. 肾素分泌

10. α 受体分布占优势的效应器是（　　　）。

A. 皮肤、黏膜、内脏血管　　　　B. 冠状动脉血管　　　　　C. 肾血管

D. 脑血管　　　　　　　　　　　E. 肌肉血管

B 型题

（11～13 题共用答案）

A. α 受体　　　　B. β₁ 受体　　　C. β₂ 受体　　　D. M 受体　　　E. N 受体

11. 睫状肌的优势受体是（　　　）。

12. 肾血管的优势受体是（　　　）。

13. 骨骼肌血管的优势受体是（　　　）。

（蔡　翔）

项目三　拟胆碱药

学习目标

1. 掌握毛果芸香碱和新斯的明的临床应用及用药监护。
2. 熟悉毛果芸香碱和新斯的明的药理作用和不良反应。
3. 了解其他常用药的作用特点、临床应用和不良反应。
4. 学会观察毛果芸香碱、新斯的明等药物的疗效及不良反应，能够运用用药护理知识，正确进行用药指导。

拟胆碱药是指一类作用与乙酰胆碱相似的药物，包括能直接激动胆碱受体的药物（如毛果芸香碱）以及具有抗胆碱酯酶作用的药物（如毒扁豆碱、新斯的明等），后者能间接引起胆碱能神经兴奋。

本类药物吸收后一般能使心率减慢、瞳孔缩小、血管扩张、胃肠蠕动及分泌增加，因而临床上用于青光眼、肠麻痹、血管痉挛性疾病等。

任务一　胆碱受体激动药

胆碱受体激动药与胆碱受体结合，激动受体，产生与递质（乙酰胆碱）相似的作用。按其对不同胆碱受体亚型的选择性，可分为：①M、N受体激动药；②M受体激动药；③N受体激动药。以下重点介绍M受体激动药。

毛果芸香碱(pilocarpine)

毛果芸香碱又名匹鲁卡品，是从毛果芸香属植物中提取的生物碱，现已能人工合成。

【药理作用】

毛果芸香碱能直接激动M受体，呈现M样作用。其选择作用较高，对眼和腺体的作用最明显。

1. 对眼的作用(常用1%~2%溶液滴眼)

（1）缩瞳　毛果芸香碱可激动瞳孔括约肌的M受体，使瞳孔括约肌收缩，瞳孔缩小。

（2）降低眼内压　由于瞳孔括约肌收缩，虹膜向中心方向拉紧，虹膜根部变薄，前房角扩大，房水易于通过小梁网及巩膜静脉窦进入血液循环，使眼内压下降（图3-1）。

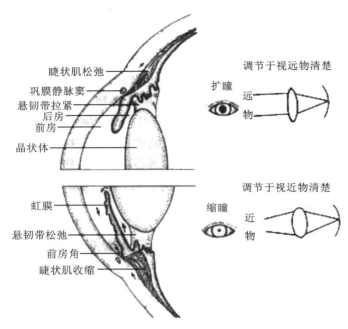

睫状肌松弛
巩膜静脉窦
悬韧带拉紧
后房
前房
晶状体

调节于视远物清楚
扩瞳　远物

虹膜
悬韧带松弛
前房角
睫状肌收缩

调节于视近物清楚
缩瞳　近物

图 3-1　M 受体阻断药（上）和 M 受体激动药（下）对眼的作用

（3）调节痉挛　毛果芸香碱可兴奋睫状肌上的 M 受体，使睫状肌向瞳孔中心方向收缩，悬韧带松弛，晶状体变凸，屈光度增加，视近物清楚，视远物模糊。这种状态称为调节痉挛。

2. 腺体　毛果芸香碱（10～15 mg 皮下注射）能激动腺体的 M 受体，使腺体分泌增加，其中汗腺和唾液腺分泌增加最明显。

【临床应用】

1. 青光眼　青光眼可分为闭角型和开角型青光眼。闭角型青光眼因前房角狭窄，房水回流障碍，引起眼内压升高；开角型青光眼因小梁网及巩膜静脉窦发生变性或硬化，导致房水循环不畅，引起眼内压升高。毛果芸香碱通过缩瞳作用，使前房角间隙扩大，迅速降低眼内压，主要用于闭角型青光眼患者。也可通过扩张巩膜静脉窦周围的小血管，并收缩睫状肌使小梁网结构发生改变，从而降低开角型青光眼患者眼内压。

常用 1%～2%硝酸毛果芸香碱滴眼液，作用迅速、温和，30～40 min 作用达高峰，持续 4～8 h。

2. 虹膜炎　与扩瞳药交替应用，防止虹膜与晶状体粘连。

3. 解救 M 受体阻断药中毒　毛果芸香碱全身用药可用于胆碱受体阻断药阿托品等中毒的解救。

【不良反应】　过量中毒可出现 M 受体过度兴奋症状，如汗腺分泌、流涎、恶心、呕吐、腹泻、呼吸困难、眼痛、头痛等。

【用药护理】　毛果芸香碱的用药护理要点见表3-1。

表 3-1 毛果芸香碱的用药护理要点

步骤	护理要点
评估	1. 患者年龄、病情、治疗情况。
	2. 患者既往用药史、现用药情况以及过敏史。
	3. 患者对所给药物的认知程度和合作程度。
	4. 药物作用、临床应用、用法、不良反应及禁忌证
护理措施	1. 根据医嘱准确给药。
	2. 严格执行查对制度,在执行药疗时,做到"三查八对""六准确"。
	3. 密切观察药物的疗效及不良反应,一旦出现不适应及时通知医生,采取应对措施
评价	1. 药物疗效。
	2. 有无不良反应。
	3. 是否合理用药、安全用药
注意事项	1. 过量中毒可用阿托品解救,并采取维持血压、人工呼吸等支持疗法。
	2. 用药前应做好心理护理。因用药期间可出现视远物模糊现象,事先应告知患者不必惊慌。
	3. 教会患者正确用药方法。滴眼时应注意压迫内眦,以免药液经鼻泪管流入鼻腔吸收过多而中毒

知识链接

青光眼的防治

青光眼是一种老年人常见的眼病,也是最易造成失明的眼病之一。青光眼的患者由于眼内压过高,视神经和黄斑不受压迫而发生功能失常,可引起视力减退、头痛、眼痛、视物模糊不清,若不及时治疗往往导致失明。因此加强预防非常重要。具体措施如下:保持愉快的情绪;保持良好的睡眠;少在光线暗的环境中工作或娱乐;避免过劳;不暴饮暴食,不吸烟,不喝酒,不喝咖啡、浓茶,不吃刺激性的食物,多吃蜂蜜等,防止便秘;经常按摩眼球;坚持体育锻炼;定期检查(老年人每年要测眼压一次,尤其是高血压患者)。

任务二 抗胆碱酯酶药

抗胆碱酯酶药又称胆碱酯酶抑制药,与乙酰胆碱一样,也能与乙酰胆碱酯酶(AChE)结合,但结合较牢固,水解较慢,从而使 AChE 的活性受到抑制,导致胆碱能神经末梢释放的乙酰胆碱大量堆积,产生拟胆碱作用(M 和 N 样作用)。

根据胆碱酯酶抑制药与 AChE 结合后水解速度的快慢,将其分为易逆性胆碱酯酶抑制药

（如新斯的明等）和难逆性胆碱酯酶抑制药（如有机磷酸酯类，详见后面项目五）两类。

新斯的明（neostigmine）

新斯的明又名普鲁斯的明，为季铵类化合物。

口服吸收少而不规则，一般口服剂量为皮下注射量的 10 倍以上。口服给药后 1 h 显效，可持续 3～4 h。皮下注射或肌内注射后 15 min 显效，可持续 2～4 h。不易透过血脑屏障，故中枢作用不明显。溶液滴眼时，不易透过角膜进入前房，对眼的作用也较弱。

【药理作用】 新斯的明能可逆地抑制胆碱酯酶活性，使突触间隙中的乙酰胆碱增多，激动 M、N 受体，产生 M 和 N 样作用。该药对不同的组织器官具有选择性。

1. 兴奋骨骼肌 新斯的明对骨骼肌的兴奋作用最强，因为它除通过抑制胆碱酯酶而发挥作用外，还能直接激动骨骼肌运动终板上的 N_2 胆碱受体以及促进运动神经末梢释放乙酰胆碱。

2. 兴奋平滑肌 新斯的明对胃肠道和膀胱平滑肌有较强的兴奋作用，而对心血管、腺体、眼和支气管平滑肌作用较弱。

3. 减慢心率 新斯的明抑制胆碱酯酶，间接激动心肌的 M 受体，使心率减慢。

【临床应用】

1. 重症肌无力 重症肌无力是一种神经肌肉接头传递功能减退的自身免疫性疾病，表现为进行性肌无力症状，如眼睑下垂、肢体无力、咀嚼和吞咽困难等，严重者可致呼吸困难。新斯的明可通过兴奋骨骼肌改善肌无力症状。轻症可口服给药；重症需皮下或肌内注射给药。因作用时间短，需反复给药。

2. 术后腹胀气和尿潴留 新斯的明能兴奋胃肠及膀胱平滑肌，促进胃肠蠕动及排尿，故常用于治疗术后腹胀气和尿潴留。

3. 阵发性室上性心动过速 新斯的明通过拟胆碱作用减慢心率，对抗阵发性室上性心动过速。

4. 肌松药中毒解救 新斯的明适用于非去极化型肌松药如筒箭毒碱中毒的解救。

【不良反应】

（1）本药治疗量时不良反应较小，可引起恶心、呕吐、腹痛、心动过缓、肌束颤动等。

（2）中毒时可引起"胆碱能危象"，出现肌无力加重、大汗淋漓、大小便失禁、呼吸困难、心律失常等。

【用药护理】 新斯的明的用药护理要点见表 3-2。

表 3-2　新斯的明的用药护理要点

步骤	护理要点
评估	1. 患者年龄、病情、治疗情况。 2. 患者既往用药史、现用药情况以及过敏史。 3. 了解患者有无胃溃疡、支气管哮喘、心动过缓、房室传导阻滞、肠梗阻、尿路梗阻等
护理措施	1. 告知重症肌无力的患者，该病不能短期治愈，需终生服药。 2. 近视眼和人工晶体眼患者用药期间应告知患者及时反映用药后眼睛是否有闪光、暗点、漂浮物等。如有上述症状，应及时告知医生。 3. 密切观察药物的疗效及不良反应，一旦出现不适及时通知医生，采取应对措施

续表

步骤	护理要点
评价	1. 药物疗效。
	2. 有无不良反应。
	3. 是否合理用药,安全用药
注意事项	1. 过量可致恶心、腹痛、心动过缓、肌束颤动等;中毒量可致"胆碱能危象",表现为大汗淋漓、大小便失禁、心动过速,并可见肌痉挛。
	2. 口服过量时,应洗胃,维持呼吸,同时立即静脉注射阿托品1～2 mg,必要时可重复肌内注射阿托品,直至症状缓解。
	3. 用药过程中,要注意鉴别疾病本身与药物过量引起的肌无力症状,用药后肌无力症状应减轻,若肌无力反而加重,要警惕出现胆碱能危象。
	4. 禁用于肠梗阻、尿路梗阻和支气管哮喘患者。
	5. 不宜与酯类局麻药、氨基糖苷类抗生素、硫酸镁等合用,因上述药物可减弱新斯的明的作用

毒扁豆碱(physostigmine)

毒扁豆碱又名依色林,是从非洲产植物毒扁豆中提取的生物碱,现已能人工合成。口服及注射均易吸收,脂溶性较高,易于透过血脑屏障,作用于中枢神经系统。

毒扁豆碱具有与新斯的明相似的可逆性抑制胆碱酯酶的作用,吸收后可在外周产生拟胆碱作用。因其选择性低,一般不作全身用药,仅用于眼科。局部给药时,其作用与毛果芸香碱相似,但作用强而持久,主要用于治疗青光眼。

毒扁豆碱过量吸收可引起恶心、呕吐、腹痛、腹泻及流涎等不良反应,滴眼时应压迫内眦,防止吸收中毒。滴眼后可致睫状肌收缩,可致头痛、眼痛、调节痉挛等。此外,毒扁豆碱水溶液不稳定,滴眼剂应用pH值为4～5的缓冲液配制。若溶液氧化成红色,则不能使用。

吡斯的明(pyridostigmine)

吡斯的明又名美斯的浓,作用与新斯的明相似,起效缓慢,维持时间较长。主要用于治疗重症肌无力,也可用于术后腹胀气和尿潴留。

安贝氯铵(ambenonium chloride)

安贝氯铵又名酶抑宁,其抑制胆碱酯酶和兴奋骨骼肌的作用较新斯的明强而持久,主要用于腹胀气及重症肌无力等。

加兰他敏(galanthamine)

加兰他敏具有较弱的可逆性抑制胆碱酯酶作用,能兴奋骨骼肌,可治疗脊髓灰质炎后遗症和重症肌无力等。

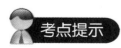 考点提示

1. 毛果芸香碱的药理作用、临床应用及用药监护。

2. 新斯的明的药理作用、临床应用及用药监护。

常用制剂和用法

硝酸毛果芸香碱　滴眼液或眼膏。滴眼液：1%～2%，滴眼次数按需要决定，晚上或需要时涂眼膏。

溴化新斯的明　片剂：15 mg。口服，15 mg 每次，3 次/日或按需要而定。极量：每次 30 mg，每日 100 mg。

甲基硫酸新斯的明　注射剂：0.5 mg/1 mL、1 mg/2 mL。皮下或肌内注射，每次 0.25～0.5 mg。极量：每次 1 mg。

溴吡斯的明　片剂：每片 60 mg。口服，每次 60 mg，3 次/日。极量：每次 120 mg，每日 360 mg。

水杨酸毒扁豆碱　滴眼液或眼膏。滴眼液：0.25%，每 4 h 一次，或按需要决定滴眼次数，溶液变红色后不可用。

氢溴酸加兰他敏　片剂：每片 5 mg。口服，每次 10 mg，3 次/日。注射剂：1 mg/1 mL、2.5 mg/1 mL、5 mg/1 mL。皮下或肌内注射，每次 2.5～10 mg，1 次/日。

直通护考

一、选择题

A₁型题

1. 毛果芸香碱缩瞳的原理是（　　）。

A. 激动瞳孔扩大肌的 α 受体，使其收缩　　　　B. 激动瞳孔括约肌的 M 受体，使其收缩

C. 阻断瞳孔扩大肌的 α 受体，使其收缩　　　　D. 阻断瞳孔括约肌的 M 受体，使其收缩

E. 阻断瞳孔括约肌的 M 受体，使其松弛

2. 新斯的明最强的作用是（　　）。

A. 膀胱逼尿肌兴奋　　　　　B. 心脏抑制　　　　　　C. 腺体分泌增加

D. 骨骼肌兴奋　　　　　　　E. 胃肠平滑肌兴奋

3. 治疗重症肌无力，应首选（　　）。

A. 毛果芸香碱　B. 阿托品　　　C. 琥珀胆碱　　　D. 毒扁豆碱　　　E. 新斯的明

4. 用新斯的明治疗重症肌无力，产生了胆碱能危象（　　）。

A. 表示药量不足，应增加用量　　　　　　　　B. 表示药量过大，应减量停药

C. 应用中枢兴奋药对抗　　　　　　　　　　　D. 应该用琥珀胆碱对抗

E. 应该用阿托品对抗

5. 有关毛果芸香碱的叙述，错误的是（　　）。

A. 能直接激动 M 受体，产生 M 样作用　　　　B. 可使汗腺和唾液腺的分泌明显增加

C. 可使眼内压升高　　　　　　　　　　　　　D. 可用于治疗青光眼

E. 常用制剂为 1% 滴眼液

6. 新斯的明一般不被用于（　　）。

A. 重症肌无力　　　　　　　B. 阿托品中毒　　　　　　　C. 肌松药过量中毒

D. 手术后腹胀气和尿潴留　　　E. 支气管哮喘

7. 下列药物中可治疗青光眼的是（　　）。

A. 阿托品　　　B. 毛果芸香碱　C. 山莨菪碱　　D. 东莨菪碱　　E. 新斯的明

8. 毛果芸香碱治疗虹膜炎应采用（　　）。

A. 与缩瞳药物同时使用　　　　　　　B. 与扩瞳药物同时使用

C. 单独使用　　　　　　　　　　　　D. 与缩瞳药物交替使用

E. 与扩瞳药物交替使用

9. 新斯的明的作用应除（　　）外。

A. 对胃肠道和膀胱平滑肌的兴奋作用

B. 抑制胆碱酯酶的作用

C. 直接激动骨骼肌运动终板上的 N_2 胆碱受体

D. 促进运动神经末梢释放乙酰胆碱

E. 激活 β_1 肾上腺素能受体

B 型题

（10～11 题共用答案）

A. 阻断瞳孔扩大肌 α 受体，缩瞳，降低眼内压，治疗青光眼

B. 阻断瞳孔括约肌 M 受体，缩瞳，降低眼内压，治疗青光眼

C. 兴奋瞳孔括约肌 M 受体，缩瞳，降低眼内压，治疗青光眼

D. 抑制胆碱酯酶，间接的拟胆碱作用，缩瞳，降低眼内压，治疗青光眼

E. 兴奋瞳孔扩大肌 α 受体，缩瞳，降低眼内压，治疗青光眼

10. 毛果芸香碱对眼的作用和应用是（　　）。

11. 毒扁豆碱对眼的作用和应用是（　　）。

（12～13 题共用答案）

A. 琥珀胆碱　　　　　　　B. 有机磷酸酯类　　　　　　　C. 毛果芸香碱

D. 毒扁豆碱　　　　　　　E. 新斯的明

12. 直接激动 M 受体的药物是（　　）。

13. 具有直接激动 M 受体和对胆碱酯酶有抑制作用的药物是（　　）。

二、案例分析

患者，女，56 岁。2 个月前开始感到左眼疼痛，视物模糊，视灯周围有红晕，偶伴有轻度同侧头痛，但症状轻微，常自行缓解。3 天前突然感觉左侧剧烈头痛、眼球胀痛，视力极度下降。在地方医院诊断为左眼急性闭角型青光眼。遵医嘱用 2％毛果芸香碱频点左眼，2 h 后自觉头痛、眼胀减轻，视力有所恢复。但 4 h 后患者出现全身不适、流泪、流涎、心悸、上腹不适而急诊求治。体格检查：左眼视力为 0.6，右眼 1.4；左眼睫状充血（＋＋）。瞳孔约 2 mm 大小，对光反射较弱。眼压：左眼 26 mmHg，右眼 16 mmHg。前房角镜检左眼窄Ⅲ，右眼基本正常。

请分析：

（1）该患者使用毛果芸香碱滴眼后症状为何能够缓解？

（2）4 h 后患者出现全身不适、出汗、流泪、流涎、心悸、上腹不适，原因是什么？

（3）使用毛果芸香碱滴眼时应注意哪些问题？

（4）使用毛果芸香碱滴眼液后，为什么视远物模糊？

（蔡　翔）

项目四 抗胆碱药

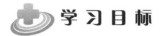 学习目标

1. 掌握阿托品的临床应用及用药监护。
2. 熟悉山莨菪碱和东莨菪碱的药理作用和临床应用。
3. 了解其他常用药。
4. 学会观察阿托品、山莨菪碱、东莨菪碱等药物的疗效及不良反应,能够运用用药护理知识,正确进行用药指导。

 案例引导

患者,男,62 岁,因左眼老年性白内障住院,欲在局麻作用下行白内障摘除术。术前晚上滴 1‰阿托品滴眼液 3 次,每次 1~2 滴。滴药半小时后,患者自觉口干、下腹部胀满感,欲排小便未果。检查发现:面色正常、左眼瞳孔直径扩大 5 mm,膀胱区胀满隆起、触之软、有波动感,随即导出尿液 750 mL。次日用药,患者上述症状再次出现。

问题 1　阿托品滴眼液导致尿潴留的原因是什么?
问题 2　用该药治疗时,如何做好用药护理?

抗胆碱药又称胆碱受体阻断药,是指能与胆碱受体结合,妨碍乙酰胆碱或胆碱受体激动药与胆碱受体的结合,从而产生抗胆碱作用的药物。根据其对受体的选择性不同,抗胆碱药可分为 M 受体阻断药和 N 受体阻断药。

任务一　M 受体阻断药

M 受体阻断药主要有阿托品类生物碱和阿托品的合成代用品。阿托品类生物碱主要有阿托品、山莨菪碱、东莨菪碱;阿托品的合成代用品有后马托品、溴丙胺太林等。

一、阿托品类生物碱

阿托品(atropine)

阿托品是从颠茄、曼陀罗等植物中提取的生物碱,现已能人工合成。

阿托品口服吸收迅速,1 h后血药浓度即达峰值,作用维持3～4 h;注射给药起效更快,$t_{1/2}$为2～4 h。该药在体内分布广泛,可通过血脑屏障和胎盘屏障。大部分药物随尿液排出,少量随乳汁和粪便排出。

【药理作用】　阿托品与M受体结合后,不能激动M受体,却能阻断乙酰胆碱或胆碱受体激动药与M受体结合,从而竞争性地拮抗乙酰胆碱对M受体的激动作用,主要作用如下。

1. 抑制腺体分泌　阿托品通过阻断M受体抑制腺体的分泌,对不同腺体的抑制强度不同。其中对唾液腺和汗腺抑制作用最强,在治疗量(0.5 mg)时就会引起口干和皮肤干燥,泪腺和呼吸道分泌也明显减少;较大剂量时还可抑制胃液分泌,但因胃酸分泌还受神经体液调节,对胃酸分泌影响较小。

2. 缓解平滑肌痉挛　阿托品通过阻断M受体,可松弛内脏平滑肌。其特点为:①对痉挛状态的平滑肌松弛作用明显,而对正常活动的平滑肌影响较小;②对胃肠道平滑肌、膀胱逼尿肌作用较强,对胆管、输尿管和支气管的解痉作用较弱,对子宫平滑肌影响较小。

3. 对眼的作用

(1)扩瞳　阿托品可阻断瞳孔括约肌的M受体,使瞳孔括约肌松弛,而去甲肾上腺素能神经支配的瞳孔开大肌功能占优势,产生扩瞳作用。

(2)升高眼内压　由于瞳孔扩大,使虹膜退向边缘,前房角间隙变窄,阻碍房水回流入巩膜静脉窦,导致眼内压升高。

(3)调节麻痹　阿托品可阻断睫状肌上M受体,使睫状肌松弛,悬韧带拉紧,晶状体变扁平,屈光度降低,视近物模糊,视远物清楚,称为调节麻痹。此作用对视力影响可持续2～3天。

4. 兴奋心脏　小剂量(0.3～0.6 mg)阿托品可使部分患者心率短暂性轻度减慢;较大剂量(1～2 mg)阿托品能解除迷走神经对心脏的抑制作用,使心率加快,传导加速,其加速程度取决于迷走神经张力。迷走神经张力较高的青壮年使用阿托品后,心率加快较明显,但幼儿及老年人使用阿托品后对心率影响很小。

5. 扩张血管　治疗量的阿托品对血管、血压一般无明显影响;大剂量阿托品能扩张血管,解除小血管痉挛,改善微循环。扩张血管的作用机制尚不清楚,但与阻断M受体无关。

6. 兴奋中枢　较大剂量(1～2 mg)阿托品可兴奋中枢,使呼吸加深加快。随剂量增大,中枢兴奋作用加强,患者可出现焦虑不安、多言、谵妄;中毒剂量(如10 mg以上)常致幻觉、定向障碍、运动失调和惊厥等,也可由兴奋转为抑制,出现昏迷及呼吸肌麻痹。

【临床应用】

1. 麻醉前给药　阿托品抑制腺体分泌,减少呼吸道腺体分泌,防止分泌物阻塞呼吸道及吸入性肺炎的发生,用于麻醉前给药,也可用于严重的盗汗和流涎。

2. 内脏绞痛　阿托品能解除平滑肌痉挛,适用于各种内脏绞痛,特别是胃肠绞痛,对膀胱刺激症状疗效较好;对胆绞痛及肾绞痛疗效较差,常与镇痛药哌替啶合用。也可治疗遗尿症。

3. 眼科

（1）虹膜睫状体炎　0.5%～1%的阿托品滴眼液，可使瞳孔括约肌和睫状肌松弛，活动减少，有利于炎症的消退。与毛果芸香碱交替使用，可防止虹膜与晶状体的粘连。

（2）眼底检查　阿托品扩瞳后用于检查眼底，但因其扩瞳作用可持续1～2周，调节麻痹作用也可维持2～3天，视力恢复较慢，故临床常被作用较短的后马托品取代。

（3）验光配镜　阿托品滴眼液使睫状肌松弛，此时晶状体固定，可准确测定晶状体的屈光度。但因其扩瞳及调节麻痹作用持续时间较长，视力恢复较慢，临床常被作用较短的后马托品取代。目前仅儿童验光时用，因儿童的睫状肌调节功能较强，须用阿托品发挥充分的调节麻痹作用。

知识链接

眼 底 检 查

眼底包括视神经乳头、视网膜和脉络膜。眼底检查就是对眼底的结构和功能进行检测。眼底检查能及早、准确地发现各种眼部病变，如青光眼、视神经炎、视网膜脱离、黄斑部病变、脉络膜肿瘤等，以便进行及时、有效的治疗。除此之外，临床上有相当多的全身性疾病是经眼底检查首先发现的，如动脉硬化、高血压、糖尿病患者的眼底可有视网膜微血管病变的表现；肾病、系统性红斑狼疮、血液病和艾滋病患者的眼底可表现为视网膜出血、渗出；颅内肿瘤或其他原因引起的颅内压升高，可导致视神经乳头水肿等。可以说，眼底是反映全身健康状况的一面镜子。

4. 缓慢型心律失常　阿托品可治疗迷走神经过度兴奋所致的心动过缓和房室传导阻滞，还可用于治疗继发于窦房结功能低下而出现的室性异位节律。

5. 抗休克　临床上在补充血容量的基础上用于暴发型流行性脑脊髓膜炎、中毒性菌痢、中毒性肺炎等所致的感染性休克。对休克伴有高热或心率加快者，不宜用阿托品。由于该药副作用较多，目前常用山莨菪碱代替。

6. 解救有机磷中毒　阿托品可迅速缓解有机磷酸酯类中毒的 M 样症状，也可消除部分中枢症状，但对肌束颤动无效，应与胆碱酯酶复活药合用（详见项目五内容）。

【不良反应】

1. 副作用　治疗量可引起口干、皮肤干燥、视近物模糊、心悸、颜面潮红、瞳孔扩大、体温升高、排尿困难等，停药后可逐渐消失。

2. 急性中毒及解救　剂量过大时，可出现烦躁不安、谵妄、幻觉以至惊厥等中枢兴奋症状。中毒严重时，可由兴奋转为抑制，出现昏迷和呼吸肌麻痹等。

【用药护理】　阿托品的用药护理要点见表4-1。

表4-1　阿托品的用药护理要点

步骤	护理要点
评估	1. 患者年龄、病情、治疗情况。
	2. 患者既往用药史、现用药情况以及过敏史。
	3. 患者对所给药物的认知程度和合作程度。
	4. 药物作用、临床应用、用法、不良反应及禁忌证

续表

步骤	护理要点
护理措施	1. 根据医嘱准确给药。 2. 用阿托品治疗时注意监测心率、体温、眼压、血压、尿量。 3. 夏季使用时应注意防暑降温,特别是婴幼儿,以免体温升高
评价	1. 药物疗效。 2. 有无不良反应。 3. 是否合理用药、安全用药
注意事项	1. 阿托品为特殊药品中的毒性药品,其致死量成人为 80～130 mg,儿童约为 10 mg。中毒的解救主要是对症处理,外周症状用毛果芸香碱或毒扁豆碱对抗;中枢兴奋症状用镇静催眠药(如地西泮等)或抗惊厥药对抗;呼吸抑制时,可采用人工呼吸及吸氧。但有机磷酸酯类中毒使用阿托品过量时,不能用新斯的明或毒扁豆碱解救,因为它们是胆碱酯酶抑制药,可加重有机磷酸酯类中毒的症状。 2. 为散瞳患者滴眼后,应该告诉患者避免光线刺激,也可佩戴墨镜。 3. 阿托品滴眼时,应注意压迫内眦,防止药液经鼻黏膜吸收。 4. 口服宜在饭前 30 min 给药;静脉注射宜缓慢给药,以小于 1 mg/min 的速度推注为宜。 5. 对于体温高于 39℃的患者,必须用冰袋或乙醇擦浴降低体温后才能使用。 6. 使用大剂量阿托品前应备好毛果芸香碱、新斯的明,以便中毒时急救。 7. 青光眼、前列腺肥大及幽门梗阻者禁用,甲亢、心动过速、老年人和儿童等慎用

东莨菪碱(scopolamine)

东莨菪碱是从茄科植物白曼陀罗的干燥花(洋金花)中提取的生物碱。

东莨菪碱外周作用与阿托品相似,但对眼的作用和抑制腺体分泌作用较阿托品强,对心血管作用较弱。中枢作用与阿托品不同,表现镇静和催眠等抑制作用,但能兴奋呼吸中枢。此外,东莨菪碱还具有抗晕止吐作用,这可能与其抑制前庭神经、大脑皮层及胃肠运动有关。

临床主要用于麻醉前给药,疗效优于阿托品;还可用于晕动病、妊娠呕吐、放射性呕吐及帕金森病。

不良反应常见口干、眼内压升高、视近物模糊、心悸、尿潴留等。禁忌证同阿托品。

山莨菪碱(anisodamine,654)

山莨菪碱是从茄科植物唐古特山莨菪中提取的生物碱,其天然品称为 654-1,人工合成品称为 654-2。

山莨菪碱对平滑肌及心血管系统作用与阿托品相似但稍弱,扩瞳和抑制腺体分泌作用较阿托品弱,仅为 1/20～1/10。本药解除平滑肌痉挛和改善微循环作用显著,且安全性大,常用于治疗感染性休克和胃肠绞痛。因不易透过血脑屏障,故中枢作用很弱,副作用少。禁忌证同阿托品。

二、阿托品的合成代用品

由于阿托品用于眼科作用太持久,用于内科,副作用又较多,针对这些缺点,通过改变其化学结构,合成了不少代用品,主要有两类,即扩瞳药(如后马托品等)和解痉药(如溴丙胺太林、胃复康等)。

后马托品(homatropine)

后马托品为人工合成的短效 M 受体阻断药,其扩瞳与调节麻痹作用比阿托品短暂,扩瞳作用持续 1～2 h,调节麻痹作用持续 24～36 h,适用于一般眼科检查。其调节麻痹作用高峰出现较快,但不如阿托品完全,特别是对于儿童,故儿童验光仍需用阿托品。

其同类药还有托吡卡胺(tropicamide)。

溴丙胺太林(propantheline bromide)

溴丙胺太林又名普鲁本辛,是临床常用的一种合成解痉药。口服吸收不完全,食物可妨碍其吸收,宜在饭前 0.5～1 h 服用,作用时间约为 6 h。本药对胃肠道 M 受体的选择性较高,治疗量即可抑制平滑肌,起到解除胃肠痉挛的作用,并能明显减少胃酸分泌。主要用于胃和十二指肠溃疡、胃肠痉挛和妊娠呕吐等。不良反应类似阿托品,中毒量可致神经-肌肉接头传递阻断而引起呼吸肌麻痹。

胃复康(benactyzine)

胃复康口服较易吸收,胃肠解痉作用较明显,也有抑制胃液分泌作用。此外尚有安定作用。适用于兼有焦虑症的溃疡病、胃酸过多、肠蠕动亢进或膀胱刺激症状的患者。

任务二　N 受体阻断药

N 受体阻断药分为 N_1 受体阻断药和 N_2 受体阻断药两大类。

一、N_1 受体阻断药

N_1 受体阻断药又称神经节阻断药,能选择性地与神经节细胞的 N_1 受体结合,竞争性地阻断乙酰胆碱与 N_1 受体结合,使乙酰胆碱不能引起神经节细胞除极化,从而阻断神经冲动在神经节的传递。

这类药物对交感神经节和副交感神经节都有阻断作用,因此,其综合作用表现为对器官支配的优势神经的阻断。如交感神经对血管的支配占优势,用 N_1 受体阻断药后,可使血管扩张,尤其是小动脉扩张作用更明显,加之静脉扩张,心排血量减少,使血压下降。又如在胃肠道、膀胱以副交感神经占优势,用药后可出现便秘、口干、尿潴留等。

神经节阻断药过去曾用于治疗高血压,但由于其作用广泛,副作用多,且降压作用过强、过快,现已被其他抗高血压药取代。目前美卡拉明(mecamylamine,美加明)和樟磺咪芬(trimetaphan camsilate)等主要用于外科手术控制性降压、减少术中出血。

二、N₂受体阻断药

N₂受体阻断药又称骨骼肌松弛药(简称肌松药),能选择性地与骨骼肌细胞的N₂受体结合,阻断乙酰胆碱与N₂受体结合,妨碍神经冲动的传递,使骨骼肌松弛。主要作为麻醉辅助剂用于全身麻醉。根据其作用机制不同,可分为去极化型(如琥珀胆碱)及非去极化型(如筒箭毒碱)两类。

琥珀胆碱(succinylcholine)

琥珀胆碱又名司可林。性质不稳定,在碱性溶液中易被破坏。

口服不易吸收,静脉注射(静注)后1 min内出现肌松作用,并迅速被血浆中的假胆碱酯酶水解,只有10%左右到达受体部位。水解过程分两步进行,首先分解成琥珀单胆碱,肌松作用大为减弱,然后又缓慢分解成为琥珀酸和胆碱,肌松作用消失。有10%以原形经肾随尿排出。血浆半衰期为2~4 min。本药不宜透过胎盘屏障。

【药理作用与临床应用】 琥珀胆碱为去极化型肌松药,能与运动终板膜上的N₂胆碱受体结合,产生与乙酰胆碱相似但较持久的去极化作用,使终板不能与乙酰胆碱反应(处于不应状态),骨骼肌因而松弛。肌松作用从颈部肌肉开始,逐渐波及肩胛、腹部和四肢。

其作用特点是:①用药后常先出现短时的肌束颤动;②抗胆碱酯酶药(如新斯的明)不仅不能拮抗此类药的肌松作用,反而能加强之;③一次给药松弛作用维持时间约5 min,重复静脉给药可延长作用时间;④连续用药可产生快速耐受性。

静脉注射适用于各种检查,如气管内插管、气管镜、食管镜、胃镜等;静滴适用于较长时间的外科手术。

【不良反应】

(1)过量致呼吸肌麻痹。

(2)使眼外骨骼肌短暂地收缩,能升高眼内压。

(3)遗传性血浆胆碱酯酶活性降低的特异质患者和有机磷酸酯类中毒者对琥珀胆碱高度敏感,易中毒,特异质反应尚可表现为恶性高热。

(4)琥珀胆碱能使肌肉持久性除极化而释出钾离子,使血钾升高。

【用药护理】 琥珀胆碱的用药护理要点见表4-2。

表4-2 琥珀胆碱的用药护理要点

步骤	护理要点
评估	1. 患者年龄、病情、治疗情况。
	2. 患者既往用药史、现用药情况以及过敏史。
	3. 患者对所给药物的认知程度和合作程度。
	4. 药物作用、临床应用、用法、不良反应及禁忌证
护理措施	1. 根据医嘱准确给药。
	2. 严格执行查对制度,在执行药物治疗时,做到"三查八对""六准确"。
	3. 密切观察药物的疗效及不良反应,一旦出现不适应及时通知医生,采取应对措施

续表

步骤	护理要点
评价	1. 药物疗效。 2. 有无不良反应。 3. 是否合理用药、安全用药
注意事项	1. 使用琥珀胆碱时，因个体差异大，要以肌松效应来调整滴速，滴速控制在 $20\sim40$ $\mu g/(kg \cdot min)$。 2. 本药安全范围小，使用时应密切观察患者血压、心率及呼吸状况，当这些指标出现异常时，应及时向医生报告。过量出现呼吸肌麻痹时，应及时停药，并立即用人工呼吸机抢救，禁用新斯的明类药物。 3. 本药禁用于青光眼、血钾过高、假性胆碱酯酶缺乏及有机磷酸酯类中毒等患者。 4. 因大剂量氨基糖苷类抗生素和多黏菌素也有肌松作用，应避免合用，以免导致呼吸困难

筒箭毒碱(tubocurarine)

筒箭毒碱是从南美防己科植物中提取的生物碱，是临床应用最早的典型的非去极化型肌松药(又称竞争型肌松药)，能与骨骼肌运动终板膜上的 N_2 受体结合，但不激动受体，不引起终板膜去极化，竞争性阻断乙酰胆碱的去极化作用，使骨骼肌松弛。

筒箭毒碱口服难吸收，静脉注射后，$3\sim4$ min 即产生肌松作用，5 min 达高峰，维持 $20\sim40$ min。肌肉松弛作用从头颈部小肌肉开始，然后依次为四肢、躯干、肋间肌。剂量过大，可累及膈肌而使呼吸肌麻痹。

其作用特点是：①肌松前无肌束颤动；②吸入性全麻药(如乙醚)和氨基糖苷类抗生素(如链霉素)能加强和延长此类药物的肌松作用，合用时要减少其用量；③与抗胆碱酯酶药有拮抗作用，故过量时可用适量的新斯的明解救；④同类肌松药之间有相加作用；⑤兼有程度不等的神经节阻断及促进组胺释放作用，可使血压下降。

临床主要作为麻醉辅助药，用于胸腹部和气管插管等。禁用于重症肌无力、支气管哮喘和严重休克及 10 岁以下儿童。使用过量可致呼吸肌麻痹，应及时进行人工呼吸，并静脉注射新斯的明进行解救。由于不良反应较多，现临床较少使用。

同类药尚有泮库溴铵、维库溴铵和阿曲库铵等。

 考点提示

1. 阿托品的药理作用、临床应用及用药监护。
2. 山莨菪碱的药理作用和临床应用。
3. 东莨菪碱的药理作用和临床应用。

常用制剂和用法

硫酸阿托品　片剂:0.3 mg。口服，每次 $0.3\sim0.6$ mg，3 次/日。注射剂:0.5 mg/1 mL、

1 mg/2 mL、5 mg/1 mL。皮下、肌内或静脉注射,每次 0.5 mg。滴眼液:0.5％、1％。眼膏:1％。极量:口服,每次 1 mg,每日 3 mg。

颠茄酊　由颠茄叶制成的酊剂,主要成分是莨菪碱,所含生物碱作为莨菪碱计算应为 0.33％。口服,每次 0.3～1.0 mL。极量:口服,每次 1.5 mL,每日 4.5 mL。一般用前加水配成含 6％酊剂的药水,每次 10 mL,3 次/日。

颠茄片　每片含颠茄浸膏 10 mg(颠茄浸膏的主要成分是莨菪碱,所含生物碱按莨菪碱计算应为 1％)。每次口服 1～2 片,3 次/日。

氢溴酸东莨菪碱　片剂:0.2 mg。口服,每次 0.2～0.3 mg,3 次/日。注射剂:0.3 mg/1 mL、0.5 mg/1 mL。皮下或肌内注射,每次 0.2～0.5 mg。极量:口服每次 0.6 mg,每日 2 mg;每次注射 0.5 mg,每日 1.5 mg。

氢溴酸山莨菪碱　片剂:5 mg、10 mg。口服,每次 5～10 mg,3 次/日。注射剂:5 mg/1 mL、10 mg/1 mL、20 mg/1 mL。静脉注射或肌内注射,每次 5～10 mg,1～2 次/日。

氢溴酸后马托品　滴眼液:1％～2％,滴眼,按需要而定滴数。

溴丙胺太林　片剂:15 mg。口服,每次 15 mg,3 次/日。

氯化琥珀胆碱　注射剂:50 mg/1 mL、100 mg/2 mL。静脉注射,每次 1～2 mg/kg。极量:每次 0.25 g。

泮库溴铵　注射剂:4 mg/2 mL。静脉注射,初始剂量为 40～100 μg/kg,可追加 10～20 μg/kg。

维库溴铵　注射剂:每支 4 mg。静脉注射,常用量为 70～100 μg/kg。

直通护考

选择题

A₁型题

1. 关于阿托品作用的叙述中,下面哪项错误?(　　)

A. 治疗作用和副作用可以互相转化　　　　B. 口服不易吸收,必须注射给药

C. 可以升高血压　　　　　　　　　　　　D. 可以加快心率

E. 解痉作用与平滑肌功能状态有关

2. 阿托品抗休克的主要机制是(　　)。

A. 对抗迷走神经,使心跳加快　　　　　　B. 兴奋中枢神经,改善呼吸

C. 舒张血管,改善微循环　　　　　　　　D. 扩张支气管,增加肺通气量

E. 舒张冠状动脉及肾血管

3. 阿托品解除平滑肌痉挛作用最强的是(　　)。

A. 支气管平滑肌　　　　B. 胆管平滑肌　　　　　　C. 胃肠平滑肌

D. 子宫平滑肌　　　　　E. 膀胱平滑肌

4. 治疗过量阿托品中毒的药物是(　　)。

A. 山莨菪碱　　B. 东莨菪碱　　C. 后马托品　　D. 琥珀胆碱　　E. 毛果芸香碱

5. 东莨菪碱与阿托品的作用相比较,前者最显著的差异是(　　)。

A. 抑制腺体分泌　　　　B. 松弛胃肠平滑肌　　　　C. 松弛支气管平滑肌

D. 中枢抑制作用　　　　E. 扩瞳、升高眼压

6. 山莨菪碱抗感染性休克,主要是因为( )。

A. 扩张小动脉,改善微循环   B. 解除支气管平滑肌痉挛

C. 解除胃肠平滑肌痉挛   D. 兴奋中枢

E. 降低迷走神经张力,使心跳加快

7. 阿托品对哪种平滑肌的松弛作用最强? ( )

A. 胃肠道   B. 胆管   C. 支气管   D. 输尿管   E. 幽门括约肌

8. 有关阿托品药理作用的叙述,错误的是( )。

A. 抑制腺体分泌   B. 扩张血管、改善微循环   C. 中枢抑制作用

D. 松弛内脏平滑肌   E. 升高眼内压,调节麻痹

9. 用阿托品治疗胃肠绞痛时出现口干、视物模糊属于( )。

A. 副作用   B. 毒性反应   C. 特异性反应   D. 变态反应   E. 继发反应

10. 有关阿托品的各项叙述,错误的是( )。

A. 阿托品可用于各种内脏绞痛   B. 可用于治疗前列腺肥大

C. 对中毒性痢疾有较好的疗效   D. 可用于全身麻醉前给药以抑制腺体分泌

E. 能解救有机磷酸酯类中毒

11. 阿托品的作用不包括( )。

A. 视调节痉挛   B. 扩瞳   C. 对抗胃肠道的平滑肌痉挛

D. 抑制腺体分泌   E. 视调节麻痹

12. 下列有关阿托品中毒的治疗,不正确的是( )。

A. 口服阿托品中毒时应尽快洗胃   B. 用新斯的明对抗阿托品的中枢作用

C. 用地西泮缓解中毒引起的躁动   D. 毒扁豆碱为有效解毒剂

E. 必要时可行人工呼吸

B 型题

(13～14 题共用答案)

A. 东莨菪碱   B. 山莨菪碱   C. 托吡卡胺   D. 丙胺太林   E. 毒扁豆碱

13. 用于治疗感染性休克的是( )。

14. 用于麻醉前给药的是( )。

(蔡　翔)

项目五　有机磷酸酯类中毒及常用解毒药

学习目标

1. 掌握有机磷酸酯类的解救措施,氯解磷定的临床应用、不良反应及用药监护。
2. 熟悉有机磷酸酯类的中毒表现。
3. 了解有机磷酸酯类的中毒机制。
4. 学会观察氯解磷定等药物的疗效及不良反应,能够运用用药护理知识,正确进行用药指导。

案例引导

患者,男,40岁,在对果树喷洒农药时因防护不当而引起中毒,表现为头晕、乏力、恶心、呕吐,呼吸困难,大小便失禁。诊断为:有机磷酸酯类农药中毒。

问题1　有机磷酸酯类农药中毒抢救的原则是什么?

问题2　该患者应使用什么药物进行解救?如何进行用药护理?

有机磷农药是目前应用最广泛的杀虫剂。我国生产和使用的有机磷农药大多数属于高毒性及中等毒性农药。有很多种,如对硫磷(1605)、甲拌磷(3911)、内吸磷(1059)、敌敌畏、乐果、敌百虫等。

任务一　有机磷酸酯类农药

一、中毒机制

有机磷酸酯类农药(简称有机磷农药)可通过消化道、呼吸道和皮肤黏膜等多种途径进入人体,迅速与胆碱酯酶结合,形成难以水解的磷酰化胆碱酯酶,从而使胆碱酯酶失去水解乙酰胆碱的能力,导致乙酰胆碱在体内堆积,产生一系列中毒症状。如不及时抢救,磷酰化胆碱酯酶可在几分钟或几小时内就"老化"。此时即使用胆碱酯酶复活药,也难以恢复酶的活性,必须等待新生的胆碱酯酶出现,才能水解乙酰胆碱,此过程一般需要几周时间。因此,有机磷农药中毒患者需及时抢救。

二、中毒表现

轻度中毒以 M 样症状为主,中度中毒出现 M 样及 N 样症状,重度中毒时除 M 样和 N 样症状加重外,还有明显的中枢神经系统症状。严重者因呼吸和循环衰竭而死亡。

1. M 样症状　表现为瞳孔缩小、视力模糊、多汗、流涎、恶心、呕吐、腹痛腹泻、大小便失禁、心动过缓、血压降低、呼吸道腺体分泌增加、肺部湿啰音、呼吸困难、发绀等。

2. N 样症状　表现为肌束颤动、抽搐,严重者出现呼吸肌麻痹。有时可出现心动过速、血压升高。

3. 中枢神经系统症状　先兴奋后抑制,表现为躁动不安、失眠、谵妄多语、肌束颤动、昏迷、呼吸困难、瞳孔极度缩小、血压下降、循环衰竭等。

三、中毒防治

1. 预防　按照预防为主的方针,在生产、使用有机磷酸酯类农药时必须加强管理,注意防护,如加强生产人员及使用农药人员的劳动保护措施及安全知识教育等。

2. 解救

(1) 清除毒物　①脱离现场:迅速将患者移出现场,并脱去被污染的衣物;②清洗:经皮肤吸收中毒者,用温水或肥皂水充分清洗皮肤,以减少毒物的吸收;③催吐、洗胃、导泻:经口中毒者,为减少毒物的吸收,加快其排泄,应采取催吐、洗胃、导泻等措施。用 2% 碳酸氢钠溶液或 0.9% 生理盐水反复洗胃,直至洗出液中不含农药味,然后用硫酸镁导泻。其中,敌百虫中毒时,不能用碱性溶液洗胃,因其在碱性环境中可转变成毒性更强的敌敌畏;对硫磷中毒时,不能用高锰酸钾溶液洗胃,因其氧化后毒性更强;昏迷患者不能用硫酸镁导泻,因其可加重患者的中枢抑制症状,有机磷酸酯类农药用硫酸钠导泻。

(2) 对症治疗　可根据病情,采用吸氧、人工呼吸、补液、输血或透析等措施,并注意保暖和防止感染。

(3) 应用解毒药　M 受体阻断药(如阿托品)和胆碱酯酶复活药(如氯解磷定)。

任务二　胆碱酯酶复活药

氯解磷定(pralidoxime chloride,PAM—Cl)

氯解磷定水溶性高,可静脉、肌内或皮下注射给药,作用强、使用方便。

【药理作用】　氯解磷定既能与游离的有机磷酸酯类农药结合生成无毒的磷酰化解磷定从尿中排出,又能夺取磷酰化胆碱酯酶中的磷酰基,使胆碱酯酶复活。

【临床应用】　氯解磷定可消除 N 样症状,能迅速控制肌束颤动,也能减轻部分中枢症状,使昏迷患者较快苏醒。该药对 M 样症状疗效较差,因不能直接对抗体内蓄积的乙酰胆碱,对老化的胆碱酯酶疗效较差。临床主要用于中度和重度有机磷酸酯类农药中毒的解救,必须与阿托品合用,用药愈早,效果愈好。对敌百虫、敌敌畏中毒者疗效差,对乐果、马拉硫磷中毒者无效。

【不良反应】　不良反应较少,偶见轻度头痛、头晕、恶心、呕吐及视力模糊等。剂量过大,可抑制胆碱酯酶,引起神经肌肉接头阻滞,导致呼吸抑制。

【用药护理】　氯解磷定的用药护理要点见表 5-1。

表 5-1　氯解磷定的用药护理要点

步　骤	护　理　要　点
评估	1. 患者年龄、病情、治疗情况。 2. 患者既往用药史、现用药情况以及过敏史。 3. 患者对所给药物的认知程度和合作程度。 4. 药物作用、临床应用、用法、不良反应及禁忌证
护理措施	1. 根据医嘱准确给药。 2. 严格执行查对制度,在执行药物治疗时,做到"三查八对""六准确"。 3. 密切观察药物的疗效及不良反应,一旦出现不适,应及时通知医生,采取应对措施
评价	1. 药物疗效。 2. 有无不良反应。 3. 是否合理用药、安全用药
注意事项	1. 氯解磷定在碱性溶液中易生成有毒的氰化物,所以忌与碱性药物配伍。 2. 老年人应适当减少用量和减慢静脉注射速度。 3. 给药原则为尽早、足量、反复给药,用药过程中要随时测定血浆胆碱酯酶活性

碘解磷定(pralidoxime iodide,PAM)

碘解磷定的作用和临床应用与氯解磷定相似,但作用弱,不良反应多,只作静脉给药,不能肌内注射,较少使用。该药忌与碱性药物配伍,碘过敏者禁用。

考点提示

1. 有机磷酸酯类的中毒途径及机制。
2. 有机磷酸酯类的中毒表现及类型。
3. 有机磷酸酯类的解救措施。
4. 氯解磷定的临床应用、不良反应及用药监护。

常用制剂和用法

氯解磷定　注射剂:0.25 g/2 mL、0.5 g/2 mL。肌内注射,解救轻度中毒:每次 0.75~1 g,

必要时 2～4 h 重复一次。肌内注射或静脉给药,解救中度中毒:每次 0.75～1 g,静脉注射时应用生理盐水 20～40 mL,稀释后缓慢注射,每 2～4 h 重复给药 0.5 g。解救重度中毒:首次静脉注射 1～1.5 g,再以 1～2 g 溶于生理盐水 500 mL,以 0.25～0.5 g/h 速度缓慢静脉滴注;或首次给药后,间隔 1～2 h 重复静脉注射 0.5 g,病情好转后适当减量。每日总量不得超过 8 g。

直通护考

一、选择题

A₁ 型题

1. 治疗有机磷农药中毒毒蕈碱样症状的药物是( )。
   A. 阿托品　　　　　　　　　B. 氯解磷定　　　　　　　　　C. 利多卡因
   D. 甲硝唑(灭滴灵)　　　　　E. 双复磷

2. 有机磷杀虫药中毒治疗时最恰当的抢救措施是( )。
   A. 阿托品＋胆碱酯酶抑制药　　　　　B. 毛果芸香碱＋胆碱酯酶抑制药
   C. 毒扁豆碱＋胆碱酯酶复活药　　　　D. 阿托品＋胆碱酯酶复活药
   E. 重度中毒时单用阿托品

3. 下列抢救有机磷杀虫药中毒的措施,错误的是( )。
   A. 及时脱离中毒现场　　　　　　　　B. 全面清洗皮肤及毛发
   C. 配合肌内注射新斯的明　　　　　　D. 同时应用胆碱酯酶复活剂
   E. 及早、足量应用阿托品

4. 有机磷农药类药物中毒时,不可用碱性溶液洗胃的是( )。
   A. 马拉硫磷　　B. 乐果　　　C. 内吸磷　　D. 异氟磷　　E. 敌百虫

5. 有机磷农药中毒时不可用高锰酸钾洗胃的是( )。
   A. 敌百虫　　　B. 对硫磷　　C. 乐果　　　D. 马拉硫磷　　E. 内吸磷

6. 碘解磷定解救有机磷农药中毒是因为( )。
   A. 能使失去活性的胆碱酯酶复活　　　B. 能直接对抗乙酰胆碱的作用
   C. 有阻断 M 受体的作用　　　　　　D. 有阻断 N 受体的作用
   E. 能对抗有机磷酸酯分子中磷的毒性

7. 抢救有机磷酸酯类中度以上中毒,最好使用( )。
   A. 阿托品　　　　　　　　　B. 解磷定　　　　　　　　C. 解磷定和筒箭毒碱
   D. 解磷定和阿托品　　　　　E. 阿托品和筒箭毒碱

8. 属于胆碱酯酶复活药的药物是( )。
   A. 新斯的明　　B. 氯解磷定　　C. 阿托品　　D. 安贝氯铵　　E. 毒扁豆碱

A₂ 型题

9. 有机磷酸酯类中毒者反复大剂量注射阿托品后,原中毒症状缓解或消失,但又出现兴奋、心悸、瞳孔扩大、视近物模糊、排尿困难等症状,此时应采用( )。
   A. 山莨菪碱对抗新出现的症状　　　　B. 毛果芸香碱对抗新出现的症状
   C. 东莨菪碱以缓解新出现的症状　　　D. 继续应用阿托品可缓解新出现的症状
   E. 持久抑制胆碱酯酶

二、案例分析

患者,女,35 岁,昏迷 1 h。患者 1 h 前因与家人不和,自服药水 1 小瓶,把药瓶打碎扔掉,家人发现后 5 min 患者腹痛、恶心,并呕吐一次,吐出物有大蒜味,逐渐神志不清,急送来诊,病后大小便失禁,出汗多。既往体健,无肝、肾、糖尿病史,无药物过敏史,月经史、个人史及家族史无特殊。

查体:T 36.5℃,P 60 次/分,R 30 次/分,BP 110/80 mmHg,平卧位,神志不清,呼之不应,压眶上有反应,皮肤湿冷,肌肉颤动,巩膜不黄,瞳孔针尖样,对光反射弱,口腔流涎,肺叩诊清音,两肺较多哮鸣音和散在湿啰音,心界不大,心率 60 次/分,律齐,无杂音,腹平软,肝脾未触及,下肢不水肿。

请分析:患者的诊断如何? 如何急救?

（蔡　翔）

项目六　拟肾上腺素药

学习目标

1. 掌握肾上腺素、去甲肾上腺素的临床应用、不良反应及用药监护。
2. 熟悉麻黄碱和多巴胺的临床应用、不良反应。
3. 了解间羟胺、去氧肾上腺素、异丙肾上腺素的作用特点、临床应用。
4. 学会观察肾上腺素、去甲肾上腺素等药物的疗效及不良反应，能够运用用药护理知识，正确进行用药指导。

案例引导

患者，女，10岁，因畏寒、发热、咽痛两天，由母亲陪同就医。诊断为急性扁桃体炎。给青霉素治疗，皮试（一）。注射青霉素后 5 min，患者面色苍白、冷汗直流，继而呼吸困难、反射迟钝、意识障碍。急送入院，诊断为青霉素过敏性休克。

问题1　该患者应首选何药进行抢救？
问题2　抢救时有哪些注意事项？

拟肾上腺素药又称为肾上腺素受体激动药，是一类能与肾上腺素受体结合并激动受体，产生肾上腺素样作用的药物。本类药物常作为心搏骤停、休克等疾病的急救药物，如肾上腺素、多巴胺、异丙肾上腺素等。根据药物对肾上腺素受体的选择性不同，可分为 α、β 受体激动药，α 受体激动药和 β 受体激动药三大类。

任务一　α、β 受体激动药

肾上腺素（adrenaline，AD）

肾上腺素是肾上腺髓质嗜铬细胞分泌的主要激素，药用肾上腺素是从家畜的肾上腺中提取或人工合成的。

肾上腺素口服被碱性肠液破坏而失效;皮下注射因收缩血管而吸收缓慢,作用维持 1 h 左右;肌内注射吸收快,作用维持 10～30 min;静脉注射立即生效,但作用仅维持数分钟。

【药理作用】　本药能直接激动 α 和 β 受体,产生较强的 α 型和 β 型作用。

1. 兴奋心脏　治疗量的肾上腺素可激动心脏 $β_1$ 受体,使心肌收缩力增强,传导加速,心率加快,心排出量增加,心肌耗氧量增加。肾上腺素剂量过大或静注过快,可兴奋心脏异位起搏点而引起心律失常甚至心室纤颤。

2. 舒缩血管　肾上腺素激动 α 受体,使 α 受体分布占优势的皮肤、黏膜血管和部分内脏血管(如肾血管等)收缩;激动 $β_2$ 受体,可使 $β_2$ 受体占优势的骨骼肌血管和冠状血管扩张。

3. 影响血压　肾上腺素对血压的影响与剂量密切相关。治疗量(皮下注射 0.5～1 mg)的肾上腺素可激动心脏 $β_1$ 受体,使心排出量增加,又因激动 $β_2$ 受体,使骨骼肌血管舒张,抵消或超过了皮肤黏膜血管收缩作用,故舒张压不变或略降,脉压差增大。静注较大剂量时,除强烈兴奋心脏外,因 α 受体兴奋占优势,使皮肤、黏膜及内脏血管收缩作用超过骨骼肌血管的扩张作用,收缩压和舒张压均升高。

若预先使用 α 受体阻断药酚妥拉明抵消肾上腺素激动 α 受体的收缩血管作用,此时肾上腺素激动 $β_2$ 受体引起的血管扩张作用,使肾上腺素的升压作用翻转为降压,这种现象称为"肾上腺素升压作用的翻转"。因此,氯丙嗪、酚妥拉明过量引起的低血压,不能用肾上腺素来升压,应选用去甲肾上腺素。

4. 扩张支气管　激动支气管平滑肌上的 $β_2$ 受体,使支气管平滑肌松弛,并抑制肥大细胞释放组胺等过敏物质;激动 α 受体,使支气管黏膜血管收缩,有利于消除支气管黏膜充血水肿。此外,肾上腺素还能抑制肥大细胞释放过敏性物质,如组胺等。

5. 影响代谢　肾上腺素能提高机体代谢,通过激动 α 和 β 受体,促进肝糖原分解和糖原异生,使血糖升高;促进脂肪分解,使血中游离脂肪酸升高。

【临床应用】

1. 心搏骤停　肾上腺素是心搏骤停复苏的首选药,可用于溺水、急性传染病、心脏传导阻滞、药物中毒、麻醉和手术意外等所致的心搏骤停的急救。对电击所致的心搏骤停也可用肾上腺素配合心脏除颤器或利多卡因进行抢救。可用肾上腺素静脉注射或心室内注射,同时必须进行有效的人工呼吸和胸外心脏按压等。也可用含肾上腺素、阿托品各 1 mg 及利多卡因 50～100 mg 的混合注射液(心脏复苏三联针)静脉注射或心室内注射。

知识链接

心搏骤停

心搏骤停是指心脏射血功能的突然终止,大动脉搏动与心音消失,重要器官如脑严重缺血、缺氧,导致生命终止。这种出乎意料的突然死亡,医学上又称猝死。常见的原因有:冠心病、风湿性心脏病、先天性心脏病、心肌病、脑出血、严重外伤、严重中毒、严重水、电解质、酸碱平衡失调,麻醉或外科手术意外、低温、休克、触电等。

实践证明:心搏骤停 4 min 内进行复苏者,可能有一半患者被救活;4～6 min 开始复苏者,10% 可以救活;超过 6 min 者,存活率仅为 4%;10 min 以上开始复苏者,存活的可能性更小。因此,复苏开始越早,存活率越高。心搏骤停的抢救必须争分夺秒,要当机立断,采取急救措施进行心肺复苏。

2. 过敏性休克 过敏性休克可出现血管扩张、血压下降、呼吸困难、脉搏细弱、面色苍白、发绀等症状,如不及时抢救,患者可迅速死亡。肾上腺素具有兴奋心脏、收缩血管、升高血压、扩张支气管,减轻支气管黏膜充血、水肿及抑制过敏介质释放等作用,且起效快,可迅速缓解休克症状,是目前治疗过敏性休克的首选药物。

3. 支气管哮喘 肾上腺素通过抑制过敏介质释放,松弛支气管平滑肌,收缩支气管黏膜血管,减轻支气管黏膜水肿,可有效控制支气管哮喘急性发作,作用快而强。皮下或肌内注射肾上腺素,常在数分钟内起效,但作用时间短暂。其因对 β 受体无选择性,可导致心悸等副作用。

4. 与局麻药配伍 在局麻药中加入少量肾上腺素,可使注射部位血管收缩,减少局麻药的吸收,增强局麻效果,减少中毒,并延长局麻作用时间。

5. 局部止血 当鼻黏膜和齿龈出血时,可用浸有 0.1% 盐酸肾上腺素的纱布或棉花球填塞出血处,通过收缩血管产生止血作用。

【不良反应】

(1) 治疗量可出现心悸、头痛、血压升高、焦虑不安、皮肤苍白、出汗等,停药后可自行消失。

(2) 剂量过大或静注太快,可引起血压剧升和心律失常,严重时可致脑出血和心室颤动(室颤)。

【用药护理】 肾上腺素的用药护理要点见表 6-1。

表 6-1 肾上腺素的用药护理要点

步骤	护理要点
评估	1. 患者年龄、病情、治疗情况。 2. 患者既往用药史、现用药情况以及过敏史。 3. 患者对所给药物的认知程度和合作程度。 4. 药物作用、临床应用、用法、不良反应及禁忌证
护理措施	1. 注意保管和更换,应于阴凉处避光保存,若药液变红则不可再用。在碱性环境中易氧化失效,故禁与碱性药物配伍。 2. 应注意器质性心脏病、甲状腺功能亢进、高血压和动脉硬化者等用药高危人群,为他们制订针对性的护理计划和措施。 3. 密切观察药物的疗效及不良反应,避免心脑血管意外的发生
评价	1. 药物疗效。 2. 有无不良反应。 3. 是否合理用药、安全用药
注意事项	1. 剂量过大或静注太快,可引起血压剧升和心律失常,严重可致脑出血和心室颤动。因此,要严格掌握剂量,静脉注射时须稀释后缓慢注射。用药期间须严密监测血压、心律及心率。若出现以上症状,可用硝酸酯类、α 受体阻断药等药物拮抗。 2. 用于治疗支气管哮喘时,用药半小时后如果哮喘仍不缓解,或出现气道阻塞、呼吸困难应及时报告医生。 3. 一般局麻药中肾上腺素的浓度为 1:250000,一次用量不要超过 0.3 mg。但在手指、足趾、耳、阴茎等末梢部位用局麻药时,禁止加用肾上腺素,以免引起局部组织缺血坏死。 4. 高血压、脑动脉硬化、器质性心脏病、糖尿病、甲状腺功能亢进等患者禁用。老年人、糖尿病患者慎用

麻黄碱（ephedrine）

麻黄碱又名麻黄素，是从麻黄科植物麻黄中提取出的生物碱，也可人工合成。其性质稳定，口服、皮下、肌内注射均易吸收，易透过血脑屏障。大部分以原形由肾排出，作用时间较长。

【药理作用】　麻黄碱既能直接激动 α、β 受体，又可促进去甲肾上腺素能神经末梢释放去甲肾上腺素。其作用与肾上腺素相似，但起效慢，作用弱，维持时间较长。

1. 收缩血管　麻黄碱可使皮肤、黏膜、内脏血管收缩。

2. 兴奋心脏　麻黄碱可增强心肌收缩力，增加心排血量，加快心率，但又因血压升高反射性地兴奋迷走神经，故心率变化不大。

3. 升高血压　麻黄碱因兴奋心脏和收缩血管，可使收缩压和舒张压均升高，但作用缓慢而持久。

4. 扩张支气管　麻黄碱对支气管平滑肌作用较肾上腺素弱、慢而持久。

5. 兴奋中枢　麻黄碱可兴奋大脑皮层和呼吸中枢，引起精神兴奋、不安和失眠等。

【临床应用】

（1）防治支气管哮喘。麻黄碱主要用于轻症哮喘，对严重患者疗效较差。

（2）缓解鼻黏膜充血引起的鼻塞。常用 0.5%～1% 的麻黄碱溶液滴鼻收缩相应血管，减轻鼻黏膜充血。

（3）防治低血压。麻黄碱主要用于防治硬膜外和蛛网膜下腔麻醉所引起的低血压。

（4）缓解荨麻疹和神经血管性水肿的皮肤黏膜症状。

【不良反应】

（1）连续用药易产生快速耐受性。

（2）大剂量应用或敏感者可引起震颤、焦虑、失眠、心悸和血压升高等。

（3）前列腺肥大患者服用本药可增加排尿困难。

【用药护理】　麻黄碱的用药护理要点见表6-2。

表 6-2　麻黄碱的用药护理要点

步骤	护理要点
评估	1. 患者年龄、病情、治疗情况。
	2. 患者既往用药史、现用药情况以及过敏史。
	3. 患者对所给药物的认知程度和合作程度。
	4. 药物作用、临床应用、用法、不良反应及禁忌证
护理措施	1. 根据医嘱准确给药。
	2. 严格执行查对制度，在执行药物治疗时，做到"三查八对""六准确"。
	3. 密切观察药物的疗效及不良反应，一旦出现不适应及时通知医生，采取应对措施
评价	1. 药物疗效。
	2. 有无不良反应。
	3. 是否合理用药、安全用药
注意事项	1. 晚间服用宜加用镇静催眠药。
	2. 本药可从乳汁分泌，孕妇不宜使用。高血压、冠心病及甲状腺功能亢进患者禁用

多巴胺(dopamine,DA)

多巴胺是去甲肾上腺素的前体,药用多巴胺为人工合成品。其口服易被破坏,一般采用静脉滴注给药。不易透过血脑屏障,在体内迅速经单胺氧化酶(MAO)和儿茶酚氧位甲基转移酶(COMT)灭活,作用短暂。

【药理作用】 本药主要激动 α、β_1 受体和外周多巴胺受体,发挥以下作用:

1. 兴奋心脏 多巴胺能直接激动心脏的 β_1 受体,并促进去甲肾上腺素能神经末梢释放去甲肾上腺素,使心肌收缩力增强、心排出量增加。对心率影响较小,很少引起心律失常。

2. 舒缩血管 治疗量的多巴胺主要激动多巴胺受体,使肾、肠系膜和冠状血管舒张;激动 α_1 受体,使皮肤、黏膜血管收缩。大剂量时,α_1 受体激动占优势,主要表现为血管收缩、肾血流量和尿量减少。

3. 升高血压 治疗量的多巴胺通过激动 β_1 受体,使心排出量增加,收缩压升高,但对舒张压影响不大。大剂量时,多巴胺除兴奋心脏外,其收缩血管作用超过了舒血管作用,导致收缩压、舒张压均升高。

4. 影响肾脏 治疗量的多巴胺可激动肾脏多巴胺受体,舒张肾血管,增加肾血流量,使肾小球的滤过量增加;还能抑制肾小管对 Na^+ 重吸收,产生排钠利尿作用,改善肾功能。但大剂量时,可通过激动肾血管 α 受体,而使肾血管收缩,肾血流量减少。

【临床应用】

1. 抗休克 多巴胺主要用于治疗各种休克,如感染性、出血性和心源性休克,对于伴有心肌收缩力减弱、尿量减少而血容量已补足的休克患者疗效较好,是目前临床常用的抗休克药。其作用时间短,需静脉滴注给药,用药时应注意补充血容量、纠正酸中毒等。

2. 急性肾衰竭 本药能改善肾功能及增加尿量,与利尿药合用,可治疗急性肾衰竭。

【不良反应】 治疗量的多巴胺不良反应轻,偶见恶心、呕吐、头痛等。剂量过大或滴注太快,可出现心动过速、高血压、肾功能减退、心律失常等。

【用药护理】 多巴胺的用药护理要点见表6-3。

表6-3 多巴胺的用药护理要点

步骤	护理要点
评估	1. 患者年龄、病情、治疗情况。
	2. 患者既往用药史、现用药情况以及过敏史。
	3. 患者对所给药物的认知程度和合作程度。
	4. 药物作用、临床应用、用法、不良反应及禁忌证
护理措施	1. 根据医嘱准确给药。
	2. 严格执行查对制度,在执行药物治疗时,做到"三查八对""六准确"。
	3. 密切观察药物的疗效及不良反应,一旦出现不适应及时通知医生,采取应对措施
评价	1. 药物疗效。
	2. 有无不良反应。
	3. 是否合理用药、安全用药

续表

步骤	护理要点
注意事项	1. 静滴时应从小剂量开始,逐渐加大剂量,酌情调整滴速。静滴外漏可引起局部组织坏死,宜用酚妥拉明对抗。 2. 使用多巴胺的过程中,应监测患者的血压、脉搏、心率及尿量。 3. 高血压、器质性心脏病患者慎用

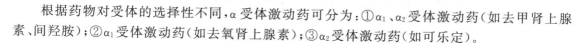

任务二　α受体激动药

根据药物对受体的选择性不同,α受体激动药可分为:①α_1、α_2受体激动药(如去甲肾上腺素、间羟胺);②α_1受体激动药(如去氧肾上腺素);③α_2受体激动药(如可乐定)。

去甲肾上腺素(noradrenaline,NA)

去甲肾上腺素是去甲肾上腺素能神经末梢释放的递质,药用品为人工合成。

本药易被碱性肠液破坏,故口服无效。皮下或肌内注射,因局部血管强烈收缩,易致局部组织缺血坏死。进入体内后迅速被去甲肾上腺素能神经末梢摄取并被 MAO 和 COMT 破坏而失去作用。作用短暂,故一般采用静脉滴注给药。

【药理作用】　去甲肾上腺素主要激动 α受体,对心脏β_1受体作用较弱,对β_2受体几乎无作用。

1. 收缩血管　去甲肾上腺素激动血管的α_1受体,使小动脉和小静脉收缩,以皮肤黏膜血管收缩最明显,其次是肾、脑、肝、肠系膜及骨骼肌血管。但可使冠状动脉扩张,血流量增加,可能是因心脏兴奋,产生大量腺苷等代谢产物所致。

2. 兴奋心脏　去甲肾上腺素激动心脏的β_1受体,使心肌收缩力加强,传导加速,心肌耗氧量增加。在整体情况下,心率可由于血压升高而反射性减慢。大剂量可致心律失常,但较肾上腺素少见。

3. 升高血压　小剂量的去甲肾上腺素由于兴奋心脏,收缩压升高,此时血管收缩作用尚不十分剧烈,故舒张压略升高,脉压增大。较大剂量时,因血管强烈收缩使外周阻力明显增高,故收缩压和舒张压均升高,脉压差变小。

【临床应用】

1. 抗休克和低血压　目前去甲肾上腺素在休克治疗中已不占主要地位,仅限用于某些休克类型,如神经源性休克早期及药物中毒引起的低血压等。短时使用小剂量去甲肾上腺素静脉滴注,使收缩压维持在 90 mmHg(12 kPa)左右,以保证心、脑等重要器官的血液供应。如长时间或大剂量应用,因强烈的收缩血管作用反而加重微循环障碍。

2. 上消化道出血　取本药 1～3 mg,适当稀释后口服,可使食管或胃黏膜血管收缩而止血。

【不良反应】

1. 局部组织缺血坏死 静脉滴注去甲肾上腺素时间过长、浓度过高或药液漏出血管,可引起局部组织缺血坏死。

2. 急性肾衰竭 静脉滴注去甲肾上腺素时间过长或剂量过大,可使肾血管强烈收缩,导致患者少尿、无尿。

【用药护理】 去甲肾上腺素的用药护理要点见表6-4。

表 6-4　去甲肾上腺素的用药护理要点

步骤	护理要点
评估	1. 患者年龄、病情、治疗情况。 2. 患者既往用药史、现用药情况以及过敏史。 3. 患者对所给药物的认知程度和合作程度。 4. 药物作用、临床应用、用法、不良反应及禁忌证
护理措施	1. 根据医嘱准确给药。 2. 严格执行查对制度,在执行药物治疗时,做到"三查八对""六准确"。 3. 密切观察药物的疗效及不良反应,一旦出现不适应及时通知医生,采取应对措施
评价	1. 药物疗效。 2. 有无不良反应。 3. 是否合理用药、安全用药
注意事项	1. 如发现外漏或注射部位皮肤苍白,应更换注射部位,进行局部热敷,必要时用普鲁卡因或酚妥拉明做局部浸润注射,使血管扩张,防止局部组织坏死。 2. 注意监测患者尿量,用药期间应保持尿量不少于 25 mL/h。 3. 高血压、动脉硬化、器质性心脏病、脑出血、尿少或无尿等患者禁用

间羟胺(metaraminol)

间羟胺又名阿拉明,为人工合成品。

该药主要作用于 α 受体,对 β_1 受体作用较弱。除直接激动受体外,还可通过促进去甲肾上腺素能神经末梢递质释放,间接发挥作用。其作用与去甲肾上腺素相似,是其良好代用品。

与去甲肾上腺素相比,间羟胺有以下特点:①不易被 MAO 所灭活,作用维持时间长;②对肾血管收缩作用较弱,较少引起急性肾衰竭;③兴奋心脏作用较弱,很少引起心律失常;④使用方便,既可静脉给药又可肌内注射。

临床间羟胺主要用于心源性、感染性及出血性休克的早期,也可防治低血压。

大剂量间羟胺可引起头痛、头晕、神经过敏、震颤等,静脉用药外漏时偶可引起局部组织坏死。连续用药可产生耐受性。甲状腺功能亢进、高血压、充血性心力衰竭等患者禁用或慎用。

去氧肾上腺素(phenylephrine)

去氧肾上腺素又名苯肾上腺素,是人工合成品。

本药能选择性地兴奋 α_1 受体,使血管收缩,血压升高,作用较去甲肾上腺素弱而持久,并因血压升高,能反射性地引起心率减慢。

去氧肾上腺素主要用于治疗阵发性室上性心动过速和各种原因引起的低血压状态。该药由于收缩血管,加重心脏负荷及减少肾血流量,故一般不用于休克。

本药还能激动瞳孔开大肌的 α_1 受体,使瞳孔扩大,且作用短暂,无升高眼内压作用,也不引起调节麻痹。临床作为速效短效扩瞳药用于眼底检查。

器质性心脏病、甲状腺功能亢进、动脉硬化、高血压及闭角型青光眼患者等禁用。

任务三　β受体激动药

β受体激动药可分为三类:①非选择性的 β 受体激动药,如异丙肾上腺素等;②选择性的 β_1 受体激动药,如多巴酚丁胺等;③选择性的 β_2 受体激动药,如沙丁胺醇等。

异丙肾上腺素(isoprenaline)

异丙肾上腺素又名喘息定,为人工合成品。本药口服无效,喷雾给药吸收较快,也可静脉滴注或舌下给药。异丙肾上腺素在体内主要被 COMT 破坏,代谢速度较慢,作用时间比肾上腺素及去甲肾上腺素略长,不易通过血脑屏障。

【药理作用】　异丙肾上腺素对 β 受体有很强的激动作用,对 β_1 和 β_2 受体选择性低。

1. 兴奋心脏　异丙肾上腺素激动心脏 β_1 受体,使心肌收缩力增强、心率加快、传导加速、心排出量增加。该药兴奋心脏作用比肾上腺素强,但对心脏正位起搏点的作用强于异位起搏点,较少引起心室纤颤等心律失常。

2. 扩张血管　异丙肾上腺素激动 β_2 受体,使骨骼肌血管舒张,对肾血管、肠系膜及冠状血管也有舒张作用。

3. 影响血压　由于异丙肾上腺素兴奋心脏,舒张血管,可使收缩压升高,舒张压下降,脉压差增大。

4. 扩张支气管　异丙肾上腺素激动 β_2 受体,松弛支气管平滑肌,使支气管扩张;也能抑制组胺等过敏物质释放。但对支气管黏膜的血管无收缩作用,故消除黏膜水肿的作用不如肾上腺素。

【临床应用】

1. 心搏骤停　异丙肾上腺素适用于心室自身节律缓慢、重度房室传导阻滞或窦房结功能衰竭(如溺水、电击、麻醉意外及药物中毒等)所致的心搏骤停,可与肾上腺素或阿托品合用做心室内注射。

2. 房室传导阻滞　本药能选择性地兴奋窦房结和房室结,加速房室传导。临床主要治疗Ⅱ、Ⅲ度房室传导阻滞。

3. 支气管哮喘　异丙肾上腺素气雾吸入或舌下给药,用于控制支气管哮喘急性发作,疗效快而强,但因作用时间短暂,不良反应多而较少使用。

4. 抗休克　异丙肾上腺素能增强心肌收缩力,舒张血管,可在补足血容量的基础上,用于治疗感染性休克及伴有房室传导阻滞或心率减慢的心源性休克。

【不良反应】

（1）异丙肾上腺素能引起心悸、头痛等。剂量过大，易引起心律失常，甚至引起室颤而猝死。

（2）本药反复应用可产生耐受性，可停药7~10日。

（3）对支气管哮喘患者长期舌下给药可致牙齿损伤。

【用药护理】 异丙肾上腺素的用药护理要点见表6-5。

表 6-5　异丙肾上腺素的用药护理要点

步骤	护理要点
评估	1. 患者年龄、病情、治疗情况。 2. 患者既往用药史、现用药情况以及过敏史。 3. 患者对所给药物的认知程度和合作程度。 4. 药物作用、临床应用、用法、不良反应及禁忌证
护理措施	1. 根据医嘱准确给药。 2. 严格执行查对制度，在执行药物治疗时，做到"三查八对""六准确"。 3. 密切观察药物的疗效及不良反应，一旦出现不适应及时通知医生，采取应对措施
评价	1. 药物疗效。 2. 有无不良反应。 3. 是否合理用药、安全用药
注意事项	1. 为减少其耐受性，可停药7~10日再用。 2. 禁用于冠心病、高血压、心肌炎和甲状腺功能亢进等患者

多巴酚丁胺(dobutamine)

多巴酚丁胺为人工合成品，口服无效，仅静脉注射给药。本药选择性地激动 β_1 受体，治疗量可使心肌收缩力增强，心排出量增加，对心率影响小。临床主要用于心脏手术后或治疗心肌梗死并发心功能不全，使用前应注意补充血容量。连续用药可产生快速耐受性。偶见心律失常。心房颤动（房颤）患者禁用。

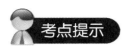 考点提示

1. 肾上腺素的药理作用、临床应用、不良反应及用药监护。
2. 去甲肾上腺素的药理作用、临床应用、不良反应及用药监护。
3. 麻黄碱和多巴胺的临床应用、不良反应及用药监护。
4. 异丙肾上腺素的临床应用及用药监护。

常用制剂和用法

盐酸肾上腺素　注射剂：1 mg/1 mL。抢救休克时，皮下或肌内注射，每次 0.5~1 mg；也可将 0.1~0.5 mg 用生理盐水稀释到 10 mL，缓慢静脉推注；必要时可用生理盐水稀释10倍，

心室内注射,每次 0.25～0.5 mg。治疗支气管哮喘,皮下或肌内注射 0.25～0.5 mg,3～5 min 见效,必要时可重复 1 次。极量:每次 1 mg。

盐酸多巴胺　注射剂:20 mg/2 mL。将 20 mg 加入 5% 葡萄糖注射液 200～500 mL 内,先以 20 滴/分的速度静脉滴注,以后酌情增减。极量:静脉滴注,20 μg/(kg·min)。

盐酸麻黄碱　片剂:25 mg。口服,每次 25 mg,3 次/日。注射剂:30 mg/mL、50 mg/mL。皮下或肌内注射,每次 15～30 mg。滴鼻剂:0.5%(儿童用)、1%(成人用)。滴鼻,每次 2～4 滴,3 次/日。极量:口服,每次 60 mg,每日 150 mg;皮下或肌内注射,每次 50 mg,每日 120 mg。

重酒石酸去甲肾上腺素　注射剂:2 mg/1 mL、10 mg/2 mL。常用 2～4 mg 加于 5% 葡萄糖注射液或生理盐水 500 mL 中,以每分钟 4～10 μg 的速度静脉滴注。极量:每分钟 25 μg。

重酒石酸间羟胺　注射剂:19 mg(相当于间羟胺 10 mg)/1 mL、50 mg/50 mL。肌内注射,间羟胺每次 10 mg;或 10～40 mg 加入葡萄糖注射液 100 mL 中静脉滴注。极量:静脉滴注,每次 100 mg。

硫酸异丙肾上腺素　注射剂:1 mg/2 mL。静脉滴注,将 0.1～0.2 mg 加于 5% 葡萄糖注射液 100～200 mL 中,或按需要而定。

盐酸异丙肾上腺素　气雾剂:0.25%。喷雾吸入,每次 0.1～0.4 mg。片剂:10 mg。舌下含化,每次 10 mg,3 次/日。极量:喷雾吸入,每次 0.4 mg,每日 2.4 mg;舌下含化,每次 20 mg,每日 60 mg。

直通护考

一、选择题

A_1 型题

1. 激动外周 β 受体可引起(　　　)。

A.心脏兴奋,收缩压下降,瞳孔缩小　　　　　　B.支气管收缩,冠状血管舒张

C.心脏兴奋,支气管舒张,糖原分解　　　　　　D.支气管收缩,糖原分解,瞳孔缩小

E.心脏兴奋,皮肤黏膜和内脏血管收缩

2. 禁止用于皮下和肌内注射的拟肾上腺素药物是(　　　)。

A.肾上腺素　　　　　　　　B.间羟胺　　　　　　　　　C.去甲肾上腺素

D.麻黄素　　　　　　　　　E.去氧肾上腺素

3. 选择性地作用于 β 受体的药物是(　　　)。

A.多巴胺　　　　B.多巴酚丁胺　C.特布他林　　D.氨茶碱　　　E.麻黄碱

4. 溺水、麻醉意外引起的心搏骤停应选用(　　　)。

A.去甲肾上腺素　　　　　　B.肾上腺素　　　　　　　　C.麻黄碱

D.多巴胺　　　　　　　　　E.地高辛

5. 能促进神经末梢递质释放,对中枢有兴奋作用的拟肾上腺素药是(　　　)。

A.异丙肾上腺素　　　　　　B.肾上腺素　　　　　　　　C.多巴胺

D.麻黄碱　　　　　　　　　E.去甲肾上腺素

6. 具有舒张肾血管的拟肾上腺素药是(　　　)。

A.间羟胺　　　　　　　　　B.多巴胺　　　　　　　　　C.去甲肾上腺素

D. 肾上腺素   E. 麻黄碱

7. 对于过量氯丙嗪引起的低血压,选用的对症治疗药物是(   )。

A. 异丙肾上腺素   B. 麻黄碱   C. 肾上腺素

D. 去甲肾上腺素   E. 多巴胺

8. 微量肾上腺素与局麻药配伍的目的主要是(   )。

A. 防止过敏性休克   B. 中枢镇静作用

C. 局部血管收缩,促进止血   D. 延长局麻药作用时间及防止吸收中毒

E. 防止出现低血压

9. 治疗鼻炎、鼻窦炎患者出现的鼻黏膜充血,选用的滴鼻药是(   )。

A. 去甲肾上腺素   B. 肾上腺素   C. 异丙肾上腺素

D. 麻黄碱   E. 多巴胺

10. 可用于治疗上消化道出血的药物是(   )。

A. 麻黄碱   B. 多巴胺   C. 去甲肾上腺素

D. 异丙肾上腺素   E. 肾上腺素

11. 异丙肾上腺素治疗哮喘剂量过大或过于频繁易出现的不良反应是(   )。

A. 中枢兴奋症状   B. 体位性低血压   C. 舒张压升高

D. 心悸或心动过速   E. 急性肾衰竭

12. 去甲肾上腺素作用最显著的组织器官是(   )。

A. 眼   B. 腺体   C. 胃肠和膀胱平滑肌

D. 骨骼肌   E. 皮肤、黏膜及腹腔内脏血管

13. 麻黄碱与肾上腺素比较,其作用特点是(   )。

A. 升压作用弱、持久,易引起耐受性

B. 作用较强、不持久,能兴奋中枢

C. 作用弱、维持时间短,有舒张平滑肌作用

D. 可口服给药,可避免发生耐受性及中枢兴奋作用

E. 无血管扩张作用,维持时间长,无耐受性

14. 抢救心搏骤停的主要药物是(   )。

A. 麻黄碱   B. 肾上腺素   C. 多巴胺   D. 间羟胺   E. 苯茚胺

15. 下列哪项不是肾上腺素的禁忌证?(   )

A. 甲状腺功能亢进   B. 高血压   C. 糖尿病

D. 支气管哮喘   E. 心源性哮喘

B 型题

(16～19 题共用答案)

A. 心率减慢,血压升高   B. 心率增快,脉压差增大

C. 收缩压、舒张压明显升高,脉压差变小   D. 增加收缩压、脉压差,舒张肾血管

E. 收缩压下降,舒张压上升

16. 小剂量静滴肾上腺素可引起(   )。

17. 小剂量静滴去甲肾上腺素可引起(   )。

18. 大剂量静滴去甲肾上腺素可引起(   )。

19. 治疗量静滴多巴胺可引起(   )。

（20～22 题共用答案）

A.过敏性休克　　　　　B.出血性休克　　　　　C.早期神经源性休克

D.感染中毒性休克　　　E.心源性休克

20.肾上腺素可用于（　　）。

21.去甲肾上腺素可用于（　　）。

22.阿托品可用于（　　）。

二、案例分析

患者,女,29 岁,因车祸头部及肢体多处创伤,并伴有大量出血(估计 1200 mL),经清创手术及输血(500 mL)、输液(生理盐水 1000 mL)处理后血压一直不能恢复,处于半昏迷状态,采用人工呼吸、心电监护,同时用 2 mg 去甲肾上腺素静脉缓慢滴注。最终因抢救无效而死亡。

请分析:

(1)该患者应属于何种休克?

(2)你认为对该患者的处理措施是否合理? 为什么?

（蔡　翔）

项目七 抗肾上腺素药

学习目标

1. 掌握 β 受体阻断药的药理作用、临床应用及不良反应。
2. 熟悉其他 β 受体阻断药的代表药物。
3. 了解酚妥拉明等常用药物的药理作用和临床作用。
4. 学会观察普萘洛尔等药物的疗效及不良反应，能够运用用药护理知识，正确进行用药指导。

案例引导

患者，男，45 岁，患高血压 2 年余，长期服用普萘洛尔片，血压控制在正常范围内，近来伴发支气管哮喘。

问题1 该患者能否继续使用普萘洛尔？为什么？

问题2 用该药治疗时，如何做好用药护理？

抗肾上腺素药又称肾上腺素受体阻断药，是一类能阻断肾上腺素受体，从而拮抗去甲肾上腺素能神经递质或肾上腺素受体激动药作用的药物。根据其对受体的选择性不同，可分为 α 受体阻断药和 β 受体阻断药。

任务一 α 受体阻断药

α 受体阻断药能选择性地阻断 α 受体，对抗去甲肾上腺素或拟肾上腺素药的 α 型作用。根据药物对受体的选择性不同，可分为：①α$_1$、α$_2$ 受体阻断药；②α$_1$ 受体阻断药（如哌唑嗪，详见模块五项目十七抗高血压药）；③α$_2$ 受体阻断药（如育亨宾，主要作为实验室工具用药）。

目前临床使用的 α$_1$、α$_2$ 受体阻断药分两类：①短效类，属竞争性 α 受体阻断药，如酚妥拉明等；②长效类，属非竞争性 α 受体阻断药，如酚苄明等。

酚妥拉明(phentolamine)

酚妥拉明又名立其丁。本药属短效类 α 受体阻断药,口服生物利用度低,口服药效仅为注射给药的 20%。常用注射给药,肌内注射作用维持 30~45 min。

【药理作用】

1. 扩张血管　本药能阻断血管平滑肌 α 受体和直接舒张血管平滑肌,使血管扩张,外周阻力降低,血压下降。

2. 兴奋心脏　由于血管舒张、血压下降,酚妥拉明反射性地兴奋心脏,使心肌收缩力增强、心率加快、心排血量增加。也可通过阻断去甲肾上腺素能神经末梢突触前膜 α₂ 受体,使去甲肾上腺素释放增加,引起心脏兴奋。

3. 其他　本药尚有拟胆碱和拟组胺样作用,可使胃肠道平滑肌兴奋、胃酸分泌增加,表现为恶心、呕吐、腹泻、腹痛、皮肤潮红等症状。

【临床应用】

1. 外周血管痉挛性疾病　酚妥拉明可用于治疗血栓闭塞性脉管炎、肢端动脉痉挛性疾病及冻伤后遗症等。也可用于对抗去甲肾上腺素药液漏出血管外所引起的局部血管强烈收缩。

2. 抗休克　在补足血容量的基础上,酚妥拉明可用于治疗感染性休克、心源性休克及神经源性休克,可与去甲肾上腺素合用(一般用酚妥拉明 2~5 mg 和去甲肾上腺素 1~2 mg,加入 500 mL 生理盐水中静脉滴注)。

3. 难治性充血性心力衰竭　酚妥拉明通过扩张小动脉及小静脉,使外周阻力下降,回心血量减少,降低心脏前后负荷,使左室舒张末期压与肺动脉压下降,心排血量增加,心力衰竭得以减轻。

4. 嗜铬细胞瘤　因能翻转肾上腺素的升压作用,酚妥拉明可用于诊断嗜铬细胞瘤;可也用于此病诱发的高血压危象以及手术前治疗。

知识链接

嗜铬细胞瘤

嗜铬细胞瘤起源于嗜铬细胞,绝大部分嗜铬细胞瘤发生于肾上腺髓质。嗜铬细胞瘤能自主分泌儿茶酚胺,包括肾上腺素、去甲肾上腺素以及多巴胺。肾上腺素和去甲肾上腺素能作用于肾上腺素受体,如 α 和 β 受体,影响相应的组织器官,引起血压阵发性急骤升高等一系列临床表现。其多见于青壮年患者,高发年龄为 30~50 岁。酚妥拉明可使肾上腺素的升压作用翻转,对嗜铬细胞瘤的降压效果显著。诊断嗜铬细胞瘤时,患者静脉注射 5 mg 酚妥拉明后,每 30 s 测量血压一次,连测 10 min,如在 2~4 min 血压下降 30 mmHg 以上,并维持 3~5 min,为酚妥拉明试验阳性。但应注意,本试验特异性不高,有一定的假阴性或假阳性。

【不良反应】

(1)胃肠道反应:常见有腹痛、腹泻、呕吐,会诱发或加重溃疡病。

(2)体位性低血压。使用时应嘱咐患者:体位变更时,动作要缓慢,如要站立,须平坐数分钟后缓起,以防体位性低血压。酚妥拉明过量中毒引起的低血压用去甲肾上腺素升压。

(3)静注过快可引起心动过速、心律失常和心绞痛,因此须缓慢注射或静脉滴注。给药时要保持患者平卧位,注意监测血压、脉搏及心率。

(4)严重的动脉硬化、低血压、器质性心脏病及肾功能减退者禁用。胃炎、溃疡病患者慎用。

【用药护理】 酚妥拉明的用药护理要点见表7-1。

表 7-1 酚妥拉明的用药护理要点

步骤	护理要点
评估	1. 患者年龄、病情、治疗情况。
	2. 患者既往用药史、现用药情况以及过敏史。
	3. 患者对所给药物的认知程度和合作程度。
	4. 药物作用、临床应用、用法、不良反应及禁忌证
护理措施	1. 严格控制用药剂量。
	2. 密切观察患者的血压、心率、面色、情绪,出现异常情况立即停药并及时报告医生。
	3. 注意药物之间的相互作用
评价	1. 药物疗效。
	2. 有无不良反应。
	3. 是否合理用药、安全用药
注意事项	1. 注意在心电监护下进行用药,不良反应发生时及时报告,采取措施。
	2. 静注过快可引起心动过速、心律失常和心绞痛,因此须缓慢注射或静脉滴注。给药时要保持患者平卧位,注意监测血压、脉搏及心率。
	3. 严重的动脉硬化、低血压、器质性心脏病及肾功能减退者禁用。胃炎、溃疡病患者慎用

妥拉唑林(tolazoline)

妥拉唑林的 α 受体阻断作用与酚妥拉明相似,但较弱;而组胺样作用和拟胆碱作用则较强。

临床主要用于治疗外周血管痉挛性疾病、血栓闭塞性脉管炎等,局部浸润注射用以处理去甲肾上腺素静脉滴注时发生的药液外漏。

妥拉唑林的不良反应与酚妥拉明相同,但发生率较高。

酚苄明(phenoxybenzamine)

酚苄明又名苯苄胺,为人工合成品,属长效 α 受体阻断药。

本药口服吸收不完全。肌内或皮下注射刺激性强,仅作静脉注射药。一次用药可持续3~4天。

酚苄明的药理作用、临床应用与酚妥拉明相似。其特点是:起效缓慢,作用强而持久。其作用强度与血管受去甲肾上腺素能神经控制的程度有关。对于静卧和休息的正常人,酚苄明的扩血管和降血压作用不明显,但对血容量减少或直立患者,则可引起明显的血管扩张,引起血压显著下降。

临床主要用于治疗外周血管痉挛性疾病,也可用于休克和嗜铬细胞瘤所致高血压的治疗。

常见的不良反应有:体位性低血压、心悸、鼻塞、口干等,空腹口服可致恶心、呕吐等胃肠道反应,尚有嗜睡、全身乏力等中枢抑制反应。

任务二　β受体阻断药

β受体阻断药能选择性地与β受体结合,竞争性地阻断去甲肾上腺素能神经递质或拟肾上腺素药与β受体结合,从而产生抗肾上腺素作用。

临床常用的药物有普萘洛尔(propranolol)、吲哚洛尔(pindolol)、噻吗洛尔(timolol)、美托洛尔(metoprolol)、阿替洛尔(atenolol)、醋丁洛尔(acebutolol)等。

根据药物的选择性不同,β受体阻断药可分为三类:①β_1、β_2受体阻断药;②选择性β_1受体阻断药;③α、β受体阻断药(表7-2)。

表7-2　β受体阻断药的分类及药效学比较

分类药物	β_1受体选择	内在活性	膜稳定作用	作用强度
1. β_1、β_2受体阻断药				
普萘洛尔(propranolol,心得安)	−	−	＋	1.0
噻吗洛尔(timolol,噻吗心安)	−	−	−	100
吲哚洛尔(pindolol,心得静)	−	＋＋	＋	15.0
索他洛尔(sotalol,甲磺胺心定)	−	−	−	1.0
纳多洛尔(nadolol,羟萘心安)	−	−	−	0.1
布拉洛尔(bupranolol,氯甲苯心安)	−	−	＋	1.0
烯丙洛尔(alprenolol,心得舒)	−	＋	＋	1.0
硝苯洛尔(nifenalol,硝苯心定)	−	＋	−	0.04
2. 选择性β_1受体阻断药				
阿替洛尔(atenolol,氨酰心安)	＋	−	−	0.5
美托洛尔(metoprolol,美多心安)	＋	−	−	1.0
醋丁洛尔(acebutolol,醋丁酰心安)	±	＋	＋	0.5
比索洛尔(bisoprolol)	＋	−		5～10
3. α、β受体阻断药				
卡维地洛(carvedilol)	−	−		2～4
拉贝洛尔(labetalol)	−	±	−	0.25

注:＋表示有作用;−表示无作用;±表示作用不明显。

【药理作用】

1. β受体阻断作用

(1)心血管系统　阻断心脏β_1受体,使心率减慢,心肌收缩力减弱,房室传导减慢,心排出量减少,心肌耗氧量下降,血压降低。阻断 β_2 受体,加上心脏抑制,反射性兴奋交感神经,可导致血管收缩,外周阻力增加,肝、肾和骨骼肌及冠状动脉血流量减少。

(2)收缩支气管　阻断 β_2 受体,使支气管平滑肌收缩,导致呼吸道阻力增加。这种作用对正常人表现较弱,但对支气管哮喘患者,可诱发或加重哮喘的急性发作,甚至危及生命。

(3)影响代谢　阻断 β 受体,抑制糖原分解和脂肪代谢,抑制肾素分泌。

2. 内在拟交感活性　某些 β 受体阻断药(如吲哚洛尔等)在阻断 β 受体同时,对 β 受体还有较弱的激动作用,称为内在拟交感活性。由于这种作用较弱,一般被其 β 受体阻断作用所掩盖而不易表现出来。内在拟交感活性较强的药物在临床应用时,其抑制心肌收缩力、减慢心率和收缩支气管的作用较弱。

3. 膜稳定作用　某些 β 受体阻断药在高浓度时还具有局麻作用和奎尼丁样作用,这两种作用都是由于其降低细胞膜对 Na^+ 的通透性所致,故称膜稳定作用。这一作用在常用量时与治疗作用关系不大。

【临床应用】

1. 心律失常　对多种原因引起的过速型心律失常有效,对窦性心动过速,拟肾上腺素药引起的心律失常疗效好。

2. 心绞痛和心肌梗死　对心绞痛有良好疗效。对心肌梗死患者长期应用可降低复发率和猝死率。

3. 高血压　能使高血压患者血压下降的同时伴有心率减慢。

4. 其他　用于治疗甲状腺功能亢进及甲状腺危象,对控制激动不安、心动过速和心律失常等症状有效,并能降低基础代谢率。也用于治疗嗜铬细胞瘤、肥厚心肌病等。噻吗洛尔可降低眼内压,用于治疗青光眼。

【不良反应】

1. 一般不良反应　常见恶心、呕吐、轻度腹泻、头痛、失眠及抑郁等,偶可发生过敏反应如皮疹、血小板减少等。

2. 心脏抑制　阻断心脏 β_1 受体,可引起心力衰竭、心动过缓及传导阻滞等严重的不良反应。

3. 诱发或加重支气管哮喘　由于阻断 β_2 受体,可使支气管平滑肌痉挛,增加呼吸道阻力,诱发或加重支气管哮喘。

4. 反跳现象　长期使用 β 受体阻断药后突然停药,可引起病情明显恶化的反跳现象,这与 β 受体向上调节有关。

5. 其他　偶见幻觉、失眠、抑郁等症状。

【用药护理】　β 受体阻断药的用药护理要点见表7-3。

表7-3　β 受体阻断药的用药护理要点

步骤	护理要点
评估	1. 患者年龄、病情、治疗情况。
	2. 患者既往用药史、现用药情况以及过敏史。
	3. 患者对所给药物的认知程度和合作程度。
	4. 药物作用、临床应用、用法、不良反应及禁忌证

续表

步骤	护理要点
护理措施	1. 根据医嘱准确给药。 2. 严格执行查对制度,在执行药物治疗时,做到"三查八对""六准确"。 3. 密切观察药物的疗效及不良反应,一旦发生不良反应应及时通知医生,采取应对措施
评价	1. 药物疗效。 2. 有无不良反应。 3. 是否合理用药、安全用药
注意事项	1. 在病情控制后必须逐渐减量停药。 2. 心功能不全、窦性心动过缓、重度房室传导阻滞和支气管哮喘等患者禁用。 3. 普萘洛尔口服后血浆浓度个体差异大,故应密切观察患者的反应,注意调整用量。静注 β 受体阻断药时,除注射速度宜慢外,应准备好阿托品、肾上腺素等药物,以防患者因对药物敏感而出现低血压、气管痉挛及心力衰竭等反应

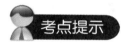

考点提示

1. 酚妥拉明的药理作用、临床应用及不良反应。

2. β 受体阻断药的药理作用、临床应用及不良反应。

3. β 受体阻断药的代表药物。

常用制剂和用法

甲磺酸酚妥拉明　注射剂:5 mg/1 mL、10 mg/1 mL。肌内或静脉注射,每次 5～10 mg。

盐酸妥拉唑林　片剂:25 mg。口服,每次 25 mg,3 次/日。注射剂:25 mg/1 mL。肌内注射,每次 25 mg。

盐酸酚苄明　片剂(或胶囊):10 mg。口服,每次 10～20 mg,2 次/日。注射剂:10 mg/1 mL。抗休克,0.5～1 mg/kg,加入 5％葡萄糖注射液 200～500 mL 中静脉滴注,时间不得少于 2 h。

盐酸普萘洛尔　片剂:10 mg。抗心绞痛及抗高血压,口服,每次 10 mg,3 次/日,每 4～5 日增加 10 mg,直至每日 80～100 mg,或至症状明显减轻或消失。抗心律失常,口服,每次 10～20 mg,3 次/日。

美托洛尔　片剂:50 mg。口服,每次 50～100 mg,2 次/日。注射剂:5 mg/5 mL。急需时缓慢静脉注射,每次 5 mg。

阿替洛尔　片剂:50 mg、100 mg。口服,每次 50～100 mg,1～2 次/日。

拉贝洛尔　片剂:50 mg、100 mg、200 mg。口服,开始剂量为每次 100 mg,2 次/日,维持量为每次 200～400 mg,2～3 次/日。极量:每日 2.4 g。

直通护考

一、选择题

A_1型题

1. 既阻断β受体又阻断α受体的是（　　）。

A. 普萘洛尔　　B. 拉贝洛尔　　C. 阿托品　　　　D. 酚妥拉明　　E. 美托洛尔

2. 下列受体激动药和阻断药的搭配正确的是（　　）。

A. 异丙肾上腺素—普萘洛尔　　　　　　　　B. 肾上腺素—哌唑嗪

C. 去甲肾上腺素—普萘洛尔　　　　　　　　D. 间羟胺—育亨宾

E. 多巴酚丁胺—美托洛尔

3. 对α受体几乎无作用的是（　　）。

A. 去甲肾上腺素　　　　　　B. 可乐定　　　　　　　　C. 左旋多巴

D. 肾上腺素　　　　　　　　E. 异丙肾上腺素

4. 下列受体与其激动药搭配正确的是（　　）。

A. α受体—肾上腺素　　　　B. β受体—可乐定　　　　C. M受体—烟碱

D. N受体—毛果芸香碱　　　E. $α_1$受体—异丙肾上腺素

5. β受体阻断药一般不用于治疗（　　）。

A. 心律失常　　B. 心绞痛　　C. 青光眼　　D. 高血压　　E. 支气管哮喘

6. 普萘洛尔没有下列哪一项作用？（　　）

A. 抑制心脏　　　　　　　　B. 减慢心率　　　　　　　C. 减少心肌耗氧量

D. 收缩血管　　　　　　　　E. 直接扩张血管产生降压作用

7. 下列哪项不是普萘洛尔的禁忌证？（　　）

A. 心律失常　　　　　　　　B. 心源性休克　　　　　　C. 房室传导阻滞

D. 低血压　　　　　　　　　E. 支气管哮喘

8. 可翻转肾上腺素升压效应的药物是（　　）。

A. N_1受体阻断药　　　　　B. β受体阻断药　　　　　C. N_2受体阻断药

D. M受体阻断药　　　　　　E. α受体阻断药

9. 下列可被酚妥拉明翻转升压作用的是（　　）。

A. 间羟胺　　　　　　　　　B. 肾上腺素　　　　　　　C. 去甲肾上腺素

D. 麻黄碱　　　　　　　　　E. 去氧肾上腺素

10. 特异性阻断$α_1$受体的药物是（　　）。

A. 酚妥拉明　　B. 妥拉唑林　　C. 酚苄明　　D. 哌唑嗪　　E. 育亨宾

11. 不属于酚妥拉明临床应用的是（　　）。

A. 心绞痛　　　　　　　　　B. 嗜铬细胞瘤　　　　　　C. 外周血管痉挛性疾病

D. 去甲肾上腺素外渗　　　　E. 休克

12. 不属于β受体阻断药临床应用的是（　　）。

A. 心动过速　　　　　　　　B. 心绞痛　　　　　　　　C. 高血压

D. 甲状腺功能亢进　　　　　E. 重度房室传导阻滞

13. 关于β受体阻断药的禁忌证,应除外（　　）。

A. 严重左心功能不全　　　　　B. 支气管哮喘　　　　　C. 高血压

D. 重度房室传导阻滞　　　　　E. 变异型心绞痛

A_2型题

14. 11岁男童在湖边戏水不慎落入湖中,捞上来时呼吸、心跳均停止,此时除人工呼吸、胸外心脏按压外,还需哪些抢救措施?(　　　)

A. 洋地黄心室内注射　　　　　　　　B. 去甲肾上腺素腹腔注射

C. 阿托品心室内注射　　　　　　　　D. 肾上腺素心室内注射

E. 异丙肾上腺素心室内注射

B型题

(15～16题共用答案)

A. 酚妥拉明　　B. 普萘洛尔　　C. 噻吗洛尔　　D. 拉贝洛尔　　E. 妥拉唑林

15. 可用于治疗青光眼的是(　　　)。

16. 可用于治疗甲状腺功能亢进的是(　　　)。

二、案例分析

患者,女,38岁,肺炎入院,既往无药物过敏史。青霉素皮试阴性,故给予青霉素静脉滴注,1 min后患者诉手足麻木,继而面色苍白、呼吸困难,脉搏不能扪及,神志不清。

诊断:过敏性休克(青霉素过敏所致)。

请分析:

(1)应采取哪些措施抢救该患者? 首选什么药? 为什么?

(2)应用这些药物时还应注意什么?

（蔡　翔）

模块三

麻醉用药

MAZUI YONGYAO

项目八 局部麻醉药

学习目标

1. 掌握局部麻醉药的应用方法;掌握普鲁卡因、丁卡因、利多卡因、布比卡因、罗哌卡因的作用特点及临床应用。

2. 熟悉局部麻醉药的体内过程、不良反应与注意事项。

3. 了解局部麻醉药的作用机制。

4. 学会观察局部麻醉药的麻醉效果及不良反应,能够运用用药护理知识,正确进行用药指导。

案例引导

患者,男,25 岁,因转移性右下腹疼痛 7 h 入院,经体检及辅助检查,诊断为急性阑尾炎。采用硬膜外麻醉进行手术治疗,局部麻醉药选用 2% 利多卡因加 1:20 万肾上腺素溶液。

问题 1 为何局部麻醉药中加 1:20 万肾上腺素溶液?局部麻醉药的毒性反应有哪些?如何防治?

问题 2 局部麻醉药的药理作用和作用机制有哪些?

任务一 局部麻醉药

局部麻醉药简称局麻药,是一类局部应用于神经末梢或神经干周围,暂时、完全和可逆性地阻断神经冲动的产生和传导,在意识清醒的条件下使局部痛觉暂时消失的药物。局麻作用消失后,神经功能可完全恢复,同时对各类组织无损伤性影响。

一、局麻药的药理作用

（一）局麻作用

局麻药主要作用于神经细胞膜的钠通道，使钠通道蛋白质构象改变，阻止 Na^+ 内流，从而阻断神经冲动的产生和传导。局麻药作用的一般规律是细神经纤维比粗神经纤维更易被阻断，无髓鞘的神经纤维比有髓鞘的神经纤维更敏感。对混合神经产生作用时，麻醉顺序依次阻断痛觉、冷觉、温觉、触觉、压觉，最后发生运动麻痹。其神经功能的恢复则按相反顺序进行。

（二）吸收作用

局麻药过量吸收或误注入血管内，可产生全身作用，其实质是局麻药产生的不良反应。

1. 中枢神经系统反应　一般表现为先兴奋后抑制，即出现焦虑、烦躁、肌肉震颤，甚至阵挛性惊厥；随后转入抑制甚至昏迷，严重者可因呼吸衰竭而死亡。故局麻药中毒时应注意维持呼吸。

2. 心血管系统　局麻药对心血管系统具有直接抑制作用。表现为心肌收缩力减弱、传导减慢及血管扩张、血压下降，甚至心搏骤停。在抑制中枢神经系统和心血管系统的同时，还可抑制呼吸，由于心肌对局麻药的耐受性较高，故中毒时常见呼吸先停止，宜采用人工呼吸抢救。

二、局麻药的应用方法

局麻药应用方法示意图见图 8-1。

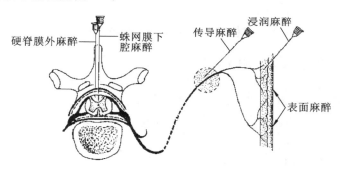

图 8-1　局麻药应用方法示意图

1. 表面麻醉　又称黏膜麻醉，是将穿透力强的局麻药直接点滴、涂布或喷于黏膜表面，使黏膜下神经末梢麻醉。适用于五官科手术及气管、泌尿、生殖道黏膜部位的浅表手术。常选用丁卡因、利多卡因。

2. 浸润麻醉　浸润麻醉是将局麻药注射到皮下或手术切口部位，使局部神经末梢被药物浸润而麻醉。适用于脓肿切开引流等小手术，常选用利多卡因、普鲁卡因。

3. 传导麻醉　传导麻醉是将局麻药注射到外周神经干附近，阻断神经冲动传导，使该神经干所支配的区域麻醉。适用于牙科及四肢部位的手术。常选用利多卡因、普鲁卡因和布比卡因。

4. 蛛网膜下腔麻醉　又称脊髓麻醉或腰麻，是将麻醉药注入蛛网膜下腔，麻醉该部位的脊神经根。适用于下腹部和下肢手术，常选用丁卡因和普鲁卡因。

5. 硬膜外麻醉　硬膜外麻醉是将药液注入硬脊膜外腔，麻醉药沿着神经鞘扩散，穿过椎间孔阻断神经根。适用于从颈部至下肢的多种手术，尤其适用于腹部手术。常选用利多卡因、布比卡因及罗哌卡因等。硬膜外麻醉用药量较蛛网膜下腔麻醉多5~10倍,如误入蛛网膜下腔,可引起严重的毒性反应。硬膜外麻醉也可引起外周血管扩张、血压下降及心脏抑制,可应用麻黄碱防治。

6. 区域镇痛 近年来,外周神经阻滞技术及局麻药的发展为患者提供了更理想的围术期镇痛的有效方法,通常与阿片类药物联合应用,可减少阿片类药物的用量。酰胺类局麻药如布比卡因及罗哌卡因在区域镇痛中运用最为广泛,尤其是罗哌卡因,具有感觉和运动阻滞分离的特点,使其成为区域镇痛的首选药。

知识链接

围 术 期

围术期,是针对需要外科手术的疾病处理过程的一个专业名词,包括术前、术中和术后的全段时间。一方面,由于疾病在这三个时段的表现、变化和常发生的问题等都不尽相同,处理技巧也不同;另一方面,相同疾病的围术期的发展、变化又有共同点,或者叫类同性,因此外科专家们为了慎重起见,专门提出了围术期的概念。外科医学由于重视了围术期的处理,使得现代的手术安全性得到增强。

三、常用局麻药

(一)酯类局麻药

普鲁卡因(procaine,奴佛卡因)

普鲁卡因易于吸收,大部分与血浆蛋白暂时结合,随即释放而分布全身,能通过血脑屏障进入中枢神经系统。本药灭活较快,吸收入血后被血浆胆碱酯酶水解为对氨基苯甲酸(PABA)与二乙胺基乙醇。其中对氨基苯甲酸能竞争性地对抗磺胺类药物的抗菌作用,二乙胺基乙醇能增强强心苷类药物的毒性反应,故应避免普鲁卡因与磺胺类、洋地黄类、胆碱酯酶抑制药合用。

【药理作用和临床应用】

1. 局部麻醉 本药脂溶性低,对黏膜的穿透力弱,一般不用于表面麻醉。因毒性较小,主要用于浸润麻醉、传导麻醉、蛛网膜下腔麻醉和硬膜外麻醉。

2. 局部封闭 配制普鲁卡因0.25%~0.5%的溶液注射于病灶周围,用于损伤部位的局部封闭而缓解症状。

【不良反应】

1. 毒性反应 用量过大或误注入血管内,可引起中枢反应,表现为先兴奋后抑制;对心血管系统可直接产生抑制作用,导致心脏抑制、血管扩张、血压下降。

2. 过敏反应 少数患者用药数分钟后即可出现过敏反应,表现为皮肤潮红、荨麻疹、哮喘,严重者导致过敏性休克。用药前应做皮肤过敏试验,过敏者可改用利多卡因。

【用药护理】

丁卡因(tetracaine,地卡因)

丁卡因为长效局麻药。本药作用迅速,局部涂药后1~3 min出现局麻作用,在血中水解速度较普鲁卡因慢,故局麻时间可持续 2～3 h。黏膜的穿透力强,药效及毒性大,较普鲁卡因强 10 倍,临床主要用于五官科手术时表面麻醉,也可用于传导麻醉、蛛网膜下腔麻醉、硬膜外麻醉,不用于浸润麻醉。

用量过大可引起心脏传导系统及中枢神经系统的抑制;若药液误入血管可致猝死。丁卡因与普鲁卡因具有同类化学结构,有交叉过敏的可能。

（二）酰胺类局麻药

利多卡因（lidocaine）

利多卡因为中效全能局麻药,是目前应用最多的局麻药,起效快、穿透力强、安全范围较大,局麻强度、持续时间及毒性均介于普鲁卡因与丁卡因之间,用于表面麻醉、浸润麻醉、传导麻醉和硬膜外麻醉。由于其扩散力强,麻醉范围及麻醉部位难以控制,一般不用于蛛网膜下腔麻醉。对普鲁卡因过敏者可选此药。本药也可用于抗心律失常。

布比卡因（bupivacaine）

布比卡因为长效局麻药。作用与利多卡因相似,局麻作用强,是利多卡因的 4～5 倍;持续时间长,可维持 5～10 h,是目前局麻药中作用维持时间最长的。主要用于浸润麻醉、传导麻醉和硬膜外麻醉。因对组织黏膜穿透力弱,故不适用于表面麻醉;有严重的心脏毒性。

罗哌卡因（ropivacaine）

罗哌卡因作用与布比卡因相似,但作用时间短,对心脏毒性较小,有明显收缩血管的作用。对子宫和胎盘血流几乎无影响,故适用于产科手术麻醉。

局麻药的用药护理要点见表 8-1。

表 8-1 局麻药的用药护理要点

步骤	护理要点
评估	1. 患者性别、年龄、吸烟情况。 2. 患者既往用药史、现用药情况以及过敏史。 3. 患者牙齿情况,有无脊柱畸形、椎间盘突出,腰部皮肤有无感染等健康情况。 4. 患者对所给麻醉药物的认知程度和对手术的耐受力（ASA 分类）。 5. 麻醉药物作用、临床应用、用法、不良反应及禁忌证
护理措施	1. 心理护理。 2. 饮食护理:术前 8 h 禁食、2 h 禁饮。 3. 局麻药过敏试验:普鲁卡因和丁卡因使用前须做皮肤过敏试验。 4. 术前用药护理。 5. 密切观察局麻药的麻醉效果,若发生不良反应立即停药,积极治疗
评价	1. 麻醉效果。 2. 有无不良反应。 3. 是否合理用药、安全用药

续表

步骤	护理要点
注意事项	1. 使用局麻药的安全剂量,遵循最小有效剂量和最低有效浓度的原则。 2. 用前要做皮肤过敏试验,一旦过敏,立即用肾上腺素治疗。 3. 注射局麻药前须反复进行回抽试验,无气、无血、无脑脊液后方可注射。 4. 在局麻药液中加入微量肾上腺素,延缓吸收,延长局麻作用时间。 5. 如遇患者极其紧张甚至烦躁,可静脉注射地西泮 0.1~0.3 mg/kg。 6. 如惊厥发生,静脉注射地西泮,立即吸氧或人工呼吸,及时控制惊厥的发作。 7. 腰麻发生低血压应及时、有效地做对症处理,一般先肌内注射麻黄碱 15~20 mg

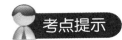 **考点提示**

1. 局麻药的作用特点。
2. 局麻药的用药护理。

常用制剂和用法

盐酸普鲁卡因　注射剂:100 mg/20 mL、50 mg/20 mL、100 mg/10 mL、40 mg/2 mL。粉针剂:每支 0.15 g、每支 1 g。浸润麻醉用 0.25%~0.75%溶液;传导麻醉用 1%~2%溶液,一次不超过 1 g;蛛网膜下腔麻醉用 3%~5%溶液,一次不超过 0.15 g;硬膜外麻醉用 2%溶液。

盐酸利多卡因　注射剂:200 mg/10 mL、400 mg/20 mL。表面麻醉用 2%~4%溶液,一次不超过 0.1 g;浸润麻醉用 0.25%~0.5%溶液,每小时用量不超过 0.4 g;传导麻醉用 1%~2%溶液,每次用量不超过 0.4 g;硬膜外麻醉用 1%~2%溶液,每次用量不超过 0.5 g。

盐酸丁卡因　注射剂:50 mg/5 mL。表面麻醉用 0.25%~1%溶液,喷雾或涂抹;传导麻醉用 0.2%溶液,极量:一次 0.1 g;蛛网膜下腔麻醉用 10~15 mg 该药与脑脊液混合后注入;硬膜外麻醉用 0.15%~0.3%溶液,与利多卡因使用时最高浓度为 0.3%。

盐酸布比卡因　注射剂:12.5 mg/5 mL、25 mg/5 mL、37.5 mg/5 mL。浸润麻醉用 0.25%溶液,传导麻醉用 0.25%~0.5%溶液,硬膜外麻醉用 0.5%~0.75%溶液,蛛网膜下腔麻醉用 0.25%溶液。常用量:一次不超过 1~3 mg/kg。极量:一次 200 mg,一日 400 mg。

盐酸罗哌卡因　注射剂常用浓度为 0.5%~1%;浸润麻醉用 0.5%溶液,总量 100~200 mg。

⊕ 直通护考

一、选择题

A₁型题

1. 水解产物能降低磺胺类药效的局麻药是(　　　)。

A. 丁卡因　　　B. 普鲁卡因　　　C. 利多卡因　　　D. 布比卡因　　　E. 氯胺酮

2. 普鲁卡因不可用于下列哪种局部麻醉?(　　　)

A.蛛网膜下腔麻醉　　　　　B.浸润麻醉　　　　　　　C.表面麻醉

D.传导麻醉　　　　　　　　E.硬膜外麻醉

3. 既有局麻作用,又有抗心律失常作用的药物是(　　)。

A.普鲁卡因　　B.丁卡因　　C.利多卡因　　D.布比卡因　　E.罗哌卡因

4. 普鲁卡因产生局麻作用的机制是(　　)。

A.阻断 Na^+ 内流　　　　　　B.阻断 Ca^{2+} 内流　　　　　C.阻断 K^+ 外流

D.阻止 Cl^- 内流　　　　　　E.阻断 K^+ 内流

5. 应用局麻药做局部麻醉时,首先消失的感觉是(　　)。

A.触觉　　　　B.压觉　　　　C.痛觉　　　　D.温觉　　　　E.冷觉

A_2 型题

6. 患者,男,38 岁,农民,因眼部异物感、流泪、视物不清来院就诊。裂隙灯检查,角膜有大小不一的异物存在,位置不同,需要取出,应选用何药麻醉?(　　)

A.布比卡因　　B.普鲁卡因　　C.丁卡因　　D.利多卡因　　E.乙醚

A_3 型题

(7～8 题共用题干)

患儿,6 岁,扁桃体摘除时,医生误将 1‰丁卡因当作 1‰普鲁卡因应用,扁桃体周围注射 12 mL 以后,患者很快出现烦躁不安,面色苍白,随即出现阵发性强烈惊厥,呼吸浅促,口唇发绀,心率减慢,血压下降。

7. 如不及时抢救,致死的首发原因是(　　)。

A.血压下降　　B.惊厥　　　　C.心率减慢　　D.呼吸肌麻痹　　E.心肌收缩力减弱

8. 丁卡因的毒性比普鲁卡因大(　　)。

A.2 倍　　　　B.4 倍　　　　C.6 倍　　　　D.8 倍　　　　E.10 倍

B 型题

A.普鲁卡因　　B.利多卡因　　C.丁卡因　　D.布比卡因　　E.氯胺酮

9. 常用于封闭疗法,以减少病灶对中枢神经系统产生恶性刺激的药物是(　　)。

10. 毒性作用强度最大的局麻药是(　　)。

11. 与普鲁卡因无交叉过敏反应,对普鲁卡因过敏者常选用(　　)。

二、案例分析

患者,女,43 岁,局麻下行乳房良性肿瘤切除术。局麻药局部浸润麻醉后 5 min,患者突然烦躁不安,寒战、呼吸急促、胸闷,继之四肢抽搐、惊厥。

请分析:患者为什么会出现上述症状?如何预防?

(贺盛亮)

项目九　全身麻醉药

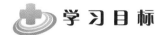

学习目标

1. 熟悉全身麻醉药的药物分类及作用机制；熟悉吸入性全麻药麻醉乙醚、氟烷、恩氟烷、氧化亚氮及静脉麻醉药硫喷妥钠、氯胺酮的作用特点及临床应用。

2. 了解吸入性全麻药的麻醉分期及常用复合麻醉的方法。

3. 学会观察全身麻醉药的麻醉效果及不良反应，能够运用用药护理知识，正确进行用药指导。

案例引导

患者，女，30岁，体重50 kg。因宫外孕破裂失血需急诊手术。术前检查：患者面色苍白，神志淡漠，反应迟钝，脉搏126次/分，血压85/63 mmHg。实验室检查：血红蛋白含量为70 g/L，红细胞比容为25%。

问题1　该患者手术治疗应选用何种麻醉方式？

问题2　麻醉诱导用药的原则是什么？

全身麻醉药简称全麻药，是一类作用于中枢神经系统，能可逆性地引起意识、感觉（特别是痛觉）和反射消失的药物。临床用于消除疼痛和松弛骨骼肌，辅助进行外科手术。全身麻醉药根据给药途径分为吸入性全麻药和静脉麻醉药。

任务一　吸入性全麻药

吸入性全麻药是一类呈挥发性液体或气体状态的药物，经呼吸道吸入体内发生由浅入深的麻醉作用。

一、体内过程

吸入性全麻药都是挥发性液体或气体状态的药物，脂溶性高，易通过生物膜，经肺泡进入血液,随即分布到各个器官,尤其是分布到脑组织。当分布在脑组织的吸入性全麻药达到一定分压(浓度)时,临床的全麻状态即会产生。其浓度越高,全麻状态越深。全身麻醉药从肺部吸收入血液循环的速率除受药物脂溶性影响外,还受吸入气体中药物浓度的影响,浓度越高,吸收速率越快。在一个大气压下,能使50％患者痛觉消失的肺泡气体中全麻药的浓度称为最小肺泡浓度(MAC)。药物的 MAC 数值越低,反映药物的麻醉作用越强。

麻醉药分布在血液中的量主要受其在血液中溶解度的影响。溶解度通常用血/气分布系数来表示(血液中药物浓度与吸入气体中药物浓度达到平衡时的比值),该系数大的药物易进入脑组织,使麻醉作用增强,诱导期缩短。

全麻药的消除主要经肺泡以原形从肺部排泄。

二、作用机制

吸入性全麻药的作用机制尚未完全阐明。除氧化亚氮外其他吸入性全麻药的脂溶性均很高,故易通过肺泡的血管进入血液,到达脑组织,药物脂溶性越高,麻醉作用越强。主要由于药物溶于神经细胞膜脂质层,使脂质分子排列紊乱,膜蛋白中镶嵌的蛋白质(受体)及钠离子、钾离子通道发生结构和功能改变。最近研究证明,该类药物作用于干扰递质门控的抑制性氨基酸受体-离子通道复合物功能,其中与 γ-氨基丁酸(GABA)受体和甘氨酸受体离子通道复合物的作用有关。

三、药理作用

吸入性全麻药经肺泡扩散进入血液,随血液循环进入中枢神经系统。阻断中枢神经系统内神经细胞突触传递,使感觉和意识消失,依次发生大脑皮层、网状结构上行激动系统、皮层下中枢(间脑、中脑、脑桥)的抑制。延髓呼吸中枢和血管运动中枢对全麻药最不敏感,高浓度才能导致呼吸和循环衰竭。

四、常用吸入性全麻药

麻醉乙醚(anesthetic ether)

麻醉乙醚为无色澄明易挥发液体,有刺激性气味,易燃易爆,遇空气、日光易氧化成过氧化物及乙醛,使毒性增加。乙醚麻醉分期明显,镇痛、肌肉松弛作用强,对心、肝、肾的毒性也小,对呼吸功能几乎无影响,但对呼吸道刺激性较强,诱导期、苏醒期较长,易发生意外,目前很少应用。

知识链接

麻醉过程分期

一期(镇痛期):从麻醉开始到意识消失时期。二期(兴奋期):兴奋、挣扎,呼吸、循环不稳定期。一、二期合称诱导期,不宜手术。三期(外科麻醉期):分1~4级。四期(麻醉中毒期):延髓生命中枢麻醉期。以上分期是单纯应用乙醚麻醉的典型过程。目前手术多采用复合麻醉,分期已不明显也没有必要,但它仍可作为一个参考尺度去衡量临床各种麻醉的深度,警惕意外的发生。

氟烷(halothane)

氟烷为无色透明液体,无异味,化学性质稳定,不燃不爆。诱导期短,苏醒快,但镇痛、肌肉松弛作用较弱。本药能增强心肌对儿茶酚胺的敏感性,诱发心律失常等。

恩氟烷(enflurane)、异氟烷(isoflurane)

两药是同分异构体,和氟烷比较,诱导期短,苏醒快,肌肉松弛良好,不增强心肌对儿茶酚胺的敏感性,反复应用无明显不良反应,偶有恶心、呕吐,是目前应用广泛的吸入性全麻药。

氧化亚氮(nitrous oxide,笑气)

氧化亚氮为无色、味甜、无刺激性的液态气体,性质稳定,不燃不爆。该药诱导期短,苏醒快,镇痛作用强,无肌肉松弛作用。对呼吸和肝、肾无不良影响,但对心肌略有抑制作用。因麻醉效能低,主要用于诱导麻醉或与其他麻醉药配伍使用。

吸入性全麻药的用药护理要点见表 9-1。

表 9-1　吸入性全麻药的用药护理要点

步骤	护理要点
评估	1. 患者性别、年龄、吸烟情况。
	2. 患者既往用药史、现用药情况以及过敏史。
	3. 患者意识和精神状态。
	4. 患者血、尿、大便常规及心电图、血液生化等实验室检查。
	5. 患者对麻醉和手术的耐受力,尤其注意全身各重要器官脏器功能及术中补液、补血
护理措施	1. 心理护理。
	2. 饮食护理:术前 12 h 禁食、禁饮。
	3. 术前用药护理。
	4. 防止意外伤害
评价	1. 麻醉效果。
	2. 有无不良反应。
	3. 是否合理用药、安全用药
注意事项	1. 平卧位头偏向一侧防止呕吐、误吸。
	2. 心电监护、吸氧,每小时测生命体征一次,记录一次。
	3. 及时吸出口腔内分泌物以保持呼吸道通畅,观察有无喉头水肿。
	4. 注意保暖,可提高室温或加用盖被(禁用热水袋或其他保暖用品)。
	5. 清醒后患者口干,可给少量温水漱口或将口唇湿润。
	6. 注意观察尿量,如有异常及时报告医生。
	7. 防止各种意外的发生,如防坠床、防跌倒、防压疮,必须专人守护。
	8. 麻醉清醒前,患者可出现躁动不安。患者如有拔管、坠床等危险,守护者必须注意安全,可按医嘱给镇静止痛药,必要时采用约束带,保护患者安全。
	9. 做好管道的护理和伤口护理

任务二　静脉麻醉药

静脉麻醉药是指经静脉注射或滴入后达到脑内产生麻醉作用的药物,故诱导期不明显。因麻醉较浅,主要用于诱导麻醉。若单独应用只适用于小手术或某些外科处理。

硫喷妥钠(thiopental sodium)

硫喷妥钠为超短效巴比妥类药物,脂溶性高,静脉注射后数秒即可进入脑组织。麻醉作用迅速,无兴奋期。但由于药物在体内的重新分布作用,该药迅速由脑组织转移到肌肉和脂肪等组织中,故麻醉作用维持时间短,仅 10 min 左右。镇痛效果差,肌肉松弛不完全,临床主要用于诱导麻醉、基础麻醉。

硫喷妥钠对呼吸中枢抑制作用明显,尤其是新生儿和婴幼儿,应禁用。还易诱发喉头和支气管痉挛(用药前皮下注射硫酸阿托品预防),故支气管哮喘患者禁用。

氯胺酮(ketamine,K 粉)

氯胺酮为中枢兴奋性氨基酸递质 NMDA 受体的特异性阻断药,能阻断痛觉冲动向丘脑和新皮质的传导,同时兴奋脑干和边缘系统,引起意识模糊、短暂性记忆缺失及满意的镇痛效果,但意识并未完全消失,常有梦幻、肌张力增高、心率加快、血压升高。这种抑制与兴奋并存的状态称为分离麻醉。

氯胺酮适用于短时间的体表小手术和烧伤清创、切痂、植皮等。

羟丁酸钠(sodium oxybate)

羟丁酸钠静脉注射后能产生类似睡眠状的麻醉现象,但无明显镇痛和肌肉松弛作用,故常与其他药配伍用于基础麻醉、诱导麻醉和复合麻醉等。该药安全范围大,对呼吸、循环影响轻微,是毒性最低的静脉麻醉药。

依托咪酯(etomidate)

依托咪酯为速效、短效的新型静脉麻醉药,静脉注射后约 20 s 即产生麻醉作用,停药 3~5 min 苏醒,无明显镇痛、肌肉松弛作用。可用于诱导麻醉、短小手术和麻醉维持。对呼吸有短暂抑制作用,但较硫喷妥钠轻,对心血管影响小,可使心率稍快。

丙泊酚(propofol,异丙酚)

丙泊酚起效迅速、平稳,作用时间短,苏醒快,有轻度的镇痛和肌肉松弛作用。对呼吸和循环的抑制作用与硫喷妥钠相似或稍重。主要用于诱导麻醉。

考点提示

1. 常用全麻药的种类和主要特点。
2. 全麻药的用药护理要点。

任务三　复合麻醉

复合麻醉是指同时或先后应用两种以上的麻醉药物或其他辅助药物，以达到完善的术中和术后镇痛及满意的外科手术条件的麻醉方式。目前各种全麻药单独应用都不够理想，为克服单独用药的不足，现在临床上常采用联合用药或其他药物辅助用药麻醉即复合麻醉。

1. 麻醉前给药　麻醉前给药是指在患者手术前给予非麻醉药物，旨在提高患者对麻醉或手术的接受程度，克服麻醉过程中麻醉药的某些缺点。如麻醉前给予镇静麻醉药消除患者紧张焦虑情绪；给予阿片类镇痛药增强麻醉药的镇痛效果等。

2. 基础麻醉　在患者麻醉前给予大剂量巴比妥类镇静催眠药，使患者进入深睡眠的合作状态。如术前肌注大剂量的巴比妥钠，使患者进入深睡眠状态。多用于不合作的患儿。

3. 诱导麻醉　采用诱导期短的硫喷妥钠或氧化亚氮等使患者迅速进入外科手术麻醉期，后改用其他药维持，以减少诱导期长而出现麻醉意外。

4. 低温麻醉　在物理降温的基础上合用氯丙嗪，使体温下降至 28～30 ℃，降低心、脑等生命器官的耗氧量，以便于进行心脏直视手术。

5. 合用肌松药　手术中按需要加入一定量的骨骼肌松弛药，以加强麻醉药的骨骼肌松弛效果，如麻醉时加用琥珀胆碱等。主要用于腹部手术。

6. 控制线降压　加用短效的血管扩张药硝普钠或钙拮抗剂使血压适度下降，并抬高手术部位，以减少出血。常用于止血困难的颅脑手术。

7. 神经安定镇痛术　常用氟哌利多及芬太尼按 50∶1 混合做静脉注射，使患者达到意识模糊、自主动作停止、痛觉消失、安静但不入睡的特殊麻醉状态，适用于外科小手术。如同时合用氧化亚氮及肌松药则可达到满意的外科麻醉效果，此种方式称为神经安定麻醉。

常用制剂和用法

麻醉乙醚　100 mL、150 mL、250 mL。用量按手术需要及麻醉方式而定。

氟烷　每瓶 20 mL。用量按需而定。

异氟烷　每瓶 100 mL。用量按需而定。

恩氟烷　每瓶 20 mL、每瓶 250 mL。用量按需而定。

氧化亚氮　钢瓶装液化气体。与氧混合后吸入，浓度不超过 80%。

硫喷妥钠　粉针剂：每瓶 0.5 g。用时配成 2.5% 溶液缓慢静脉注射，一次极量 1 g，静脉滴注，一日极量为 2 g。

盐酸氯胺酮　注射剂：100 mg/1 mL、50 mg/1 mL。诱导麻醉：静脉注射，1～2 mg/kg，维

持用量每次 0.5 mg/kg。

羟丁酸钠　注射剂：2.5/10 mL。诱导麻醉：静脉注射，成人每日 60 mg/kg。全麻维持量：每次 12～80 mg/kg。

依托咪酯　注射剂：20 mg/10 mL。成人每次 0.3 mg/kg,静脉注射,15～60 s 内注射完。

异丙酚　注射剂：100 mg/10 mL、200 mg/mL、500 mg/mL、1 g/100 mL。诱导麻醉：静脉注射,1.5～2.5 mg/kg。维持麻醉：静脉滴注,每分钟 60～90 μg/kg。

神经安定镇痛合剂　每瓶 2 mL、每瓶 5 mL。每毫升含氟哌利多 2.5 mg、芬太尼 0.05 mg。剂量 0.1 mL/kg 用作静脉注射或肌内注射。

直通护考

一、选择题

A_1 型题

1. 用于诱导麻醉的药物是(　　)。

A. 氯胺酮　　　B. 苯巴比妥　　　C. 氯丙嗪　　　D. 硫喷妥钠　　　E. 氟烷

2. 用于神经安定镇痛术的药物是(　　)。

A. 阿托品与氯丙嗪　　　　　　　　B. 氟哌利多与芬太尼

C. 氯胺酮与苯巴比妥　　　　　　　D. 地西泮与氧化亚氮

E. 氟哌啶醇与哌替啶

3. 苯巴比妥、水合氯醛等常用于下列哪种复合麻醉?(　　)

A. 基础麻醉　　B. 诱导麻醉　　C. 低温麻醉　　D. 控制线降压　　E. 神经安定镇痛术

4. 下列关于全麻药的叙述,哪项是错误的?(　　)

A. 抑制中枢神经系统功能　　　　　B. 使骨骼肌松弛

C. 必须静脉注射给药　　　　　　　D. 使意识、感觉和反射暂时消失

E. 主要用于外科手术前麻醉

5. 采用硫喷妥钠静脉注射使患者很快进入外科麻醉期,称为(　　)。

A. 基础麻醉　　B. 诱导麻醉　　C. 强化麻醉　　D. 麻醉前给药　　E. 分离麻醉

A_2 型题

6. 某男,50 岁,在全麻下行食道癌根治术,术中患者突然出现体动、呛咳、心率增快、血压上升,首先使用下列哪个药物最合适?(　　)

A. 阿曲库铵　　　　　　　B. 丙泊酚　　　　　　　C. 芬太尼

D. 加大吸入性全麻药浓度　　E. 艾司洛尔

A_3 型题

(7～8 题共用题干)

患者,女,38 岁,60 kg,外伤脾破裂半小时入院,血压 75/60 mmHg、脉搏 140 次/分、呼吸 30 次/分、面部挫裂伤,神志尚清楚,空腹,无尿。

7. 最佳的麻醉方法是(　　)。

A. 全麻　　　　　　　　　B. 连续硬膜外麻醉　　　　　　C. 局麻

D. 腰麻　　　　　　　　　E. 连续硬膜外麻醉＋全麻

8. 适合该患者的麻醉方法是(　　)。

A.快速诱导气管内插管全身麻醉　　　　B.慢诱导气管内插管全身麻醉

C.局部麻醉　　　　D.连续硬膜外麻醉

E.腰麻

B 型题

(9~11 题共用答案)

A.氯胺酮　　　B.芬太尼　　　C.硫喷妥钠　　　D.氟哌利多　　　E.氧化亚氮

9.属于强镇痛药作为麻醉药用的是(　　　)。

10.用作分离麻醉的药物是(　　　)。

11.镇痛作用较强的吸入性全麻药是(　　　)。

二、案例分析

患者,男,32 岁,高处坠落颈部创伤,致急性脊髓高位损伤。急诊入院行颈椎减压内固定术。

请分析:手术选用何种麻醉方法为宜?

(贺盛亮)

模块四

中枢神经系统用药

ZHONGSHU SHENJING XITONG YONGYAO

项目十　镇静催眠药

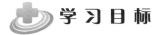

学习目标

1. 掌握地西泮(安定)为代表的苯二氮䓬类药物的药理作用、临床应用及主要不良反应。
2. 熟悉巴比妥类药物的镇静催眠作用的特点和应用。
3. 学会观察镇静催眠药的疗效及不良反应,能够运用用药护理知识,正确进行用药指导。

案例引导

　　患者,男,55岁,失眠1个月余,加重1周。患者于1个月前因家庭琐事出现失眠症状,并日渐加重,入睡困难、早醒、醒后不能再入睡,同时伴有烦躁、心慌、食欲下降,记忆力减退,不愿意上班,精神状况差,1周前上述症状更加严重,有时整夜不能入睡,并伴有心慌、气短等症状。诊断为失眠症,给予地西泮治疗。

　　问题1　地西泮有哪些药理作用和临床应用?
　　问题2　用该药进行治疗,护士该如何做好用药护理?

　　镇静催眠药(sedative-hypnotics)是指能引起镇静和近似生理性睡眠的药物。镇静催眠药因所服用的剂量不同而呈现出不同的药理作用,小剂量时引起安静和嗜睡状态,表现为镇静作用;较大剂量时,可逐渐出现催眠、抗惊厥、抗癫痫和麻醉作用。目前常用的镇静催眠药包括:苯二氮䓬类、巴比妥类和其他类,其中苯二氮䓬类由于安全范围大、几乎不会导致麻醉或致死作用,且不良反应相对较小,故在镇静催眠方面的应用已基本取代传统的镇静催眠药巴比妥类,现为临床最常用的一类。

任务一　苯二氮䓬类

　　苯二氮䓬类(benzodiazepines,BZ)药物的基本化学结构为1,4-苯并二氮䓬。在其母核的结构基础上进行改造或取代,获得了大量的苯并二氮䓬衍生物。目前已为临床所用的有20

多种。这些药物均具有相似的药理作用和不良反应,临床上主要根据其半衰期的长短,分为长效类如地西泮(diazepam,安定)、氟西泮(flurazepam,氟安定)等,中效类如氯氮䓬(chlordiazepoxide)、奥沙西泮(oxazepam)等,短效类如三唑仑(triazolam)等。

　　苯二氮䓬类口服吸收良好且迅速,大多数药物均可口服给药。但奥沙西泮和氯氮䓬口服吸收缓慢且不规则,肌内注射吸收也较慢,因此如需快速显效,应静脉注射给药。苯二氮䓬类吸收入血后与血浆蛋白结合率较高,其中地西泮与血浆蛋白的结合率可高达99%。本类药物脂溶性较高,分布至脑发挥作用后可迅速再分布于脂肪组织并在脂肪组织中蓄积。本类药物主要在肝药酶作用下进行代谢,多数药物的代谢产物具有与母体药物相似的活性,而且代谢产物的 $t_{1/2}$ 比母体药物更长。例如,氟西泮的血浆 $t_{1/2}$ 为2~3 h,而其主要代谢产物 N-去烷基氟西泮的 $t_{1/2}$ 却高达50 h以上。因此,当连续应用长效类药物时,应警惕药物可能会在体内蓄积。绝大多数苯二氮䓬类及其代谢产物经肾排出体外。需注意的是,苯二氮䓬类在体内的代谢易受肝功能、年龄、吸烟、饮酒等因素的影响,使 $t_{1/2}$ 延长。

　　【药理作用和临床应用】　放射自显影试验证明,脑内分布有苯二氮䓬类受体,其中以皮质分布最密,其次为边缘系统和中脑,再次为脑干和脊髓。研究还进一步发现苯二氮䓬受体的分布状况与中枢抑制性递质 γ-氨基丁酸(GABA)的 GABA$_A$ 受体的分布基本一致。电生理实验证实,GABA受体-苯二氮䓬类受体-Cl^-通道属于大分子复合体,当苯二氮䓬类与苯二氮䓬类受体结合时,苯二氮䓬类可促进和增强GABA与GABA$_A$受体的结合,从而使 Cl^- 通道开放频率加快,Cl^- 内流增加,神经细胞膜超极化,最终产生中枢抑制作用。

　　1. 抗焦虑作用　小于镇静剂量用药时,苯二氮䓬类药物就可产生良好的抗焦虑作用,可明显改善焦虑患者紧张不安、恐惧等症状,以及伴随焦虑产生的慢性胃肠道及心血管系统功能紊乱等。苯二氮䓬类药物通过作用于边缘系统的苯二氮䓬类受体从而产生抗焦虑作用。临床上可用于各种原因导致的焦虑症。

　　2. 镇静催眠作用　在抗焦虑剂量基础上继续增加剂量,苯二氮䓬类药物可产生明显的镇静催眠作用,对各期睡眠均有不同程度的影响:可缩短诱导睡眠时间,减少夜间觉醒次数,延长睡眠持续时间。目前认为此作用与其阻断大脑边缘系统对脑干网状结构的激活相关。与巴比妥类药物相比,苯二氮䓬类药物对快动眼睡眠(REMS)影响较小,因此,停药后出现REMS反跳性延长比巴比妥类药物要轻,较少出现停药后多梦或梦魇现象。此外,苯二氮䓬类药物缩短非快动眼睡眠(NREMS)的3期和4期,可减少发生于此期的夜惊或梦游症。

　　3. 抗惊厥和抗癫痫作用　在原有剂量基础上继续增加剂量,苯二氮䓬类药物还可进一步产生抗惊厥和抗癫痫作用,此作用被认为是苯二氮䓬类药物更广泛地抑制中枢神经系统所致。其中以地西泮和三唑仑的这一作用最为明显。临床上主要用于破伤风、子痫、小儿高热惊厥和药物中毒性惊厥等的辅助治疗。亦可用于癫痫的治疗,地西泮是目前治疗癫痫持续状态的首选药;其他类型的癫痫则以硝西泮和氯硝西泮疗效更佳。

　　4. 中枢性肌肉松弛作用　动物实验证明苯二氮䓬类对动物去大脑僵直有明显的肌肉松弛作用。临床可用于治疗中枢损伤或其他如脑血管意外、脊髓损伤、腰肌劳损等局部病变所致的肌肉僵直。

　　【不良反应】

　　1. 后遗效应　治疗剂量连续用药患者可出现头昏、嗜睡、乏力等中枢神经系统的抑制症状,长效类发生率更高。故当患者使用这类药物时,要特别警惕患者摔倒,同时告知患者尽量不要驾驶和从事高空危险作业。

2. 耐受性与依赖性 本类药物长期应用后可产生一定耐受性,其镇静催眠作用会有所下降,须不断增加剂量才可以达到原有效果。此外,患者长期服用本类药物还可产生依赖性和成瘾性,长期用药如突然停药,患者可出现反跳和戒断症状,如头痛、失眠、焦虑、易怒、思维混乱等。因此,如需停药时,应逐渐减量,缓慢停药。但是与巴比妥类药物相比,本类药物的戒断症状发生相对较迟和较轻。

3. 急性中毒 本类药物剂量过大或静脉给药速度过快时,可导致共济失调、精神错乱、呼吸和循环抑制、意识障碍,甚至昏迷和死亡。但本类药物安全范围较大,与巴比妥类药物相比,较少出现严重后果。一旦发生,可用特异性解毒药氟马西尼(flumazenil,安易醒)进行抢救。

4. 其他 本类药物还有致畸作用,孕妇和哺乳期妇女禁用。

【用药护理】 苯二氮䓬类药物的用药护理要点见表 10-1。

表 10-1 苯二氮䓬类药物的用药护理要点

步骤	护理要点
评估	1. 患者年龄、病情、治疗情况。 2. 患者既往用药史、现用药情况以及过敏史。 3. 患者对所给药物的认知程度和合作程度。 4. 药物作用、临床应用、用法、不良反应及禁忌证
护理措施	1. 根据医嘱准确给药。 2. 严格执行查对制度,在执行药物治疗时,做到"三查八对""六准确"。 3. 密切观察药物的疗效及不良反应,一旦发生不良反应及时通知医生,采取应对措施
评价	1. 是否恢复正常的睡眠。 2. 是否保持正常的呼吸功能。 3. 有无对药物的依赖和是否成瘾
注意事项	1. 找出影响患者睡眠的客观和外界因素,尽量采用非药物方法消除。 2. 长期连续应用的患者,要密切观察有无用药过量的症状和体征,同时注意防止耐受性和成瘾性的发生。 3. 告知患者养成按时就寝的习惯。睡觉前尽量避免进行引起刺激和兴奋的活动;尽量避免饮用有兴奋和刺激作用的食物和饮料,如可乐、巧克力等;睡前可将药物与温热牛奶同服,增强药物的催眠作用。 4. 确保用药患者的安全。尽量避免驾驶和从事高空危险作业;注意防止患者坠床或跌倒。 5. 睡眠过程中注意监测患者的呼吸状况,保证呼吸次数不少于 12 次/分。 6. 患者服用药物一段较长时间如要停药,应逐渐减量。不可突然停药,以免出现"反跳"现象及戒断症状

知识链接

镇静催眠药的演变史

　　1950年，一种安宁药氯丙嗪被合成制出。1952年，法国外科医生和生物学家亨利·拉博里首次将氯丙嗪应用于精神病患者的治疗。与此同时，瑞士的科学家也分析并合成了萝芙木所含的生物碱，这种植物印度人很早以前就知道其含有对人体具有安定作用的成分。1960年4月，美籍波裔研究员斯特恩巴赫将其分离出的甲胺二氮䓬氯氢化物以利眠宁的名字使之商品化。这种弱安定药一问世，就因其不良反应小、毒性低而受到患者极大欢迎。到1963年，特恩巴赫又合成了苯甲二氮䓬并将其命名为安定，从此该药物畅销全世界。

地西泮（diazepam，安定）

　　地西泮为较早使用的长效苯二氮䓬类药物。口服吸收迅速、完全，临床常用给药途径有口服、肌内注射、静脉注射等方式。本药 $t_{1/2}$ 较长，可达20～60 h之久。临床可用于焦虑症、肌肉僵直、癫痫等病症的治疗，并且是癫痫持续状态的首选药。

氟西泮（flurazepam，氟安定）

　　氟西泮亦为较早使用的长效苯二氮䓬类药物，仅可采用口服给药方式，催眠作用迅速、强大，作用维持时间较长，临床主要用于失眠症的治疗，且宜临睡前服用该药。不良反应以后遗效应比较明显，也较容易产生耐受性和依赖性，因此临床用药时连续用药时间不宜超过4周。

氯氮䓬（chlordiazepoxide）

　　氯氮䓬为较早使用的中效苯二氮䓬类药物，多采用口服给药方式，临床主要用于急性焦虑症的治疗，此外，在酒精戒断症状治疗方面也有较好疗效。

奥沙西泮（oxazepam）

　　奥沙西泮为1965年批准用于临床的中效苯二氮䓬类药物，仅可采用口服给药方式，临床主要用于轻中度焦虑症的治疗，在酒精戒断症状治疗方面也取得了较好疗效。

三唑仑（triazolam）

　　三唑仑为1982年批准用于临床的短效苯二氮䓬类药物，给药后起效迅速，作用维持时间较短，临床主要用于失眠症的短期治疗，宜临睡前服用。不良反应以后遗效应明显，可出现头晕、头痛、嗜睡等症状。

任务二　巴比妥类

巴比妥类（barbiturates）药物是将巴比妥酸 C_5 位的两个氢原子用不同基团取代所得到的具有中枢抑制作用的衍生物。随取代基团不同，药物的效应或代谢也会有所不同。临床主要根据本类药物半衰期的长短，将其分为四类：超短效类，如硫喷妥（thiopental）、美索比妥（methohexital）等；短效类，如司可巴比妥（secobarbital）、戊巴比妥（pentobarbital）等；中效类，如异戊巴比妥（amobarbital）等；长效类，如苯巴比妥（phenobarbital）等（表 10-2）。

表 10-2　巴比妥类药物作用与用途比较表

亚类	药物	显效时间/h	作用持续时间/h	主要用途
长效	苯巴比妥	0.5～1	6～8	抗惊厥
中效	戊巴比妥	0.25～0.5	3～6	抗惊厥
	异戊巴比妥	0.25～0.5	3～6	镇静催眠
短效	司可巴比妥	0.25	2～3	抗惊厥、镇静催眠
超短效	硫喷妥	立即	0.25	静脉麻醉

巴比妥类药物为弱酸性药物。口服或肌内注射药物均易吸收，分布广泛，也可通过胎盘屏障分布到胎儿体内。影响分布的主要因素是药物脂溶性和体液 pH 值。超短效类如硫喷妥，其脂溶性高，分布至脑和其他血流量丰富的组织和器官后，会再次分布于脂肪组织暂时储存。大部分巴比妥类药物在肝脏代谢后经肾排出体外，少数直接以原形排出体外，同样尿液 pH 值的不同会影响到本类药物的排泄速度。

【药理作用和临床应用】　巴比妥类药物为中枢抑制药，随着剂量增加，其对中枢的抑制作用逐渐增强，可相继出现镇静催眠、抗惊厥和抗癫痫以及麻醉作用。10 倍催眠剂量时，甚至可抑制呼吸中枢导致死亡。相对苯二氮䓬类药物而言，本类药物安全范围较小，不良反应也相对较为严重，因此，其在镇静催眠方面的应用已基本被苯二氮䓬类药物取代，临床已不作为常规镇静催眠药物使用。

1. 抗惊厥作用　临床主要用于治疗破伤风、子痫、小儿高热惊厥和药物中毒性惊厥等。

2. 抗癫痫作用　本类药物中，苯巴比妥具有较强的抗癫痫作用，是临床治疗癫痫大发作和部分性发作的首选药物之一；此外，超短效类硫喷妥和美索比妥因起效迅速可用于癫痫危急病例的治疗。

3. 麻醉作用　本类药物中，超短效类可用于全身麻醉的诱导和维持；中效类则常作为麻醉前给药，从而有助于消除患者的术前紧张情绪。

【不良反应】

1. 后遗效应　患者服用治疗剂量药物后,次晨可出现眩晕、困倦、乏力、精细动作不协调等中枢神经系统抑制症状,又称为"宿醉"现象。此反应与苯二氮䓬类药物相比更为明显。因此当患者使用这类药物时,更要警惕患者摔倒,同时告知患者避免驾驶车船和高空作业。

2. 耐受性与依赖性　本类药物长期应用后可产生耐受性,与其诱导肝药酶活性有关。巴比妥类药物连续久服还可导致依赖性,如突然停药易发生"反跳"现象。此时 REMS 时间延长,梦魇增多,常迫使患者继续服用该药,终致成瘾。成瘾后若停药,患者可出现明显的戒断症状,表现为激动、失眠、焦虑,甚至惊厥。因此,如需停药时,应逐渐减量缓慢停药。本类药物与苯二氮䓬类药物相比,戒断症状发生相对较早且更为严重。

3. 急性中毒　口服剂量过大或静脉注射速度过快时,巴比妥类药物可引起急性中毒,表现为昏迷、呼吸抑制、血压下降、体温降低、多种反射减弱或消失,严重时甚至呼吸循环衰竭导致死亡。一旦中毒,应立即进行抢救,根据服药时间的长短不同,采用催吐、洗胃和导泄等方法促进毒物排出体外;同时应用碳酸氢钠碱化血液和尿液,促进药物排泄。

4. 过敏反应　少数患者应用本类药物后可出现皮疹、荨麻疹、神经血管性水肿、哮喘等过敏反应;偶可致剥脱性皮炎等严重过敏反应。

任务三　其　他　类

水合氯醛(chloral hydrate)

水合氯醛口服易吸收,给药后约 15 min 就起效,维持时间为 6~8 h。具有镇静催眠作用和抗惊厥作用,此药不缩短 REMS 时间,停药后也不代偿性延长,但是对胃具有较大刺激性,现较少用于失眠症的治疗,多灌肠给药用于各种原因所致惊厥的治疗。需注意的是,该药久用也可导致耐受性、依赖性,甚至成瘾。

唑吡坦(zolpidem)

本药于 1992 年批准用于临床,可供临床使用的制剂类别较多,如速效片、缓释片、口腔喷雾剂、舌下含片等。其作用机制与苯二氮䓬类药物相似,但作用方面与苯二氮䓬类药物相比,其镇静催眠作用较强,抗癫痫和中枢性肌肉松弛作用较弱。临床主要用于失眠症的短期治疗。不良反应较轻,常见有头晕、嗜睡、恶心、呕吐、腹泻、情绪低落、思维混乱、健忘等。剂量过大时,也可导致严重不良反应如共济失调、心动过缓、呼吸困难、昏迷甚至死亡,可用氟马西尼解救。

佐匹克隆(zopiclone)

本药为环吡咯酮类催眠药,于 2004 年批准用于临床。只能口服给药,给药后迅速吸收,

1.5~2 h血药浓度达峰值,分布迅速且广泛,主要经肝脏代谢。最后由肾脏排出,$t_{1/2}$约5 h。本药通过激动苯二氮䓬类受体,可增强GABA对中枢的抑制作用,进而缩短睡眠诱导时间,延长睡眠持续时间,提高睡眠质量,因其半衰期较长,可维持较长的睡眠时间和减少早醒,临床主要用于失眠症的长期治疗。同时本药起效快,故宜临睡前服用。不良反应较轻,常见有嗜睡、头晕、口中异味、口干、肌肉无力、健忘等。长期应用后如突然停药也可出现戒断症状。

<h2 style="text-align:center">扎来普隆(zaleplon)</h2>

本药选择性结合苯二氮䓬类受体,药物发挥作用后主要经肝脏细胞色素P-450酶系代谢,代谢产物有一定活性但浓度很低。主要有抗焦虑、镇静催眠、抗惊厥和肌肉松弛作用。临床主要用于成年人及老年人失眠症的短期治疗。常见不良反应为眩晕、头痛、嗜睡。

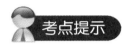

考点提示

1. 地西泮小剂量可用于抗焦虑,随剂量增大可产生镇静催眠作用。
2. 地西泮静脉注射可作为癫痫持续状态的首选药。
3. 地西泮的特效解救药是氟马西尼。
4. 地西泮久服可导致依赖性。

<h2 style="text-align:center">常用制剂和用法</h2>

地西泮   片剂:2.5 mg、5 mg。注射剂:10 mg。抗焦虑、镇静:每次2.5~5 mg,3次/天。注射剂:10 mg/2 mL。癫痫持续状态:每次5~20 mg,缓慢静脉注射,再次发作可重复应用。

氟西泮   胶囊剂:15 mg、30 mg。催眠:每次15~30 mg,睡前服。15岁以下患者不宜服用。

氯氮䓬   片剂:5 mg、10 mg。注射剂:50 mg、100 mg。抗焦虑、镇静:每次5~10 mg,3次/天。催眠:10~20 mg,睡前服。

奥沙西泮   片剂:15 mg、30 mg。口服:每次15~30 mg,3~4次/天。

三唑仑   肠溶片剂:25 mg,每次25 mg,3次/天。注射剂:75 mg/2 mL,每次75 mg,1次/天,深部肌内注射。

苯巴比妥   片剂:0.01 g、0.015 g、0.03 g、0.1 g。注射剂:0.05 g、0.1 g、0.2 g。口服:常用量,每次15~150 mg,30~200 mg/d。极量,每次250 mg,2次/天。皮下、肌内或缓慢静脉注射:常用量,每次0.1~0.2 g,1~2次/天。极量,每次0.25 g,2次/天。小儿镇静:2 mg/kg;小儿抗惊厥:3~5 mg/kg。

异戊巴比妥   片剂:0.1 g。注射剂:0.1 g、0.25 g。常用量,每次0.1~0.2 g。极量,每次0.2 g。肌内或缓慢静脉注射:常用量,每次0.1~0.25 g。极量,每次0.25 g,2次/天。

司可巴比妥   胶囊剂:0.1 g。注射剂:0.05 g。口服:常用量,每次0.1 g。极量,每次0.3 g。

水合氯醛   口服或灌肠:常用量,每次0.5~1.5 g;极量,每次2 g,2次/天。抗惊镇痉:多用灌肠法给药,将10%溶液15~20 mL稀释1~2倍后1次灌入。

唑吡坦   片剂:10 mg。睡前服。老年人,肝功能不全者剂量减半,必要时可增加至

10 mg。

佐匹克隆　片剂:3.75 mg、7.5 mg。睡前服。老年人,肝功能不全者:3.75 mg,睡前服,必要时可增加至7.5 mg。

直通护考

一、选择题

A₁型题

1. 不属于苯二氮䓬类药物的是(　　)。

A.氯氮䓬　　　B.氟西泮　　　C.奥沙西泮　　　D.三唑仑　　　E.甲丙氨酯

2. 下列关于地西泮的不良反应的叙述中错误的是(　　)。

A.治疗量可见困倦等中枢抑制作用　　　　　　B.治疗量口服可产生心血管抑制

C.大剂量偶致共济失调　　　　　　　　　　　D.长期应用可产生耐受性、成瘾性

E.久用突然停药可产生戒断症状如失眠、焦虑等

3. 地西泮不用于(　　)。

A.焦虑症或焦虑性失眠　　　　B.麻醉前给药　　　　　　　C.高热惊厥

D.癫痫持续状态　　　　　　　E.诱导麻醉

4. 巴比妥类药物中具有抗癫痫作用的是(　　)。

A.司可巴比妥　　B.戊巴比妥　　C.苯巴比妥　　D.异戊巴比妥　　E.硫喷妥

5. 苯巴比妥过量急性中毒,为加速其从肾排泄,应采取的主要措施是(　　)。

A.静注大剂量维生素C　　　　　　　　　　　B.静滴碳酸氢钠

C.静滴10%葡萄糖注射液　　　　　　　　　　D.静滴甘露醇

E.静滴低分子右旋糖酐

A₂型题

6. 某患者使用地西泮后,次晨出现头晕、嗜睡、乏力等症状,请问此属于其不良反应的哪一类?(　　)

A.后遗效应　　B.毒性反应　　C.戒断症状　　D.停药反应　　E.副反应

7. 患者,女,27岁。因感情问题数月来无法入睡,严重影响到白天正常工作。请问该患者最好选用以下哪种药物?(　　)

A.水合氯醛　　B.苯巴比妥　　C.硫喷妥　　　D.地西泮　　　E.戊巴比妥

A₃型题

(8~10题共用题干)

患者,男,50岁,近两个月晚上睡眠不好,入睡困难,夜里容易醒来,白天精神不振,头昏脑胀,情绪失调。诊断为失眠症,所用药物为安定。

8. 该药最常见的不良反应是(　　)。

A.呼吸抑制　　　　　　　B.共济失调　　　　　　　C.次晨头晕、嗜睡、乏力

D.恶心、呕吐　　　　　　E.成瘾

9. 针对该药的后遗效应,护士在护理使用该药的患者时,需告知患者的是(　　)。

A.尽量避免驾驶和从事高空危险作业

B.饭前服药

C. 应避免食用或饮用有兴奋和刺激作用的食物和饮料,如可乐、巧克力等

D. 同服酸性药物

E. 睡前将药物与温热的牛奶同服

10. 该药剂量过大时,可导致急性中毒,请问下列不属于急救处理措施的是(   )。

A. 静脉注射氟马西尼　　　　　B. 洗胃　　　　　　　　　C. 碱化血液

D. 导泻　　　　　　　　E. 服用镇痛药

B 型题

(11~12 题共用答案)

A. 地西泮　　　B. 硫喷妥　　　C. 水合氯醛　　　D. 苯巴比妥　　　E. 异戊巴比妥

11. 治疗癫痫持续状态的首选药物是(   )。

12. 作为静脉诱导麻醉的首选药物是(   )。

二、案例分析

患者,女,46 岁,1 年前因身体不适出现焦虑不安等症状,近半年来还出现晚上无法入睡、夜间易醒、多梦等表现,导致白天精神恍惚、注意力无法集中、日常基本工作无法进行。现诊断为失眠症。

请分析:

(1) 患者应选用哪类镇静催眠药用于治疗?

(2) 此类药物与其他类镇静催眠药相比,具有哪些优缺点?

(刘亚军)

项目十一　抗癫痫药和抗惊厥药

 学习目标

1. 掌握苯妥英钠、苯巴比妥、卡马西平、乙琥胺、丙戊酸钠治疗不同癫痫的作用特点、临床应用与不良反应；不同类型癫痫的首选用药。

2. 熟悉硫酸镁的抗惊厥作用及临床应用。

3. 学会观察抗癫痫药的疗效及不良反应，能够运用用药护理知识，正确进行用药指导。

案例引导

患者，男，42岁，因汽车追尾酿成车祸造成重度脑挫裂伤，受伤后半个月开始出现突然惊叫而昏倒，不省人事，经常出现两目向右上方斜视，嘴角向右侧抽动，喉间痰鸣，面唇青紫，每次发作时间为 2～3 min，发作过后意识逐渐恢复。诊断为继发性癫痫小发作。

问题1　请问该患者首选何种药物治疗？

问题2　对用该药治疗的患者，护士如何做好用药护理？

任务一　抗癫痫药

癫痫（epilepsy）是一种慢性、突然性、反复发作的中枢神经系统疾病，是由于大脑局部病灶产生阵发性的异常高频放电，并向周围正常脑组织扩散而出现的大脑功能短暂失调综合征。根据癫痫发作时的临床表现和脑电图的不同，临床可分为多种类型。常见类型有：

1. 全身性发作

（1）强直-阵挛性发作（大发作）：意识突然丧失，全身强直-阵挛性抽搐，持续数分钟。脑电波呈高幅棘慢波或棘波。

（2）失神性发作（小发作）：多见于儿童，短暂的意识突然丧失，常伴有对称的阵挛性活动。

脑电波呈 3 Hz/s 高幅左右相称的同步化棘波,持续 30 s。

2. 局灶性发作

(1) 单纯局限性发作:局部肢体运动或感觉异常。主要特征是不影响意识,持续 20~60 s。

(2) 精神运动性发作:发作时影响意识,常伴有无意识的活动,如唇抽动、摇头等,持续 30 s 至 2 min。

癫痫的发病率较高,该病对患者的身心、学习、工作甚至日常生活都会造成不同程度的影响,目前药物治疗是主要手段,其目的在于减少或防止癫痫发作,不能做到有效预防和根治,故常须终生用药。抗癫痫药的作用机制主要有三个方面:一是增强 GABA 能神经的抑制性传导;二是阻断兴奋性谷氨酸受体和抑制谷氨酸的释放;三是干扰神经元细胞膜 Na^+、Ca^{2+} 等离子内流,降低其兴奋性。

临床常用的抗癫痫药物有苯妥英钠、卡马西平、苯巴比妥、扑米酮、丙戊酸钠和乙琥胺等。

苯妥英钠(phenytoin sodium)

苯妥英钠又名大仑丁,是二苯乙内酰脲(苯妥英)的钠盐,为白色粉末,无臭,味苦,水溶液呈碱性。

苯妥英钠为强碱性药物,刺激性大,故不宜做肌内注射。口服吸收不规则,需 6~10 天才能达到有效的稳态血药浓度。与血浆蛋白结合率高,约为 90%,容易分布于脑组织。主要经肝脏代谢,代谢产物经肾排出,少量以原形排出体外。消除速率与血药浓度密切相关,血药浓度低于 10 μg/mL 时,进行恒比消除,半衰期为 6~24 h;浓度增加时,按恒量消除,半衰期随之延长;当血药浓度达到 20 μg/mL 时,可出现轻度毒性反应。

【药理作用及临床应用】 本药通过阻滞电压依赖性钠通道和钙通道,从而降低细胞膜对 Na^+ 和 Ca^{2+} 的通透性,抑制 Na^+ 和 Ca^{2+} 的内流,降低细胞膜的兴奋性,最终抑制病灶的异常高频放电及其向周围正常脑组织的扩散。

1. 抗癫痫 苯妥英钠是治疗癫痫大发作和单纯局限性发作的首选药。但本药起效较慢,故常需用起效较快的药物如苯巴比妥等先行控制发作。此外,本药对精神运动性发作亦有效,但对小发作无效。

2. 治疗外周神经痛 通过稳定神经细胞膜,可有效缓解如三叉神经、舌咽神经和坐骨神经等的疼痛。

3. 抗心律失常 本药是强心苷中毒引起的快速型心律失常的首选药。

【不良反应】

1. 局部刺激 苯妥英钠为碱性较强的药物,口服时对胃肠道有较大的刺激性,可致食欲减退、恶心、呕吐、腹痛等症状,故宜饭后服用。静脉注射可致静脉炎。长期应用可引起齿龈增生,以儿童和青少年较多见,发生率达 20%,与部分药物从唾液排出刺激胶原组织增生有关。用药时需注意口腔卫生,此外,经常按摩齿龈可以减小齿龈增生发生率。一般停药 3~6 个月后也可自行消退。

2. 神经系统反应 主要为剂量过大时导致的小脑-前庭系统功能失调,表现为眩晕、眼球震颤、复视、共济失调等。严重时还可致语言障碍、精神错乱、昏迷等。

3. 血液系统反应 长期应用可减少叶酸的吸收并促进其代谢,从而导致机体叶酸缺乏,发生巨幼红细胞性贫血,可用甲酰四氢叶酸防治。

4. 变态反应 少数患者应用本药后可出现皮疹、粒细胞缺乏、血小板减少、再生障碍性贫血等,故长期用药者应定期检查血常规。

5. 骨骼系统 本药具有肝药酶诱导作用,从而加速维生素 D 的代谢,长期应用患者可出现低钙血症,儿童可表现为佝偻病样改变,少数成年患者则可出现骨软化症。必要时应用维生素 D 预防。

6. 其他反应 偶见女性多毛症、男性乳房增大、淋巴结肿大等;偶致畸胎,孕妇禁用;长期服用突然停药可使癫痫发作加剧,甚至诱发癫痫持续状态。

知识链接

抗癫痫药的发展史

抗癫痫药发展较慢,第一个被发现对癫痫有效的药物是溴化物,现已不用。1912年将苯巴比妥用于治疗癫痫,可有效控制对溴化物耐受患者的癫痫。直到 1938 年发现苯妥英钠,从发现一直沿用至今。1964 年发现丙戊酸钠。近年来又逐渐合成了一些疗效更好、不良反应较少、抗癫痫谱广的药物。虽然已有多种治疗癫痫的药物,但人们仍在继续寻求更好的抗癫痫药物。

苯巴比妥(phenobarbital)

苯巴比妥又名鲁米那,为巴比妥类药物。本药一方面通过降低病灶细胞的兴奋性,另一方面通过提高病灶周围正常脑组织的兴奋阈值,限制异常高频放电的扩散,从而控制癫痫的发作。其具有起效快、疗效好、毒性低、价格便宜等优点,多年来一直广泛用于临床。临床主要用于防治癫痫大发作及癫痫持续状态。对单纯局限性发作及精神运动性发作也有一定疗效,对小发作、婴儿痉挛效果则较差。本药用药初期可出现嗜睡、精神不振、共济失调等不良反应,长期应用产生耐受性后可消失。偶可导致巨幼红细胞性贫血、白细胞减少、血小板减少等血液系统反应。此外,本药是肝药酶诱导剂,如与其他药物合用要注意调整剂量。

扑米酮(primidone)

扑米酮又名去氧苯比妥或扑痫酮,化学结构与苯巴比妥类似,口服吸收迅速完全,3 h 血药浓度达峰值,$t_{1/2}$ 为 7~14 h。经肝脏代谢后转化为苯巴比妥和苯乙基丙二酰胺,代谢产物仍具有抗癫痫作用。临床主要对大发作和局限性发作疗效较好,也可作为精神运动性发作的辅助用药。但本药与苯巴比妥相比并没有特别之处,且价格更贵,所以临床一般只用于其他药物无效的癫痫患者。不良反应以中枢神经系统症状较多见,如嗜睡、眩晕、共济失调、复视等;偶见血液系统反应,如粒细胞减少、巨幼红细胞性贫血、血小板减少等,用药期间应定期检查血常规。

乙琥胺(ethosuximide)

本药口服吸收完全,3 h 血药浓度达峰值。与血浆蛋白结合率较低,大部分药物在肝脏代谢为羟乙基衍生物后经肾排出体外,约 25% 的药物以原形排出体外。本药对戊四唑所致惊厥具有显著对抗作用。临床仅对癫痫小发作有效,对其他癫痫类型无效。此外,本药不良反应相对较少,耐受性的产生也较晚,故虽然其对小发作的疗效并非最好,却仍是治疗小发作的首选药。常见不良反应有胃肠道反应,如厌食、恶心、呕吐、呃逆等;其次还可出现中枢神经系统反应,如头痛、头晕、嗜睡、欣快感等;偶见嗜酸性粒细胞或粒细胞缺乏,严重者可导致再生障碍性贫血,用药期间应定期检查血常规。

丙戊酸钠(sodium valproate)

本药为新型广谱抗癫痫药,早在 1882 年合成,直到 1964 年开始用于癫痫治疗并取得成功,1967 年开始在欧美等国家广泛应用,目前已在世界各国广泛用于临床。本药口服吸收迅速、完全,生物利用度可达 80% 以上,1～4 h 血药浓度达峰值,与血浆蛋白结合率较高,约为90%。在肝脏代谢后经肾排出体外。本药不能抑制癫痫病灶放电,主要通过抑制病灶异常放电的扩散发挥抗癫痫作用。对各型癫痫有效,虽然对大发作的疗效不如苯妥英钠和苯巴比妥,但当后两者无效时,用本药仍有效。此外,对小发作的疗效优于乙琥胺,因其肝毒性,一般不作为首选用药。对精神运动性发作的疗效与卡马西平相似。较常见的不良反应为胃肠道反应,如食欲减退、恶心、呕吐等,饭后服用或逐渐增加剂量可减轻。偶尔也可出现中枢神经系统反应,主要表现为嗜睡、乏力、平衡失调、震颤等。严重毒性反应为肝损害,约 30% 的患者在服药数月内可出现无症状性肝功能异常,用药期间应定期检查肝功能和血常规。

卡马西平(carbamazepine)

卡马西平又名酰胺咪嗪,为广谱抗癫痫药,对于各型癫痫均有效,其中对精神运动性发作疗效最好,对大发作也有效,对小发作效果较差;本药治疗神经痛如三叉神经痛等的疗效优于苯妥英钠;此外其还具有抗躁狂作用,可用于锂盐治疗无效的躁狂症患者。常见不良反应有眩晕、视力模糊、恶心、呕吐,少数患者可出现共济失调、手指震颤、皮疹等,一般无须处理,7 天左右可自行消退。

抗痫灵(antiepilepsirin)

抗痫灵为我国自行合成的抗癫痫药,属桂皮酰胺类。本药为广谱抗癫痫药,临床可用于各型癫痫的治疗,尤其对大发作和局限性发作疗效较好。不良反应较少,常见反应有厌食、恶心、头晕、嗜睡等。

苯二氮䓬类(benzodiazepine,BZ)

本类药物为镇静催眠药,当剂量较大时可产生抗惊厥和抗癫痫作用,临床可用于癫痫治疗的药物主要有地西泮、硝西泮和氯硝西泮。

(1)地西泮(diazepam,又名安定),是治疗癫痫持续状态的首选药。

(2)硝西泮(nitrazepam,又名硝基安定),主要用于治疗癫痫小发作,特别是肌阵挛性发作和婴儿痉挛等。

(3)氯硝西泮(clonazepam,又名氯硝安定),属于广谱抗癫痫药。对癫痫小发作疗效优于地西泮,对肌阵挛性发作和婴儿痉挛也有较好疗效。静脉注射还可治疗癫痫持续状态。不良反应较小,以中枢神经系统反应和胃肠道反应较常见,一般较轻微,停药后可自行缓解。较易产生耐受性,长期服用突然停药可致反跳现象,甚至诱发癫痫持续状态。

抗癫痫药的用药护理要点见图 11-1。

表 11-1　抗癫痫药的用药护理要点

步骤	护理要点
评估	1. 患者年龄、病情、治疗情况。 2. 患者既往用药史、现用药情况以及过敏史。 3. 患者对所给药物的认知程度和合作程度。 4. 药物作用、临床应用、用法、不良反应及禁忌证
护理措施	1. 根据医嘱准确给药。 2. 严格执行查对制度,在执行药物治疗时,做到"三查八对""六准确"。 3. 密切观察药物的疗效及不良反应,一旦发生不良反应应及时通知医生,采取应对措施
评价	1. 是否减少、控制癫痫发作。 2. 是否避免和消除药物的不良反应和毒性反应。 3. 是否合理用药、安全用药
注意事项	1. 对初次发作癫痫的患者和家属,要给他们详细讲解有关疾病的治疗方法,帮助他们建立战胜疾病的信心。 2. 告知患者做好长期用药的准备。告诫患者不能随便停药、漏服、中止治疗和更换其他药物。 3. 告诉服用苯妥英钠或苯巴比妥的患者,注意观察有无维生素 D 缺乏的症状,在饮食中注意增加其摄入量,如感觉骨痛,或有其他低钙的症状,应告诉医护人员。 4. 服用苯妥英钠或苯巴比妥,会使尿液呈红色或红棕色,不会造成任何损害,告知患者不必恐慌。 5. 提醒服用苯妥英钠的患者,要注意口腔卫生和牙龈保护。 6. 告知有胃肠道反应的患者饭后服用药物可减轻症状

任务二　抗惊厥药

惊厥是因中枢神经系统过度兴奋而引起的全身骨骼肌强烈的不随意收缩,多见于小儿高热、子痫、破伤风、癫痫大发作及中枢兴奋药过量中毒等。常用抗惊厥药有巴比妥类、部分苯二氮䓬类及硫酸镁。

硫酸镁(magnesium sulfate)

给药途径不同,硫酸镁可产生完全不同的作用:口服给药产生泻下和利胆作用,此时药物很少吸收入血。当注射给药时则产生全身作用,可以松弛骨骼肌和抑制中枢神经系统。此作用是由于运动神经末梢 Ach 的释放过程需要 Ca^{2+} 参与,Mg^{2+} 与 Ca^{2+} 化学性质相似,其可拮抗 Ca^{2+} 进入神经末梢,导致运动神经末梢 Ach 释放减少,从而产生抗惊厥和降血压作用。临床主要用于缓解子痫、破伤风等惊厥,也可用于高血压危象的治疗。需注意的是,本药过量导致呼吸抑制、血压剧降,甚至心搏骤停而死亡。由于腱反射消失是呼吸抑制的先兆,因此应用本药过程中要定期检查腱反射是否存在。中毒时急救措施为:立即实施人工呼吸,并缓慢静脉注射氯化钙或葡萄糖酸钙。

考点提示

1. 苯妥英钠是治疗癫痫大发作和单纯局限性发作的首选药。

2. 苯妥英钠是强心苷中毒引起的快速型心律失常的首选药。

3. 苯妥英钠干扰叶酸代谢,可致巨幼红细胞性贫血,可用甲酰四氢叶酸治疗。

4. 乙琥胺仅对癫痫小发作有效,为治疗癫痫小发作的首选药。

常用制剂和用法

苯妥英钠　片剂:50 mg、100 mg。注射剂:100 mg、250 mg。口服:成人常用量,每次 15～100 mg,2～3 次/天;极量,每次 300 mg,1 天 500 mg。宜从小剂量开始,酌情增量。体重在 30 kg 以下的小儿按每天 5 mg/kg 给药,分 2～3 次服用,每天不宜超过 250 mg。用于癫痫持续状态时,可用 150～250 mg,加 5% 葡萄糖注射液 20～40 mL,在 6～10 min 缓慢静脉注射,每分钟不超过 50 mg。必要时 30 min 后再注射 100～150 mg。

苯巴比妥　片剂:10 mg、15 mg、30 mg、100 mg。抗癫痫:每次 15～30 mg,3 次/天。

扑米酮　片剂:0.25 g。口服:开始每次 0.05 g,1 周后渐增至每次 0.25 g,1 日 0.5～0.75 g。极量:1 天 1.5 g。儿童每天 12.5～25 mg/kg,分 2～3 次服用。

乙琥胺　胶囊剂:0.25 g。糖浆剂:5 g/100 mL。开始量:3～6 岁,1 次 250 mg,每天 1 次;6 岁以上的儿童及成人,每次 250 mg,2 次/天。

丙戊酸钠　片剂:100 mg、200 mg。胶囊剂:200 mg、250 mg。肠溶片:250 mg、500 mg。缓释片:500 mg。糖浆剂:200 mg/5 mL、500 mg/5 mL。口服:成人,每次 200～400 mg,每天 400～1200 mg;儿童,每天 20～30 mg/kg,分 2～3 次服用。

卡马西平　片剂:100 mg、200 mg、400 mg。缓释片:200 mg、400 mg。咀嚼片:100 mg、200 mg。胶囊剂:200 mg。每天 300～1200 mg,分 2～4 次服用。开始时 1 次 100 mg,1 天 2 次;以后 1 天 3 次。

抗痫灵　片剂:50 mg。口服:每次 50～150 mg,2 次/天。儿童酌减。

硫酸镁　每次 1.25～2.5 g,肌内注射或静脉滴注。静脉滴注时以 5% 葡萄糖注射液将硫酸镁稀释成 1% 浓度滴注,直至惊厥停止。

直通护考

一、选择题

A₁ 型题

1. 治疗癫痫小发作的首选药物是(　　　)。

A. 乙琥胺　　B. 苯妥英钠　　C. 苯巴比妥钠　D. 扑米酮　　　E. 地西泮

2. 用于癫痫持续状态的首选药物治疗是(　　　)。

A. 硫喷妥钠静注　　　　　　　　B. 苯妥英钠肌注　　　　　　　C. 地西泮静注

D. 戊巴比妥钠肌注　　　　　　　E. 水合氯醛灌肠

3. 治疗癫痫大发作及局限性发作最有效的药物是(　　　)。

A. 地西泮　　　B. 苯妥英钠　　　C. 苯巴比妥　　　D. 乙琥胺　　　E. 乙酰唑胺

4. 使用苯妥英钠时错误的护理是(　　　)。

A. 饭后服药　　　　　　　　　　　　B. 不做肌注,应稀释后静注

C. 出现严重不良反应,应立即停药　　　D. 告诉患者应经常按摩牙龈

E. 注意观察过敏反应的发生

5. 对惊厥治疗无效的是(　　　)。

A. 口服硫酸镁　　B. 注射硫酸镁　　C. 苯巴比妥　　　D. 地西泮　　　E. 水合氯醛

A_2型题

6. 某患者发病时眼直视,嘴里喃喃自语,两三分钟后恢复正常。诊断为癫痫小发作,首选治疗药物为(　　　)。

A. 丙戊酸钠　　　B. 卡马西平　　　C. 地西泮　　　D. 乙琥胺　　　E. 苯妥英钠

7. 患者,男,37岁。因癫痫大发作,医生给予苯妥英钠治疗后,检查血常规发现患者出现巨幼红细胞性贫血,请问可用(　　　)进行防治。

A. 布洛芬　　　　　　　　　B. 硫酸亚铁　　　　　　　C. 甲酰四氢叶酸

D. 枸橼酸铁胺　　　　　　　E. 右旋糖酐铁

A_3型题

(8～10题共用题干)

患儿,男,9岁,自5年前患癫痫以来,平均一个月发作一两次,尤其是感冒发烧时必发,发作时口吐白沫,眼睛上翻,手脚抽搐,小便失禁,抽搐后烦躁不安。

8. 患儿应首选的治疗药物是(　　　)。

A. 地西泮　　　B. 苯妥英钠　　　C. 丙戊酸钠　　　D. 乙琥胺　　　E. 扑痫灵

9. 由于该药刺激性大,最为常用的给药途径是(　　　)。

A. 口服　　　B. 肌内注射　　　C. 静脉注射　　　D. 皮下注射　　　E. 静脉滴注

10. 长期应用该药可致牙龈增生,应当如何防治?(　　　)

A. 减少剂量　　　　　　　　　B. 饭后服用　　　　　　　　C. 注意口腔卫生

D. 用甲酰四氢叶酸防治　　　　E. 出现后立即停药

B型题

(11～13题共用答案)

A. 苯妥英钠　　　B. 苯巴比妥　　　C. 地西泮　　　D. 乙琥胺　　　E. 扑米酮

11. 具有良好的抗焦虑作用,同时也可用于癫痫持续状态的药物是(　　　)。

12. 属于镇静催眠药,既可用于失眠症,又是癫痫大发作的常用药的是(　　　)。

13. 为抗癫痫药,既用于治疗癫痫,又可用于抗心律失常的药物是(　　　)。

二、案例分析

患者,男,19岁,3年前检查发现患有癫痫病,每次发作时表现为意识丧失、精神恍惚、情绪改变,突然运动停止,手中持物掉落,不能发音,并伴随咀嚼、吞咽、舔舌、自言自语、脱衣等现象。诊断为精神运动性癫痫发作。

请分析：

（1）该患者可选用哪些抗癫痫药进行治疗？

（2）不同药物用药后可能出现的不良反应分别是什么？

（刘亚军）

项目十二　抗中枢神经系统退行性疾病药

学习目标

1. 掌握左旋多巴和苯海索治疗帕金森病的药理作用、临床应用及主要不良反应。
2. 熟悉卡比多巴、金刚烷胺、溴隐亭、司来吉兰、他克林等药物的作用特点。
3. 了解其他抗中枢神经系统退行性疾病药的作用特点及临床应用。
4. 学会观察抗中枢神经系统退行性疾病药的疗效及不良反应，能够运用用药护理知识，正确进行用药指导。

案例引导

患者，女，65岁，3年前一侧上肢手部出现震颤，未给予治疗，现同侧下肢、对侧上下肢、下颌和头部也相继出现震颤，静止时震颤更为明显，同时伴有翻身、起立、穿衣、刷牙等运动困难。诊断为帕金森病。

问题1　可用于帕金森病治疗的药物有哪几类？
问题2　用左旋多巴治疗该病时，如何做好用药护理？

中枢神经系统退行性疾病是一组慢性进行性中枢神经组织退行性改变所产生的疾病的总称。主要包括帕金森病（Parkinson disease，PD）、阿尔茨海默病（Alzheimer disease，AD）、亨廷顿病（Huntington disease，HD）、肌萎缩侧索硬化病（amyotrophic lateral sclerosis，ALS）等，本章重点介绍抗帕金森病药和治疗阿尔茨海默病药。

任务一　抗帕金森病药

帕金森病又称震颤麻痹，是进行性锥体外系功能紊乱引起的一种慢性中枢神经系统退行性疾病，临床典型症状为静止震颤、肌肉僵直、运动迟缓和姿势反射受损等。如不及时治疗，病情可呈进行性加重。发病机制目前认为与患者黑质病变多巴胺（DA）合成减少，导致纹状体内多巴胺能神经与胆碱能神经功能失衡有关。

一、拟多巴胺类药

(一)多巴胺的前体药

左旋多巴(L-DOPA)

本药口服后从小肠迅速吸收,0.5~2 h 血药浓度达峰值。生物利用度高低与胃排空速率、胃液 pH 值或高蛋白饮食等因素相关。95%以上的左旋多巴在外周多巴脱羧酶的作用下转化为多巴胺,只有 1%~3%的原形药物到达脑组织。左旋多巴在体内代谢后,主要经肾排出体外。

【药理作用】 进入脑组织的左旋多巴在中枢多巴脱羧酶的作用下转化为 DA,补充了纹状体中 DA 的不足,从而起到抗帕金森病的作用。此外,DA 经 β-羟化酶的作用可进一步转化为 NA,可暂时改善脑功能,促进肝性脑病患者苏醒。

【临床应用】

1. 治疗帕金森病 左旋多巴对大多数 PD 患者有效,其作用特点为:①起效慢,用药 2~3 周才显效,1~6 个月后才获最大疗效;②对轻症和年轻患者效果佳,对重症和老年患者效果较差;③改善症状方面,对肌肉僵直和运动迟缓疗效好,对肌肉震颤效果差。

2. 治疗肝性脑病 对急性肝功能衰竭所致肝性脑病有效。左旋多巴在脑内可进一步转化为 NA,改善中枢神经系统功能,可使患者的意识从昏迷转变为清醒。

【不良反应】 不良反应大多为本药在体内转化的 DA 所致。

1. 胃肠道反应 治疗早期可出现厌食、恶心、呕吐等,用药一段时间后可减轻或逐渐消失。偶见消化性溃疡出血或穿孔。

2. 心血管反应 治疗早期部分患者可出现轻度体位性低血压、头晕、心律失常等。

3. 神经系统反应 治疗 2~4 个月时约 50%的患者可出现异常的不随意运动,包括面舌抽搐、摇头、四肢或躯干的摇摆运动等。部分患者还可出现"开-关"现象,即患者突然多动不安(开),随后又出现肌强直运动不能(关),严重影响患者日常活动。

4. 精神症状 主要表现为激动不安、焦虑、噩梦、幻觉、妄想、谵妄等。

【用药护理】 左旋多巴的用药护理要点见表 12-1。

表 12-1 左旋多巴的用药护理要点

步骤	护理要点
评估	1. 患者年龄、病情、治疗情况。
	2. 患者既往用药史、现用药情况以及过敏史。
	3. 患者对所给药物的认知程度和合作程度。
	4. 药物作用、临床应用、用法、不良反应及禁忌证
护理措施	1. 根据医嘱准确给药。
	2. 严格执行查对制度,在执行药物治疗时,做到"三查八对""六准确"。
	3. 密切观察药物的疗效及不良反应,一旦发生不良反应应及时通知医生,采取应对措施

续表

步骤	护理要点
评价	1. 能否维持活动能力、生活自理能力。 2. 有无焦虑、失眠、头晕、肝肾功能损害等。 3. 是否合理用药、安全用药
注意事项	1. 药物宜饭前给药，以避免食物对药物的影响。 2. 定期监测患者的肝肾功能。 3. 观察患者的身体平衡、肢体震颤、步态等情况，观察患者活动能力及生活自理能力改善情况。 4. 注意防止体位性低血压，告诉患者改变体位时要缓慢，要注意防止跌倒或摔伤。 5. 给药后要注意观察患者精神方面的变化，有无精神错乱或幻觉等，并及时告知医生。 6. 此类药物安全范围较窄，长期用药患者要警惕药物过量可致中毒反应

知识链接

左旋多巴的传奇诞生之旅

左旋多巴是制药史上两度获得诺贝尔奖的唯一药物。1958 年瑞典的神经科学家 Arvid Carlsson 发现左旋多巴能治疗由利血平引起的假性帕金森综合征。因此他于 2000 年获得诺贝尔生理学或医学奖。另外一位诺贝尔奖获得者是威廉·诺尔斯，20 世纪 60 年代初，他和同伴们成功生产出一种催化剂，使左旋多巴的工业化生产成为可能。2001 年瑞典皇家科学院向威廉·诺尔斯颁发了诺贝尔化学奖。

（二）左旋多巴的增效药

卡比多巴（carbidopa）

卡比多巴又名 α-甲基多巴肼，为外周多巴脱羧酶抑制剂。与左旋多巴合用时，可减少左旋多巴在外周组织脱羧作用，一方面可使更多的左旋多巴能进入脑组织发挥作用，提高左旋多巴的疗效；另一方面可减少外周 DA 的生成，从而减轻不良反应。与左旋多巴组成的复方制剂称为心宁美（sinemet），两者比例为 1∶4 或 1∶10。

司来吉兰（selegiline）

本药为选择性极高的单胺氧化酶抑制剂，其可抑制 MAO-B，减少纹状体内 DA 的降解，与左旋多巴合用时，可增强左旋多巴的疗效，减少其用量，减轻外周不良反应，使左旋多巴的"开-关"现象减轻或消失。

（三）多巴胺受体激动药

溴隐亭（bromocriptine）

溴隐亭为 D_2 受体激动药，对多巴胺受体有直接激动作用。与左旋多巴合用治疗 PD 可取得较好疗效，可使症状波动减少。其不良反应较多，常见有恶心、呕吐、体位性低血压、运动困难，精神方面症状如幻觉、错觉、思维混乱等。

（四）促多巴胺释放药

金刚烷胺（amantadine）

金刚烷胺又名金刚烷，可通过促进纹状体内多巴胺能神经释放 DA、减少 DA 再摄取、激动 DA 受体等多种方式增强多巴胺能神经功能。本药起效快，作用维持时间短，对 PD 的疗效优于抗胆碱药但是弱于左旋多巴。不良反应较轻，一般具有暂时和可逆性。长期应用可致双下肢皮肤出现网状青斑，可能为局部释放儿茶酚胺引起血管收缩所致。此外，患者还可出现不安、失眠、运动失调等症状。

二、中枢 M 受体阻断药

苯海索（benzhexol）

苯海索又名安坦，主要通过阻断胆碱受体从而抑制纹状体内胆碱能神经功能发挥作用。本药对肌肉震颤效果较好，对肌肉僵直和运动徐缓效果较差。亦可与左旋多巴合用起协同作用。临床主要用于轻症患者、对左旋多巴不能耐受或禁用患者。不良反应与阿托品相似，有报道称本药可加重 PD 患者伴有的痴呆症状，故痴呆症状明显者要慎用。

任务二　治疗阿尔茨海默病药

阿尔茨海默病又称原发性老年性痴呆，是一种慢性、以进行性认知障碍和记忆损害为主的中枢神经系统退行性疾病。近年来研究证实，AD 患者脑内出现胆碱能神经传递功能障碍、胆碱受体变性、神经元数目减少等改变。目前临床治疗主要以胆碱酯酶抑制药和 M 受体激动药为主。

一、胆碱酯酶抑制药

他克林（tacrine）

本药可口服或肌内注射，个体化差异较大，口服给药时食物可影响其吸收。本药脂溶性高，极易透过血脑屏障，体内分布广，主要在肝脏代谢，$t_{1/2}$ 为 $2\sim4$ h。本药是第一代可逆性胆碱酯酶抑制药，主要通过抑制胆碱酯酶增加 Ach 含量来发挥作用，是目前治疗 AD 最有效的药物。多与卵磷脂合用治疗 AD，可提高患者的认知能力并改善其记忆功能，并可延缓病程进展。不良反应较大，使其临床应用受到一定限制。主要不良反应为肝毒性，可引起转氨酶水平升高，绝大多数患者停药后可恢复，用药期间应定期监测肝功能。其他不良反应还有胃肠道痉挛、恶心、呕吐、流涎、多汗、眩晕等。

二、M 受体激动药

占诺美林(xanomeline)

占诺美林为选择性 M_1 受体激动药。口服易吸收,易通过血脑屏障。服用本药后,AD 患者的认知功能和动作行为均可得到明显改善。较为严重的不良反应主要表现为胃肠道反应和心血管系统反应,部分患者无法耐受可能中断治疗,可选择经皮肤给药。

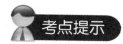
考点提示

1. 抗帕金森病药的分类和代表药。
2. 左旋多巴的用药注意事项。

常用制剂和用法

左旋多巴 片剂:50 mg、100 mg、250 mg。胶囊剂:100 mg、125 mg、250 mg。帕金森病:口服,开始时每天 0.25～0.5 g,每服 2～4 天增加 0.125～0.5 g。维持量:每天 3～6 g,分 4～6 次服,连续用药 2～3 周后见效。

卡比多巴 片剂:25 mg。开始 1 次的剂量为卡比多巴 10 mg、左旋多巴 100 mg,每天 4 次;以后每隔 3～7 天每天增加卡比多巴 40 mg、左旋多巴 400 mg,直至每天的量为卡比多巴 200 mg、左旋多巴 2 g。多采用复方制剂,如患者已先用左旋多巴,须停药 8 h 以上才能合用两药。

司来吉兰 片剂:5 mg。口服:每天 10 mg,早上 1 次顿服;或每次 5 mg,早、晚 2 次服用。

溴隐亭 片剂:2.5 mg。帕金森病:开始每次 1.25 mg,2 次/天,2 周内逐渐增加剂量。

金刚烷胺 片剂:100 mg。胶囊剂:100 mg。糖浆剂:100 mg/mL。口服:成人,每次 100 mg,早晚各 1 次,最大剂量为每天 400 mg。小儿用量酌减,可连用 3～5 天,最多 10 天。1～9 岁小儿每天 3 mg/kg,最大用量每天不超过 150 mg。

苯海索 片剂:2 mg。胶囊剂:5 mg。口服:开始时每天 1～2 mg;逐日递增至每天 5～10 mg,分次服用。

直通护考

一、选择题

A_1 型题

1. 下列关于卡比多巴的描述错误的是( )。

A. 为外周多巴脱羧酶抑制剂　　　　　　B. 能提高 L-DOPA 的疗效

C. 单用可产生抗震颤麻痹作用　　　　　D. 能减轻 L-DOPA 外周的不良反应

E. 能增高脑内多巴胺的浓度

2. 用左旋多巴治疗帕金森病时,应与下列哪种药物合用?( )

A. 维生素 B_6　　B. 多巴　　　　C. 苯乙肼　　　D. 卡比多巴　　　E. 多巴胺

3. 下列哪个药物属于中枢性抗胆碱药？（　　　）

A. 卡比多巴　　　B. 溴隐亭　　　　C. 苯海索　　　　D. 阿托品　　　E. 山莨菪碱

4. 金刚烷胺治疗帕金森病的主要作用机制是（　　　）。

A. 转化为多巴胺而起作用　　　　B. 抗胆碱作用　　　　　　　　　C. 阻断多巴胺受体

D. 促进多巴胺释放　　　　　　　E. 激动 D_2 受体

5. 溴隐亭治疗帕金森病的主要作用机制是（　　　）。

A. 转化为多巴胺而起作用　　　　B. 抗胆碱作用　　　　　　　　　C. 阻断多巴胺受体

D. 促进多巴胺释放　　　　　　　E. 激动 D_2 受体

A_2 型题

6. 某患者诊断为帕金森病后，医生给予左旋多巴治疗，欲提高疗效，减少不良反应，此类药物常与（　　　）合用。

A. 卡比多巴　　　B. 多巴胺　　　C. 苯海索　　　D. 金刚烷胺　　　E. 多巴

7. 患者，男，67 岁。诊断为阿尔茨海默病，可用于该病治疗的抗胆碱药物是（　　　）。

A. 山莨菪碱　　　B. 占诺美林　　　C. 东莨菪碱　　　D. 阿托品　　　E. 后马托品

B 型题

（8～11 题共用答案）

A. 增加纹状体内 DA 浓度　　　B. 激动多巴胺受体　　　　　　C. 促进 DA 释放

D. 阻断纹状体内胆碱受体　　　E. 阻断纹状体内多巴胺受体

8. 左旋多巴（　　　）。

9. 苯海索（　　　）。

10. 溴隐亭（　　　）。

11. 金刚烷胺（　　　）。

二、案例分析

患者，男，78 岁，5 年前开始出现记忆力减退，自己刚做过的事情或者刚说过的话记不起来，外出时经常找不到回家的路，不愿与人交谈说话，1 年前开始出现智力下降，时常还伴有妄想、幻觉等精神方面症状，诊断为阿尔茨海默病。

请分析：

（1）目前主要可用于治疗该病的药物有哪几类？

（2）它们的作用机制是什么？

（刘亚军）

项目十三　抗精神失常药

学习目标

1. 掌握氯丙嗪的药理作用及作用机制、临床用途、主要不良反应。
2. 熟悉抗抑郁药丙米嗪、抗躁狂药碳酸锂的药理作用、临床应用及主要不良反应。
3. 了解其他抗精神病药的作用特点和临床应用。
4. 学会观察抗精神失常药的疗效及不良反应，能够运用用药护理知识，正确进行用药指导。

案例引导

患者，女，14岁，因出现幻听一个月余入院。半年前自父亲去世后开始出现失眠、心情忧郁，对学习也变得没有兴趣。近一个多月来，患者总说听到父亲在她耳边讲话，故时而自言自语、时而凝神倾听，诊断为精神分裂症。给予氯丙嗪治疗3个月后，病情有所好转。

问题1　氯丙嗪用于治疗精神分裂症的作用机制是什么？
问题2　患者应用此药过程中，护士应如何进行用药指导？

精神失常是多种原因导致的以思维、情感和行为等精神活动异常为特征的一类疾病。临床常见精神失常有精神分裂症、躁狂症、抑郁症、焦虑症等。应用于治疗精神失常的药物分为抗精神病药、抗躁狂症药、抗抑郁症药及抗焦虑症药。

任务一　抗精神病药

精神分裂症是一类以思维、情感、行为之间不协调，精神活动与现实环境脱离为主要表现特征的一类精神病。临床上根据症状不同，分为以幻觉、妄想等阳性症状为主的Ⅰ型和以情感淡漠、主动性缺乏等阴性症状为主的Ⅱ型精神分裂症。绝大多数抗精神病药对Ⅰ型患者疗效好,对Ⅱ型患者效果差甚至无效。抗精神病药根据化学结构不同分为四类:吩噻嗪类、硫杂蒽类、丁酰苯类、其他类。

一、吩噻嗪类

氯丙嗪(chlorpromazine)

氯丙嗪又名冬眠灵,因可阻断DA受体、5-HT$_2$受体、M受体,故作用广泛且不良反应较多。

本药口服吸收慢且不规则,2～4 h血药浓度达峰值。肌内注射可迅速吸收,与血浆蛋白结合率较高,可达90%以上,分布广泛。主要在肝脏代谢,经肾排出体外。其在体内的消除与年龄关系密切,老年患者需减量。

【药理作用】

1. 对中枢神经系统的作用

(1)抗精神病作用 通过阻断中脑-皮质通路和中脑-边缘系统的D$_2$受体,对中枢神经系统产生抑制作用。正常人口服治疗量氯丙嗪后,可出现安静、活动减少、淡漠等表现,但理智正常。精神分裂症患者服用氯丙嗪后,则能迅速控制其兴奋躁动状态,加大剂量,还可进一步消除患者的幻觉、妄想等症状,患者理智逐渐恢复、情绪稳定、生活自理能力得到改善。

(2)止吐作用 小剂量通过阻断延脑催吐化学感受区D$_2$受体,大剂量通过直接抑制呕吐中枢,从而发挥强大的止吐作用。但不能对抗前庭刺激引起的呕吐。

(3)对体温调节的作用 抑制下丘脑体温调节中枢,使体温调定点失灵,从而使得体温的变化随外界环境温度而变化,如在低温环境时,配合物理降温,可使体温降至正常以下。

2. 对自主神经系统的作用 本药阻断α受体,可使血管扩张、血压下降,但由于易产生耐受性,故不宜用于高血压的治疗;阻断M受体,可致口干、便秘、视力模糊等。

3. 对内分泌系统的影响 阻断结节-漏斗通路的D$_2$受体,可抑制催乳素抑制因子、促性腺激素释放因子、促肾上腺皮质激素(ACTH)、垂体生长激素的释放。

【临床应用】

1. 精神分裂症 临床主要用于Ⅰ型精神分裂症的治疗,尤其对急性患者效果显著,但不能根治;对慢性精神分裂症患者疗效较差;也可用于治疗多种器质性(如脑动脉硬化性、感染中毒性等)精神病和症状性精神病的兴奋、幻觉和妄想症状,剂量要小,症状控制后应立即停药。

2. 呕吐和顽固性呃逆 对多种原因(如强心苷、尿毒症等)所致呕吐具有强大的止吐作用,对顽固性呃逆也有显著疗效,但对晕动病引起的呕吐无效。

3. 人工冬眠 与其他中枢抑制药(哌替啶、异丙嗪等)合用,同时予以物理降温(冰袋、冰浴等),可使患者深睡,体温、基础代谢率降低,组织耗氧量减少,心、脑等重要器官对氧的需求降低,有利于机体度过危险的缺氧缺能量阶段,为其他有效的治疗赢得时间,这种状态称为"人工冬眠"。临床可用于严重创伤、感染性休克、高热惊厥、甲状腺危象等病的辅助治疗。

【不良反应】

1. 一般不良反应 患者可出现嗜睡、淡漠、无力等中枢抑制症状;视力模糊、口干、便秘等M受体阻断症状;鼻塞、血压下降等α受体阻断症状,为避免体位性低血压,注射用药后静卧1～2 h后缓慢起立。此外,本药局部刺激性较强,宜深部肌内注射。静脉注射可致血栓性静脉炎,应以生理盐水或葡萄糖注射液稀释后缓慢注射。

2. 锥体外系反应 最常见的不良反应,是阻断黑质-纹状体通路 D_2 受体所致,主要表现:①帕金森综合征。②静坐不能:表现为坐立不安、反复徘徊。③急性肌张力障碍:一般用药后 1~5 天出现,表现为强迫性张口、伸舌、斜颈、呼吸运动障碍及吞咽困难等。④迟发性运动障碍,仅见于部分患者,表现为吸吮、舔舌、咀嚼不自主的刻板运动以及广泛性手足徐动症,抗胆碱药反使其症状加重,宜尽早停药。

3. 心血管和内分泌系统反应 可出现心电图异常、房室传导阻滞、心律失常等。长期用药还可导致内分泌系统功能紊乱,如泌乳、闭经、排卵延迟、男性性欲低下、儿童生长抑制等。

4. 药源性精神异常 患者可出现萎靡、淡漠、抑郁、兴奋、躁动、幻觉、妄想、意识障碍等,严重时需立即减量或停药。

5. 惊厥与癫痫 少数患者可出现局部或全身抽搐,有癫痫惊厥史的患者慎用。

6. 过敏反应 常见症状有皮疹、接触性皮炎。少数患者出现肝损害、黄疸,也可出现粒细胞减少、溶血性贫血和再生障碍性贫血等。

7. 急性中毒 一次大剂量服用氯丙嗪,可致急性中毒,表现为昏睡、血压下降甚至休克、心动过速、心电图异常等,应立即对症治疗。

【用药护理】 氯丙嗪的用药护理要点见表 13-1。

表 13-1 氯丙嗪的用药护理要点

步骤	护理要点
评估	1. 患者年龄、病情、治疗情况。
	2. 患者既往用药史、现用药情况以及过敏史。
	3. 患者对所给药物的认知程度和合作程度。
	4. 药物作用、临床应用、用法、不良反应及禁忌证
护理措施	1. 根据医嘱准确给药。
	2. 严格执行查对制度,在执行药物治疗时,做到"三查八对""六准确"。
	3. 密切观察药物的疗效及不良反应,一旦发生不良反应及时通知医生,采取应对措施
评价	1. 是否改善和维持基本的活动能力及生活自理能力。
	2. 有无体位性低血压所致摔伤,肝肾功能是否正常,有无便秘或尿潴留。
	3. 是否合理用药、安全用药
注意事项	1. 肌内注射时注意更换部位,静脉注射或滴注时应有足够的稀释量,速度要缓慢。
	2. 用药过程中注意观察患者的用药反应,要定期评估患者的状况。
	3. 定期监测患者肝肾功能。
	4. 注意观察急性粒细胞缺乏症的症状和体征,如咽痛、发热、乏力等,一旦发现,应立即停药并告知医生,同时注意定期监测血常规。
	5. 如出现兴奋过度、震颤、尿潴留或其他较严重不良反应,应暂停给药,并详细记录停药原因。
	6. 便秘严重者,需告知医生,决定是否需要使用温和的泻药,同时采用其他预防便秘的措施。
	7. 用药数小时或数周内,可能会出现锥体外系反应,一旦发现,应立即告知医生

知识链接

抗精神病药的发现与临床进展

20世纪50年代初,氯丙嗪被合成,并被证实具有抗精神病作用,1952年Delay和Deniker首先将其用于临床治疗精神病并取得成功;1959年,氯氮平被合成,成为第一个具有良好抗精神病作用又不导致锥体外系不良反应的抗精神病药;1994年,合成了利培酮,成为新一代抗精神病药。一系列抗精神病药的合成与应用使精神病的治疗取得了前所未有的突破和改进。

其他吩噻嗪类药物

奋乃静(perphenazine)、氟奋乃静(fluphenazine)及三氟拉嗪(trifluoperazine)属吩噻嗪类中哌嗪衍生物。与氯丙嗪相比,奋乃静对慢性精神分裂症的疗效更优,不良反应较轻;三氟拉嗪和氟奋乃静在控制幻觉、妄想、行为退缩、情感淡漠等方面疗效更好,宜用于精神分裂症偏执型和慢性精神分裂症患者的治疗。

二、硫杂蒽类

泰尔登(tardan)

泰尔登又名氯普噻吨,与氯丙嗪相比,本药调整情绪、控制焦虑抑郁的作用较强,控制幻觉、妄想作用则较弱。临床主要用于伴有强迫、焦虑、抑郁状态的精神分裂症患者,也可用于治疗焦虑性神经官能症、情感性精神病的抑郁症及更年期抑郁症。不良反应相对较少,锥体外系症状也较轻。

三、丁酰苯类

氟哌啶醇(haloperidol)

氟哌啶醇又名氟哌丁苯,为选择性 D_2 受体阻断药,与氯丙嗪相比,其抗精神病作用和止吐作用较强;不良反应方面:锥体外系症状相对较重,M受体阻断作用较轻,对心血管系统影响较小,几乎无镇静作用。临床主要适用于以兴奋、激动、幻觉、妄想为主的精神分裂症患者;亦可用于治疗焦虑性神经官能症、顽固性呃逆、呕吐等。本药可致畸,孕妇禁用。

四、其他类

氯氮平(clozapine)

本药为苯二氮䓬类,属新型抗精神病药。目前在我国很多地区已成为治疗精神分裂症的首选药。其对精神分裂症的疗效与氯丙嗪相似,同时具有起效快、作用强、改善精神分裂症患者阳性症状效果好等特点;并且基本没有锥体外系反应,对内分泌系统也不产生影响;而且对其他抗精神病药无效的患者仍有效,故临床主要用于对其他抗精神病药无效或锥体外系反应严重的患者。此外,对于长期应用氯丙嗪等抗精神病药所致的迟发运动障碍,使用氯氮平可明显改善之,同时原有精神症状也可得到控制。粒细胞减少为其常见不良反应,严重者可致粒细胞缺乏,故应定期检查患者血常规。

五氟利多(penfluridol)

五氟利多为口服长效抗精神病药,用药一次,疗效可维持一周。对精神分裂症的疗效与氟哌啶醇相似,临床可用于急、慢性精神分裂症患者,尤其适用于慢性患者。最常见不良反应为锥体外系反应。

任务二　抗抑郁药

抗抑郁药是一类用于治疗情绪低落消极、抑郁的药物。临床常用抗抑郁药分为:三环类抗抑郁药、NA 再摄取抑制药、选择性 5-HT 再摄取抑制药及其他抗抑郁药。

一、三环类抗抑郁药

丙米嗪(imipramine)

丙米嗪又名米帕明,是第一代单胺再摄取抑制剂。

【药理作用】

1. 对中枢神经系统的作用　抑郁症患者服用本药后出现精神振奋现象,表现为情绪高涨,症状减轻,尤其是连续服用 2~3 周后,效果更为显著。目前认为其抗抑郁的作用机制与其减少神经末梢再摄取 NA 和 5-HT 有关。

2. 对心血管系统的作用　本药治疗量可引起血压下降、心律失常(以心动过速较常见)、心电图异常等。可能与其减少 NA 再摄取导致心肌中 NA 浓度增高有关。此外,本药对心肌有奎尼丁样直接抑制作用,心血管患者慎用。

3. 对植物神经系统的作用　本药能明显阻断 M 受体,引起口干、便秘、视物模糊和尿潴留等。

【临床应用】

1. 抑郁症　可用于治疗各种原因所致抑郁症,尤其适用于内源性抑郁症、更年期抑郁症,亦可用于强迫症的治疗。

2. 焦虑和恐怖症　本药对伴有焦虑的抑郁症患者疗效佳,对恐怖症亦有效。

【不良反应】　常见不良反应有口干、视力模糊、便秘、尿潴留等,前列腺肥大、青光眼患者禁用;还可引起神经及精神方面症状,如震颤、头晕、乏力、失眠等,严重者可出现中毒性谵语、恐怖症、躁狂发作、癫痫等;此外还可引起体位性低血压、肝功能异常、粒细胞缺乏症、性功能障碍等。

二、NA 再摄取抑制药

本类药物选择性抑制突触前膜 NA 的再摄取,常用药物有地昔帕明、马普替林、去甲替林、普罗替林、阿莫沙平等。

地昔帕明(desipramine)

地昔帕明又名去甲丙米嗪,是强效选择性 NA 再摄取抑制药,临床主要用于轻、中度抑郁症的治疗,也可用于遗尿症的治疗。与丙米嗪相比,对心脏的影响与其相似,其他不良反应均较小,过量时也可导致口干、便秘、血压下降、心律失常、震颤、惊厥等。

三、选择性 5-HT 再摄取抑制药

本类药物对其他递质和受体作用甚微,疗效与三环类抗抑郁药相似,但是不良反应相比大大减少。常用药物有氟西汀(fluoxetine,百忧解)、帕罗西汀(paroxetine,赛洛特)、西塔罗帕(citalopram)等。

氟西汀(fluoxetine)

氟西汀又名百忧解,为选择性强效 5-HT 再摄取抑制剂。其抗抑郁作用与丙米嗪相似,临床可用于各型抑郁症的治疗,亦可用于强迫症、恐怖症、神经性贪食症的治疗。不良反应相对较少且轻,偶有厌食、恶心、呕吐、头昏、失眠、震颤、惊厥、性欲降低等。

任务三　抗躁狂症药

抗躁狂症药是用于治疗以情绪高涨、活动过度、思维言语不能自制为特征的躁狂症的一类药物。前述抗精神病药及部分抗癫痫药也可用于治疗躁狂症。目前临床最常用的抗躁狂症药是碳酸锂。

碳酸锂(lithium carbonate)

本药口服吸收迅速完全,2～4 h 血药浓度达峰值,不与血浆蛋白结合。因通过血脑屏障进入脑组织和神经细胞需要一定时间,故锂盐起效较慢。主要经肾排泄,$t_{1/2}$ 为 18～36 h。

【药理作用及临床应用】　碳酸锂主要是锂离子发挥药理作用,其情绪安定作用的具体机制还不太明确,目前认为可能与其抑制脑内 NA 和 DA 的释放和促进再摄取与灭活,使突触间隙 NA 和 DA 浓度降低,影响磷酸肌醇代谢途径,减少二磷酸肌醇含量等有关。正常人服用治疗量对其精神行为没有明显影响,躁狂症患者应用后可产生显著疗效。临床主要用于躁狂症的治疗,亦可用于精神分裂症的躁狂症状、躁狂抑郁症的治疗。

【不良反应及注意事项】　碳酸锂安全范围较窄,1.5～2.0 mmol/L 时就可引起轻度中毒,导致口干、恶心、呕吐、腹痛、腹泻、细微震颤、共济失调等;2.0～2.5 mmol/L 时可致中度

中毒,表现为严重胃肠道反应、视物模糊、反射亢进、脑电图异常、肢体阵挛、惊厥、昏迷、循环衰竭等;大于 2.5 mmol/L 时可致严重中毒,出现全身抽搐、肾衰竭甚至死亡。由于其无特异拮抗剂,一旦发生中毒,应立即停药,采取对症处理和支持疗法进行解救。

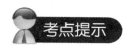

1. 氯丙嗪可作用于体温调节中枢,使体温降到正常体温以下,与异丙嗪和哌替啶组成冬眠合剂。

2. 氯丙嗪有止吐作用,但对晕动病所致的呕吐无效。

3. 氯丙嗪所致的体位性低血压治疗用去甲肾上腺素,禁用肾上腺素。

常用制剂和用法

氯丙嗪　片剂:5 mg、12.5 mg、25 mg、50 mg。注射剂:10 mg/1 mL、25 mg/1 mL、50 mg/2 mL。口服:用于治疗呕吐,每次 12.5～25 mg,2～3 次/天;用于治疗精神病,每天 50～600 mg。开始每天 25～50 mg,分 2～3 次服,逐渐增至每天 300～450 mg,症状减轻后再减至每天 100～150 mg。极量:每次 150 mg,每天 600 mg。肌内或静脉注射:用于治疗呕吐,每次 25～50 mg;用于治疗精神病,每次 25～100 mg。目前多采用静脉滴注。极量:每次 100 mg,每天 400 mg。

泰尔登　片剂:12.5 mg、15 mg、25 mg、50 mg。注射剂:30 mg/1 mL。每天服 75～200 mg,分 2～3 次服。对兴奋躁动、不合作者,开始可肌内注射,每天量为 90～150 mg,分次给予,好转后改为口服。

氟哌啶醇　片剂:2 mg、4 mg。注射剂:5 mg/1 mL。口服:开始时每次 2 mg,无效时可逐渐增加剂量,成人一天常用量为 10～40 mg。肌内注射:每次 5～10 mg,2～3 次/天。静脉注射:5 mg,用 25% 葡萄糖注射液稀释后在 1～2 min 内缓慢注入,每 8 h 1 次。如好转可改为口服。

氯氮平　片剂:25 mg、50 mg。口服:开始每次 25 mg,1～2 次/天,然后每天增加 25～50 mg,如耐受性好,在开始治疗的两周末将一天总量增至 300～450 mg。

五氟利多　片剂:5 mg、20 mg。口服:每次 10～40 mg,每周 1 次。以后根据病情递增至每周 80～120 mg。

丙米嗪　片剂:12.5 mg、25 mg、50 mg。口服:成人每次 25～50 mg,3 次/天,渐增至每次 200～300 mg。维持量:每天 75～150 mg。

氟西汀　胶囊剂:20 mg。口服:每天 20 mg,1 次/天。病情需要时可增至每天 80 mg。老年人起始剂量为每天 10 mg。

碳酸锂　片剂:0.125 g、0.25 g、0.5 g。缓释片剂:0.3 g。胶囊剂:0.25 g、0.5 g。口服:一般剂量为每次 0.125～0.5 g,3 次/天。开始可用小剂量,以后逐渐加到每天 1.5～2 g。症状控制后维持量为每天 0.75～1.5 g。

直通护考

一、选择题

A₁ 型题

1. 氯丙嗪引起的锥体外系反应不包括下列哪一项？（　　）

A. 迟发性运动障碍　　　　　B. 肌张力降低　　　　　C. 急性肌张力障碍

D. 静坐不能　　　　　E. 帕金森综合征

2. 碳酸锂主要用于治疗（　　）。

A. 精神分裂症　　B. 抑郁症　　　C. 躁狂症　　　D. 焦虑症　　　E. 以上均不是

3. 下列哪一项不是氯丙嗪的不良反应？（　　）

A. 习惯性及成瘾性　　　　　B. 口干、视力模糊　　　　　C. 体位性低血压

D. 肌肉震颤　　　　　E. 粒细胞减少

4. 氯丙嗪没有以下哪一种作用？（　　）

A. 止吐　　　B. 抗胆碱　　　C. 抗肾上腺素　　D. 抗心绞痛　　E. 抑制 ACTH 释放

5. 下列哪一项为抗抑郁症药物？（　　）

A. 吩噻嗪类　　B. 三环类　　　C. 丁酰苯类　　　D. 硫杂蒽类　　E. 苯二氮䓬类

A₂ 型题

6. 某患者患躁狂症后家属用各种土方治疗救治无效，请问该患者首选的治疗药物是（　　）。

A. 氯丙嗪　　　B. 丙米嗪　　　C. 地西泮　　　D. 碳酸锂　　　E. 奋乃静

7. 患者，男，27 岁。因精神分裂症入院治疗，使用氯丙嗪后患者出现严重低血压，请问应该选用（　　）来提升血压。

A. 肾上腺素　　B. 异丙肾上腺素　　C. 多巴胺　　D. 去甲肾上腺素　　E. 麻黄碱

A₃ 型题

（8～10 题共用题干）

某患者使用氯丙嗪治疗精神分裂症后，出现手指震颤、运动障碍等。

8. 请问上述现象属于氯丙嗪不良反应中的哪一类？（　　）

A. 中枢抑制症状　　　　　B. 锥体外系反应　　　　　C. 药源性精神异常

D. 急性中毒反应　　　　　E. 以上均不是

9. 此类不良反应是由于（　　）所导致。

A. 阻断中脑-边缘系统通路的 D₂ 受体　　　　　B. 阻断中脑-皮质通路的 D₂ 受体

C. 阻断黑质-纹状体通路的 D₂ 受体　　　　　D. 阻断结节-漏斗通路的 D₂ 受体

E. 以上均不是

10. 为减轻此类不良反应，可采取的措施是（　　）。

A. 增加药量　　　　　B. 使用抗胆碱药　　　　　C. 继续坚持用药

D. 使用抗 DA 药　　　　　E. 以上均不是

B 型题

（11～13 题共用答案）

A. 激动苯二氮䓬受体　　　　　B. 阻断 M 受体　　　　　C. 阻断 α 受体

D.激动 DA 受体 　　　　　　E.阻断黑质-纹状体通路的 D_2 受体

11. 氯丙嗪引起的体位性低血压是由于（　　　）。

12. 氯丙嗪引起的口干、便秘是由于（　　　）。

13. 氯丙嗪引起的帕金森综合征是由于（　　　）。

二、案例分析

患者,女,47 岁,近半年来情绪低落,精神不振,并且不爱与他人讲话,做任何事情都提不起兴趣,初步诊断为更年期抑郁症。

请分析：

（1）针对该病该如何选用药物？

（2）用药过程中护士该如何进行用药护理？

（刘亚军）

项目十四　镇　痛　药

学习目标

1. 掌握吗啡、哌替啶的药理作用、临床应用及不良反应。
2. 熟悉喷他佐辛、芬太尼、美沙酮和其他镇痛药的作用特点及临床应用。
3. 学会观察临床常用镇痛药物的疗效及不良反应，能够运用用药护理知识，指导患者正确安全用药。

案例引导

　　患者，女，46岁，2个月前无明显诱因排便次数增多，3～6次/天，大便不成形，间断带暗红色血迹，同时伴有中下腹剧烈疼痛。到医院就诊，经检查诊断为结肠癌晚期。

　　问题1　对于该患者的剧烈疼痛，该如何选用镇痛药物？
　　问题2　用此类药物进行镇痛治疗时，作为护士如何做好用药护理？

　　镇痛药分为麻醉性镇痛药和非麻醉性镇痛药两大类。麻醉性镇痛药是指一类作用于中枢神经系统，能减轻或消除疼痛并改变患者情绪反应的药物。其又可分为：①阿片生物碱类镇痛药：如吗啡、可待因等。②人工合成镇痛药：如哌替啶、芬太尼和美沙酮等。③其他镇痛药：如曲马多、布桂嗪和罗通定等。

任务一　阿片生物碱类镇痛药

　　阿片为罂粟未成熟蒴果浆汁的干燥物，现已知含有20多种生物碱，其中具有镇痛作用的主要成分为吗啡和可待因。

吗啡(morphine)

　　本药口服吸收迅速，但首过消除明显，生物利用度仅为25%，故常注射给药。吸收后约

30％与血浆蛋白结合,体内分布广泛,仅有少量可通过血脑屏障,但足以发挥中枢性药理作用;也可通过胎盘屏障。主要在肝脏代谢,经肾排泄,$t_{1/2}$ 为 2.5～3.5 h。

【药理作用】

1. 中枢神经系统

(1)镇痛、镇静、欣快作用 通过激动脊髓胶质区、丘脑内侧、第三脑室及导水管周围灰质等部位的阿片受体产生强大的镇痛作用,对患者意识和其他感觉没有影响。对持续性慢性钝痛的效果优于间断性急性锐痛。还可改善由疼痛所引起的焦虑、紧张、恐惧等情绪反应,产生镇静作用。此外,还可引起欣快感,表现为满足和飘飘欲仙等,这也是本药产生依赖性的重要原因。

(2)抑制呼吸 通过降低呼吸中枢对 CO_2 的敏感性以及抑制呼吸中枢产生呼吸抑制作用。治疗量就可使呼吸频率减慢、潮气量减少,随剂量增加作用增强,呼吸抑制是吗啡急性中毒致死的主要原因。

(3)镇咳 通过激动延脑孤束核阿片受体,抑制咳嗽中枢,使咳嗽反射减轻或消失,产生明显的镇咳作用。

(4)其他作用 激动中脑盖前核阿片受体可使瞳孔缩小。吗啡中毒时瞳孔极度缩小,针尖样瞳孔为其中毒特征;还可兴奋延髓催吐化学感受区,引起恶心和呕吐等。

2. 平滑肌 激动胃肠道平滑肌的阿片受体,使其张力增加,胃肠蠕动减慢、胃排空延迟,小肠和大肠推进性蠕动减慢,易致便秘;治疗量还可引起胆道奥狄氏括约肌收缩,使胆汁排空受阻,导致上腹不适甚至胆绞痛;也可增强输尿管平滑肌及膀胱括约肌张力;降低子宫平滑肌张力,延长产妇分娩时程;治疗量对支气管平滑肌兴奋作用不明显,大剂量可引起支气管收缩。

3. 心血管系统 可抑制血管运动中枢,使血管扩张,易致体位性低血压,但对心率及节律均无明显影响。还可使脑血管扩张,从而导致脑血流增加、颅内压增高。

4. 其他 对体液免疫和细胞免疫也有一定抑制作用。

【临床应用】

1. 镇痛 可用于多种原因所致疼痛,但久用易成瘾,因此临床主要用于治疗其他镇痛药无效时的急性锐痛,如严重创伤、烧伤、手术后、晚期癌症疼痛等;此外,对于内脏绞痛如胆绞痛和肾绞痛,如与 M 受体阻断药合用,也可有效缓解。需注意的是诊断未明前应慎用,以免掩盖病情而延误诊断。

2. 心源性哮喘 在配合应用强心、利尿和扩血管的药物时,静脉滴注吗啡可迅速缓解患者呼吸困难;消除患者的焦虑、恐惧情绪;降低外周阻力,减轻心脏前、后负荷,从而迅速改善左心衰竭症状。

3. 止泻 可用于急慢性消耗性腹泻以缓解症状,对腹泻病因无治疗作用,常用阿片酊或复方樟脑酊。

【不良反应及注意事项】

1. 一般不良反应 可引起恶心、呕吐、眩晕、嗜睡、便秘、排尿困难、呼吸抑制、胆绞痛、体位性低血压、呼吸抑制等。

2. 耐受性与依赖性 长期反复应用阿片类药物易产生耐受性和依赖性。前者形成后通常需要增加剂量才能达到原有疗效。一旦形成了躯体依赖性,它将驱使用药者不顾一切地寻觅和使用该药,一方面享受用药带来的欣快感,另一方面避免出现由于停药所致的戒断症状,如流泪、流涕、失眠、呕吐、腹泻、出汗、虚脱、意识丧失等。

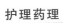

3. 急性中毒　过量可引起急性中毒，表现为昏迷、深度呼吸抑制、针尖样瞳孔，同时伴有血压下降、严重缺氧甚至昏迷。呼吸肌麻痹是其致死的主要原因。抢救措施为人工呼吸、给氧、静脉注射阿片受体阻断药纳洛酮等。

【用药护理】　吗啡的用药护理要点见表14-1。

表 14-1　吗啡的用药护理要点

步骤	护理要点
评估	1. 患者年龄、病情、治疗情况。 2. 患者既往用药史、现用药情况以及过敏史。 3. 患者对所给药物的认知程度和合作程度。 4. 药物作用、临床应用、不良反应及禁忌证
护理措施	1. 根据医嘱准确给药。 2. 严格执行查对制度，在执行药物治疗时，做到"三查八对""六准确"。 3. 密切观察药物的疗效及不良反应，一旦发生不良反应应及时通知医生，采取应对措施
评价	1. 是否减轻或消除疼痛。 2. 是否维持正常的呼吸及气道通畅；有无尿潴留或便秘；有无体位性低血压所致摔伤；有无产生对镇痛药物的依赖性。 3. 是否合理用药、安全用药
注意事项	1. 注意对每次给镇痛药的结果进行评估，如疼痛没有得到控制或出现不良反应应及时告知医生。 2. 注意观察患者用药后是否出现头晕、恶心、呕吐等不良反应，告诉患者改变体位一定要缓慢，避免由于体位性低血压所致的摔伤。 3. 长期使用者，要采取有效的措施如调整饮食、加用缓泻药物、灌肠等预防便秘。 4. 注意观察患者是否对药物形成依赖性的症状和体征（如用药间隔缩短、剂量增加等），要及早发现，采取相应措施。 5. 注意观察患者有无出现中毒的表现，如生命体征微弱、恶心、呕吐、瞳孔缩小、精神错乱等。如有中毒倾向，用阿片受体阻断药、呼吸机等进行抢救

知识链接

吗啡——出人意料的发现

几千年前人类就发现罂粟果具有镇痛和迷幻作用。早在公元前4000年苏美尔人就把鸦片用作麻醉药。到公元前3400年，古巴比伦人就已经大面积种植这种作物。公元前2世纪，古希腊名医 Galen 记录了鸦片可以治疗多种疾病。到了16世纪，瑞士医生和炼金师帕拉塞尔苏斯发明了鸦片酊，使得鸦片在欧洲被广泛使用。1806年德国化学家 Friedrich W. Sertürner 首次分离出了纯吗啡，因其可使狗和 Sertürner 本人昏睡不醒，遂用希腊神话梦神 Morpheus 的名字命名了这种白色的晶体，自此，吗啡成为临床上最为常用的止痛和镇静药物。

可待因（codeine）

可待因又名甲基吗啡，与吗啡相比，其作用均较弱，临床主要用于中等程度疼痛和剧烈干咳，无明显便秘、尿潴留、体位性低血压等不良反应。欣快感和成瘾性也低于吗啡，但长期应用仍可产生，故仍属限制性应用的精神药品。

任务二　人工合成镇痛药

哌替啶（pethidine）

哌替啶又名度冷丁，与口服相比，皮下或肌内注射吸收更易吸收，起效更快，临床常注射给药。能透过胎盘屏障，进入胎儿体内。主要在肝脏代谢经肾排泄，少量以原形排出体外，$t_{1/2}$为2～4 h。

【药理作用】　与吗啡相似，镇痛作用弱于吗啡，效价强度为吗啡的$1/10$～$1/7$，持续时间也短于吗啡，为2～4 h；镇静、呼吸抑制、致欣快、扩张血管作用与吗啡相当；对平滑肌作用相对较弱，也不对抗缩宫素的作用，故不延缓产程；无明显中枢镇咳作用；不影响瞳孔。

【临床应用】

1. 镇痛　因成瘾性比吗啡轻，产生也较慢，现已基本取代吗啡成为临床最常用的麻醉性镇痛药，主要用于创伤、术后以及晚期癌症等各种原因所致的急性剧痛；与解痉药合用也可用于胆绞痛或肾绞痛；亦可用于产妇分娩止痛，但临产前2～4 h内不宜使用。

2. 心源性哮喘　本药治疗心源性哮喘疗效较好。

3. 麻醉前给药及人工冬眠麻醉前给药　麻醉前给药可使患者安静，消除术前紧张、恐惧情绪，减少麻醉药用量。此外，本药还可与氯丙嗪、异丙嗪组成冬眠合剂，用于治疗高热、惊厥、甲亢和严重创伤患者的人工冬眠疗法。

【不良反应及注意事项】　治疗量时可引起口干、恶心、呕吐、眩晕、心悸、出汗、体位性低血压等。剂量过大可抑制呼吸。长期反复使用可产生耐受性和依赖性。

美沙酮（methadone）

与吗啡相比，本药镇痛作用强度与其相当，持续时间较长；镇静、抑制呼吸、缩瞳、便秘及升高胆道内压等作用较弱；耐受性与成瘾性发生较慢，戒断症状略轻。临床被广泛应用于吗啡和海洛因成瘾患者脱毒的替代治疗；亦可用于治疗创伤、手术及晚期癌症等所致的剧痛。常见不良反应为恶心、呕吐、便秘、头晕、口干、抑郁等。

喷他佐辛（pentazocine）

喷他佐辛又名镇痛新，与吗啡相比，镇痛、呼吸抑制、平滑肌作用均较弱；对心血管系统的作用与吗啡不同，大剂量时可加快心率和升高血压；不易产生依赖性。临床适用于治疗各种慢性疼痛。常见不良反应有嗜睡、眩晕、出汗、轻微头痛等;剂量增大可引起烦躁、幻觉、噩梦、血压升高、心率增快甚至呼吸抑制。

芬太尼(fentanyl)及其衍生物

芬太尼、舒芬太尼、阿芬太尼和瑞芬太尼均为强效镇痛药。与吗啡相比,镇痛作用更加强大,但持续时间短,临床主要用于治疗多种原因所致的急性剧痛和神经安定镇痛术。静脉注射过快可致胸壁和腹壁肌肉僵直从而影响通气。反复注射或剂量过大,也可导致用药后 3~4 h 出现延迟性呼吸抑制,应引起高度警惕。本药亦可产生依赖性,但较吗啡和哌替啶轻。

任务三 其他镇痛药

曲马多(tramadol)

本药口服吸收迅速完全,口服后 20~30 min 起效,镇痛强度约为吗啡的 1/10,维持时间为 4~8 h;镇静、镇咳作用弱;对心血管系统、平滑肌、瞳孔基本无影响;治疗剂量不抑制呼吸,大剂量可引起呼吸频率减慢;不产生欣快感。临床可用于各种原因所致的中、重度急慢性疼痛。不良反应少而轻,长期应用也可产生轻微耐受性和依赖性。

布桂嗪(bucinnazine)

布桂嗪又名强痛定,镇痛强度约为吗啡的 1/3,口服 10~30 min 或皮下注射 10 min 后起效,持续 3~6 h;抑制呼吸和兴奋平滑肌作用较轻。临床主要用于治疗偏头痛、三叉神经痛、炎症性及外伤性疼痛、关节痛、痛经、晚期癌性疼痛等。有一定成瘾性。

罗通定(rotundine)

本药为延胡索乙素的左旋体,具有镇静、安定、镇痛和松弛中枢性肌肉作用。镇痛作用弱于哌替啶但较解热镇痛抗炎药强,无明显成瘾性。对慢性持续性钝痛效果好,对创伤、术后或晚期癌性疼痛效果差。临床多用于治疗胃肠及肝胆系统疾病等所致钝痛、一般性头痛、脑震荡后头痛,也可用于痛经及分娩止痛。

考点提示

1. 麻醉性镇痛药的分类和代表药。

2. 吗啡属于麻醉性镇痛药,易产生依赖性和成瘾性。

3. 吗啡过量可引起呼吸肌麻痹,这是吗啡致死的最主要原因;急性中毒可注射阿片受体阻断药纳洛酮。

常用制剂和用法

吗啡　注射液:5 mg/0.5 mL、10 mg/1 mL。片剂:5 mg、10 mg。常用量:口服,每次 1～15 mg,每天 15～60 mg。皮下注射:每次 5～15 mg,每天 15～40 mg。静脉注射:5～10 mg。极量:口服,每次 30 mg,每天 100 mg;皮下注射,每次 20 mg,每天 60 mg。

可待因　片剂:0.1 g、0.3 g、0.5 g。每次 0.5 g,3 次/天。

哌替啶　片剂:25 mg、50 mg。注射液:50 mg/1 mL、100 mg/2 mL。口服:每次 50～100 mg,2～4 次/天。皮下或肌内注射:每次 50～100 mg,2～4 次/天。

美沙酮　片剂:2.5 mg、7.5 mg、10 mg。注射液:5 mg/1 mL、7.5 mg/2 mL。口服:成人每天 10～15 mg,分 2～3 次服。儿童每天按每千克体重 0.7 mg 计,分 4～6 次服。极量:口服,每次 10 mg,每天 20 mg;肌内注射或皮下注射,每次 2.5～5 mg,每天 10～15 mg。

喷他佐辛　片剂:25 mg、50 mg。静脉注射、肌内注射或皮下注射:每次 30 mg。口服:每次 25～50 mg。必要时每 3～4 h 1 次。

芬太尼　注射液:0.1 mg/2 mL。贴片:每小时释放芬太尼 25 μg、50 μg、75 μg、100 μg。一般镇痛及术后镇痛:肌内注射 0.05～0.1 mg,必要时可于 1～2 h 后重复给药。贴片:每 3 天用 1 贴,贴于锁骨下胸部皮肤。

曲马多　注射液:50 mg/2 mL、100 mg/2 mL。胶囊剂:50 mg。栓剂:100 mg。滴剂:每 2 mL(40 滴)含药 100 mg。缓释片:100 mg。

罗通定　片剂:30 mg、60 mg。注射液:60 mg/2 mL。口服:每次 60～120 mg,1～4 次/天。肌内注射:每次 60～90 mg。

直通护考

一、选择题

A_1 型题

1. 下列药物中镇痛作用最强的药是(　　)。
A. 吗啡　　B. 芬太尼　　C. 哌替啶　　D. 喷他佐辛　　E. 美沙酮

2. 骨折引起剧痛应选用(　　)。
A. 吲哚美辛　B. 阿司匹林　C. 纳洛酮　　D. 哌替啶　　E. 保泰松

3. 下列不属于哌替啶适应证的是(　　)。
A. 术后疼痛　B. 人工冬眠　C. 心源性哮喘　D. 麻醉前给药　E. 支气管哮喘

4. 心源性哮喘应选用(　　)。
A. 肾上腺素　　　　　B. 麻黄素　　　　　C. 异丙肾上腺素
D. 哌替啶　　　　　　E. 氢化可的松

5. 哌替啶的镇痛机制是(　　)。
A. 阻断中枢阿片受体　　B. 激动中枢阿片受体　　C. 抑制中枢 PG 合成
D. 抑制外周 PG 合成　　E. 以上均不是

A_2 型题

6. 患者,女,肝癌晚期,经常疼痛难忍,可用于止痛的药物是(　　)。
A. 布洛芬　　B. 哌替啶　　C. 阿司匹林　　D. 保泰松　　E. 吲哚美辛

7. 患者,男,27 岁。因车祸导致股骨骨折,剧痛难忍,可用于此患者镇痛的药物是(   )。

A. 吗啡   B. 布洛芬   C. 阿司匹林   D. 保泰松   E. 吲哚美辛

A₃型题

(8~10 题共用题干)

患者,男,52 岁,2 个月前突发心肌梗死后经治疗基本好转,2 天前又出现咯粉红色泡沫样痰、睡觉不能平卧等现象,诊断为心源性哮喘。

8. 应首选的治疗药物是(   )。

A. 吗啡   B. 可待因   C. 喷他佐辛   D. 吲哚美辛   E. 阿司匹林

9. 该药过量中毒导致死亡的主要原因是(   )。

A. 休克   B. 呼吸肌麻痹   C. 肾衰竭   D. 腹泻   E. 以上都不是

10. 长期用该药后,最易产生的不良反应是(   )。

A. 胃肠道反应   B. 呼吸抑制   C. 吸氧

D. 耐受性与依赖性   E. 以上均不是

B 型题

(11~13 题共用答案)

A. 呼吸抑制   B. 镇痛作用   C. 便秘作用   D. 缩瞳作用   E. 镇咳作用

11. 吗啡作用于延髓孤束核的阿片受体有(   )。

12. 吗啡作用于呼吸中枢的阿片受体有(   )。

13. 吗啡作用于脊髓、丘脑、脑室及导水管周围的阿片受体有(   )。

二、案例分析

患者,男,68 岁。主因消瘦乏力,贫血 1 个月,伴右侧腹疼痛,时有腹胀不适,近日疼痛加重,到医院就诊,经检查诊断为肝癌晚期。医生给予哌替啶止痛。

请分析:

(1)对于该患者的疼痛,除了使用哌替啶,还可以用哪些药物来缓解其疼痛?

(2)此外,长期反复应用镇痛药物会使患者产生依赖吗?

(3)作为护士如何评估患者产生了药物依赖?又该如何处理?

(刘亚军)

项目十五 解热镇痛抗炎药

学习目标

1. 掌握解热镇痛抗炎药共同的药理作用、机制及特点；阿司匹林的药理作用、临床应用及不良反应。

2. 熟悉对乙酰氨基酚、吲哚美辛和布洛芬的作用特点和临床应用。

3. 了解常用复方制剂组成和依据。

4. 学会观察解热镇痛抗炎药的疗效及不良反应，能够运用用药护理知识，正确进行用药指导。

案例引导

患者，女，46岁，全身多处关节肿痛4个月，3周前出现左手近端指关节、掌指关节肿痛、僵硬、不能握拳，病情逐渐加重，无皮疹、皮下结节。双手X线检查见软骨变薄，有缺损，关节间隙变窄。类风湿因子阳性。诊断为类风湿性关节炎，给予阿司匹林治疗。

问题1 阿司匹林有哪些药理作用和临床应用？

问题2 用该药治疗时，如何做好用药护理？

任务一 解热镇痛抗炎药的概述

解热镇痛抗炎药是一类具有解热、镇痛，而且大多数还具有抗炎、抗风湿作用的药物。鉴于其化学结构和抗炎作用机制与甾体激素类药物不同，故将这类药物又称为非甾体抗炎药（NSAIDs）。

本类药物种类较多，化学结构也不相同，但它们具有相似的药理作用、作用机制和不良反应。都能抑制体内的环氧化酶（COX）活性而减少局部组织前列腺素（PG）的生物合成（图

15-1)。目前发现 COX 有三个亚型,即 COX-1、COX-2、COX-3,根据其对 COX 作用的选择性,可分为非选择性 COX 抑制药和选择性 COX-2 抑制药。目前认为 NSAIDs 对 COX-2 的抑制是其发挥药理作用的基础,不良反应的产生是其抑制 COX-1 的结果。

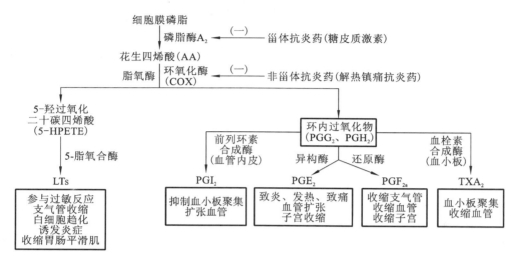

图 15-1　膜磷脂代谢途径及解热镇痛抗炎药作用部位示意图
注:LTs,白三烯;PGI$_2$,前列环素;PGE$_2$,前列腺素 E$_2$;PGF$_{2a}$,前列腺素 F$_{2a}$;TXA$_2$,血栓素 A$_2$。

一、解热作用

在炎症反应中,细菌内毒素可引起巨噬细胞释放多种细胞因子,这些细胞因子又促使下丘脑合成 PGE$_2$,使下丘脑体温调节中枢的体温调定点上调,产热增加,散热减少,体温升高。

本类药物通过抑制 PG 合成,使体温调定点恢复正常,产生解热作用。其特点是可使发热患者体温降低至正常,而对正常体温不会产生影响。

二、镇痛作用

组织损伤或炎症时,局部组织可产生和释放一些自体活性物质,如缓激肽、组胺、PG、5-羟色胺等,这些物质作用于感觉神经末梢而致痛。其中 PG 不仅可导致疼痛,还具有痛觉放大作用。

本类药物通过抑制炎症局部的 PG 合成和释放,减轻 PG 的致痛作用和痛觉增敏作用,产生镇痛作用。其特点是具有中等程度的镇痛作用,对头痛、牙痛、神经痛、肌肉痛、关节痛和痛经等慢性钝痛均有良好的镇痛效果;对创伤性剧痛、内脏绞痛无效;久用不产生耐受性和依赖性,不抑制呼吸。

三、抗炎作用

在炎症反应过程中,PG 可致血管扩张和组织水肿,与缓激肽等协同产生致炎作用。

本类药物(苯胺类除外)通过抑制 PG 合成,缓解炎性症状,产生抗炎抗风湿作用。其能有效控制风湿性及类风湿性关节炎的临床症状,疗效肯定,但不能根治,也不能阻止病程的发展或并发症的出现。

任务二　常用解热镇痛抗炎药

一、非选择性 COX 抑制药

（一）水杨酸类

阿司匹林（aspirin,乙酰水杨酸）

阿司匹林口服易吸收,1～2 h 到达血药浓度峰值。吸收后迅速被胃黏膜、血浆、红细胞及肝脏中的酯酶水解为水杨酸,血浆半衰期约为 15 min。生成的水杨酸以盐的形式存在,仍具有药理活性,血浆蛋白结合率高达 80%～90%,游离型可分布到全身组织包括关节腔、脑脊液、乳汁和胎盘。阿司匹林的代谢产物及少量水杨酸从肾脏排出,因此尿液 pH 值的变化可影响其排泄。水杨酸类药物急性中毒时可用碳酸氢钠碱化尿液加速其排泄。

【药理作用和临床应用】

1. 解热镇痛　有较强的解热、镇痛作用,常与其他药物组成复方制剂,用于感冒引起的发热症状及头痛、牙痛、神经痛、肌肉痛、关节痛、痛经等慢性钝痛。

2. 抗炎抗风湿　大剂量时,抗炎作用显著,能改善风湿病的红、肿、热、痛症状,是急性风湿性和类风湿性关节炎的首选药物之一。成人 4～5 g/d,分次于饭后服用,连续服用 1～2 天关节肿痛即可缓解,体温降低,血沉减慢。临床也常用作鉴别诊断风湿病的药物。

3. 影响血栓的形成　小剂量的阿司匹林能选择性抑制血小板的环氧化酶,使 TXA_2 合成受阻,发挥抗血小板聚集和抗血栓形成作用。但较大剂量的阿司匹林却能抑制血管内皮 PGI_2 的合成,PGI_2 是 TXA_2 的生理拮抗剂,其合成减少可促进凝血及血栓形成。因此,应用阿司匹林预防血栓性疾病应以小剂量为宜。

4. 治疗胆道蛔虫症　口服大剂量的阿司匹林,少量药物经胆汁排泄,刺激虫体可使蛔虫退出胆道,缓解胆绞痛症状。

【不良反应】

1. 胃肠道反应　最为常见。口服刺激胃黏膜,可引起上腹不适、恶心、呕吐等。大剂量服用可引起胃溃疡及无痛性胃出血。阿司匹林所致溃疡,除直接对胃黏膜刺激外,亦与其抑制胃黏膜合成 PG 有关。胃溃疡患者禁用。

2. 凝血障碍　小剂量可抑制血小板聚集,延长凝血时间。大剂量(每天 5 g 以上)或长期使用,可抑制凝血酶原的合成,引起凝血障碍。术前一周、出血倾向疾病患者禁用。

3. 过敏反应　少数患者可出现皮疹、神经血管性水肿、过敏性休克等。某些哮喘患者用药后可诱发"阿司匹林哮喘"。对本药过敏、哮喘、鼻息肉、慢性荨麻疹患者禁用。

4. 水杨酸反应　大剂量(每天 5 g 以上)应用时,可致毒性反应,表现为头痛、眩晕、恶心、呕吐、耳鸣、听力减退等,严重者可出现精神错乱乃至昏迷,此种现象称"水杨酸反应"。

5. 瑞夷综合征（Reye's syndrome）　患病毒感染性疾病的儿童使用阿司匹林退热时,偶可发生瑞夷综合征（又称肝脂肪变性脑病综合征），以肝功能衰竭合并脑病为突出表现，死亡率高。因此儿童病毒感染不宜用阿司匹林。

【用药护理】 阿司匹林的用药护理要点见表 15-1。

表 15-1　阿司匹林的用药护理要点

步骤	护理要点
评估	1. 患者年龄、病情、治疗情况。
	2. 患者既往用药史、现用药情况以及过敏史。
	3. 患者对所给药物的认知程度和合作程度。
	4. 药物作用、临床应用、用法、不良反应及禁忌证
护理措施	1. 根据医嘱准确给药。
	2. 严格执行查对制度，在执行药物治疗时，做到"三查八对""六准确"。
	3. 密切观察药物的疗效及不良反应，一旦发生不良反应应及时通知医生，采取应对措施
评价	1. 药物疗效。
	2. 有无不良反应。
	3. 是否合理用药、安全用药
注意事项	1. 嘱患者饭后口服药物，或与抗酸药合用可减轻对胃肠的刺激，若服用肠溶片剂应餐前整片吞服。
	2. 阿司匹林因剂量不同产生作用也不相同，应指导患者按医嘱合理用药。
	3. 大剂量或长期使用时，嘱患者同服维生素 K 可预防凝血障碍。对长期用药需要手术的患者，应注意检查凝血时间，并在术前一周停药。
	4. 药物相互作用。阿司匹林与香豆素类、磺酰脲类等药物合用时，可增强后者作用及毒性，易引起出血、低血糖反应；与糖皮质激素合用，更易诱发消化道溃疡，加重消化道出血；与氨甲蝶呤、呋塞米、青霉素等药物合用时，由于竞争肾小管分泌系统，增加各自的游离血药浓度而增强毒性。
	5. 解热时嘱患者多补充水和电解质，避免因大量出汗引起体液丢失过多甚至虚脱。
	6. 注意有无禁忌证。肝肾功能不全者和妊娠期、哺乳期妇女禁用或慎用；病毒感染性疾病患儿禁用阿司匹林，可选用对乙酰氨基酚

知识链接

阿司匹林的发现与临床进展

　　早在 1853 年夏尔·弗雷德里克·热拉尔（Gerhardt）就首次合成了乙酰水杨酸，但没能引起人们的重视；1898 年德国化学家菲霍夫曼又再次合成了乙酰水杨酸，并用合成物为其父亲治疗风湿性关节炎，效果极好；1899 年由德莱塞介绍到临床，并取名为阿司匹林（aspirin）。到目前为止，阿司匹林已应用百年，成为医药史上三大经典药物之一，至今它仍是世界上应用最广泛的解热镇痛抗炎药，也是作为比较和评价其他药物的标准制剂。近年来发现阿司匹林具有抗血小板凝聚作用。随着对其研究的不断深入，越来越多的证据表明阿司匹林可能有许多新用途。

（二）苯胺类

对乙酰氨基酚（paracetamol，扑热息痛）

对乙酰氨基酚口服吸收快而完全，起效缓慢且作用持久。解热镇痛作用与阿司匹林相似，几乎无抗炎、抗风湿作用。对胃肠刺激小，也不影响血小板聚集。常用于感冒等引起的发热，慢性钝痛如头痛、神经痛、肌肉痛等以及对阿司匹林不能耐受或过敏的患者。

短期使用不良反应轻，常见恶心、呕吐，偶见皮疹、药物热、粒细胞缺乏症等过敏反应。过量可致肝、肾损害。

（三）吲哚类

吲哚美辛（indomethacin，消炎痛）

吲哚美辛对环氧化酶（COX）有很强的抑制作用，抗炎抗风湿及解热镇痛作用强于阿司匹林，主要用于对其他解热镇痛药物不能耐受或疗效不佳的风湿性关节炎、强直性脊柱炎、骨关节炎等。此外，对治疗恶性肿瘤引起的发热及不易控制的发热常能见效。

吲哚美辛不良反应多且重，常见的有胃肠道反应，偶可引起急性胰腺炎。对造血系统有抑制作用，可引起粒细胞减少、血小板减少、再生障碍性贫血等。过敏反应常见的为皮疹，严重者可诱发哮喘等。孕妇、"阿司匹林哮喘"、消化道溃疡、精神失常、癫痫、帕金森病、肾病患者禁用。

（四）杂环芳基乙酸类

双氯芬酸（diclofenac）

本药为强效抗炎镇痛药。解热、镇痛、抗炎作用强于吲哚美辛。主要用于治疗风湿性及类风湿性关节炎、骨关节炎、强直性脊柱炎等，也可治疗各种神经痛、手术及创伤后疼痛、痛经等。不良反应与阿司匹林相似。同类药物有托美丁（tolmetin）。

（五）芳基丙酸类

布洛芬（ibuprofen）

布洛芬口服易吸收，血浆蛋白结合率约为99%，可缓慢进入滑膜腔保持较高浓度，血浆半衰期约为2 h。布洛芬具有较强的抗炎、解热镇痛作用，效价强度与阿司匹林相似，临床应用广泛。主要用于治疗类风湿性关节炎、骨关节炎、强直性脊柱炎、急性肌腱炎、滑液囊炎等。

不良反应较少，主要表现为上腹部疼痛、恶心和饱胀感等。若长期应用应注意消化道溃疡和出血的发生，偶见头疼、眩晕和视力障碍，一旦出现视力障碍应立即停药。由于其半衰期短，每天需用药多次，因此临床常用其控释剂型。

同类药物还包括萘普生（naproxen）、酮洛芬（ketoprofen）、非诺洛芬（fenoprofen）、氟比洛芬（flurbiprofen）等。

二、选择性 COX-2 抑制药

塞来昔布（celecoxib）

塞来昔布治疗剂量时对体内的 COX-1 无明显影响，故胃肠道反应、出血和溃疡的发生率较非选择性 COX 抑制药低。抗炎、解热镇痛作用与阿司匹林相当。主要用于风湿性、类风湿性关节炎及骨关节炎的治疗，也可用于术后镇痛等。

近年来，多项大规模临床试验证实部分选择性 COX-2 抑制药有明显增加心血管不良反应的可能性。因此，应高度重视此类药物在心血管等方面的不良反应监测。

选择性 COX-2 抑制药还包括尼美舒利（nimesulide）、美洛昔康（meloxicam）等。

 考点提示

1. 解热镇痛抗炎药的作用特点。

2. 阿司匹林预防血栓性疾病应以小剂量为宜；较大剂量可促进凝血及血栓形成。

3. 阿司匹林为非选择性的 COX 抑制药，不良反应多，胃肠道反应最常见。儿童病毒感染时常用对乙酰氨基酚代替阿司匹林。

4. 对乙酰氨基酚的作用特点。

任务三　解热镇痛抗炎药复方制剂

解热镇痛抗炎药常需配伍使用，以增强疗效，减少不良反应。常用的解热镇痛抗炎药复方制剂多为抗感冒药（表 15-2），其主要作用及常用成分有：①解热镇痛作用，如阿司匹林、对乙酰氨基酚等。②选择性的收缩上呼吸道毛细血管，减轻鼻塞、流涕等症状，如伪麻黄碱等。③收缩脑血管，缓解头痛，如咖啡因等。④抗过敏、镇静作用，如氯苯那敏、苯海拉明等。⑤中枢性镇咳作用，如右美沙芬等。⑥祛痰作用，如愈创甘油醚等。⑦抗病毒作用，如金刚烷胺、利巴韦林等。另外，维生素 C、人工牛黄以及某些中药如金银花、连翘等在抗感冒药的配方中也常出现。

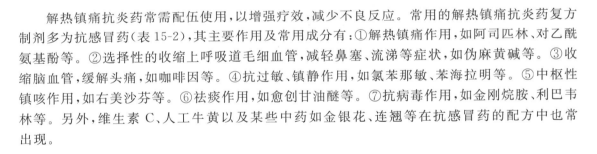

知识链接

药驾的危害

世界卫生组织列出了七大类在服用后可能影响安全驾驶的药品，包括镇静催眠药、抗组胺药、止痛类药物、兴奋剂、抗癫痫药以及抗高血压药等，并提出在服用上述药品后应禁止驾车。临床上最常用的抗感冒药中多含有抗组胺成分，它能够缓解感冒初期的流涕、咳嗽、痰多等症状，但其还具有中枢抑制作用，服用后会产生嗜睡、头晕、反应迟钝等不良反应，这些因素将严重影响驾驶人的驾车安全。奥地利科学家柯·瓦格涅尔在研究了 9000 起交通事故后查明，其中 16% 是因驾驶员服了某种药物所引起的；波兰的研究也发现，20% 的交通事故是由于司机服用了一些日常药物造成嗜睡引起的，而肇事司机对此却全然不知。

表 15-2　常用解热镇痛抗炎药的复方制剂

复方制剂名称		成分										用量及用法
		阿司匹林	对乙酰氨基酚	非那西丁	伪麻黄碱	咖啡因	右美沙芬	氯苯那敏	苯海拉明	金刚烷胺	人工牛黄	
白加黑感冒片	白片		√		√		√		√			一次 1 片,必要时
	黑片		√		√		√					一次 1 片,必要时,睡前服
新速效感冒片			√			√		√		√	√	一次 1 片,一日 2 次
复方阿司匹林片(APC)		√		√		√						一次 1~2 片,必要时
扑尔感冒片		√		√		√		√				一次 1~2 片,必要时
复方氨酚烷胺片			√			√				√	√	一次 1 片,一日 2 次
美扑伪麻片			√		√		√					一次 1 片,6 h 服 1 次
泰诺酚麻美敏片			√		√		√					一次 1~2 片,6 h 服 1 次
儿童退热片			√				√					遵医嘱

常用制剂和用法

阿司匹林　片剂:0.05 g、0.1 g、0.3 g、0.5 g。肠溶片:0.3 g。解热镇痛:每次 0.3~0.6 g,3 次/天,饭后服。抗风湿:4~5 g/d,分 4 次,饭后服,症状控制后逐渐减量。预防血栓、心肌梗死:50~100 mg/d。

对乙酰氨基酚　片剂:0.1 g、0.3 g、0.5 g。每次 0.5 g,3 次/天。

吲哚美辛　片剂、胶囊剂:25 mg。每次 25 mg,2~3 次/天,餐中服,以后每周可递增 25 mg,至每天总量为 100~150 mg。

布洛芬　片剂:0.1 g、0.2 g。缓释胶囊:0.3 g。抗风湿:每次 0.2~0.4 g,3 次/天。止痛:每次 0.2~0.4 g,每 4~6 h 1 次,餐中服。

双氯芬酸　肠溶片剂:25 mg,每次 25 mg,3 次/天。注射剂:75 mg/2 mL;每次 75 mg,1 次/天,深部肌内注射。

🏥 直通护考

一、选择题

A₁ 型题

1. 解热镇痛抗炎药的作用特点是(　　)。

A.可使发热患者体温降低至正常,而对正常体温不会产生影响

B.使下丘脑体温调节中枢失灵

C.解热作用受外界环境温度的影响

D. 既能降低发热患者的体温，又能降低正常人的体温

E. 能降低正常人的体温

2. "瑞夷综合征"是下列哪种药物的不良反应？（　　　）

A. 阿司匹林　　　　　　　　B. 对乙酰氨基酚　　　　　　　C. 塞来昔布

D. 双氯芬酸　　　　　　　　E. 布洛芬

3. 阿司匹林不适用于（　　　）。

A. 胆绞痛　　　　　　　　　B. 痛经　　　　　　　　　　　C. 关节痛

D. 预防心肌梗死　　　　　　E. 牙痛

4. 下列药物几乎无抗炎作用的是（　　　）。

A. 阿司匹林　　　　　　　　B. 对乙酰氨基酚　　　　　　　C. 布洛芬

D. 吲哚美辛　　　　　　　　E. 双氯芬酸

5. 布洛芬临床主要用于（　　　）。

A. 解热　　　　　　　　　　B. 心源性哮喘　　　　　　　　C. 类风湿性关节炎

D. 冠心病　　　　　　　　　E. 镇静、催眠

A_2型题

6. 某患者使用大剂量阿司匹林治疗风湿性关节炎时，在用药过程中出现头痛、眩晕、恶心、呕吐、耳鸣、听力减退等，应给予（　　　）。

A. 口服碳酸氢钠　　　　　　B. 静脉注射 50% 葡萄糖注射液　C. 肌内注射安定

D. 静脉滴注碳酸氢钠　　　　E. 静脉滴注甘露醇

7. 患儿，男，7 岁。因患腮腺炎发热，体温 39.7 ℃。退热时禁用的药物是（　　　）。

A. 布洛芬　　　　　　　　　B. 对乙酰氨基酚　　　　　　　C. 阿司匹林

D. 氯苯那敏　　　　　　　　E. 吡罗昔康

A_3型题

(8～10 题共用题干)

患者，女，52 岁，风湿性关节炎患者，膝关节疼痛已数年，时轻时重，行走不便。

8. 应首选的治疗药物是（　　　）。

A. 阿司匹林　　　　　　　　B. 对乙酰氨基酚　　　　　　　C. 哌替啶

D. 吲哚美辛　　　　　　　　E. 芬太尼

9. 为减轻该药对胃的刺激，可采取（　　　）。

A. 饭后服药或同服抗酸药　　　　　　　　　B. 饭前服药

C. 饭前服药或同服抗酸药　　　　　　　　　D. 合用镇痛药

E. 同服酸性药物

10. 长期应用该药导致出血，应选用（　　　）防治。

A. 氨甲苯酸　　B. 垂体后叶素　　C. 维生素 K　　D. 鱼精蛋白　　E. 酚磺乙胺

B 型题

(11～13 题共用答案)

A. 阿司匹林　　　　　　　　B. 对乙酰氨基酚　　　　　　　C. 吲哚美辛

D. 布洛芬　　　　　　　　　E. 双氯芬酸

11. 小剂量防治心肌梗死的药物是（　　　）。

12. 能引起水杨酸反应的药物是（　　　）。

13. 无抗炎、抗风湿作用的药物是(   )。

二、案例分析

1. 患者,男,56 岁,1 年前因心肌梗死住院治疗。出院后医生嘱服阿司匹林预防心肌梗死复发,一次 75 mg,每天 1 次。患者治病心切,认为"药吃得越多,疗效越强,病好得越快",自行加大阿司匹林服用剂量,随后出现恶心、呕吐、头痛、眩晕。

请分析:患者出现此类症状的原因是什么? 如何处理?

2. 患者,男,司机,受凉后出现头痛、发热、流涕等感冒症状,半小时前服用了 2 片泰诺酚麻美敏片,开车时感觉特别困,一不留神发生了车祸。民警介绍这是典型的"药驾"行为。

请分析:

(1) 什么是"药驾"?

(2) 为防止"药驾"发生护士应如何进行用药指导?

(于爱霞)

项目十六 中枢兴奋药及促大脑功能恢复药

学习目标

1. 掌握咖啡因、尼可刹米、洛贝林的作用机制、临床应用及主要不良反应。
2. 熟悉多沙普仑、二甲弗林的作用特点及临床应用。
3. 了解促大脑功能恢复药的作用特点及临床应用。
4. 学会观察常用中枢兴奋药及促大脑功能恢复药的疗效及不良反应，能够运用用药护理知识，指导患者正确安全用药。

案例引导

患者，男，60岁，采石场工人，因职业病5年前退休在家休养，近2个月来，患者自感胸闷、呼吸不顺畅，3天前感冒症状加重，因呼吸困难、神志不清入院就诊。经检查，诊断为慢性呼吸衰竭。

问题1 针对该患者的呼吸衰竭，该如何选用药物？

问题2 患者使用此类药物过程中，作为护士该怎样进行用药护理？

中枢兴奋药是一类能提高中枢神经系统功能活动的药物。根据作用部位和功能不同，中枢兴奋药分为：①主要兴奋大脑皮层的药物，如咖啡因等；②主要兴奋延髓呼吸中枢的药物，如尼可刹米等；③促大脑功能恢复药，如吡拉西坦等。

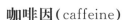

任务一 主要兴奋大脑皮层的药物

咖啡因（caffeine）

咖啡因是咖啡豆和茶叶中所含的主要生物碱，目前可人工合成。

【药理作用】

1. 中枢神经系统作用 小剂量咖啡因（50～200 mg）可选择性兴奋大脑皮层，服用后，可使其精神振奋、睡意消失、疲劳减轻、思维敏捷、工作效率提高；较大剂量则直接兴奋延髓呼吸中枢和血管运动中枢，使呼吸加深加快，血压升高；中毒剂量还能兴奋脊髓，引起实验动物出现阵挛性惊厥。

2. 收缩脑血管　可收缩脑的小动脉，缓解由于小动脉扩张或搏动过强所致的头痛症状。

3. 其他作用　还具有舒张支气管平滑肌和胆道平滑肌、利尿及刺激胃酸、胃蛋白酶分泌等作用。

【临床应用】

（1）主要用于对抗严重传染病、中枢抑制药过量等所致中枢抑制状态。

（2）咖啡因与麦角胺配伍治疗偏头痛，与解热镇痛药配伍治疗一般性头痛。

【不良反应】　不良反应少见，较大剂量时可致激动、不安、失眠、心悸、头痛，甚至惊厥，故婴幼儿高热时不宜选用含咖啡因的复方解热镇痛药。此外，消化性溃疡患者不宜久用。

【用药护理】　咖啡因的用药护理要点见表16-1。

表 16-1　咖啡因的用药护理要点

步骤	护理要点
评估	1. 患者年龄、病情、治疗情况。
	2. 患者既往用药史、现用药情况以及过敏史。
	3. 患者对所给药物的认知程度和合作程度。
	4. 药物作用、临床应用、用法、不良反应及禁忌证
护理措施	1. 根据医嘱准确给药。
	2. 严格执行查对制度，在执行药物治疗时，做到"三查八对""六准确"。
	3. 密切观察药物的疗效及不良反应，一旦发生不良反应应及时通知医生，采取应对措施
评价	1. 能否维持正常的休息和睡眠。
	2. 是否避免和消除药物的不良反应，如失眠、精神紧张、亢奋等。
	3. 是否合理用药、安全用药
注意事项	1. 护理用药后的患者时，要特别注意消除药物兴奋中枢神经系统所致的不良反应，如失眠、精神紧张、亢奋等，尽量避免在睡前6 h之内给药。
	2. 注意观察药物过量的早期反应，如心率加快、心律不齐、血压升高、反射亢进、震颤、抽搐、情绪不稳定等。同时定期监测患者血药浓度，并配备巴比妥类药物随时进行中毒解救

知识链接

咖啡因的来源

咖啡因作为一种中枢神经兴奋剂，可暂时驱走睡意并恢复精力。因此，含有咖啡因成分的咖啡、茶、软饮料及能量饮料十分畅销，故而咖啡因也成为目前世界上最普遍被使用的精神药品。咖啡因属于植物生物碱，许多植物中均含有，其中最主要的来源是咖啡树的种子——咖啡豆，咖啡豆也是咖啡的原料。茶是咖啡因的另外一个重要来源，每杯茶的咖啡因含量约为每杯咖啡的一半（杯子大小相同）。不同品种的茶所含咖啡因含量也有差别，如红茶和乌龙茶，就比其他茶的咖啡因含量高。由可可粉制的巧克力中也含有少量的咖啡因。此外，很多软饮料、能量饮料也常含有咖啡因，如可乐、红牛等。

任务二 主要兴奋延髓呼吸中枢的药物

尼可刹米（nikethamide）

尼可刹米又名可拉明，可直接兴奋延髓呼吸中枢，也可刺激颈动脉体和主动脉体化学感受器反射性兴奋呼吸中枢，从而提高呼吸中枢对 CO_2 的敏感性，使呼吸加深加快。但其作用温和、安全范围较大，临床上常用于各种原因引起的中枢性呼吸抑制，但对巴比妥类药物中毒引起的呼吸抑制效果差。由于一次静脉注射给药作用仅维持 $5\sim10$ min，常需间歇性多次静脉给药。治疗量不良反应较少，大剂量可引起血压升高、心悸、出汗、呕吐、震颤甚至惊厥，如出现惊厥，应及时停药，同时静脉注射苯二氮草类药物或小剂量硫喷妥钠对抗。

洛贝林（lobeline）

洛贝林又名山梗菜碱，主要通过刺激颈动脉体和主动脉体化学感受器，反射性地兴奋延髓呼吸中枢。作用维持时间短，仅数分钟，但安全范围大，不易致惊厥。临床主要用于治疗新生儿窒息、一氧化碳中毒引起的窒息、吸入性全麻药及其他中枢抑制药中毒所致呼吸衰竭、肺炎和白喉等传染病所致呼吸衰竭等。剂量较大时可兴奋迷走神经中枢导致心动过缓、传导阻滞；过量时还可致心动过速甚至惊厥。

多沙普仑（doxapram）

多沙普仑为人工合成的新型呼吸中枢兴奋药，小剂量通过刺激颈动脉体和主动脉体化学感受器反射性兴奋呼吸中枢，大剂量时可直接兴奋呼吸中枢。本药起效快、作用强、安全范围大。临床常用于解救麻醉药或中枢抑制药所致呼吸衰竭。过量可致惊厥。

二甲弗林（dimefline）

二甲弗林又名回苏灵，直接兴奋呼吸中枢，作用比尼可刹米强 100 倍。临床可用于治疗各种原因所致中枢性呼吸抑制。但本药安全范围小，过量易引起肌肉震颤和惊厥。静脉给药时需稀释后再缓慢注射。

任务三 促大脑功能恢复药

吡拉西坦（piracetam）

吡拉西坦又名脑复康，为 γ-氨基丁酸的环化衍生物，通过促进神经细胞 ATP、Ach 合成，促进神经细胞对磷脂、氨基酸、葡萄糖的利用和蛋白质合成,增加脑血流量等作用,以改善缺氧或物理化学因素所造成的记忆障碍,同时保护缺氧引起的脑损伤等。临床主要用于治疗阿尔茨海默病、脑血管意外、脑外伤、一氧化碳中毒等引起的记忆和轻中度脑功能障碍,对治疗儿童智力低下和行为障碍也有一定疗效。

甲氯芬酯(meclofenoxate)

甲氯芬酯主要兴奋大脑皮层,可促进脑细胞代谢、增加脑细胞对糖的利用,恢复中枢神经功能。临床主要用于治疗颅脑外伤后昏迷、脑动脉硬化及中毒所致意识障碍、阿尔茨海默病、儿童精神迟钝、小儿遗尿症等。疗效显现较慢,需反复用药。

胞磷胆碱(citicoline)

胞磷胆碱可在体内参与卵磷脂的生物合成,使卵磷脂合成增多,既可增强脑干上行网状结构激动系统功能,提高患者意识水平,也可增强锥体系统功能,改善麻痹症状;此外还能增加脑血流量,加快脑组织能量代谢,并有催醒作用。临床可用于治疗脑外伤和脑手术后所致的意识障碍、脑梗死等。

考点提示

1. 中枢兴奋药过量导致的主要不良反应为惊厥。
2. 尼克刹米的临床用途。

常用制剂和用法

咖啡因　片剂:30 mg。口服:常用量,每次 0.1～0.3 g,0.3～1.0 g/d。极量,每次 0.4 g,1.5 g/d。

尼可刹米　注射液:0.375 g/1.5 mL、0.5 g/2 mL。常用量:皮下、肌内或静脉注射,每次 0.25～0.5 g。极量:皮下、肌内或静脉注射,每次 1.25 g。

洛贝林　注射液:3 mg/1 mL、10 mg/1 mL。常用量:皮下或肌内注射,成人每次 3～10 mg。极量:每次 20 mg,每天 50 mg;儿童每次 1～3 mg。静脉注射:成人每次 3 mg,极量为每次 6 mg,20 mg/天;儿童每次 0.3～3 mg,必要时每 30 min 可重复 1 次。

多沙普仑　注射液:20 mg/1 mL、100 mg/1 mL。静脉注射或静脉滴注,每次 0.5～1.5 mg/kg,每小时用量不宜超过 300 mg。

二甲弗林　片剂:8 mg。注射液:8 mg/2 mL。口服:每次 8～16 mg,2～3 次/天。肌内或静脉注射:每次 8 mg。静脉滴注:每次 8～16 mg,用氯化钠注射液或葡萄糖注射液稀释。

吡拉西坦　片剂:0.2 g、0.4 g。每次 0.4～0.8 g,2～3 次/天。

甲氯芬酯　胶囊剂:0.1 g。注射液:0.1 g、0.25 g。口服:成人每次 0.1～0.3 g,3 次/天。儿童每次 0.1 g,3 次/天。肌内注射或静脉滴注:成人每次 0.25 g,1～3 次/天;小儿每次 0.06～0.1 g,2 次/天。

胞磷胆碱　注射液:200 mg/2 mL、250 mg/2 mL。静脉滴注:每天 0.2～0.6 g,加于 5%～10% 葡萄糖注射液 500 mL 中缓慢滴注。肌内注射:每次 0.2～0.6 g,1 次/天。

直通护考

一、选择题

A_1 型题

1. 新生儿窒息宜选用（　　）。

A. 山梗菜碱　　B. 回苏灵　　C. 贝美格　　D. 尼可刹米　　E. 去氧肾上腺素

2. 中枢性呼吸衰竭时，可选用下列哪种药物？（　　）

A. 阿拉明　　B. 可拉明　　C. 酚妥拉明　　D. 美加明　　E. 新斯的明

3. 吗啡急性中毒引起的呼吸抑制宜选用（　　）。

A. 咖啡因　　B. 贝美格　　C. 哌甲酯　　D. 尼可刹米　　E. 山梗菜碱

4. 主要通过刺激颈动脉体和主动脉体化学感受器，反射性兴奋呼吸中枢的药物是（　　）。

A. 二甲弗林　　B. 洛贝林　　C. 咖啡因　　D. 尼可刹米　　E. 以上均不是

A_2 型题

5. 患者，女，37 岁，因服用过量中枢抑制药导致中毒，出现呼吸抑制、神志不清，要改善患者呼吸功能应首选给予（　　）。

A. 二甲弗林　　B. 洛贝林　　C. 咖啡因　　D. 尼可刹米　　E. 贝美格

6. 新生儿王某，因其母亲宫缩无力导致产程过长，娩出后全身发绀、呼吸困难，应首选给予药物（　　）。

A. 二甲弗林　　B. 洛贝林　　C. 咖啡因　　D. 尼可刹米　　E. 贝美格

B 型题

（7～9 题共用答案）

A. 反射性兴奋呼吸中枢　　　　　　　　　B. 直接兴奋呼吸中枢

C. 阻断中枢腺苷受体产生作用　　　　　　D. 促进脑细胞代谢及利用葡萄糖

E. 促进中枢 NA 等释放，改善精神活动

7. 甲氯芬酯（　　）。

8. 洛贝林（　　）。

9. 二甲弗林（　　）。

二、案例分析

患者，男，65 岁，半年前诊断为肝癌晚期，因已无法进行手术，主要在家行保守治疗，由于近期疼痛加剧，患者使用了过量镇痛药进行止痛，结果导致呼吸严重抑制，出现呼吸频率减慢、深度变浅等症状。

请分析：

（1）为改善患者的呼吸功能，该如何选用呼吸兴奋药物？

（2）作为护士，在患者用药过程中该提供怎样的用药护理？

（刘亚军）

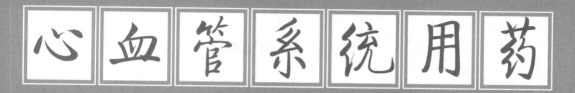

模块五

心血管系统用药

XINXUEGUAN XITONG YONGYAO

项目十七　抗高血压药

学习目标

1. 掌握氢氯噻嗪、肾素-血管紧张素-醛固酮系统抑制药、钙拮抗剂、普萘洛尔的作用、应用与不良反应。

2. 熟悉其他常用药物的作用特点、应用、不良反应及预防措施。

3. 了解新型抗高血压药及其合理应用。

4. 能够分析常用抗高血压药的降压特点及应用，能够运用用药护理知识，正确进行用药指导。

案例引导

患者，男，42岁，患高血压十余年，最高达220/120 mmHg，无明显自觉症状，未规律用药，否认其他病史。患者由于经济状况不佳，断断续续使用一些硝苯地平之类较便宜的抗高血压药，血压忽高忽低。体检：血压180/112 mmHg。心脏超声提示心肌肥厚，左心室舒张功能减退。血脂血糖均在正常范围内。临床诊断：重度高血压伴左心室肥厚。

问题1　对该患者可选用什么药物进行治疗？选择的理论基础是什么？

问题2　用该类药治疗时，如何做好用药护理？

任务一　抗高血压药分类

抗高血压药是一类能降低血压，减轻靶器官损伤（其包括心肌肥厚、肾小球硬化和小动脉重构等）的药物。合理应用抗高血压药物，不仅能降低血压，还能减少或防止心、脑、肾等重要器官并发症的发生，提高生活质量，延长寿命，降低死亡率。高血压患者除坚持长期应用抗高血压药治疗外，若能配合非药物治疗，如坚持低盐饮食、禁烟限酒、适当运动、控制体重、保持乐观心态等综合措施治疗,可获得更好的效果。

知识链接

高　血　压

　　高血压是最常见的心血管病,是全球范围内的重大公共卫生问题。高血压一般病程较长,往往缺乏特殊的临床表现。常见的有头晕、头痛、颈部板紧、疲劳、心悸等,且常在紧张和劳累后加重。也可出现视物模糊、鼻出血等症状。根据世界卫生组织建议,凡成人在静息时血压≥140/90 mmHg(18.7/12.0 kPa)即可诊断为高血压。按发病原因分为原发性和继发性高血压两类,绝大部分高血压病因不明,称为原发性高血压或高血压病;少数高血压有因可查,其血压的升高是某种疾病的一种表现,称为继发性高血压或症状性高血压,如继发于肾动脉狭窄、肾实质病变、嗜铬细胞瘤、妊娠等。高血压又分为轻度高血压((140~159)/(90~99) mmHg)、中度高血压((160~179)/(100~109) mmHg)和重度高血压(≥180/110 mmHg);随病程进展,血压持续升高可导致脑血管意外、肾衰竭、心力衰竭等并发症的发生。由于部分高血压患者并无明显的临床症状,高血压又被称为人类健康的"无形杀手"。因此提高对高血压的认识,对早期预防、及时治疗有着极其重要的意义。

　　抗高血压药种类较多,根据其在血压调节系统中的主要影响及作用部位,现将抗高血压药分为5类(表17-1)。世界卫生组织和国际高血压学会推荐的一线抗高血压药是利尿药、钙拮抗药、血管紧张素转化酶抑制药、β受体阻断药四类。这些药物降压作用可靠,治疗效果好,不良反应少,临床应用较多,是主要的抗高血压药物。其他抗高血压药物如中枢性降压药和血管扩张药等较少单独应用,但在联合用药及复方制剂中仍常使用。

表 17-1　抗高血压药物分类

分类	代表药
Ⅰ 利尿药	氢氯噻嗪
Ⅱ 钙拮抗药(又称钙通道阻滞药)	硝苯地平
Ⅲ 肾素-血管紧张素-醛固酮系统抑制药	
1. 血管紧张素转化酶抑制药	卡托普利
2. 血管紧张素Ⅱ受体阻断药	氯沙坦
3. 肾素抑制药	雷米克林
Ⅳ 交感神经抑制药	
1. 中枢性降压药	可乐定
2. 神经节阻断药	樟磺咪芬
3. 去甲肾上腺素能神经末梢阻断药	利血平
4. 肾上腺素受体阻断药	普萘洛尔
Ⅴ 血管扩张药	
1. 直接扩张血管药	肼屈嗪、硝普钠

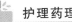

续表

分类	代表药
2. 钾通道开放药	米诺地尔
3. 其他扩血管药	吲达帕胺

任务二　常用一线抗高血压药

一、利尿药

噻嗪类利尿药是治疗高血压最常用的药物。高效能利尿药如呋塞米利尿作用强大,但易引起严重的电解质紊乱,仅用于高血压危象及伴有慢性肾功能不全的高血压患者,轻中度高血压一般不宜选用;螺内酯、氨苯蝶啶等低效能利尿药单用易引起高血钾,一般宜与排钾利尿药合用,以维持血钾平衡并发挥协同降压作用。

氢氯噻嗪(hydrochlorothiazide,双氢克尿噻)

【药理作用】　用药初期,由于排钠利尿,使血容量减少,血压下降;用药后期,血容量已恢复正常,此时降压作用是由于排 Na^+ 引起小动脉细胞内缺 Na^+,减少了 Na^+-Ca^{2+} 交换,使细胞内钙离子含量减少,降低了血管平滑肌对缩血管物质(如去甲肾上腺素等)的敏感性,致血压下降。限制摄入钠盐,可增强利尿药的降压效果。

【临床应用】　氢氯噻嗪作为治疗高血压的基础药物,单独应用为治疗轻度高血压的首选药。与其他抗高血压药合用可治疗中、重度高血压。降压作用温和而持久,长期应用无明显耐受性,不影响心率和心排出量,不引起体位性低血压。

【不良反应】　大多数不良反应与剂量和疗程有关。小剂量无明显不良反应。长期大剂量应用可引起低血钾、高血脂、高血糖等。对糖尿病患者可致病情加重,故糖尿病患者慎用此药。本药还可引起高尿酸血症,少数可诱发痛风发作,这是噻嗪类药常见的不良反应,有痛风史者必须应用本药时,应注意调整本药的用量,并加服抗痛风药。

吲达帕胺(indapamide)

吲达帕胺为噻嗪类吲哚衍生物。口服吸收完全,半衰期为 13 h,作用可持续 24 h,主要经肝代谢。

吲达帕胺为强效、长效抗高血压药,具有利尿和钙拮抗作用,对血管平滑肌有较高的选择性,可使血管扩张,血压下降。降压机制主要为抑制血管平滑肌 Ca^{2+} 内流。利尿作用弱。

临床主要用于治疗轻、中度高血压,尤其是用于伴有肾功能不全、糖尿病及高脂血症的高血压患者。可与 β 受体阻断药合用。

可有恶心、食欲减退、上腹部不适、腹泻、头痛、嗜睡等不良反应,长期应用可使血钾降低。

严重肝、肾功能不全者和急性脑血管病患者禁用。

二、钙拮抗药

钙拮抗药是一类治疗高血压的重要药物,其特点是降压效果与剂量大小密切相关,且不减少心排出量,不引起体位性低血压,不引起水钠潴留。本类药物通过阻滞钙通道,抑制 Ca^{2+} 内流,减少细胞内 Ca^{2+} 的含量,导致血管平滑肌松弛,血压下降。其降压作用温和,可同时降低收缩压和舒张压,还可逆转高血压所致的左心室肥厚,长期服用较少产生耐受性,对糖、脂质、电解质和尿酸代谢无明显影响。常用于治疗高血压的有硝苯地平、尼群地平、尼卡地平、非洛地平、氨氯地平等。

硝苯地平(nifedipine,心痛定)

硝苯地平属于二氢吡啶类钙拮抗药。口服易吸收,10 min 起效,1～2 h 达高峰,持续时间为 6～8 h。舌下含化 5 min 显效。主要在肝内代谢,经肾排泄。

【药理作用和临床应用】 本药属短效钙拮抗药,是第一代钙拮抗药的代表。降压作用主要是由阻滞 Ca^{2+} 内流,扩张小动脉,降低外周血管阻力所致。其特点为:降压作用出现快,持续时间短。对血压正常者不明显,对高血压患者有显著的降压作用。对轻、中、重度高血压均有降压作用,亦适用于合并心绞痛、糖尿病、哮喘、肾脏疾病、高脂血症等患者。

降压时伴有反射性心率加快、心排出量增加及血浆肾素活性增高,与 β 受体阻断药合用可减轻这些现象。目前临床多用缓释剂和控释剂,一方面可减轻因迅速降压造成的反射性交感活性增强;另一方面平稳降压,降压作用维持时间长。

【不良反应】 常见不良反应有头痛、眩晕、面色潮红、心悸、踝部水肿等;过量时,可出现低血压。毛细血管前血管扩张为引起踝部水肿的原因,不是水钠潴留所致,停药后自行消退。低血压患者慎用;主动脉瓣狭窄、急性心肌梗死患者,以及孕妇禁用。

硝苯地平短效制剂可能加重心肌缺血,长期大量应用能提高心性猝死率,故不宜用于伴有心肌缺血的高血压患者。

尼群地平(nitrendipine)

尼群地平为第二代钙拮抗药的代表。作用与硝苯地平相似,但松弛血管平滑肌作用较硝苯地平强,性质稳定,降压作用温和而持久,不影响重要器官的血流量,特别是脑血流量。适用于各型高血压,尤其是老年高血压患者,每日口服 1～2 次,可长期服用。不良反应与硝苯地平相似,肝功能不全者宜慎用或减量。

氨氯地平(amlodipine,络活喜)

氨氯地平为第三代二氢吡啶类钙拮抗药,作用与硝苯地平相似。其特点是对血管有高度选择性,半衰期长,作用持久,但降压作用较硝苯地平缓慢。口服 1～2 周呈现降压作用,6～8 周达最大降压效果,持续时间长,每日服药一次,降压作用可持续 24 h,易为患者接受,且长期应用,肾血流量不降低、无水钠潴留、无耐受性、无体位性低血压反应,是目前治疗高血压的常用药物。可用于高血压和缺血性心脏病的治疗。副作用较轻,主要为水肿、头晕、嗜睡、心悸、恶心、腹痛等。孕妇、哺乳期妇女禁用。

以上钙拮抗药均有较好的降压作用,短效制剂因致血压波动大,不利于靶器官保护,所以从保护高血压靶器官免受损伤和平稳降压、减少用药次数的角度考虑还是以使用长效类新药和缓释剂、控释剂为好。

三、肾素-血管紧张素-醛固酮系统抑制药

（一）血管紧张素转化酶抑制药（ACEI）

ACEI 可抑制血管紧张素转化酶（ACE），减少血管紧张素Ⅱ（angiotensin，Ang Ⅱ）的生成，使血管扩张，血压下降。本类药物的作用特点有：①无反射性心率加快，不减少心排出量。②不减少心、脑、肾等重要脏器的血流量。③改善心功能，长期服药可预防与逆转高血压所致的心肌增厚和血管壁重构。④长期应用无耐受性，不引起电解质紊乱和脂质代谢异常。⑤增加糖尿病和高血压患者对胰岛素的敏感性。常用的 ACEI 有卡托普利（captopril）、依那普利（enalapril）、雷米普利（ramipril）、培哚普利（perindopril）、西拉普利（cilazapril）等。该类药物不仅有良好的降压效果，而且对高血压患者的并发症及一些伴发疾病亦有良好的治疗作用，可作为伴有心室重构（左心室肥厚）和血管重构（管壁增厚）、左心功能障碍、急性心肌梗死及糖尿病的高血压患者的首选药物。

> **知识链接**
>
> #### 肾素-血管紧张素-醛固酮系统
>
> 　　肾素-血管紧张素-醛固酮系统（RAAS）在调节血压和保持内环境稳定方面发挥着重要作用。肾素可将血管紧张素原转化为血管紧张素Ⅰ（angiotensin，Ang Ⅰ），Ang Ⅰ又在 ACE 的作用下转化为 Ang Ⅱ。Ang Ⅱ具有很高的生物活性，有强烈的收缩血管作用，其加压作用为肾上腺素的 10～40 倍，而且可通过刺激肾上腺皮质球状带，促使醛固酮分泌，潴留水钠，刺激交感神经节而增加去甲肾上腺素分泌。ACE 又称激肽酶Ⅱ，尚有降解缓激肽的作用。RAAS 不仅存在于体液系统，而且在肾脏、心脏、血管及脑组织中也存在。心血管组织中局部产生的 Ang Ⅱ 还能作为一种细胞生长因子，促进心肌细胞、血管平滑肌细胞和成纤维细胞的生长增殖，引起心室重构和血管重构，参与高血压、动脉粥样硬化、缺血性心脏病及慢性心功能不全等心血管疾病的病理生理过程，加重病情发展。

卡托普利（captopril，巯甲丙脯酸）

本药口服易吸收，生物利用度为 70%，宜在餐前 1 h 服用，以免食物影响其吸收。口服 15 min 起效，血药浓度 1 h 达高峰，持续 4～6 h，部分在肝代谢，约 40% 以原形经肾排泄，肾功能不全者应适当减量。

【药理作用】

1. 降压作用　本药通过抑制 ACE，使 Ang Ⅱ的形成减少，从而使醛固酮及去甲肾上腺素的释放减少；另外卡托普利还可通过抑制 ACE，使缓激肽浓度升高，血管扩张，两方面作用使卡托普利表现出较强的降压作用（图 17-1）。

2. 保护靶器官作用　长期服用还可减轻或逆转高血压所致的血管壁肥厚和心肌肥厚，保护靶器官。

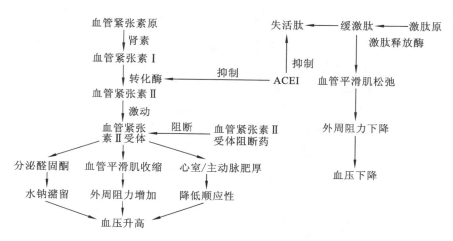

图 17-1　血管紧张素转化酶抑制药及血管紧张素Ⅱ受体阻断药作用机制

【临床应用】

1. 高血压　单独应用可治疗各型高血压。对原发性、肾性及高肾素型高血压疗效均佳，尤其适用于合并有糖尿病、左心室肥厚、急性心肌梗死的高血压患者。本药与利尿药及 β 受体阻断药合用于重型或顽固性高血压，疗效较好。

2. 慢性心功能不全　扩张静脉血管和动脉血管，减轻心脏前、后负荷，从而改善心功能。

【不良反应】

1. 干咳　刺激性干咳是最常见的不良反应，与缓激肽及前列腺素等物质的积聚有关，停药后一般在 4 天内消失。

2. 低血压　常见于初始用量过大的患者，宜从小剂量开始用药。

3. 其他　较常见皮疹、荨麻疹、瘙痒、发热、味觉障碍，常发生于治疗 4 周内。较少见蛋白尿、神经血管性水肿、眩晕、昏厥等。少见白细胞与粒细胞减少，其出现与剂量有关，一般于治疗后 3～12 周出现，停药后持续 2 周。

4. 注意　①因食物可减少本药 30%～40% 的吸收，故宜在餐前 1 h 给药。②用药期间，应定期检查肝肾功能、白细胞计数和分类、血清电解质、尿蛋白，如有异常，应立即调整剂量或停药。③禁忌证：对血管紧张素转化酶抑制药过敏者、孕妇、哺乳期妇女禁用。

依那普利(enalapril)

依那普利为长效、高效类 ACEI，其抗高血压作用与卡托普利相似。降压作用强而持久，抑制 ACE 的作用较卡托普利强 10 倍，降压作用可持续 24 h，每日只需用药 1 次。副作用小，可见干咳、头晕、恶心等。

（二）血管紧张素Ⅱ受体阻断药

血管紧张素Ⅱ受体（AT 受体）分两型，即 AT_1 受体和 AT_2 受体。阻断 AT_1 受体，可产生舒张血管、抑制醛固酮分泌、逆转心血管重构等作用，而没有转化酶抑制药的咳嗽、神经血管性水肿等不良反应。

临床常用的 ACEI 还有雷米普利（ramipril）、贝那普利（benazepril）、培哚普利（perindopril）、西拉普利（cilazapril）等，均具有高效、长效的特点，每天服药 1 次即可。

知识链接

血管紧张素Ⅱ受体

　　血管紧张素Ⅱ受体有1型(AT_1)和2型(AT_2)两种。AT_1被激活时,对心房与心室产生正性肌力作用,同时血管收缩,血压升高。其生理机制为:①兴奋血管平滑肌的AT_1受体,直接收缩血管;②兴奋肾上腺髓质的AT_1受体,促进NA的释放;③激活肾上腺皮质的AT_1/AT_2受体,促进醛固酮的释放;④兴奋交感神经末梢突触前膜AT_1受体,促进NA的释放。AT_2受体功能尚未完全阐明。

氯沙坦(losartan)

　　氯沙坦为强效的竞争性AT_1受体阻断药。本药口服易吸收,首过消除明显,生物利用度为33%,每天口服50 mg,1周起效,降压平稳,可持续24 h。本药在降压时还能增加肾血流量和肾小球滤过率,促进尿酸的排出,降低血浆尿酸水平,对肾具有保护作用。

　　氯沙坦主要用于治疗不能耐受ACEI所致干咳的高血压患者,对原发性和高肾素型高血压疗效尤佳;舒张阻力血管和容量血管,降低心脏前后负荷,可用于治疗心功能不全。本药除不引起咳嗽及神经血管性水肿外,其余不良反应与ACEI相似。

　　同类药物还有缬沙坦(valsartan)、厄贝沙坦(irbesartan)、坎地沙坦(candesartan)等。

四、β受体阻断药

　　β受体阻断药有降血压作用,普萘洛尔为其代表药。其降压机制为:①阻断心脏β_1受体,减慢心率,降低心肌收缩力,减少心排出量。②阻断肾脏进球细胞的β_1受体,抑制肾素分泌。③阻断交感神经突出前膜的β受体,抑制其正反馈而减少NA释放。④阻断中枢的β受体,降低外周交感神经活性,使血管扩张,血压下降。选择性β_1受体阻断药还有美托洛尔(metoprolol)和阿替洛尔(atenolol),其作用优于普萘洛尔。

普萘洛尔(propranolol,心得安)

　　【药理作用】　目前认为普萘洛尔主要通过阻断β_1受体,减少心排出量、抑制肾素分泌和抑制交感神经系统活性而发挥降压作用。降压作用起效缓慢,口服后2~3周才出现作用,持续时间较长,可1~2次/日。由于对卧位和立位降压作用相同,故不引起体位性低血压,长期应用不产生耐受性。

　　【临床应用】　普萘洛尔用于各种程度的高血压。特别对于高肾素型、心排出量偏高型和伴有心动过速、心绞痛、心血管病的高血压患者疗效较好。

　　【不良反应】　本药用量个体差异较大,一般应从小剂量开始,逐渐增加剂量。如用药不当,可出现下列反应。

　　1. 心血管反应　可致低血压、窦性心动过缓、房室传导阻滞,并可能诱发心力衰竭等,故心功能不全、窦性心动过缓、重度房室传导阻滞者禁用。

　　2. 呼吸系统反应　诱发、加重支气管哮喘,故支气管哮喘者禁用。

　　3. 对代谢的影响　长期应用对脂质代谢和糖代谢有不良影响,高脂血症、糖尿病患者慎用。

4. 反跳现象　长期服用者不可突然停药,以免发生"停药综合征",诱发或加重高血压或心绞痛。

常用一线抗高血压药的用药护理要点见表 17-2。

表 17-2　常用一线抗高血压药的用药护理要点

步骤	护理要点
评估	1. 患者年龄、病情、治疗情况。 2. 患者既往用药史、现用药情况以及过敏史。 3. 用药前应检查和了解患者的血压异常程度,心电图、血常规、尿常规、肝和肾功能及并发症等基本情况,识别高危患者
护理措施	1. 告知患者应用抗高血压药治疗的重要性,消除患者紧张、不安的情绪。 2. 指导患者采用低钠饮食、戒烟限酒、控制体重、加强锻炼、改变生活方式等非药物治疗方式,以获得更理想的治疗效果。 3. 教育患者高血压应早期治疗,并长期不间断服药。每天固定时间测血压、记录测量结果。 4. 熟悉各类抗高血压药的优缺点及不良反应。向患者说明如何对待使用抗高血压药可能出现的不良反应和预防方法
评价	1. 药物疗效。 2. 有无不良反应。 3. 是否合理用药、安全用药
注意事项	1. 一般情况下,慢性高血压患者全部采用口服给药途径,只有高血压危象等特殊情况下选择注射给药。 2. 用药期间切忌突然停药,以防血压反跳性升高和高血压危象。 3. 对伴有胃肠道刺激的药物,宜在饭后服药或与抗酸药同服;对有致体位性低血压的药物,应注意卧床休息,并嘱缓慢改变体位,以防跌倒摔伤;对有中枢抑制作用的药物,用药期间应劝患者不要开车或做高空作业及需注意力高度集中的工作。 4. 注意用药方法,普萘洛尔、拉贝洛尔、硝苯地平应避光保存,每天固定时间给药,急症注射给药应注意剂量和给药速度

任务三　其他抗高血压药

本节所介绍的药物虽然降压作用可靠,但不良反应多,患者依从性较差,属二线抗高血压药,临床应用少,仅用于某些特殊的高血压状态。

一、中枢性降压药

中枢性降压药包括可乐定、甲基多巴、莫索尼定和利美尼定等。

可乐定(clonidine,可乐宁)

可乐定口服吸收良好,生物利用度为75％,30 min起效,可持续6～8 h。$t_{1/2}$约为12 h,50％在肝代谢,50％以原形经肾排泄。

【药理作用】　可乐定有较强的中枢性降压作用。主要是通过激动延髓外侧的咪唑啉Ⅱ型受体,抑制外周交感神经,使去甲肾上腺素释放减少,外周血管扩张而降压。通过激动中枢阿片受体,促进内源性阿片肽释放,阻断痛觉传导而镇痛;通过激动中枢α_2受体,兴奋抑制性神经元而镇静。可乐定还有抑制胃肠分泌和蠕动的作用。

【临床应用】　主要用于中度高血压患者,尤适用于伴有溃疡病的高血压患者。与利尿药合用有协同作用,可用于重度高血压患者。也可预防偏头痛及用于阿片类成瘾者的戒毒治疗。

【不良反应】　常见的不良反应有口干、便秘、嗜睡、抑郁、眩晕、食欲减退等。久服可致水钠潴留,长期服用突然停药可致反跳现象,表现为心悸、出汗、血压骤升、烦躁不安等,因此不宜突然停药,且不宜用于高空作业或驾驶机动车辆的人员,以免因嗜睡、精力不集中而发生意外。

莫索尼定(moxonidine)

莫索尼定为第二代中枢性降压药,作用与可乐定相似,但对咪唑啉Ⅱ受体的选择性比可乐定高,几乎不激动α_2受体。主要用于治疗轻、中度高血压,每天用药一次即可,长期用药能逆转高血压患者的心肌肥厚。不良反应少,无反跳现象。

二、血管扩张药

血管扩张药通过直接松弛血管平滑肌、扩张血管而产生降压作用。但可通过压力感受器反射性地加快心率,增加心排出量,促进肾素分泌,引起水钠潴留,一般不单独用于治疗高血压,仅在利尿药、β受体阻断药或其他抗高血压药无效时才加用该类药。

肼屈嗪(hydralazine)

肼屈嗪口服易吸收,给药后1 h作用达高峰,可维持6 h。降压作用快而强,直接舒张小动脉血管平滑肌,降低外周阻力而降压,对小静脉无舒张作用。降压同时兴奋交感神经,导致心率加快,心肌收缩力增强,心排血量增加;增加血浆肾素活性与水钠潴留,影响降压效果。故降压时多与利尿药、β受体阻断药合用治疗中度高血压。长期大剂量应用可致全身性红斑狼疮综合征。

硝普钠(sodium nitroprusside,亚硝基铁氰化钠)

【药理作用】　硝普钠通过扩张小动脉、小静脉而引起降压作用,具有速效、强效、短效的降压特点。作用机制为:硝普钠在血管平滑肌内可释放出一氧化氮(NO),激活血管平滑肌细胞内的鸟苷酸环化酶,使cGMP升高,导致血管舒张,血压下降。本药口服不吸收,仅作静脉滴注给药,2 min达到最大降压效应,停药5 min后,血压又回升到给药前水平。

【临床应用】　本药适用于高血压急症的治疗,高血压危象、高血压脑病、恶性高血压应用时要加强监护并控制给药速度。也可用于治疗难治性充血性心力衰竭,能降低心脏前后负荷,降低左心室舒张末期压力,减少心肌耗氧量。还可用于手术麻醉时的控制性降压。

【不良反应】　不良反应有头痛、恶心、呕吐、心悸、发热等,多数是滴注速度过快引起血压下降过快所致。静滴时需严格控制滴速,一般不超过 3 μg/kg。长期大剂量应用可致血中氰化物蓄积,甚至中毒。硝普钠见光易破坏,故滴注的药物须新鲜配制并注意避光。

知识链接

高血压急症

高血压急症是指短时间内血压升高,舒张压＞120 mmHg 或者收缩压＞180 mmHg,并伴有心、脑、肾、眼底、大动脉的严重功能障碍或不可逆的损害,主要表现为高血压危象和高血压脑病。前者是在高血压基础上周围小动脉发生强烈痉挛,使血压显著升高所致,严重者可发生急性肺水肿、心绞痛、急性肾衰竭等,后者是在血压显著增高的情况下,脑血液循环发生急剧障碍,导致脑水肿和颅内压增高的结果。

三、α₁受体阻断药

本类药物口服吸收良好,首过消除显著,生物利用度为 60%。

本类药物可选择性地阻断 α₁受体,舒张小动脉和小静脉血管平滑肌,外周阻力降低而血压下降。对肾血流量无影响,降压时不出现反射性交感神经兴奋引起的心率加快、心排出量增加反应。适用于治疗中度高血压及并发肾功能不全的高血压患者,若与噻嗪类利尿药和 β 受体阻断药合用可增强降压效应。

主要不良反应为首剂现象,主要表现为体位性低血压、晕厥、心悸等,在直立、饥饿、低盐时尤易发生,发生原因与应用较大剂量引起强烈的容量血管扩张、回心血量明显减少,致心排血量减少有关。故首次剂量不宜超过 0.5 mg,并于睡前服,可预防或减轻首剂现象发生。本类药物有哌唑嗪(prazosin)、特拉唑嗪(terazosin)、多沙唑嗪(doxazosin)等。

四、神经节阻断药

樟磺咪芬(trimetaphan camsilate)、美加明(mecamylamine)为 N₁受体阻断药,降压作用快而强,曾广泛用于高血压的治疗,但由于副作用较多且严重,现已少用。

五、去甲肾上腺素能神经末梢阻断药

利血平(reserpine)

利血平主要通过影响儿茶酚胺的储存及释放产生降压作用,降压时具有缓慢、温和、持久的特点。用于轻度高血压患者。因不良反应多,现已很少单用。

不良反应主要表现为副交感神经兴奋症状,可出现鼻塞、胃酸分泌过多、胃肠蠕动亢进、心率减慢等,另外还有中枢抑制症状,常见有嗜睡、淡漠、疲惫、精神抑郁等。溃疡患者禁用。

考点提示

1. 常用一线抗高血压药的作用机制、作用特点和常见不良反应。
2. α₁受体阻断药、中枢性降压药的降压特点和临床用途。
3. 血管扩张药硝普钠的使用注意事项。

任务四　抗高血压药的合理应用

应用抗高血压药的目的不仅是降低血压，更重要的是改善靶器官的功能和形态，降低并发症的发生率和病死率。抗高血压药的种类繁多，各有特点，高血压病情也各有差异，因此，根据高血压患者的病情、结合药物本身的特点合理用药就成为抗高血压药治疗中一个极为重要的问题。

1. 根据病情程度选择药物　轻、中度高血压初始治疗为单药治疗，选择一线抗高血压药如 ACEI、钙拮抗药、β 受体阻断药、利尿药，若一种药物达不到目的，可两种或三种药物合用。

2. 根据并发症选择药物　根据患者病情和药物的特点选择药物（表 17-3）。

表 17-3　高血压的临床选药

高血压合并症	宜选择药物	不宜选择药物
糖尿病或痛风	ACEI、钙拮抗药、α 受体阻断药	氢氯噻嗪、β 受体阻断药
高脂血症	ACEI、钙拮抗药、哌唑嗪	β 受体阻断药、利尿药
左心室肥厚	ACEI、钙拮抗药、β 受体阻断药	血管扩张药
心绞痛	钙拮抗药、β 受体阻断药	肼屈嗪
肺气肿和支气管哮喘	钙拮抗药	β 受体阻断药
消化性溃疡	可乐定、钙拮抗药、ACEI	利血平
肾功能不全	钙拮抗药、卡托普利	噻嗪类利尿药、胍乙啶

3. 用药方案个体化　高血压是由多基因遗传与环境及多种危险因素相互作用的一种全身性疾病。由于药物代谢酶受遗传因素影响存在多态性（polymorphism），药物作用的靶点（酶或受体）存在多态性，个人对药物的反应性可能不一样。因此应根据患者的年龄、性别、种族、病情程度、并发症及合并症等选择合适的药物，做到选药个体化、剂量个体化。

> **知识链接**
>
> ### 高血压药物治疗的新观念
>
> 1. **保护靶器官**　在高血压的治疗中一定要考虑逆转或阻止靶器官损伤。根据以往几十年的抗高血压的研究，降低血压能减少靶器官损伤，但并非所有的药物都如此，目前认为 ACE 抑制药和长效钙拮抗药对靶器官的保护作用是抗高血压药物中比较好的。
>
> 2. **终生服药**　高血压是一种至今病因未明的慢性病，无法根治，其转归与血压水平呈正相关，血压升高只是高血压病的临床表现之一，故现在强调应终生服药。
>
> 3. **平稳降压**　平稳降压有利于保护心、脑、肾等重要器官。短效的抗高血压药物常使血压波动增大，血压不稳定，可致靶器官损伤；而长效制剂降压平稳、缓慢、持续时间长，可减少血压剧烈波动，保护心、脑等器官，并且使用长效药患者依从性好。

常用制剂和用法

卡托普利　片剂：口服，开始一次 25 mg，一日 3 次（饭前服用）；渐增至每次 50 mg，一日 3 次。每日最大剂量为 450 mg。

马来酸依那普利　片剂：口服，开始一次 2.5～5 mg，一日一次。逐渐增至一日 10～40 mg，分 1～2 次服。

硝苯地平　片剂：一次 5～10 mg，一日 3 次。

氨氯地平　片剂：开始时每日一次 5 mg，以后可根据情况增加剂量，最大剂量为每日 10 mg。

盐酸普萘洛尔　片剂：一次 10～20 mg，一日 3～4 次，以后每周增加 10～20 mg，每日剂量有用至 120 mg 者。

酒石酸美托洛尔　片剂：一日 50～100 mg，分 2～3 次服，可逐渐加量，必要时可增至一日 200 mg。缓释剂可每日给药一次，一次 50～100 mg。

氢氯噻嗪　片剂：口服，一次 12.5～25 mg，一日 2 次。见效后酌减，给予维持量。

盐酸可乐定　片剂：一次 0.075～0.15 mg，一日 3 次。可逐渐增加剂量为每日 0.2～0.6 mg。注射剂：0.15 mg/1 mL。肌内或静脉注射，一次 0.15～0.3 mg。

硝普钠　粉针剂：一次 50 mg，临用时以 5% 葡萄糖注射液 2～3 mL 溶解后再用同一溶液 500 mL 稀释，在避光容器中缓慢静滴，速度每分钟 1～3 μg/kg。避光密闭保存。

直通护考

一、选择题

A₁型题

1. 通过阻滞钙离子内流发挥降压作用的药物是（　　）。
A. 氢氯噻嗪　　B. 氨氯地平　　C. 卡托普利　　D. 美托洛尔　　E. 氯沙坦

2. 容易产生刺激性干咳的抗高血压药是（　　）。
A. 氢氯噻嗪　　B. 氨氯地平　　C. 卡托普利　　D. 美托洛尔　　E. 氯沙坦

3. 在治疗高血压过程中所用药物易引起头痛、面色潮红、心悸、踝部水肿的药物是（　　）。
A. 氢氯噻嗪　　B. 硝苯地平　　C. 卡托普利　　D. 美托洛尔　　E. 氯沙坦

4. 下列有关卡托普利的描述错误的是（　　）。
A. 降压时不伴有反射性心率加快　　B. 不易引起脂代谢紊乱
C. 不易引起电解质紊乱　　D. 不逆转心血管重构
E. 长期服用无耐受性

5. 长期应用肾血流量不降低、无水钠潴留、无耐受性、无体位性低血压反应的药物是（　　）。
A. 氢氯噻嗪　　B. 氨氯地平　　C. 卡托普利　　D. 美托洛尔　　E. 氯沙坦

6. 硝苯地平不具有下列哪一种作用？（　　）
A. 阻滞钙离子内流　　B. 收缩动脉血管
C. 伴有反射性心率加快　　D. 降压作用起效快、维持时间短

E. 主要用于合并心绞痛、糖尿病、哮喘、高脂血症等高血压患者

7. 氯沙坦比较适合用于（　　）。

A. 不能耐受 ACEI 所致干咳的高血压患者　　　B. 原发性高血压患者

C. 高肾素型高血压患者　　　　　　　　　　　D. 治疗心功能不全的高血压患者

E. 以上都对

A_2 型题

8. 陈先生，45 岁。于体检中发现患高血压，并伴有左心室肥厚，最好服用哪类药物？（　　）

A. β 受体阻断药　　　　　　B. 利尿药　　　　　　C. 神经节阻断药

D. 中枢性降压药　　　　　　E. 血管紧张素转化酶抑制药

9. 李某，男，47 岁。患中度高血压，并伴有十二指肠溃疡，且有哮喘病史，宜选用下列何药降低血压？（　　）

A. 可乐定　　　　B. 利血平　　　　C. 吲哚洛尔　　　D. 普萘洛尔　　　E. 拉贝洛尔

B 型题

（10～14 题共用答案）

A. 低钾血症　　　B. 首剂现象　　　C. 氰化物中毒　　　D. 支气管哮喘　　　E. 干咳

10. 部分患者使用卡托普利后可引起（　　）。

11. 哌唑嗪在用药的开始阶段可出现（　　）。

12. 肾功能不全的患者应用硝普钠时可能导致（　　）。

13. 普萘洛尔可诱发（　　）。

14. 长期大剂量应用利尿药可引起（　　）。

（15～18 题共用答案）

A. 阻断 α 和 β 受体　　　　　B. 阻断 $α_1$ 受体　　　　　C. 阻断 $β_1$ 受体

D. 阻断钙离子通道　　　　　　E. 阻断 AT_1 受体

15. 阿替洛尔的作用机制为（　　）。

16. 氨氯地平的作用机制为（　　）。

17. 氯沙坦的作用机制为（　　）。

18. 哌唑嗪的作用机制为（　　）。

二、案例分析

1. 患者，46 岁。患中度高血压，医生开处方如下：

RP：

氢氯噻嗪片　　25 mg×12

用法：每次 25 mg，3 次/日，口服

普萘洛尔片　　10 mg×12

用法：每次 10 mg，3 次/日，口服

双肼屈嗪片　　25 mg×12

用法：每次 25 mg，3 次/日，口服

10% 氯化钾溶液　　5 mL×8

用法：5 mL 每次，2 次/日，口服

请分析：该患者用药是否合理，为什么？

2. 患者,56 岁,男性。有高血压病史 10 余年,近日常出现头昏、头晕,测量血压为 185/100 mmHg,诊断为原发性高血压,医生开处方如下:

RP:

阿替洛尔片 25 mg×10

用法:每次 25 mg,2 次/日,口服

氨氯地平片 10 mg×5

用法:每次 10 mg,1 次/日,口服

依那普利片 5 mg×10

用法:每次 5 mg,2 次/日,口服

请分析:该处方是否合理,为什么?

（于鑫光）

项目十八　抗心律失常药

学习目标

1. 掌握利多卡因、普萘洛尔、胺碘酮、维拉帕米的作用特点、临床应用及不良反应。
2. 熟悉抗心律失常药的基本电生理作用及药物的分类。
3. 了解其他抗心律失常药的特点及应用。
4. 通过本章的学习，学生具备用药咨询的能力，能够处理和解释涉及本章药物的不合理用药处方。

在正常情况下，人的心脏以窦房结的自律性最高，在迷走神经控制下以一定的频率发放冲动，通过心脏的传导系统，使整个心脏进行有节律的跳动。心律失常是由于心脏冲动形成异常和（或）冲动传导异常而导致的心动节律和频率的异常。心律失常的种类虽多，总体概括起来有两大类：①缓慢型心律失常，包括心动过缓、各种房室传导阻滞等。②快速型心律失常，包括各种期前收缩，窦性或异位的心动过速、心房和心室的扑动或颤动。前者的治疗药物主要为阿托品和异丙肾上腺素，后者的治疗药物比较复杂，是本项目主要讨论的内容。

任务一　心律失常发生的电生理学基础

心律失常的发生与心肌电生理紊乱密切相关。

一、正常心肌电生理

1. 心肌细胞膜电位　心肌细胞在静息时处于极化状态，细胞内外有明显的电位差，呈现"内负外正"，即膜外电位为 0，膜内电位为 $-90\ mV$。当心肌细胞兴奋时，引起细胞膜的通透性发生改变，使细胞发生除极和复极，构成动作电位。动作电位分为 5 个时相：0 相为除极期，是 Na^+ 内流形成；复极过程包括 4 个时相，1 相为快速复极初期，由 K^+ 外流形成；2 相为缓慢复极早期，又称平台期，由 Ca^{2+} 及少量 Na^+ 内流与 K^+ 外流形成；3 相为快速复极末期，由 K^+ 外流形成。0 相至 3 相完全复极所需的时间合成动作电位时程（APD）。4 相为静息期，通过 Na^+-K^+-ATP 酶主动转运，使细胞内外离子浓度恢复到原先的静息电位水平。在自律细胞 4 相则有自发性除极。

2. 传导性 心肌细胞传导兴奋的能力称为传导性。影响心肌细胞传导速度的因素有：①动作电位 0 相上升的速率与振幅：速率越快、振幅越大则传导速度越快。②心肌细胞组织结构：细胞直径大则传导速度慢，反之则快；③邻近未兴奋部位膜的兴奋性对兴奋的传导亦有重要影响。

3. 有效不应期 从除极开始到膜电位恢复至能对刺激产生可扩布的动作电位之前的这一段时间称为有效不应期。它反应钠通道恢复有效开放所需的最短时间。有效不应期（ERP）在 APD 内，若 APD 延长，则 ERP 延长（绝对延长）；若 ERP 缩短，而 APD 缩短更多，则 ERP/APD 延长，称 ERP 相对延长。

二、抗心律失常药的基本作用

抗心律失常药物通过纠正心肌细胞膜电生理紊乱，改善心脏冲动形成异常和传导异常而发挥作用。其基本作用如下：

1. 降低自律性 抗心律失常药物通过阻滞快反应细胞 4 相 Na^+ 内流或抑制窦房结、房室结慢反应细胞 4 相 Ca^{2+} 内流，降低自律性；也可通过促进 K^+ 外流，使最大舒张电位增大（负值大），使其远离阈电位而降低自律性。

2. 减少后除极和触发活动 后除极是指心肌细胞在一个动作电位中继 0 相除极后所发生的频率较快、振幅较小的除极。后除极的扩布易触发异常节律，发生心律失常称触发活动。后除极有两种类型：①早后除极：一种发生在完全复极之前的后除极，常在 2、3 相复极中发生，APD 过度延长时易于发生。②迟后除极：细胞内钙超载时发生在动作电位完全或接近完全复极时的一种短暂的振荡性除极，诱发因素有强心苷中毒、细胞外高钙、心肌缺血等。钙通道阻滞药或钠通道阻滞药可减少后除极的发生。

3. 消除折返激动 折返激动是指冲动经传导环路折回原处而反复运行的现象，是引起各种快速型心律失常的重要机制之一。折返激动的发生机制见图 18-1。正常情况，浦肯野纤维末梢的 A、B 支同时传导冲动到达心室肌，激发除极与收缩，而后冲动各自消失在对方的不应期中。在病理条件下，如 A 支发生单向传导阻滞，冲动不能下传，只能沿 B 支下传，经心室肌并逆行通过单向阻滞区而折回原处，然后冲动可继续沿上述通路运行，形成折返。这样一个冲动就会反复激动心肌，导致快速型心律失常的发生。单次折返引起一次期前收缩，连续折返可引起阵发性心动过速、心室纤颤等。抗心律失常药通过下列两种方式消除折返激动：①改变传导性：一种情况是通过改善病变部位传导性，加速传导，消除单向传导阻滞，如苯妥英钠；另一种情况是降低病变部位传导性，使单向传导阻滞变为双向传导阻滞，如奎尼丁。②延长有效不应期。

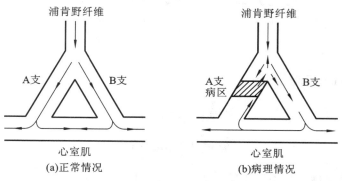

图 18-1 折返激动的发生机制

任务二　抗快速型心律失常药的分类

　　根据药物对心肌电生理特性的作用,将抗快速型心律失常药分为 4 类(表 18-1)。

表 18-1　抗快速型心律失常药分类

类别	代表药	抗快速型心律失常机理
Ⅰ类 钠通道阻滞药		阻滞钠通道,抑制除极时 Na^+ 内流,又分为三个亚类
Ⅰa类 适度阻滞钠通道药	奎尼丁、普鲁卡因胺等	除抑制 Na^+ 内流外,尚抑制 K^+ 外流,降低心肌细胞的自律性,减慢传导速度,延长 APD 和 ERP
Ⅰb类 轻度阻滞钠通道药	苯妥英钠、利多卡因、美西律等	对 Na^+ 内流的抑制作用弱于 Ⅰa 类药物,明显促进 K^+ 外流,使 APD 和 ERP 均缩短,ERP 相对延长
Ⅰc类 重度阻滞钠通道药	普罗帕酮、氟卡尼等	明显抑制 Na^+ 内流,对 K^+ 无影响。降低自律性,减慢传导速度
Ⅱ类 β受体阻断药	普萘洛尔、阿替洛尔等	阻断心肌细胞膜上的 $β_1$ 受体,同时兼有阻滞钠通道、促进钾通道开放的作用
Ⅲ类 延长动作电位时程药	胺碘酮、索他洛尔等	延长 APD 和 ERP
Ⅳ类 钙通道阻滞药	维拉帕米、地尔硫䓬	阻滞心肌细胞膜的钙通道

任务三　常用抗心律失常药

一、Ⅰ类 钠通道阻滞药

(一) Ⅰa类 适度阻滞 Na^+ 通道药

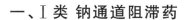

奎尼丁(quinidine)

　　本药为茜草科植物金鸡纳树皮所含的一种生物碱,是奎宁的右旋体,是在抗疟治疗中发现的具有抗心律失常作用的药物。口服吸收快,约 30 min 起效,2~3 h 达血药浓度高峰,生物利用度为 70％～80％,血浆蛋白结合率为 80％～90％,心肌中分布较多。主要在肝代谢,10％～20％以原形由肾排泄,半衰期为 4～6 h。

【药理作用】

1. 抗心律失常　本药通过抑制异位起搏点细胞的自律性,消除冲动形成异常产生的心律失常;通过抑制心肌的传导速度,延长 ERP,使折返激动的单向传导阻滞变为双向传导阻滞,消除折返激动形成的心律失常。

2. 对植物神经的影响　本药具有明显的抗胆碱作用,即阿托品样作用;具有阻断 α 受体作用,引起血管扩张、血压下降,致反射性交感神经兴奋。

上述两种作用,可致心率加快。

【临床应用】　本药为广谱抗心律失常药,适用于治疗各种快速型心律失常,尤适用于治疗心房纤颤、心房扑动及室上性心动过速,亦可用于治疗预激综合征。

【不良反应】　奎尼丁安全范围较小。

1. 胃肠道反应　用药初期,常见恶心、呕吐、腹泻等胃肠道反应。

2. 金鸡纳反应　长期用药,可出现"金鸡纳反应",这是从金鸡纳树皮中提取出的生物碱所共有的反应。患者表现为头痛、头晕、恶心、呕吐、腹泻、耳鸣、眼花等症状。

3. 心血管反应　心脏毒性较为严重,可减弱心肌收缩力,阻断 α 受体,降低血压,抗胆碱作用可加快心率。较高浓度可致各种心律失常,包括窦房传导阻滞、房室传导阻滞、室性心动过速等。中毒严重者可发生奎尼丁晕厥,是一种严重的毒性反应,系心室内弥漫性传导障碍与复极不均一所致,表现为突然意识丧失、四肢抽搐、呼吸停止等,须立即进行人工呼吸、胸外心脏按压、电除颤及注射异丙肾上腺素、乳酸钠等救治。

4. 禁忌证　低血压、心力衰竭、中度房室传导阻滞、肝肾功能不全、强心苷中毒所致的心律失常者禁用。

普鲁卡因胺(procainamide)

普鲁卡因胺的抗心律失常作用与奎尼丁相似而较弱,还有较弱的局麻作用。其应用也与奎尼丁相似,主要用于治疗室性期前收缩、室性心动过速;对治疗室上性心动过速也有效。本药作用时间短,不良反应多,不作为慢性心律失常的长期给药。

口服可引起胃肠道反应,静脉给药易引起低血压、房室传导阻滞及窦性心动过缓。

(二) Ⅰb 类 轻度阻滞钠通道

利多卡因(lidocaine)

利多卡因除具有局麻作用外,尚有抗心律失常作用,经多年临床研究证实,本药不失为一种安全、速效的抗室性心律失常的首选药。

该药首过消除明显,生物利用度低,故不宜口服给药,常静脉给药。静脉注射时,血浆半衰期为 100 min,持续时间短,多采用静脉滴注给药。血浆蛋白结合率约 70％,体内分布广泛,约90％经肝代谢,仅 10％以原形经肾排泄。

【药理作用】　利多卡因主要影响希氏束-浦肯野系统(简称希-浦系统),对心房作用很弱。

1. 降低自律性　治疗浓度降低浦肯野纤维自律性,提高心室致颤阈。

2. 对传导的影响　治疗量时对正常心肌细胞的传导速度无明显影响。在心肌梗死区内,

细胞外 K^+ 浓度升高,静息电位变小,加以利多卡因阻滞钠通道,可使传导速度减慢,单向阻滞变为双向阻滞而消除折返;在血 K^+ 降低或心肌纤维受损或部分去极化时,利多卡因促进 K^+ 外流,加速传导,消除单向传导阻滞而消除折返激动。

3. 缩短 APD,相对延长 ERP 由于促进 K^+ 外流而缩短 APD 和 ERP,以缩短 APD 更为显著,相对延长 ERP,消除折返激动。

【临床应用】 对各种室性心律失常疗效显著,如室性期前收缩、室性心动过速和心室纤颤等。特别适用于严重的室性心律失常的急性处理,为防治急性心肌梗死时室性心律失常的首选药。

【不良反应】

(1) 血药浓度过高时,可出现头昏、嗜睡、兴奋、感觉异常等,严重时神志不清甚至惊厥,呼吸抑制。中毒量时,血压明显下降,心率减慢甚至停搏,偶有过敏反应。

(2) 静脉给药仅用于抗心律失常,注射时必须使用供静脉用的制剂,并注意控制注射速度,如无特殊医嘱速度不得超过 4 mg/min。用药过程中,应注意以下两点:①开始静注时,可有麻醉样感觉,头晕、眼黑,改为静滴症状即可减轻或消失。②出现中枢神经系统反应时应根据反应轻重决定减量或停药。

苯妥英钠(phenytoin sodium)

苯妥英钠除抗癫痫外,还具有抗心律失常的作用。对心脏的作用与利多卡因相似,亦作用于希-浦系统,降低浦肯野纤维的自律性;能与强心苷竞争 Na^+-K^+-ATP 酶,抑制强心苷中毒所致的迟后除极及触发活动。本药为治疗强心苷中毒所致的各种快速型心律失常的首选药,对其他原因所致的室性心律失常疗效不如利多卡因。

本药可口服或静脉注射给药,静脉注射(静注)速度过快、剂量过大而引起血压下降、心动过缓、心室颤动、呼吸抑制等,故静注速度勿超过 50 mg/min。不宜静滴给药。

美西律(mexiletine,慢心律)

美西律对心肌的作用与利多卡因相似,但具有维持时间长、可口服的特点。一次口服可维持 8 h 以上。常作为利多卡因治疗后的维持用药。用于治疗各种室性心律失常,特别对心肌梗死急性期有效。对利多卡因治疗无效的病例有时也有效。

本药不良反应有恶心、呕吐、震颤、眩晕等。肝病者慎用。

(三) I c 类 重度阻滞钠通道

普罗帕酮(propafenone,心律平)

普罗帕酮为新型广谱抗心律失常药。本药具有降低浦肯野纤维及心室肌的自律性,减慢传导,延长 APD、ERP 的作用。用于室性、室上性心律失常。

不良反应常见恶心、呕吐、味觉改变、头痛、眩晕等,一般不须停药。严重时可致心律失常,偶见粒细胞减少、红斑性狼疮样综合征等。对本药过敏、严重的传导阻滞、心动过缓者禁用。

氟卡尼(flecainide)

氟卡尼为具有局麻作用的新型抗心律失常药,口服吸收良好,对钠通道的阻滞作用较普罗帕酮强。用于治疗室上性及室性心律失常。本药副作用较轻,但易疏忽而导致中毒。常见不良反应有胃肠不适、头昏、嗜睡等,严重时可出现心力衰竭,致心律失常发生率较高,包括室性心动过速、心室颤动。

二、Ⅱ类β受体阻断药

用于抗心律失常的β受体阻断药主要有普萘洛尔(propranolol)、纳多洛尔(nadolol)、美托洛尔(metoprolol)、阿替洛尔(atenolol)等。

普萘洛尔(propranolol)

【药理作用】　普萘洛尔能降低窦房结、心房及浦肯野纤维的自律性,在情绪激动及运动时作用明显。能减少儿茶酚胺所致的迟后除极发生,减慢传导速度,对房室结ERP有明显延长作用。

【临床应用】　主要用于治疗室上性心律失常,特别是对于交感神经兴奋性过高、甲状腺功能亢进等引起的窦性心动过速效果良好。

【不良反应】　见项目十七任务二普萘洛尔的不良反应。

阿替洛尔

阿替洛尔是长效、安全的选择性β_1受体阻断药。可用于室上性心律失常的治疗,对治疗室性心律失常亦有效。不良反应与普萘洛尔相似,由于选择性作用于β_1受体,可用于伴有糖尿病、支气管哮喘的心律失常患者,但须注意剂量不宜过大。

三、Ⅲ类　延长动作电位时程药

胺碘酮(amiodarone,乙胺碘呋酮)

【药理作用】　胺碘酮为长效、广谱的抗心律失常药。

1. 抗心律失常　能延长房室结、心房和心室肌纤维的APD和ERP,并减慢传导。

2. 抗肾上腺素作用　阻断α受体,具有选择性扩张冠状动脉的作用,能增加冠状动脉血流量;亦能扩张外周血管,减轻心脏负荷,降低心肌耗氧量;阻断β受体,减弱心肌收缩力,减少心肌耗氧量,有一定的保护缺血心肌的作用。

【临床应用】　临床适用于治疗室性和室上性心动过速,也可用于伴有充血性心力衰竭和急性心肌梗死的心律失常患者。此外,还用于治疗慢性冠状动脉功能不全和心绞痛。

【不良反应】

(1)主要是胃肠道反应,表现为恶心、呕吐、腹胀、便秘等。餐后给药或与牛奶同服,可减轻胃肠道反应。

(2)偶有头痛、失眠等神经系统症状,多在用药后1周出现,一旦出现,应根据反应轻重,及时减量或停药,并给予对症处置。

(3)偶见皮疹、光过敏,长期用药(超过2个月),可引起角膜色素沉着及皮肤色素沉着,停药后(一般停药1～7个月)可自行消失。应避免在阳光下暴晒、减少皮肤裸露,烈日下外出时应戴太阳镜。

(4)长期应用可导致甲状腺功能低下或亢进、间质性肺炎或肺纤维化。治疗中应定时做T_3、T_4测定并注意观察肺毒害症状,如出现疲劳、咳嗽、胸痛、发热及进行性呼吸困难等症状,应立即停药并做检查。甲状腺功能障碍及碘过敏者禁用。

（5）静注可发生低血压和房性传导阻滞等。心动过缓、房室传导阻滞者禁用。

索他洛尔(sotalol,甲磺胺心定)

索他洛尔口服吸收迅速、完全,生物利用度为 90%～100%,不在肝脏首过消除。2～3 h 后达血药浓度高峰,不与血浆蛋白结合。在体内不被代谢,几乎全部以原形经肾排出,半衰期为 12～15 h。

【药理作用】 本药为具有延长复极作用的非选择性 β 受体阻断药,可阻滞钾通道,明显延长心房肌、心室肌及浦肯野纤维的 APD 和 ERP,终止折返。尚有阻断 β 受体作用,降低自律性,减慢房室结传导,其作用与普萘洛尔相似,但强度仅为其 1/3。

【临床应用】 临床用于各种严重室性心律失常的转复和预防,也可用于心房颤动、心房扑动、阵发性室上性心动过速和心绞痛的治疗。

【不良反应】 本药不良反应较胺碘酮少。

四、Ⅳ类 钙通道阻滞药

维拉帕米(verapamil,异搏定)

维拉帕米口服吸收完全,30 min 起效,30～45 min 血药浓度达高峰,维持 5～6 h。首过消除明显,在血浆中 90% 与血浆蛋白结合。

【药理作用】

1. 抗心律失常 本药能降低窦房结、房室结自律性,减慢传导,延长 ERP,消除折返。

2. 抗心绞痛 对冠状血管有扩张作用,能增加冠脉血流量,改善心肌供氧。

【临床应用】 临床用于抗心律失常及抗心绞痛。对阵发性室上性心动过速最有效,为首选药;对房性心动过速也有良好效果;对房室交界区心动过速疗效很好。

【不良反应】 本药不良反应多与剂量有关,常发生于剂量调整不当时。

1. 胃肠道症状 如恶心、呕吐、便秘等。本药可与食物或饮料同服,并让患者多饮水,以减轻胃肠道反应,但不宜用茶、咖啡、可乐等送服。

2. 心血管系统反应 可引起心动过缓、低血压、房室传导阻滞而诱发心力衰竭。每次给药前,应先测量患者的脉搏,如过慢或不规则,应暂不给药。静注宜缓慢,速度以 2 mg/min(老年人以 1.5 mg/min)为宜。给药期间,应注意血压及心率的变化。

3. 中枢神经症状 头痛、眩晕等。

4. 内分泌系统症状 偶可致血催乳素浓度增高或溢乳。

5. 禁忌证 心力衰竭、房室传导阻滞及心源性休克等患者禁用本药。

地尔硫䓬(diltiazem)

地尔硫䓬的作用与维拉帕米相似,主要用于治疗室上性心律失常,如阵发性室上性心动过速(静脉注射)及频发性房性期前收缩。对心房纤颤也有效。

常用抗心律失常药的用药护理要点见表 18-2。

表 18-2　常用抗心律失常药的用药护理要点

步骤	护理要点
评估	1. 患者年龄、病情、治疗情况。
	2. 患者既往用药史、现用药情况以及过敏史。
	3. 患者对所给药物的认知程度和合作程度。
	4. 药物作用、临床应用、用法、不良反应及禁忌证
护理措施	1. 根据医嘱准确给药。
	2. 严格执行查对制度,在执行药物治疗时,做到"三查八对""六准确"。
	3. 密切观察药物的疗效及不良反应,一旦发生不良反应应及时通知医生,采取应对措施
评价	1. 药物疗效。
	2. 有无不良反应。
	3. 是否合理用药、安全用药
注意事项	1. 奎尼丁禁用于洋地黄中毒、Ⅱ度或者Ⅲ度房室传导阻滞、病态窦房结综合征、心源性休克、严重肝肾功能不全、血小板减少症、对奎尼丁过敏者。
	2. 应用奎尼丁先试服 0.2 g,观察无过敏及特异性反应后,逐渐增加剂量,直至达到全剂量,每日量不超过 2.4 g,恢复窦性节律后改为维持量。静脉注射时,应嘱咐患者仰卧位以防引起低血压,同时监测心电图和血压。
	3. 奎尼丁用药后眼睛对光线较为敏感,教导患者可佩戴太阳镜,防止强光引起的不适。告知患者,用药期间可能出现"金鸡纳反应",严重时还会出现心律失常,若出现上述不良反应要及时与医生联系更换药物。
	4. 利多卡因应用时要特别注意静脉注射和静脉滴注制剂的不同。直接静脉注射多用于室性心动过速的急救,给药速度为 20～50 mg/min,一次用量不可多于 100 mg。如出现头晕、视线模糊、指尖麻木及局部震颤等,表明药物过量或中毒。
	5. 普鲁卡因胺能透过胎盘,孕妇和哺乳期妇女慎用,但在孕妇急诊时可用。告知患者,长期用药可能出现类红斑狼疮反应,要注意观察,及早发现,通知医生采取措施。并注意观察有无皮肤色素沉着、脱屑、脱发等现象,若出现,及时与医生联系。
	6. 胺碘酮应用时注意眼睛角膜和皮肤有无色素沉着。用药后眼睛和皮肤对强光敏感性增强,外出时要戴太阳镜,避免强光对眼睛的伤害;减少皮肤的裸露,不要长时间暴露于阳光下,以免引起皮肤灼伤。长期用药可能出现面部、颈部及手臂发红,一般在停药后 3～4 个月逐渐消退

考点提示

1. 抗心律失常药的分类。

2. 奎尼丁、普罗帕酮、利多卡因的临床用途和不良反应。

3. 维拉帕米的临床用途和禁忌证。

常用制剂和用法

硫酸奎尼丁　先服 0.1 g,如无不良反应,第一日口服 0.2 g,每 2 h 一次,连服 5 次;若无效而又无明显毒性反应,第 2 日增至每次 0.3 g,第 3 日每次 0.4 g,每 2 h 一次,连续 5 次。每日总量一般不宜超过 2 g。恢复正常心律后,改给维持量,每日 0.2~0.4 g。若连续服 3~4 次无效或有毒性反应者,应停药。

盐酸利多卡因　先以 1~2 mg/kg,静脉注射,继以 0.1% 溶液静脉滴注,每小时不超过 100 mg。

盐酸普罗帕酮　一次 100~200 mg,一日 3~4 次,饭后口服,不得咬碎。治疗量,一日 300~900 mg,分 4~6 次服用。维持量,一日 300~600 mg,分 2~4 次服用。

盐酸普萘洛尔　一次 10~30 mg,一日 3~4 次。注射剂:5 mg/5 mL。每次 3~5 mg,以 5% 葡萄糖注射液 100 mL 稀释后静脉滴注。

胺碘酮　口服:一次 0.1~0.2 g,一日 1~4 次,或开始一次 0.2 g,一日 3 次,饭后服;3 日后改用维持量,每次 0.2 g,一日 1~2 次。注射剂:0.15 g/3 mL。一日 0.3~0.45 g,静脉注射,或 0.3 g 加入 250 mL 生理盐水中静脉滴注,于 30 min 内滴完。

盐酸维拉帕米　一次 40~120 mg,一日 3~4 次。维持量为一次 40 mg,一日 3 次。注射剂:5 mg/2 mL。稀释后缓慢静脉注射或静脉滴注,用量为 0.075~0.15 mg/kg,病症控制后改用片剂口服维持。

直通护考

一、选择题

A₁ 型题

1. 治疗窦性心动过速的首选药是(　　)。
   A.普萘洛尔　　B.胺碘酮　　　C.维拉帕米　　　D.奎尼丁　　　E.利多卡因

2. 长期应用可致角膜色素沉积的药物是(　　)。
   A.利多卡因　　B.奎尼丁　　　C.胺碘酮　　　　D.普萘洛尔　　E.维拉帕米

3. 治疗阵发性室上性心动过速首选药是(　　)。
   A.维拉帕米　　B.胺碘酮　　　C.普罗帕酮　　　D.奎尼丁　　　E.利多卡因

4. 强心苷中毒引起的心律失常最佳治疗药是(　　)。
   A.奎尼丁　　　B.胺碘酮　　　C.普罗帕酮　　　D.苯妥英钠　　E.维拉帕米

5. 室性心律失常的首选治疗药是(　　)。
   A.维拉帕米　　B.胺碘酮　　　C.普罗帕酮　　　D.奎尼丁　　　E.利多卡因

6. 禁用于支气管哮喘的药物是(　　)。
   A.维拉帕米　　B.胺碘酮　　　C.普萘洛尔　　　D.奎尼丁　　　E.利多卡因

7. 选择性作用于 β₁ 受体,可用于治疗伴有糖尿病、支气管哮喘的心律失常的是(　　)。
   A.维拉帕米　　B.胺碘酮　　　C.普萘洛尔　　　D.阿替洛尔　　E.利多卡因

A₂ 型题

8. 患者,女,48 岁。服用地高辛期间出现恶心、呕吐、食欲减退,心电图显示室性期前收缩呈二联率,最宜选用下列何药治疗?(　　)

A.胺碘酮　　　B.普萘洛尔　　　C.普鲁卡因胺　D.奎尼丁　　　E.苯妥英钠

9.患者,男,55岁,患高血压10余年,伴有左心室肥厚,心率110次/分,心电图显示为室上性心动过速,宜选用下列何药控制其心律失常?(　　　)

A.利多卡因　　B.苯妥英钠　　C.奎尼丁　　　　D.胺碘酮　　　E.普萘洛尔

10.患者,女,33岁。多饮、多食、多排,但半年来体重下降了10 kg。实验室检查结合症状及体征,被确诊为甲状腺功能亢进,符合手术指征,进行术前准备时患者心率一直过快,最宜采用下列哪种药物?(　　　)

A.普萘洛尔　　B.利多卡因　　C.奎尼丁　　　　D.胺碘酮　　　E.苯妥英钠

B型题

(11~14题共用答案)

A.胺碘酮　　　　B.普萘洛尔　　C.苯妥英钠　　　D.利多卡因　　E.维拉帕米

11.碘过敏患者禁用的药物是(　　　)。

12.支气管哮喘患者禁用的药物是(　　　)。

13.可用于中枢性疼痛综合征的药物是(　　　)。

14.具有广谱抗心律失常作用的药物是(　　　)。

(15~17题共用答案)

A.奎尼丁　　　B.苯妥英钠　　C.维拉帕米　　　D.利多卡因　　E.普萘洛尔

15.治疗室上性心动过速的最佳药物是(　　　)。

16.治疗强心苷中毒所致的快速性心律失常的最有效药物是(　　　)。

17.急性心肌梗死引起的室性心动过速最好选用(　　　)。

二、案例分析

患者,女,36岁。10岁时即诊断出患有先天性心脏病,主要采取避免剧烈运动、预防或者治疗感染等措施。近三年反复发生心力衰竭,当地医院给予抗心力衰竭药物。今天因感冒出现心慌、气短,不能平卧而入院。查体:心界扩大,心脏听诊心律不齐,在胸骨左缘可听到收缩期杂音,较粗糙,可闻及期前收缩。心电图检查显示:心房扑动。

请分析:

(1)先天性心脏病所导致的心力衰竭,并伴有心房扑动常选用什么药物治疗?

(2)用药时,应对患者实施哪些护理措施?

（于鑫光）

项目十九　抗慢性心功能不全药

案例引导

患者，女，78岁，因患慢性心功能不全，每次服用地高辛片 0.25 mg、氢氯噻嗪片 25 mg，每日 3 次。连续服用 2 周后患者出现恶心、呕吐、头痛、乏力、室性期前收缩而入院。查体：颈静脉充盈，肝颈静脉反流征阳性，双侧下肢轻度水肿，肝肿大伴压痛。心电图显示室性期前收缩，二联律。诊断为强心苷中毒。

问题 1　患者为什么会发生强心苷中毒？

问题 2　应如何预防和治疗强心苷中毒？

慢性心功能不全（CHF）又称充血性心力衰竭，是由多种病因引起的心室重构，心肌收缩与舒张功能障碍，使心脏不能泵出足够的血液以适应机体所需的一种临床综合征。由于静脉系统淤血，动脉系统供血不足，因而表现肺水肿、呼吸困难、心率加快、食欲减退、肝脾肿大、颈静脉怒张、消化道淤血、外周水肿等症状和体征。

抗 CHF 药是一类能增加心肌收缩力或减轻心脏负荷，增加心排出量的药物。目前用于 CHF 治疗中的药物主要有：正性肌力药、减轻心脏负荷药、肾素-血管紧张素-醛固酮系统抑制药、β 受体阻断药等。

任务一　正性肌力药

一、强心苷类药

强心苷类药是一类选择性作用于心脏,增强心肌收缩力的药物。临床上常用的有地高辛(digoxin)、洋地黄毒苷(digitoxin)、去乙酰毛花苷(deslanoside)、毒毛花苷 K(strophanthin K)等。本类药物的药理作用、作用机制和不良反应基本相似,仅在药效动力学方面有明显差异,具体见表 19-1。

表 19-1　常用强心苷制剂的药效动力学特点

分类	药物	给药方式	吸收率	结合率	肝肠循环率	主要消除方式	$t_{1/2}$
慢效	洋地黄毒苷	口服	90%～100%	97%	26%	肝代谢	5～7 日
中效	地高辛	口服、静注	60%～85%	25%	7%	肾排泄	36 h
速效	毒毛花苷 K	静注	—	5%	17%	肾排泄	19 h

【药理作用】

1. 正性肌力作用(增强心肌收缩力)　治疗量的强心苷类药对心脏具有高度选择性,能明显增强其收缩力,增加心排出量,从而缓解心力衰竭的症状。对衰竭心脏而言,强心苷类药的正性肌力作用伴有如下三个显著特点。

(1)增强心肌收缩效能　使心肌收缩敏捷,舒张期相对延长,既有利于衰竭心脏充分休息,又有利于静脉回流和冠状动脉的血液灌注,增加心肌供氧和改善心肌代谢。

(2)降低衰竭心脏心肌耗氧量　心肌耗氧量取决于心肌收缩力、心率及心室壁张力。应用强心苷后,因其正性肌力作用,使心室内残存血量减少,室壁张力降低,以及减慢心率的综合作用,抵消或超过因心肌收缩力增强而增加的耗氧量,使心肌总耗氧量下降。但是对正常人或心室容积未见扩大的冠心病、心绞痛患者,强心苷类药可增加其心肌耗氧量。这是强心苷类药治疗 CHF 的主要药理基础。

(3)增加衰竭心脏的心排出量　强心苷类药加强心肌收缩力,改善心脏泵血功能,并反射性降低交感神经活性,使外周阻力下降,心排出量增加。对正常人不增加心排血量。

一般认为强心苷类药的正性肌力作用机制是:强心苷与心肌细胞膜上的强心苷受体(Na^+-K^+-ATP 酶)结合并抑制其活性,导致钠泵失灵,使心肌细胞内 Na^+ 浓度增加,K^+ 浓度降低,此时通过双向性 Na^+-Ca^{2+} 交换机制,使 Na^+ 外流增加而 Ca^{2+} 内流增加,又进一步促使肌浆网 Ca^{2+} 释放,从而使心肌收缩力增强。

2. 负性频率(减慢心率)　对心功能不全而心率加快的患者,强心苷类药通过增强心肌收缩力,增加心排出量,刺激颈动脉窦、主动脉弓压力感受器,反射性兴奋迷走神经,使心率减慢。

3. 负性传导(减慢房室结传导)　强心苷类药因增强迷走神经的活性而减慢房室结的传导速度,延长房室结有效不应期。

此外,强心苷对心力衰竭患者尚有利尿及扩张血管等作用。

【临床应用】

1. 慢性心功能不全　强心苷类药是治疗 CHF 的主要药物。凡有收缩功能障碍者,都是强心苷类药的适应证。但不同病因的 CHF,其疗效有一定的差异:最佳适应证是对伴有心房颤动或心室率快的 CHF;对瓣膜病、高血压及先天性心脏病引起 CHF 较好;对继发于甲亢、严重贫血、维生素 B_1 缺乏症的 CHF 疗效较差;对缩窄性心包炎,严重二尖瓣狭窄所致 CHF 无效。

2. 心房颤动和心房扑动　强心苷类药是治疗心室率过快的心房颤动或扑动的首选药。强心苷类药在多数情况下并不能终止心房颤动,而是通过增强迷走神经张力和直接抑制房室结传导、阻止心房过多的冲动传至心室以降低心室率,改善心室功能,纠正循环障碍。强心苷类药能不均一地缩短心房扑动患者的心房肌不应期,使心房扑动变为心房颤动,然后发挥治疗心房颤动的作用。

3. 阵发性室上性心动过速　强心苷类药通过增强迷走神经功能,减慢房室传导而终止房性或房室性心动过速发作。

【不良反应】　强心苷类药治疗安全范围小,而且生物利用度及对强心苷类药敏感的个体差异较大,故易发生不同程度的毒性反应。

1. 心脏毒性反应　心脏毒性反应是最严重、最危险的不良反应。约 50% 的病例表现为各种心律失常。常见室性或室上性心律失常及房室传导阻滞,其中室性期前收缩最常见,也可发生窦性心动过缓。主要与细胞内缺 K^+ 有关,心率降至 60 次/分以下时为停药指征。

2. 中枢神经系统反应　有头痛、眩晕、乏力、失眠、谵妄等症状及视觉障碍,如黄视、绿视、视力模糊等,视觉障碍是特殊的中毒先兆,可作为停药的指征。

3. 胃肠道反应　胃肠道反应是最常见的早期中毒症状。主要表现为食欲不振、恶心、呕吐及腹泻等。严重者应该停药。

【中毒防治】

1. 预防　应根据患者的各种具体情况随时调整剂量,做到剂量个体化。注意避免促发中毒的各种因素,如低血钾、低血镁、高血钙、心肌缺氧、发热、高龄及合并用药等。有中毒先兆者停用强心苷类药和排钾利尿药是最主要的措施。

2. 治疗　①对过速型心律失常,轻者口服钾盐,必要时静脉滴注钾盐;严重者可用苯妥英钠治疗。对室性心律失常选用利多卡因治疗有效。②对过缓型心律失常如心动过缓和房室传导阻滞宜用阿托品治疗。③对危及生命的致死性中毒,应用地高辛抗体 Fab 片段治疗,效果明显。

禁用于室性心律失常、Ⅱ度以上房室传导阻滞、梗阻性心肌病、主动脉瘤患者等。

【给药方法】

1. 全效量后再给维持量　这是强心苷传统的给药方法,既在短期内给予充分发挥效应的剂量,使达"洋地黄化"既全效量,然后给予维持量,以补充每日排除量而维持疗效。此法显效快,但易致强心苷中毒,现临床已很少用。

2. 每日维持量疗效　对病情不急或两周内用过强心苷类药者,目前倾向于用小剂量维持法。即每日给予维持量,经 4～5 个半衰期可达稳态血药浓度而产生疗效,如地高辛每日 0.25 mg,6～7 日可达稳态血药浓度。此法优点是既可产生充分疗效又可明显降低毒性反应发生率。

【用药护理】　强心苷类药的用药护理要点见表 19-2。

表 19-2　强心苷类药的用药护理要点

步骤	护理要点
评估	1. 患者年龄、病情、治疗情况。 2. 每日出入量、体重、水肿、肺部呼吸音、外周循环、意识情况。 3. 给药前应测量患者的心率，观察其症状，监测心电图、心律变化及电解质等。当患者脉搏或者心率＜60 次/分或者＞100 次/分，或者节律不规则应暂停给药并通知医生
护理措施	1. 若每日给药一次，多安排在早餐后。药物对胃黏膜有刺激，以饭后服用为宜。 2. 静脉给药时务必稀释后缓慢静脉注射，用药后应严密观察，必要时监测血药浓度。 3. 强心苷类药与钙剂应避免同时应用，尤其不得与钙盐注射剂合用。 4. 应特别注意观察不良反应，患者如出现食欲缺乏、恶心、呕吐等应考虑为强心苷中毒的早期症状，须立即报告医生停药
评价	1. 药物疗效。 2. 有无不良反应。 3. 是否合理用药、安全用药
注意事项	1. 强心苷类药用量宜个体化，应视病因、病情、肝肾功能给药，并根据病情变化随时调整剂量。 2. 告知患者少食盐，同时减少激烈的活动。对肥胖者劝其采用低热量饮食。积极治疗高血压、心脏瓣膜病等对心力衰竭不利的原发病。 3. 追踪观察和检查经治疗后心力衰竭症状和体征是否有所改善。通常心率约在 70 次/分、呼吸平稳、肺部啰音减少或消失、尿量增加、水肿减轻、运动耐量增加、颈静脉充盈减轻提示治疗有效。 4. 同时应用利尿药或严重呕吐、腹泻引起的低钾血症常是强心苷类药导致心律失常最常见的原因，应经常监测血钾浓度。通过补钾或者服用保钾利尿药可使钾浓度升高。如出现肌无力、嗜睡、感觉异常、食欲缺乏应立即报告医生并限制运动

二、非强心苷类药

（一）β 受体激动药

多巴酚丁胺（dobutamine）

多巴酚丁胺选择性激动心脏 β_1 受体，能明显增加心排出量，改善心脏泵血功能。对 α 受体和 β_2 受体激动作用较弱，对心率影响较小。主要用于对强心苷类药反应不好的严重左心室功能不全和心肌梗死后 CHF 患者。

（二）磷酸二酯酶抑制药

米力农（milrinone）和氨力农（amrinone）

它们通过抑制磷酸二酯酶，明显提高心肌细胞内 cAMP 含量，而发挥增强心肌收缩力和扩张血管的双重作用。现临床供短期静脉给药治疗急性重症 CHF。长期应用不良反应增多，过量可致低血压、心动过速、心绞痛样疼痛等。

任务二　减轻心脏负荷药

一、利尿药

利尿药是治疗 CHF 的基础药物之一。在用药初期通过排钠利尿,降低血容量和回心血量,减轻心脏前负荷,缓解或消除静脉淤血及其引发的肺水肿和外周水肿。用药后期由于血管壁中缺 Na^+ 而减少 Na^+-Ca^{2+} 交换,降低细胞内 Ca^{2+} 含量,导致血管扩张,从而减轻 CHF 症状。

对轻度、中度 CHF 可单独应用噻嗪类利尿药或与保钾利尿药合用;对重度 CHF 可选用强效利尿药呋塞米静脉注射;保钾利尿药多与强效、中效利尿药合用治疗 CHF。

二、血管扩张药

血管扩张药通过扩张静脉和动脉血管,减轻心脏前、后负荷,改善心脏泵血功能,从而缓解 CHF 症状。因能迅速扩张血管,对重度以及难治性 CHF 能取得较好疗效,是治疗 CHF 的一种辅助疗法。血管扩张药的常用药物及对 CHF 治疗的作用见表 19-3。

表 19-3　治疗 CHF 的血管扩张药

常用药物	作用部位	作用机制	适应证
肼屈嗪	小动脉	直接扩张血管	心排出量明显减少
硝苯地平	小动脉	钙拮抗	外周阻力升高者
硝酸甘油	静脉	直接扩张血管	肺静脉淤血症状明显者
硝普钠	动、静脉	直接扩张血管	心排出量低、肺静脉压力高者
酚妥拉明	动、静脉	α 受体阻断	顽固性 CHF
卡托普利	动、静脉	ACEI	重度及难治性 CHF; 高血压并发 CHF 的首选

血管扩张药治疗 CHF 的主要不良反应是低血压,为了不影响冠状动脉的灌注,应使血压不低于 100/60 mmHg,密切注意血压、心率变化,随时调整剂量。在治疗时应从小剂量开始,停药时应逐渐减量,不宜突然停药,以免出现"反跳现象",使病情恶化,甚至猝死。

任务三 肾素-血管紧张素-醛固酮系统抑制药

肾素-血管紧张素-醛固酮系统(RAAS)抑制药用于 CHF 的治疗是抗心力衰竭治疗的最重要进展之一。本类药不仅能够扩张血管,改善心功能,缓解心力衰竭的症状,提高生活质量,而且可延缓和逆转心室重构,阻止心肌肥厚的进一步发展,能够降低 CHF 的病死率,改善预后。临床上常用的代表药有:卡托普利(captopril)、依那普利(enalapril)、贝那普利(benazepril)等。

【药理作用】

1. 降低心脏前后负荷,改善心功能 ACEI 抑制体循环及局部组织中的 ACE 的活性,使 Ang II 生成减少,醛固酮分泌减少,致血管扩张,血容量降低,减轻心脏前后负荷;ACEI 还可抑制 ACE(又称激肽酶 II),抑制缓激肽降解,进而促进一氧化氮和前列腺素生成,使舒张血管作用增强,进一步减轻 CHF 患者心脏后负荷。

2. 降低交感神经活性 ACEI 减少 Ang II 的生成,会减少去甲肾上腺素的释放,从而降低交感神经活性对心血管系统的影响。

3. 抑制心肌和血管重构 Ang II 及醛固酮是促进心肌细胞增生、胶原蛋白含量增加、心肌间质纤维化,导致心肌及血管重构的主要因素,在心血管重构中起着重要作用。应用不影响血压的小剂量 ACEI,可减少心肌和血管壁组织中的 Ang II、醛固酮的生成,起到延缓、阻止、逆转心血管重构作用。

【临床应用】 ACEI 已作为治疗 CHF 的基础药物并广泛应用于临床,轻度患者可单独应用,中、重度患者可与利尿药、地高辛、β 受体阻断药合用。

常见不良反应为低血压,与利尿药合用时更易发生。还可导致高血钾、神经血管性水肿、咳嗽等,长期应用可致体内锌的缺乏。

任务四 β 受体阻断药

β 受体阻断药虽抑制心肌收缩力,但在临床应用中发现,长期应用本类药物可以改善 CHF 的症状。后经大量研究证实,β 受体阻断药若无禁忌证,与 ACEI、强心苷类药合用,能明显改善 CHF 症状,降低病死率。

在 CHF 发病过程中交感神经活性增强,导致肾素分泌过多,循环及组织中的肾素-血管紧张素系统(RAS)被激活,使交感神经兴奋进一步增强,血浆中 NA 水平增高,促进心功能不全的发展。应用 β 受体阻断药通过阻断 β1 受体产生以下作用:①降低交感神经活性,减少 NA 的释放,使心脏负荷减轻,改善 CHF 症状;②抑制肾素-血管紧张素系统,使血管扩张,减少水钠潴留,减轻心脏的前后负荷,同时逆转心室重构等作用,改善患者的生活质量,降低死亡率并减少不良反应,目前已被推荐为治疗 CHF 的常规用药。常用的 β_1 受体阻断药有比索洛尔(bisoprolol)、卡维地洛(carvedilol)、美托洛尔(metoprolol),其中卡维地洛治疗 CHF 效果较为显著。β_1 受体阻断药与 ACEI 合用尚能进一步增加疗效。

应用 β_1 受体阻断药治疗 CHF 时,应注意下列情况:①应从小剂量开始,逐渐增加至患者能耐受而又不加重病情的剂量,剂量递增要慢,如果开始剂量偏大势必导致病情的加重;②心功能改善的平均奏效时间为 3 个月,心功能改善与治疗时间呈正相关,所以需要较长时间用药;③对严重心动过缓、严重左心室功能减退、低血压、明显房室传导阻滞及支气管哮喘者禁用。

 考点提示

　　1. 强心苷类药的药理作用和作用机制。
　　2. 强心苷类药的不良反应和中毒的防治措施。
　　3. 其他抗慢性心功能不全药的分类和代表药。

知识链接

药 物 配 伍

　　奎尼丁、胺碘酮及钙通道阻滞药与强心苷类药合用时,使强心苷类药血药浓度升高,易发生中毒,故强心苷类药用量应减少。苯妥英钠能增加地高辛的清除,使地高辛血药浓度降低。排钾利尿药、皮质激素、胰岛素可产生低血钾,与强心苷类药合用易诱发或加重强心苷类药的中毒。受体阻断药与强心苷类药合用易发生心动过缓,加重传导阻滞。拟肾上腺素药提高心肌自律性,使心肌对强心苷类药敏感性升高,易导致中毒。

常用制剂和用法

　　卡托普利　开始,一次 12.5 mg,一日 2～3 次,以后逐渐增加剂量,最大剂量为一日150 mg。

　　洋地黄毒苷　全效量 0.7～1.2 mg,于 48～72 h 内分次服用;维持量为一日 0.05～0.1 mg。

　　地高辛　口服,一次 0.125～0.5 mg,全效量 1.25～1.5 mg。维持量为一日 0.125～0.5 mg。注射剂:一次 0.25～0.5 mg,用 10% 或 5% 葡萄糖注射液稀释后缓慢静脉注射。极量,静脉注射每次 1 mg。

　　毒毛花苷 K　静脉注射首剂,将 0.125～0.25 mg 加入 25% 葡萄糖注射液 20～40 mL 中缓慢注入,不少于 5 min,必要时重复一次。总量一日 0.25～0.5 mg。

　　盐酸多巴酚丁胺　250 mg 用 5% 葡萄糖注射液 500 mL 稀释后,按每分钟 2.5～10 μg/kg 的速度滴注。

　　米力农　一次 2.5～7.5 mg,一日 4 次。注射剂:10 mg/10 mL。静滴:每分钟 12.5～75

μg/kg。一般开始 10 min 以内滴入 50 μg/kg，然后以每分钟 0.375～0.75 μg/kg 维持，每日最大剂量不超过 1.13 mg/kg。

直通护考

一、选择题

A_1 型题

1. 下列关于 ACEI 治疗 CHF 的说法错误的是（　　）。

    A. 扩张血管降低心脏负荷 　　　　　　B. 减少醛固酮的分泌

    C. 逆转心血管重构 　　　　　　　　　D. 对血流动力学有良性影响

    E. 不宜常规使用

2. 地高辛的最佳适应证是（　　）。

    A. 高血压病所致的心力衰竭（简称心衰）　　B. 严重贫血所致心衰

    C. 甲亢引起的心衰 　　　　　　　　　D. 肺源性心脏病引起的心衰

    E. 缩窄性心包炎引起的心衰

3. 地高辛主要用于治疗（　　）。

    A. 慢性心功能不全 　　　B. 室性期前收缩 　　　　　C. 房室传导阻滞

    D. 心包炎 　　　　　　　E. 心室颤动

4. 血管扩张药治疗心力衰竭的主要作用是（　　）。

    A. 扩张冠状动脉、增加冠状动脉流量 　　B. 扩张动、静脉，降低心脏前、后负荷

    C. 降低心排血量 　　　　　　　　　　D. 降低血压

    E. 降低血容量

5. 下列能够逆转心室重构的药物是（　　）。

    A. 地高辛 　　　B. 氢氯噻嗪 　　　C. 卡托普利 　　　D. 米力农 　　　E. 多巴酚丁胺

6. 地高辛出现危及生命的严重中毒时的特效解毒药是（　　）。

    A. 苯妥英钠 　　　B. 利多卡因 　　　C. 地高辛抗体 　　　D. 奎尼丁 　　　E. 胺碘酮

7. 关于卡维地洛治疗 CHF 错误的是（　　）。

    A. 应从小剂量开始 　　　　　　　　　B. 用于 CHF 平均奏效时间是 3 个月

    C. 需要较长时间用药 　　　　　　　　D. 应用于严重左心室功能减退者

    E. 用于治疗中、重度 CHF

A_2 型题

8. 周某，患慢性心功能不全，在使用地高辛期间，出现食欲明显减退、恶心、呕吐、视力模糊，心率为 50 次/分，心律不齐，应考虑出现了下列哪种情况？（　　）

    A. 心力衰竭加重 　　　　B. 颅内压升高 　　　　　　C. 洋地黄中毒

    D. 心源性休克 　　　　　E. 低钾血症

9. 赵某，男，60 岁，因患慢性心功能不全，长期服用地高辛及氢氯噻嗪，出现了肌无力、嗜睡、感觉异常、食欲不振等，应考虑出现了（　　）。

    A. 洋地黄中毒 　　B. 低钾血症 　　　C. 低钠血症 　　　D. 低钙血症 　　　E. 高钙血症

A_3 型题

(10～11 题共用题干)

患者,女,69 岁,心力衰竭病史 10 年,同时伴有心房颤动。

10. 该患者应首先选用下列哪种药物进行治疗?(   )

A.呋塞米   B.地高辛   C.氨氯地平   D.哌唑嗪   E.多巴酚丁胺

11. 该药物的主要作用是(   )。

A.降低窦房节自律性   B.减少肾小管对 Na^+ 的重吸收

C.减慢心率   D.使心肌收缩敏捷而有力

E.减慢房室传导

B 型题

(12～16 题共用答案)

A.房室传导阻滞   B.心房颤动   C.低钾血症

D.低钠血症   E.高钾血症

12. 强心苷的禁忌证是(   )。

13. 阿托品可用于强心苷中毒时引起的(   )。

14. 强心苷的适应证是(   )。

15. 长期单独应用 ACEI 治疗心功能不全可引起(   )。

16. 诱发强心苷中毒的主要因素是(   )。

二、案例分析

患者,男,45 岁,患有房颤、心衰,服用地高辛片,每次 0.25 mg,每日一次。因合并军团菌肺炎,加服红霉素每次 250 mg,4 次/日。用药第 4 日,患者出现厌食、恶心、腹泻等症状。

请分析:上述用药是否合理?为什么?

(于鑫光)

项目二十　抗心绞痛药

学习目标

1. 掌握硝酸甘油、β受体阻断药抗心绞痛的作用特点、临床应用和主要不良反应。
2. 熟悉硝苯地平抗心绞痛的特点、临床应用及不良反应。
3. 了解心绞痛的分型。
4. 学会观察抗心绞痛药的疗效及不良反应，能够运用用药护理知识，正确进行用药指导。

案例引导

患者，男，46岁，于每日清晨醒来时自觉心前区不适、胸骨后阵发性闷痛来医院就诊。查心电图无明显异常。拟考虑应用抗心绞痛药普萘洛尔治疗。

问题1　该患者的用药是否合理？

问题2　为什么？

心绞痛是冠状动脉供血不足，心肌急剧而短暂的缺血与缺氧所引起的临床综合征。临床上一般分为三种类型：①劳累性心绞痛，此型最常见，包括稳定型、初发型及恶化型心绞痛，多在情绪激动、劳累或其他增加心肌耗氧量的情况时发作。②自发性心绞痛，包括卧位型（休息或熟睡时发生）、变异型（为冠状动脉痉挛所诱发）、中间综合征或梗死后心绞痛，其特点是疼痛发生与心肌需氧增加无明显关系，疼痛持续时间较长、程度较重，预后欠佳。③混合性心绞痛，其特点是劳累性和自发性心绞痛混合出现，系在冠状动脉狭窄的基础上，同时出现短暂的再损伤所致。

心绞痛主要是心肌氧供需矛盾所致。心肌供养决定于冠状动脉的血流量，其影响因素包括冠状动脉阻力、灌注压、侧支循环和心室舒张时间，其中冠状动脉阻力的影响最为重要。影响心肌耗氧量的主要因素包括心室壁张力、心率和心肌收缩力。心肌供养不足或心肌耗氧量增多皆可导致心绞痛发作。抗心绞痛药是可通过降低缺血心肌耗氧量，改善缺血区血液供应，使心肌供氧和耗氧达到平衡，从而控制心绞痛发作的一类药物。临床常用的抗心绞痛药有硝酸酯类药、β受体阻断药和钙通道阻滞药。

任务一　硝酸酯类药

本类药物包括硝酸甘油(nitroglycerin)、硝酸异山梨酯(isosorbide dinitrate)、单硝酸异山梨酯(isosorbide mononitrate)、戊四硝酯(pentaerithrityl tetranitrate)等。其中以硝酸甘油最为常用。

硝酸甘油

硝酸甘油口服有明显的首过消除,生物利用度仅为8%。舌下含化易经口腔黏膜吸收,1~2 min起效,持续20~30 min。生物利用度为80%,故舌下给药为常用给药途径。硝酸甘油还可制成贴膜剂和软膏剂,睡前涂抹在前臂皮肤或贴在胸部皮肤,作用可维持3 h以上。

【药理作用】　硝酸甘油的基本作用是松弛平滑肌,尤其对血管平滑肌的作用明显。

1. 降低心肌耗氧量　硝酸甘油有强大的扩张静脉血管作用,使回心血量减少,心室充盈度降低,心室容积缩小,降低室壁张力,减轻心脏前负荷;也能舒张小动脉,降低外周阻力,降低心室后负荷,从而降低心肌耗氧量。

2. 增加缺血区供血和供氧　硝酸甘油可扩张较大的冠状血管及其侧支血管,使冠状动脉血流量增加;同时因硝酸甘油对非缺血区阻力血管舒张作用较弱,其阻力较缺血区大,这就促使血液自非病变区从输送血管经侧支循环更多地分流到缺血区,从而改善缺血区的血液供应(图20-1)。

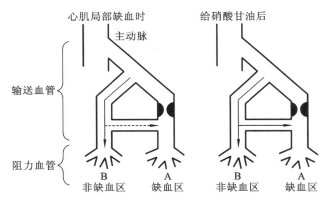

图 20-1　硝酸甘油对冠状动脉的作用部位示意图

另外,由于硝酸甘油舒张静脉、动脉,使得心脏前、后负荷减轻,心脏射血增加,心内膜下层血管受到的压力减小,有利于易缺血的心内膜下层血液供应进一步增加。

以上几方面的作用均有利于治疗心肌供氧与耗氧之间矛盾所诱发的心绞痛。

舒张血管的作用机制:硝酸酯类药物进入组织细胞后释放一氧化氮(NO),进而产生血管舒张作用。具体来讲,硝酸酯类药物作为前药(prodrug),进入血管内皮细胞和平滑肌细胞并释放硝基,与胞内巯基反应生成NO(NO是内源性舒张血管活性物质),后者激活鸟苷酸环化酶(GC)使细胞内 cGMP 的含量增加,激活依赖于 cGMP 的蛋白激酶,抑制收缩蛋白,最后导致血管舒张。

【临床应用】

1. 防治心绞痛　舌下含服能迅速缓解各型心绞痛发作,常作为首选药应用;亦可在有发作先兆时,口服或皮肤外用预防发作。

2. 急性心肌梗死　及早小剂量、短时间静脉注射硝酸甘油,不仅能降低心肌耗氧量、减少缺血损伤,而且有抗血小板聚集和黏附作用,使坏死的心肌得以存活或缩小梗死面积。

3. 心功能不全　扩张动、静脉血管,降低心脏前、后负荷,治疗急、慢性充血性心力衰竭。

【不良反应】

1. 血管舒张反应　一般不良反应多为扩张血管所致。如面颈部血管扩张引起暂时性面颊部皮肤发红;眼内血管扩张可升高眼内压;脑膜血管舒张可引起搏动性头痛等,故青光眼及颅内压增高者忌用。此外,由于扩张血管,血压下降可反射性引起交感神经兴奋,使心率加快,心肌耗氧量增加,加重心绞痛发作。大剂量可出现体位性低血压及晕厥。因此,初次用药可先含半片,以避免和减轻副作用。

2. 快速耐受性　连续用药 2～3 周可产生耐受性,但停药 1～2 周耐受性可消失。调整给药剂量,减少给药频率;采用小剂量、间歇给药法,可避免耐受性产生。

硝酸异山梨酯(isosorbide dinitrate,消心痛)属长效硝酸酯类药,作用与硝酸甘油相同,但较弱,起效慢,一般用于预防心绞痛发作。舌下含服 5～10 min 起效,作用可维持 2～4 h。

任务二　β 受体阻断药

临床常用于治疗心绞痛的 β 受体阻断药有普萘洛尔、吲哚洛尔、噻吗洛尔及选择性 $β_1$ 受体阻断药如阿替洛尔、美托洛尔等。本类药物治疗心绞痛疗效可靠,能使多数患者心绞痛发作次数减少,运动耐力提高,改善缺血性心肌的代谢,使硝酸甘油用量减少。现以普萘洛尔为例,介绍如下:

【药理作用】

1. 降低心肌耗氧量　阻断 $β_1$ 受体,使心率减慢,心肌收缩力减弱,心肌耗氧量降低。

2. 改善缺血区心肌的供血　表现在两方面:①减慢心率,使舒张期相对延长,增加冠状动脉的灌注时间,有利于血液从心外膜区流向缺血的心内膜区;②阻断冠状动脉的 $β_2$ 受体,使非缺血区冠状动脉阻力增加,冠状动脉血流量减少,但缺血区的冠状动脉仍处于代偿性扩张状态,迫使血液流向缺血区,使缺血区血液供应得到改善。

3. 改善心肌代谢　可改善心肌缺血区对葡萄糖的摄取与利用,进而改善糖代谢,减少机体耗氧量;促进组织中血红蛋白结合氧的解离,增加全身组织包括心肌供氧,从而改善心肌代谢。

【临床应用】

1. 心绞痛　适用于治疗对硝酸酯类药不敏感或疗效差的稳定型心绞痛,用药后可明显减少发作次数,尤其对伴有高血压或心律失常者更为适宜。本药与硝酸酯类药合用,可提高疗效。本药不宜用于治疗自发性心绞痛。

2. 心肌梗死 对心肌梗死亦有效,可降低发病率,缩小梗死范围、减少死亡率。由于本药有阻断冠状动脉 β 受体作用,使 α 受体占优势,易导致冠状动脉收缩,故不能单独用于变异型心绞痛。

本药与硝酸酯类合用于心绞痛的治疗,不仅明显降低心肌耗氧量,增强疗效,又能减少各自单用时的副作用,互相取长补短,即普萘洛尔可纠正硝酸甘油引起的反射性心率加快,硝酸甘油又可克服普萘洛尔所致心室容积增大和心室射血时间延长的缺点。但是两者合用如果剂量过大,可引起血压过度下降,冠状动脉流量急剧减少,而加重心绞痛。

长期应用对血脂有影响,因此血脂异常者禁用本药,心功能不全、支气管哮喘者及心动过缓者不宜应用。

任务三 钙通道阻滞药

临床常用于抗心绞痛的钙通道阻滞药有维拉帕米、硝苯地平、地尔硫草等。

【药理作用】

1. 降低心肌耗氧量 通过阻滞细胞膜上钙通道,抑制 Ca^{2+} 内流,使心肌收缩力减弱、心率减慢,血管平滑肌松弛,总外周阻力下降,心脏负荷减轻,降低心肌耗氧量。

2. 舒张冠状动脉血管 对冠状动脉中较大的输送血管及小阻力血管均有扩张作用,能增加缺血区的灌注。此外,还可促进侧支循环,改善缺血区的供血和供氧。

3. 保护缺血心肌细胞 心肌缺血时,心肌细胞膜外大量的 Ca^{2+} 内流,致线粒体内 Ca^{2+} 超负荷,使线粒体结构破坏,失去氧化磷酸化能力,导致细胞坏死。钙通道阻滞药通过抑制 Ca^{2+} 内流,减轻细胞内和线粒体的 Ca^{2+} 超负荷的损伤作用,从而保护心肌细胞和血管内皮细胞。

4. 抑制血小板聚集 本类药还可降低血小板内的 Ca^{2+} 浓度,抑制血小板聚集,从而防止血栓形成,以缓解心绞痛症状。

【临床应用】 本类药适用于治疗各型心绞痛,尤其适用于治疗自发性心绞痛中变异型心绞痛,与 β 受体阻断药合用较为理想。对伴有高血压者,宜选用硝苯地平,对曾有心房纤颤、心房扑动、室上性心动过速病史的心绞痛宜选用维拉帕米、地尔硫草。

钙通道阻滞药与硝酸甘油合用,有引起低血压的危险,应慎用;与其他抗高血压药、血管扩张药合用应注意血压的变化,随时调整用量,以防血压过度下降。

硝苯地平因可引起反射性心率加快,与 β 受体阻断药合用可增强疗效,减少不良反应。维拉帕米与 β 受体阻断药合用因可显著抑制心肌收缩力及传导系统,故要慎重。

【不良反应】

(1) 常见颜面潮红、头痛、眩晕、心悸,长期服用可出现踝部水肿。

(2) 可反射性引起心率加快、心排血量增加及血浆肾素活性增高,与 β 受体阻断药合用可减轻症状。

（3）硝苯地平短效制剂造成血压波动较大，并可能加重心肌缺血，故目前推荐使用缓释片或者控释片。

常用抗心绞痛药作用比较及用药护理要点分别见表 20-1 和表 20-2。

表 20-1　常用抗心绞痛药作用比较

药物	血压	室壁张力	心室容量	心室压力	心脏体积	心肌收缩力	心率	心内膜	侧支血流量
硝酸酯类	↓	↓	↓	↓	↓	↑	↑	↑	↑
β₁受体阻断药	↓	±	↑	↑	↑	↓	↓	↑	↑
钙通道阻滞药	↓	↓	±	↓	±	↓	±	↑	↑

注："↑"，增加；"↓"，减少；"±"，不定。

表 20-2　常用抗心绞痛的用药护理要点

步骤	护理要点
评估	1. 患者年龄、病情、治疗情况。 2. 患者既往用药史、现用药情况以及过敏史，确认用药方案的合理性。 3. 正确选择剂型和给药途径。 4. 药物作用、临床应用、不良反应及禁忌证
护理措施	1. 注意给药方法，舌下含化应采取坐位或半坐卧位，事先湿润口腔。 2. 静脉给药应密切监护血压、心率，如有剧烈变化，及时告知医生
评价	1. 药物疗效。 2. 有无不良反应。 3. 是否合理用药、安全用药
注意事项	1. 硝酸甘油有挥发性，遇光、遇热不稳定，故应避光、密封、阴凉处（最好不超过 20 ℃）保存。片剂应放在棕色玻璃瓶内，每次使用后应立即拧紧瓶盖，以防药片失效。有效期一般为 6 个月，如含服药片无头胀、灼热、舌麻刺感，表明药已失效，应及时更换备用。 2. 药物应随时携带，放在随手可及的地方，以备急用。 3. 稳定型心绞痛多易在上午发作，宜在早晨用药；变异型心绞痛在休息睡眠时易发作，宜在睡前用药；心绞痛频繁发作的患者，在大便前含服可预防发作。一旦心绞痛发作，应马上取坐位或半坐卧位，立即用药；疼痛应在用药 5 min 内缓解。若不见效，每隔 5 min 可再用一次。最多可连续使用三次。如疼痛仍不缓解，应急诊就医。 4. 普萘洛尔有效剂量的个体差异较大，应从小剂量开始，以后每隔数日增加 10～20 mg，多数患者用量每日可达 80～240 mg。久用停药时，应逐渐减量，否则会加剧心绞痛的发作，引起心肌梗死或突然死亡。 5. 患者应养成良好的生活习惯，低脂饮食、适量运动、戒烟限酒、心理平衡，减轻和控制体重以配合药物的治疗

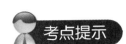 考点提示

1. 硝酸甘油的常用给药途径为舌下含服。
2. 硝酸甘油的用药注意事项。
3. 钙通道阻滞药的作用特点。

常用制剂和用法

硝酸甘油　一次 0.3～0.6 mg，舌下含化。贴膜每贴 5 mg/10 cm²、50 mg/50 cm²，每日一次，夜间贴用，贴皮肤时间不超过 8 h。注射剂：1 mg/1 mL，2 mg/1 mL，5 mg/1 mL，10 mg/1 mL。5～10 mg 溶于 5% 葡萄糖注射液 250～500 mL 中，开始每分钟 5～10 μg 静脉滴注，以后根据患者的反应调整滴速。

硝酸异山梨酯　舌下含化：一次 5 mg，缓解心绞痛。口服：一次 5～10 mg，一日 2～3 次，一日 10～30 mg，预防心绞痛。

盐酸普萘洛尔　口服，一次 10 mg，一日 3 次。因个体差异大，应从小剂量开始，根据病情增减剂量，可增至一日 80～240 mg。

硝苯地平　口服，一次 10～20 mg，一日 3 次。缓释片，一次 20 mg，一日 1～2 次。

直通护考

一、选择题

A₁ 型题

1. 变异型心绞痛不宜选用的药物是（　　）。
   A. 硝苯地平　　　　　　　　B. 普萘洛尔　　　　　　　　C. 硝酸异山梨酯
   D. 维拉帕米　　　　　　　　E. 硝酸甘油

2. 下列哪种药物不具有舒张冠状动脉作用？（　　）
   A. 硝苯地平　　　　　　　　B. 硝酸甘油　　　　　　　　C. 硝酸异山梨酯
   D. 普萘洛尔　　　　　　　　E. 维拉帕米

3. 硝酸甘油对下列哪类血管舒张作用弱？（　　）
   A. 冠状动脉的侧支血管　　　　　　　　B. 小动脉
   C. 冠状动脉的输送血管　　　　　　　　D. 冠状动脉的小阻力血管
   E. 小静脉

4. 治疗变异型心绞痛最有效的药物是（　　）。
   A. 噻吗洛尔　　　　　　　　B. 硝苯地平　　　　　　　　C. 普萘洛尔
   D. 硝酸异山梨酯　　　　　　E. 硝酸甘油

5. 心绞痛伴有哮喘的患者不宜选用下列哪种药物？（　　）
   A. 硝酸异山梨酯　　　　　　B. 普萘洛尔　　　　　　　　C. 硝苯地平
   D. 硝酸甘油　　　　　　　　E. 维拉帕米

A₂ 型题

6. 患者,男性,66 岁,近半个月来劳累后时常感到胸闷,今日上午开会时突发心前区压榨性疼痛,休息后稍缓解,来院就诊。诊断为冠心病心绞痛(稳定型),首先考虑使用下列何种药物?( )

A. 硝酸甘油　　B. 普萘洛尔　　C. 硝苯地平　　D. 维拉帕米　　E. 米诺地尔

B 型题

(7～8 题共用答案)

A. 普萘洛尔　　　　　　　B. 硝酸甘油　　　　　　　C. 维拉帕米

D. 硝酸异山梨酯　　　　　E. 硝苯地平

7. 舌下含化时有刺麻感的药物是( )。

8. 与硝酸酯类药合用可取长补短,增强抗心绞痛作用的药物是( )。

二、案例分析

一位室性心动过速伴心绞痛患者,医师开写下列处方。

Rp:

50% 葡萄糖注射液　　250 mL

利多卡因注射液　　0.1 g

用法:混合后静滴,每分钟 1～2 mL

普萘洛尔片　　10 mg×20

用法:10 mg/次,3 次/日,口服

请分析:该处方是否合理,为什么?

(于鑫光)

项目二十一　调血脂药与抗动脉粥样硬化药

 学习目标

1. 掌握他汀类药物的调血脂作用特点、临床应用及主要不良反应。
2. 熟悉其他药物的作用、临床应用及不良反应。
3. 了解调血脂药的分类及作用机制。
4. 能与患者和家属进行沟通，开展用药咨询服务，并正确指导患者合理用药。

案例引导

患者，女，46 岁，体胖。10 天前进行健康体检时被诊断为高脂蛋白血症（Ⅳ型），医嘱给予洛伐他汀治疗，每日一次，每次 20 mg，晚餐时服用。现已服药 4 周，患者去医院复查血脂，结果显示血脂仍偏高，医生嘱其调整饮食，增加洛伐他汀剂量至每次 40 mg，每日一次。

问题 1　如何进行用药护理？
问题 2　如何调整饮食？

任务一　调血脂药

血脂是以胆固醇酯（CE）和甘油三酯（TG）为核心，外包胆固醇（CH）和磷脂（PL）构成的球形颗粒，再与载脂蛋白（apo）结合，形成脂蛋白，溶于血浆，进行转运和代谢。人体血浆中的脂蛋白主要有六种类型：乳糜微粒（CM）、极低密度脂蛋白（VLDL）、中间密度脂蛋白（LDL）、脂蛋白（IDL）、低密度脂蛋白（LDL）和高密度脂蛋白（HDL）。凡血浆中 VLDL、IDL、LDL 及 apoB 浓度高于正常值即为高脂蛋白血症。高脂蛋白血症不仅易致动脉粥样硬化，又可加速其发展，是冠心病、脑血管病、外周血管阻塞性疾病、肾动脉硬化症的主要致病因素之一。HDL、apoA 浓度低于正常，也是动脉粥样硬化危险因子。因此，凡能使 VLDL、LDL、总胆固醇（TC）、TG 降低，或使 HDL 升高的药物，都有抗动脉粥样硬化作用，统称调血脂药。

对高脂蛋白血症的治疗,首先要调节饮食,如食用低热卡、低胆固醇、低脂肪类食品,加强体育锻炼及戒烟,如血脂仍不正常,可考虑采用药物治疗。

一、主要降低 TC 和 LDL 的药物

(一) 他汀类

他汀类是治疗高胆固醇血症的新型药物。常用药物有洛伐他汀(lovastatin,美降脂)、普伐他汀(pravastatin)、氟伐他汀(fluvastatin)和阿托伐他汀(atorvastatin)等,为 3-羟基-3-甲基戊二酰辅酶 A 还原酶抑制剂。

【药理作用】

1. 调血脂作用　HMG-CoA(3-羟基-3-甲基戊二酰辅酶 A,3-hydroxy-3-methylglutaryl-coenzyme A)还原酶是体内胆固醇合成过程中的限速酶,他汀类药物主要通过抑制肝细胞合成胆固醇的 HMG-CoA 还原酶的活性,使胆固醇合成受阻,血浆中胆固醇浓度降低。肝细胞内胆固醇含量下降负反馈刺激肝细胞表面 LDL 受体合成加速,增加肝细胞膜 LDL 受体表达的数目,增加 LDL 受体介导的 LDL 和 IDL 的清除,从而降低 LDL 血浆浓度以及 VLDL 和甘油三酯的浓度,升高 HDL 的浓度。

2. 其他作用　他汀类药物抑制血小板聚集,提高纤溶活性;还可抑制动脉平滑肌细胞增殖,延缓内膜增厚,改善血管内皮对扩血管物质的反应性;减少动脉壁巨噬细胞及泡沫细胞的形成,稳定和缩小动脉粥样硬化斑块等,均有助于发挥抗动脉粥样硬化作用。

【临床应用】

1. 高胆固醇血症　适用于以高胆固醇为主的高脂血症,用药后可使 TC、LDL 及 TG 降低,HDL 升高。本类药是伴有胆固醇升高的 Ⅱ、Ⅲ 型高脂蛋白血症以及糖尿病性和肾性高脂血症的首选药。

2. 预防冠心病　本类药通过降低血脂、增加 HDL 含量,有效延缓冠状动脉硬化的速度,提高其消退率。

【不良反应】　胃肠道不良反应较多见,如恶心、腹胀、腹泻、便秘等,头痛、眩晕及皮疹较多见。失眠、阳痿少见。

偶见急性胰腺炎,见于治疗 3 个月内;肌痛、肌炎、平滑肌溶解,表现为肌肉疼痛、发热、乏力及肌酸激酶(CK)升高。平滑肌溶解可导致肾衰竭。

知识链接

横纹肌溶解症

他汀类药物最严重的不良反应是横纹肌溶解症,甚至导致肾衰竭,危及患者生命。横纹肌溶解症最常见的症状是局部或全身性的肌肉酸痛,有急性肌肉疼痛、肿胀、痉挛、水肿、乏力、跛行或急性肾衰竭等临床表现,且有使用引起肌溶解的药物史及诱发因素,应怀疑为横纹肌溶解症。其发生时间一般为用药后 36 h 至 24 个月,大部分发生于 3 个月以后。而脱水、发热、酸中毒和饥饿所致肌肉能量贮存耗竭等,也是横纹肌溶解症的诱发因素。

老年人、接受多种药物治疗的患者、糖尿病患者、慢性功能不全患者及长期饮酒者等均为易发生横纹肌溶解症的人群。对这些易感人群,在用药前应建议患者去医院监测肌酸激酶值,如果超过正常范围可改用其他调血脂药。

（二）胆汁酸结合树脂类

本类药物又称胆酸螯合剂，为阴离子交换树脂，不溶于水，也不易被消化酶分解。

考来烯胺（colestyramine，消胆胺）

本药为强碱性氯离子型阴离子交换树脂。口服后与肠道内的胆酸结合，阻滞胆酸吸收入血，使血中胆酸含量减少，结果促使血中胆固醇向胆酸转化，因而降低血胆固醇。临床主要用于治疗Ⅱ型高脂血症。

主要不良反应为胃肠道反应如腹胀、恶心、便秘等。因妨碍噻嗪类、青霉素、保泰松、普萘洛尔、香豆素类、强心苷类等药物的吸收，故应避免同时服用。长期应用，可引起脂溶性维生素及钙的缺乏。故应适当补充维生素 A、D、K 及钙。

二、主要降低 TG 及 VLDL 的药物

（一）贝特类

最早应用的氯贝丁酯（clofibrate，安妥明）因不良反应较多，现已被同类药中的新型品种代替。现临床应用较多的药物是吉非贝齐（gemfibrozil）、苯扎贝特（bezafibrate）、非诺贝特（fenofibrate）等。

【药理作用】

1. 降低血浆中 TG、VLDL、TC、LDL 的含量　本类药能增加脂蛋白脂酶活性，促进 TG 代谢，加速 VLDL 甘油三酯水解和 VLDL 分解。还能抑制肝内合成和分泌 VLDL，从而使富含三酰甘油的 VLDL 消除加速。

2. 升高 HDL　升高 HDL 是降低 VLDL 的结果。升高 HDL 则使 VLDL 分解增加，减少了 VLDL 甘油三酯与 HDL 胆固醇交换，致使 HDL 升高。

3. 其他作用　本类药还有抑制血小板聚集、抗凝血、增加纤溶酶活性及抗利尿作用。

> **知识链接**
>
> **贝特类调血脂作用机制**
>
> 　　贝特类可通过如下方式调节血脂：①抑制乙酰辅酶 A 羧化酶，减少游离脂肪酸进入肝脏，使肝脏合成 TG 及 VLDL 减少；②增强脂蛋白脂酶的活性，加速 CM、VLDL 的分解代谢；③增加 HDL 的合成，延缓其清除，加速胆固醇的逆向转运；④促进 LDL、VLDL 的分解和消除。

【临床应用】　适用于治疗以 TG 或 VLDL 升高为主的高脂蛋白血症。常与他汀类合用于治疗Ⅱb、Ⅲ、Ⅳ、Ⅴ型高脂蛋白血症；也用于伴有 2 型糖尿病的高脂蛋白血症患者。

【不良反应】　常见胃肠道不良反应，如恶心、食欲不振、腹痛、腹泻等。与他汀类合用可增加肌病的发生率。宜从小剂量开始，常采用早晨服贝特类，晚上服他汀类，避免血药浓度的显著升高。

（二）烟酸类

烟酸（nicotinic acid）、烟酸衍生物阿昔莫司（acipimox，氧甲吡嗪）为广谱调血脂药，对多种

高脂血症有效。

烟酸(nicotinic acid)

本药为水溶性维生素,属 B 族维生素之一,药理剂量具有降脂作用。

【药理作用】　大剂量烟酸能抑制脂肪组织脂解,降低血浆中游离脂肪酸(FFA)浓度,从而使肝中甘油三酯的合成减少,降低 VLDL 和 IDL、LDL 的产生,并能轻度或中度升高 HDL,具有抗动脉粥样硬化及冠心病的作用。

【临床应用】　可用于除Ⅰ型以外的各型高脂血症的辅助治疗,对有严重高甘油三酯兼乳糜微粒血症患者(Ⅴ型),烟酸为首选药。

【不良反应】　初次用药可引起面红、皮肤瘙痒、头痛等作用,因扩张血管所致,几周后反应减轻。大剂量刺激胃肠道引起恶心、呕吐、腹痛甚至溃疡。偶见肝功能损害,表现为黄疸,血浆转氨酶升高等。还可引起高血糖,降低糖耐量,升高血中尿酸浓度,诱发痛风。痛风、溃疡病、活动性肝病、Ⅰ型糖尿病者及孕妇禁用。

阿昔莫司(acipimox,氧甲吡嗪)

阿昔莫司具有良好的调制作用,对血浆甘油三酯和胆固醇均有降低作用,并能升高 HDL,抑制 VLDL 和 LDL 脂蛋白的合成。不良反应较烟酸少见,临床上基本取代烟酸用于治疗Ⅱ、Ⅲ、Ⅳ、Ⅴ型高脂蛋白血症。

调血脂药的用药护理要点见表 21-1。

表 21-1　调血脂药的用药护理要点

步骤	护理要点
评估	1. 患者年龄、病情、治疗情况。 2. 患者既往用药史、现用药情况以及过敏史,确认用药方案的合理性。 3. 应了解患者血浆 TC、LDL、VLDL、TG 及 HDL 水平。 4. 患者血压、血糖及冠状动脉供血情况,眼底血管或脑血管情况
护理措施	1. 注意给药方法,服用调血脂药每月测定血脂一次,根据血脂变化判定疗效。 2. 服用抗动脉粥样硬化药物始终应与控制饮食相结合,尤其对调血脂药更为重要。一般高脂血症,只要脂肪摄入量控制在总热量的 30% 以内,饱和脂肪酸在 10% 以内,胆固醇在 300 mg 以下,即可改善。注意饮食勿过饱,过多含糖食品同样使血脂升高
评价	1. 药物疗效。 2. 有无不良反应。 3. 是否合理用药、安全用药

续表

步骤	护理要点
注意事项	1. 调血脂药必须长期使用,定时服用,如停止服用可使血脂回升。同时注意减少危险因子,鼓励患者戒烟、肥胖者减肥,对高血压和糖尿病应积极治疗。 2. HMG-CoA 还原酶抑制药可使转氨酶、碱性磷酸酶、胆红素等一过性升高,干扰临床检测。与香豆素类合用,部分凝血酶原时间明显延长。与吉非贝齐、烟酸合用可引起肌病。 3. 考来烯胺、考来替泊粉剂量大并且有异味,可与果汁等调味剂制成混悬液服用。烟酸、苯氧酸类等对胃肠有刺激,应在用餐或者餐后服用。 4. 烟酸可引起皮肤潮红、瘙痒等不良反应,可遵医嘱在用药前 30 min 服用阿司匹林 300 mg。长期服用可引起肝功能异常、血糖升高、尿酸升高等,应定期检测肝功能、血糖等有无异常改变。痛风患者禁用。 5. 胆汁酸结合树脂类药可引起便秘,应鼓励患者多食含纤维素的食物,长期使用应补充脂溶性维生素。胆汁酸结合树脂类药可影响其他药物吸收,应在服用前 1 h 或者服用后 4 h 应用其他药物

任务二 抗氧化剂

(一) 抗氧化剂

氧自由基及氧化型-LDL 可损伤血管内皮,被损伤的血管内皮还可导致血小板聚集和血栓形成。防止氧自由基脂蛋白的氧化修饰,已成为阻止动脉粥样硬化发生和发展的重要措施。

普罗布考(probucol)

普罗布考抗氧化作用强,阻断脂质过氧化,减少氧化型-LDL 的形成,减缓动脉粥样硬化病变的一系列过程。此外,药物还能抑制 HMG-CoA 还原酶,使胆固醇合成减少,并能增加 LDL 的清除,使血浆 LDL 水平降低。主要用于治疗各型高胆固醇血症。不良反应较少。

维生素 E(vitamine E)

维生素 E 有很强的抗氧化作用,能抑制磷脂酶 A_2 和脂氧酶的活性,减少氧自由基的生成;还能防止脂质过氧化,减少其产物丙二醛(MDA)。能防止脂蛋白的氧化修饰及其所引起的一系列动脉粥样硬化病变过程,如抑制血小板黏附和聚集,抑制黏附因子的表达和功能,减少白三烯的合成,增加前列环素(PGI_2)的释放等,从而抑制动脉粥样硬化的发展,降低缺血性心脏病的发生率和死亡率。可作为动脉粥样硬化的辅助治疗药。一般无不良反应。

(二) 保护动脉内皮药

此类药主要为黏多糖。该类药主要为氨基己糖或其衍生物与糖醛酸构成的二糖单位多次重复组成的长链,典型代表药是肝素。但因其抗凝血作用强,易发生出血,且口服无效,故不能作为防治动脉粥样硬化的常规用药。目前已开发出作用类似的肝素,但抗凝血作用明显减弱,抗血栓作用相对增强。用药更方便的是低分子肝素和类肝素。低分子肝素制剂有伊诺肝素钠、达肝素钠、那曲肝素钠等。类肝素制剂有硫酸软骨素、硫酸皮肤素等。

上述药物能结合在血管内皮表面,保护血管内皮免于受损,还能抗血小板聚集,抑制动脉粥样硬化的形成。临床用于防治缺血性心脑血管疾病。

考点提示

1. HMG-CoA 还原酶抑制剂最严重的不良反应是横纹肌溶解症。
2. 胆汁酸结合树脂类药长期用药注意补充脂溶性维生素和钙。
3. 贝特类药物的用药注意事项。

常用制剂和用法

洛伐他汀　片剂:10 mg、20 mg、40 mg。口服,一次 10 mg,一日 1 次。晚餐时一次顿服,必要时可增至一次 40 mg,一日 1 次。

辛伐他汀　片剂:10 mg、20 mg。口服,一次 10 mg,一日 1 次。

阿托伐他汀　片剂:10 mg、20 mg、40 mg。开始剂量一日 10 mg,4 周后可增加,最大可用到一日 80 mg。

考来烯胺　粉剂:口服,一次 4～5 g,一日 3 次,餐中服用。

苯扎贝特　糖衣片:200 mg;缓释片:400 mg。口服,一次 200 mg,一日 3 次。

非诺贝特　口服,一次 0.1 g,一日 3 次,血脂下降后改用维持量 0.1 g,一日 1 次,每疗程 3～4 个月。

烟酸　口服,一次 50～200 mg,一日 3～4 次。

普罗布考　口服,一次 250～500 mg,一日 2 次,早晚餐时服。

阿昔莫司　胶囊剂:250 mg。口服,一次 250 mg,一日 2～3 次。

直通护考

一、选择题

A_1 型题

1. 能明显降低血浆胆固醇的药物是(　　　　)。

A. 烟酸　　　　B. 考来烯胺　　　C. 多烯康胶囊　D. 洛伐他汀　　　E. 吉非贝齐

2. 考来烯胺临床主要用于治疗下列何种类型高脂血症?(　　　　)

A. Ⅰ 型　　　　B. Ⅱa 型　　　　C. Ⅲ 型　　　　D. Ⅳ 型　　　　E. Ⅴ 型

3. 考来烯胺降低血脂的作用机制是(　　　　)。

A. 抑制小肠吸收胆固醇　　　　　　　　B. 促进胆固醇的分解

C. 促进胆固醇的合成　　　　　　　　　D. 抑制 HMG-CoA 还原酶

E. 激活 HMG-CoA 还原酶

4. 下列有关他汀类药物作用的叙述,错误的是(　　　　)。

A.可以降低 TC 　　　　　　B.可以降低 LDL-C 　　　　　　C.可以降低 HDL-C

D.减少肝内胆固醇 　　　　　E.使 VLDL 合成减少

5.明显降低血浆胆固醇的药物是（　　　）。

A.烟酸 　　　　　　　　　　B.苯氧酸类 　　　　　　　　　　C.多烯脂肪酸类

D.抗氧化剂 　　　　　　　　E.HMG-CoA 还原酶抑制剂

6.HMG-CoA 还原酶抑制剂最严重的不良反应是（　　　）。

A.肌肉触痛 　　B.肝损害 　　C.溶血性贫血 　　D.过敏反应 　　E.横纹肌溶解症

A_2 型题

7.患者,男,50 岁,体胖。查体诊断为高胆固醇血症,除调整饮食习惯、加强运动外,可选用下列何药治疗?（　　　）

A.苯扎贝特 　　B.考来烯胺 　　C.洛伐他汀 　　D.烟酸 　　E.阿昔莫司

A_3 型题

(8～9 题共用题干)

患者,男,56 岁。健康体检时诊断出高脂蛋白血症,经调整饮食习惯、加强运动后复查,血脂仍显著高于正常,且有动脉粥样硬化症状。拟给予 HMG-CoA 还原酶抑制剂和胆汁酸结合树脂类药治疗。

8.长期治疗应注意补充（　　　）。

A.钾盐 　　　　　　　　　　B.钠盐 　　　　　　　　　　　C.钙盐

D.脂溶性维生素 　　　　　　E.水溶性维生素

9.如用药过程中出现肌痛应检查（　　　）。

A.血常规 　　　B.尿常规 　　　C.转氨酶 　　　D.肌酸激酶 　　　E.肾功能

B 型题

(10～11 题共用答案)

A.横纹肌溶解症 　　　　　　B.皮肤潮红和瘙痒 　　　　　　C.骨髓抑制

D.脂溶性维生素和叶酸缺乏 　E.甲状腺功能亢进

10.服用烟酸及其衍生物可引起（　　　）。

11.长期服用考来烯胺可导致（　　　）。

二、案例分析

患者,男,60 岁,体检时发现 TC 7.1 mmol/L(正常参考值:2.9～6.0 mmol/L),TG 4.1 mmol/L(正常参考值:<1.7 mmol/L),医生开具下列处方:

洛伐他汀片 　10 mg×14

用法:20 mg 口服 　每天一次

吉非贝齐片 　600 mg×7

用法:600 mg 早、晚餐前服

请分析:该处方是否合理? 为什么?

(于鑫光)

模块六

内脏系统与血液系统用药

NEIZANG XITONG YU XUEYE XITONG YONGYAO

项目二十二　利尿药与脱水药

学习目标

1. 掌握高、中、低效三类利尿药的药理作用、作用部位和机制；掌握呋塞米、氢氯噻嗪的药理作用、临床应用及不良反应。

2. 熟悉螺内酯和氨苯蝶啶的作用特点、临床应用和不良反应。

3. 熟悉脱水药的作用机制，甘露醇的作用、用途和不良反应。

4. 学会观察利尿药和脱水药的疗效及不良反应，能够运用相关知识，正确进行用药指导。

案例引导

患者，男，56岁，因慢性支气管炎发作住院，在输入生理盐水 500 mL 加青霉素 800 万 U 过程中，患者突然出现气急、咳嗽、咳粉红色泡沫样痰、烦躁不安、心率 122 次/分，口唇发绀、大汗淋漓、两肺湿啰音。诊断为急性肺水肿。在施行急救的措施的同时，医生给予了下列药物：杜冷丁 50 mg 肌内注射、呋塞米 40 mg 静脉注射、硝酸甘油 0.5 mg 舌下含服，氨茶碱 0.25 g 稀释于 50% 葡萄糖溶液 20 mL 中缓慢静脉注射，甘露醇注射液 250 mL 快速静滴。

问题1　用药是否合理？

问题2　若不合理，你有何建议？

任务一　利　尿　药

一、高效利尿药

高效利尿药也称为髓袢利尿药，常用药物有呋塞米、依他尼酸、布美他尼、托拉塞米等。

呋塞米(furosemide,速尿)

呋塞米口服吸收迅速,生物利用度约为 60% ,约 30 min 起效,1～2 h 达高峰,持续 6～8 h,静脉注射 5～10 min 起效,30 min 达高峰,半衰期约 1 h,维持 4～6 h,血浆蛋白结合率约 98% 。大部分以原形经近曲小管有机酸分泌系统分泌,随尿排出,反复给药不易蓄积。由于吲哚美辛和丙磺舒与此药相互竞争近曲小管有机酸分泌途径,同用时会影响后者的排泄和作用。

【药理作用】

1. 利尿　作用强大、迅速而短暂。能使 Na^+ 、Cl^- 重吸收减少,肾脏稀释功能降低,NaCl 排出量增多,同时使肾髓质间液渗透压降低,影响肾脏浓缩功能及减少集合管对水的重吸收,从而产生强大的利尿作用。由于排 Na^+ 较多,促进了 K^+-Na^+ 交换,H^+ 和 K^+ 排出也增多,易引起低血钾、低盐综合征。由于 Cl^- 的排出多于 Na^+ 的排出,易出现低氯性碱中毒。呋塞米还促进 Ca^{2+} 、Mg^{2+} 排出,长期使用可使某些患者产生低镁血症。由于 Ca^{2+} 在远曲小管可被主动重吸收,所以一般不引起低钙血症。呋塞米可使尿酸排出减少。

2. 扩张血管　能扩张肾血管,降低肾血管阻力,增加肾血流量,改变肾皮质内血流分布;还能扩张全身小静脉,降低左心室充盈压,减轻肺水肿。扩张血管机制尚不完全了解,可能与该药促进前列腺素 E 合成、抑制其分解有关。

【临床应用】

1. 严重水肿　对各类水肿均有效,主要用于其他利尿药无效的顽固性水肿和严重水肿。

2. 急性肺水肿和脑水肿　静脉注射呋塞米能扩张血管,降低外周阻力,减轻心脏负荷;减少回心血量,从而缓解急性肺水肿。同时,由于利尿,血液浓缩,血浆渗透压增高,利于脑水肿的消除。

3. 急慢性肾衰竭　尿量和 K^+ 排出的增加及强大的利尿作用可冲洗肾小管,防止其萎缩和坏死,可用于急性肾衰竭的早期防治。大剂量可治疗慢性肾衰竭,使尿量增加。

4. 加速毒物排出　配合输液使尿量在 1 日内达到 5 L 以上,可加速毒物排泄,主要用于经肾排泄的药物中毒抢救,如苯巴比妥、水杨酸类、溴化物等急性中毒抢救。

5. 高钾血症和高钙血症　可增加 K^+ 的排出,抑制 Ca^{2+} 重吸收,降低血钾和血钙。

【不良反应】

1. 水和电解质紊乱　长期用药可引起低血容量、低血钾、低血钠、低血镁及低氯性碱中毒。以低血钾最为常见,应注意及时补钾。加服保钾利尿药有一定预防作用。当低血镁同时存在时,如不纠正低血镁,即使补充 K^+ ,也不易纠正低血钾。

2. 耳毒性　表现为眩晕、耳鸣、听力下降、暂时性耳聋。肾功能减退或大剂量静脉注射时易发生,应避免与氨基糖苷类抗生素等耳毒性药物合用。

3. 胃肠道反应　可引起恶心、呕吐、上腹部不适及腹泻,大剂量可致胃肠道出血。

4. 高尿酸血症　该药和尿酸均通过肾脏有机酸转运系统排泄,产生竞争性抑制,长期用药可减少尿酸排泄而致高尿酸血症。

5. 其他　过敏,主要表现为皮疹、嗜酸性粒细胞增多等;高血糖。

二、中效利尿药

噻嗪类是临床广泛应用的一类口服利尿药和抗高血压药,代表药物是氢氯噻嗪,其他还有氯噻酮、苄氟噻嗪等。该类药物的作用部位与作用机制相同,药理作用相似,效能基本一致,毒性小,安全范围较大。

该类药物脂溶性较高,口服吸收迅速而完全,一般口服后1~2 h起效,4~6 h血药浓度达高峰。所有噻嗪类药物均以有机酸的形式从肾小管分泌,自尿排出,因而与尿酸的分泌产生竞争,使尿酸的分泌速率降低。氢氯噻嗪口服生物利用度约为80%。口服后1 h显效,2~4 h达高峰,可持续12~18 h。可通过胎盘进入胎儿体内。血浆蛋白结合率为64%,主要以原形从近曲小管分泌,自尿排出,半衰期为(2.5 ± 0.2) h。尿毒症患者对氢氯噻嗪的清除率下降,半衰期延长。

【药理作用】

1. 利尿 作用温和而持久,其机制是抑制远曲小管近段的 Na^+-Cl^- 共同转运载体,减少 Na^+、Cl^- 的重吸收,影响肾脏的稀释功能而产生利尿作用。因该药对尿液的浓缩过程没有影响,所以利尿效能中等。由于转运至远曲小管的 Na^+-K^+ 交换,K^+ 的排出也增加,长期服用可引起低血钾。噻嗪类药物长期或大量使用还引起低镁血症。

2. 抗利尿作用 噻嗪类利尿药能明显减少尿崩症患者的尿量及口渴症状,主要因其排出 Na^+ 和 Cl^-,使血浆渗透压降低。其抗利尿作用机制不明。

3. 降压作用 噻嗪类利尿药是常用的抗高血压药,用药早期通过利尿作用减少血容量而降压,后期用药则因排钠较多,降低血管平滑肌对儿茶酚胺等加压物质的敏感性而降低。

【临床应用】

1. 轻、中度水肿 治疗各类轻、中度水肿的首选药。对肾性水肿的疗效与肾功能有关,肾功能不全者疗效差;对肝性水肿,与螺内酯合用疗效增加,可避免血钾过低诱发肝性脑病。

2. 高血压 本类药物是治疗高血压的基础药物之一,多与其他抗高血压药合用,可减少后者的剂量,减少副作用。

3. 尿崩症 可用于肾性尿崩症及用血管升压素治疗无效的垂体性尿崩症。

【不良反应】

1. 电解质紊乱 长期用药可引起低血钾、低血钠、低血镁、低氯血症、代谢性碱血症等,合用保钾利尿药可防治。

2. 代谢异常 可导致高血糖、高脂血症和高尿酸血症,糖尿病、高脂血症及痛风者慎用。

3. 过敏 本类药物为磺胺类药物,与磺胺类有交叉过敏反应。可见皮疹、皮炎(包括光敏性皮炎)等,偶见严重的过敏反应如溶血性贫血、血小板减少、坏死性胰腺炎等。

三、低效利尿药

螺内酯(spironolactone)

螺内酯又称安体舒通,是人工合成的抗醛固酮药。

【药理作用】 螺内酯是醛固酮的竞争性拮抗药,可与醛固酮竞争远曲小管远端和集合管细胞质内的醛固酮受体,拮抗醛固酮的排钾保钠作用,促进水钠排出。其作用特点为:①作用弱,起效慢,维持时间长。口服1日起效,2~3日达高峰,停药后作用可持续2~3日。②作用的发挥依赖于体内醛固酮的存在,对伴有醛固酮升高的顽固性水肿,如肝硬化腹水,利尿作用较明显;对切除肾上腺的动物无效。

【临床应用】 用于治疗与醛固酮升高有关的顽固性水肿,因其利尿作用有限,较少单用,常与噻嗪类利尿药合用,对肝硬化和肾病综合征水肿患者较为有效。

【不良反应】　其不良反应较少,少数患者可引起头痛、困倦与精神紊乱等;久用可引起高血钾,尤其当肾功能不全时,故肾功能不全者禁用。此外,还有性激素样副作用,可引起男子乳房女性化和性功能障碍、妇女多毛症等,停药可消失。

氨苯蝶啶(triamterene)

氨苯蝶啶作用于远曲小管末端和集合管,通过阻滞管腔钠通道而减少 Na^+ 重吸收;同时由于减少 Na^+ 的重吸收,使管腔的负电位降低,因此驱动 K^+ 分泌的动力减少,抑制了 K^+ 分泌,从而产生排 Na^+、利尿、保 K^+ 的作用。口服 2 h 起效,6 h 血药浓度达峰值,作用维持 12～18 h,半衰期为 2～4 h,无尿者可达 10 h 以上。临床上治疗各类水肿,单用疗效较差,常与噻嗪类利尿药合用。

不良反应较少,久用可致高血钾,严重肝、肾功能不全及有高钾血症倾向者禁用;偶见嗜睡、恶心、呕吐、腹泻等消化道症状。

利尿药的用药护理要点见表 22-1。

表 22-1　利尿药的用药护理要点

步骤	护理要点
评估	1. 患者年龄、病情、治疗情况。 2. 患者既往用药史、现用药情况以及过敏史。 3. 患者对所给药物的认知程度和合作程度。 4. 药物作用、临床应用、用法、不良反应及禁忌证
护理措施	1. 根据医嘱准确给药。 2. 严格执行查对制度,在执行药物治疗时,做到"三查八对""六准确"。 3. 密切观察药物的疗效及不良反应,一旦发生不良反应及时通知医生,采取应对措施
评价	1. 药物疗效。 2. 有无不良反应。 3. 是否合理用药、安全用药
注意事项	1. 用药前应了解患者的血压、体重及水肿部位和程度,心、肝、肾功能及药物过敏史。 2. 对胃肠道刺激作用明显的药物,选择饭后服用。如使用排钾利尿药,应指导患者多食富含钾的食物如香蕉、橘子等。 3. 用药期间准确记录液体出入量,监测患者的体重、血压、电解质、血尿酸、血糖等指标。 4. 用药期间应防止和避免电解质紊乱:如长期应用排钾利尿药可引起低钾血症,患者出现恶心、呕吐、腹胀、肌无力等,应及时报告医生。 5. 在应用排钾利尿药时,应注意患者有无出现关节疼痛等症状,监测患者血清尿酸水平,预防痛风出现,有痛风史的患者,应提醒医生。 6. 高效利尿药可口服、肌注或稀释后静注,切忌加入酸性液体中注射。中效利尿药多为口服,降压时常与其他抗高血压药合用。低效利尿药餐后口服为宜。 7. 呋塞米等高效利尿药具有耳毒性,可表现为耳鸣、眩晕、听力减退等,应注意观察。 8. 用药期间预防和避免脱水,注意液体的出入量。脱水患者易引起血栓,尤其老年人更易发生。患者如出现头痛、胸痛、小腿或盆腔痛,应及时报告医生

任务二 脱 水 药

本类药又称渗透性利尿药,包括甘露醇、山梨醇、高渗葡萄糖、尿素等。静脉注射给药后,可以提高血浆渗透压,产生组织脱水作用。当这些药物通过肾脏时,不易被重吸收,使水在髓袢升支和近曲小管的重吸收减少,肾排水增加,产生渗透性利尿作用。该类药一般具备如下特点:①静脉注射后不易通过毛细血管进入组织,迅速提高血浆渗透压。②易经肾小球滤过,但不易被肾小管再吸收。③在体内不易被代谢。

甘露醇(mannitol)

甘露醇可溶于水,临床主要用 20% 的高渗溶液静脉注射或静脉滴注。

【药理作用】

1. 脱水 静脉注射后,能迅速提高血浆渗透压,使组织间液向血浆转移而产生组织脱水作用,可降低颅内压和眼内压。甘露醇口服用药则造成渗透性腹泻,可用于从胃肠道消除毒性物质。

2. 利尿 静脉注射甘露醇后,血浆渗透压升高,血容量增加,血液黏滞度降低,并通过稀释血液而增加循环血量及肾小球滤过率。该药在肾小球滤过后不易被重吸收,使水在髓袢升支和近曲小管的重吸收减少,从而产生利尿作用。

【临床应用】

1. 脑水肿及青光眼 治疗脑水肿、降低颅内压安全而有效的首选药。也可用于青光眼急性发作和患者术前以降低眼内压。

2. 可用于预防急性肾衰竭 在少尿时,若及时应用甘露醇,通过脱水作用,可减轻肾间质水肿。同时渗透性利尿效应可维持足够的尿量,稀释肾小管内有害物质,防止肾小管坏死;另外,还能改善急性肾衰竭早期的血流动力学变化,对肾衰竭伴有低血压者效果较好。

【不良反应】 不良反应少见,注射过快时可引起一过性头痛、眩晕、畏寒和视力模糊。因可增加循环血量而增加心脏负荷,慢性心功能不全者禁用。另外,活动性颅内出血者禁用。

考点提示

1. 高效利尿药和中效利尿药为排钾利尿药,低效利尿药为保钾利尿药,为防止血钾紊乱常配伍使用。

2. 呋塞米有耳毒性,禁止与氨基糖苷类抗生素合用。

3. 甘露醇是降低颅内压安全有效的首选药。

常用制剂和用法

呋塞米　片剂:20 mg。一次20~40 mg,一日1~2次。为避免发生电解质紊乱,应从小剂量开始,间歇给药,即服药1~3日,停药2~4日。注射剂:20 mg/2 mL。一次20~40 mg。肌注或稀释后缓慢静注,每日或隔日一次。

布美他尼　片剂:1 mg。一次0.5~2 mg,一日1次,必要时可一日2~3次。注射剂:0.5 mg/2 mL。肌注或静注,起始0.5~1 mg,必要时每隔2~3 h重复,最大剂量为一日10 mg。

托拉塞米　注射剂:10 mg/mL。一次10~20 mg,一日1次。

依他尼酸　片剂:25 mg。一次25 mg,一日1~3次。

氢氯噻嗪　片剂:10 mg、25 mg、50 mg。一次25~50 mg,一日2~3次,间日或每周1~2次。针对不同疾病,用药次数可有所变动。

螺内酯　胶囊剂:20 mg。一次20~40 mg,一日3次。

氨苯蝶啶　片剂:50 mg。开始一次25~50 mg,一日2次,最大剂量每日不宜超过300 mg。

阿米洛利　片剂:5 mg。开始一次2.5~5 mg,一日1次,必要时可增加剂量,但每日不宜超过20 mg。

甘露醇　注射剂:20 g/100 mL、50 g/250 mL。一次1~2 g/kg,静滴,必要时4~6 h重复使用一次。

山梨醇　注射剂:25 g/100 mL、62.5 g/250 mL。一次1~2 g/kg,20~30 min输入,必要时每6~12 h重复注射一次。

50%葡萄糖注射液　注射剂:10 g/20 mL。一次20~50 mL,静注。

直通护考

一、选择题

A_1型题

1. 常作为基础抗高血压药物的是(　　)。

A. 呋塞米　　　B. 氢氯噻嗪　　　C. 螺内酯　　　　D. 氨苯蝶啶　　　E. 甘露醇

2. 急性肺水肿宜选用(　　)。

A. 螺内酯　　　B. 甘露醇　　　C. 山梨醇　　　　D. 氢氯噻嗪　　　E. 呋塞米

3. 呋塞米不能用于下列哪种病症?(　　)

A. 急性肺水肿　　　　　　B. 急性脑水肿　　　　　　　C. 急慢性肾衰竭

D. 高血压　　　　　　　　E. 尿崩症

4. 不宜与氨基糖苷类抗生素合用的药物是(　　)。

A. 氢氯噻嗪　　　B. 螺内酯　　　C. 环戊噻嗪　　　D. 氯噻酮　　　E. 呋塞米

5. 具有抗利尿作用的药物是(　　)。

A. 布美他尼　　　B. 氢氯噻嗪　　　C. 螺内酯　　　D. 甘露醇　　　E. 阿米洛利

6. 脑水肿患者首选用药为(　　)。

A. 甘露醇　　　　　　　　B. 山梨醇　　　　　　　　　C. 呋塞米

D. 依他尼酸　　　　　　　E. 50%高渗葡萄糖溶液

7. 易引起低钾血症的药物是（   ）。

A. 呋塞米   B. 布美他尼   C. 氢氯噻嗪   D. 依他尼酸   E. 以上均是

8. 患者水肿合并糖尿病慎用（   ）。

A. 呋塞米   B. 螺内酯   C. 氢氯噻嗪   D. 氨苯蝶啶   E. 环戊噻嗪

9. 用强效利尿药消除水肿时，应及时补充（   ）。

A. 钾盐   B. 钙盐   C. 镁盐   D. 维生素 C   E. 葡萄糖

A_2 型题

10. 患者，女，41 岁。患肾病多年，因近来下肢水肿就诊，医生给予呋塞米静注后出现眩晕、耳鸣等反应，此属何种情况？（   ）

A. 耳毒性   B. 电解质紊乱   C. 肾毒性

D. 过敏反应   E. 中枢神经系统毒性

11. 患者，男，以口渴、多饮、多尿就诊，确诊为肾性尿崩症，可以用下列哪种药物进行治疗？（   ）

A. 呋塞米   B. 螺内酯   C. 甘露醇   D. 氢氯噻嗪   E. 环戊噻嗪

A_3 型题

（12～13 题共用题干）

患者，女，46 岁，心悸、气短 5 年，病情加重伴下肢水肿 1 年，5 年前过劳，自觉心悸、气短，休息可缓解，可胜任一般工作，近 1 年来反复出现下肢水肿，来院就诊。

12. 患者可能出现的疾病是（   ）。

A. 肾炎   B. 支气管哮喘   C. 慢性充血性心力衰竭

D. 胆囊炎   E. 肝硬化

13. 为消除患者的水肿不能应用的药物是（   ）。

A. 甘露醇   B. 氢氯噻嗪   C. 呋塞米   D. 螺内酯   E. 环戊噻嗪

B 型题

（14～16 题共用答案）

A. 耳毒性   B. 肾毒性   C. 高血压   D. 高血糖   E. 高血钾

14. 呋塞米可引起（   ）。

15. 氢氯噻嗪可引起（   ）。

16. 螺内酯可引起（   ）。

二、案例分析

患者，男，30 岁，1 个月前无明显诱因地出现眼睑水肿，并逐渐蔓延至双下肢，上腹胀，食欲差，近一周水肿加重，尿量减少，24 h 尿量 200 mL，无肉眼血尿出现。来院就诊，体检：160/100 mmHg，肺部听诊有小水泡音，心率 99 次/分，双下肢凹陷性水肿，腹软。尿常规检查：尿蛋白（＋＋＋），镜下 WBC 0～1 个/HP。B 超显示双肾增大，考虑患者为急性肾衰竭少尿期。

请分析：

（1）针对患者出现的少尿和水肿情况可以选择的利尿药物有哪些？

（2）应用这些药物时应注意哪些问题？

（宋　冲）

项目二十三　作用于呼吸系统的药物

学习目标

1. 掌握各类平喘药的作用及用途。
2. 熟悉平喘药的分类。
3. 了解祛痰药、镇咳药的分类和特点。
4. 学会观察本类药物的疗效和不良反应,能够正确地进行用药护理及指导患者合理、安全用药。

案例引导

患者,男,55岁。既往有支气管哮喘病史。入院3天前患者受凉后出现咳嗽、咳痰与喘息,伴发热。查体:体温38.3℃。咽部充血,双肺呼吸音粗,可闻及散在分布呼气性哮鸣音。诊断:支气管哮喘合并感染。先后给予0.9%氯化钠250 mL＋环丙沙星0.4 g静滴,0.9%氯化钠250 mL＋氨茶碱0.25 g静滴。

问题1　该处方是否合理?为什么?

问题2　阿司匹林有哪些药理作用和临床应用?

任务一　平　喘　药

哮喘是一种以呼吸道慢性炎症和呼吸道高反应性为特征的疾病。哮喘的发作与Ⅰ型变态反应、β受体功能低下及M受体功能亢进有关。近年来认为,哮喘是一种继发于抗原过敏的慢性呼吸道炎症,过敏介质释放可使呼吸道平滑肌痉挛,黏膜充血水肿而导致气道狭窄,炎症反应则使气道反应性增高。因此,治疗上一方面应用松弛支气管平滑肌的药物,另一方面则应用糖皮质激素或其他抗炎药物控制炎症及应用抗过敏药抑制过敏介质的释放。

一、气道扩张药

支气管平滑肌细胞内 cAMP/cGMP 的值决定支气管的功能状态,cAMP/cGMP 的值升高可使支气管平滑肌松弛,肥大细胞细胞膜稳定,过敏介质释放减少,发挥平喘作用。反之,则引发哮喘。β 受体激动药可激活腺苷酸环化酶(AC),使 cAMP 生成增多;茶碱类药物则抑制磷酸二酯酶(PDE),使 cAMP 分解减少;M 受体阻断药可抑制鸟苷酸环化酶(GC),使 cGMP 生成减少,这些均可使 cAMP/cGMP 的值升高,支气管平滑肌扩张,有利于哮喘的缓解。

(一)β 受体激动药

β_2 受体广泛分布于呼吸道不同的效应细胞上,调节呼吸道多方面的功能。β 受体激动药可激活腺苷酸环化酶(AC),使 cAMP 生成增多,细胞内 Ca^{2+} 浓度降低,从而松弛支气管平滑肌。肾上腺素和异丙肾上腺素等药物对 β_1 和 β_2 受体无选择性,在兴奋支气管平滑肌 β_2 受体的同时,也兴奋心脏 β_1 受体,具有引起心悸、增加心肌耗氧量、诱发心律失常等缺点,而且多数不能口服,作用也不持久,长期应用易产生耐受性。合成的选择性作用于 β_2 受体的药物沙丁胺醇、特布他林等,经改造儿茶酚胺的不同侧链,增加了药物的稳定性,延长了作用时间,还可多途径给药。常用 β 受体激动药的平喘作用比较见表 23-1。

表 23-1　β 受体激动药的平喘作用比较

药物	给药途径	维持时间/h	平喘特点	临床作用	不良反应
沙丁胺醇(salbutamol,舒喘灵)	气雾吸入	4～8	强、快、持久	气型哮喘及喘息性支气管肺疾病	肌震颤、心悸、头晕、恶心
特布他林(terbutaline,博利康尼)	口服或皮下注射	4～6	快、强	兴奋心脏作用弱,用于各型哮喘	同上
克仑特罗(clenbuterol,氨哮素)	口服或吸入	4～6	快、强、促排痰,强于舒喘灵	防治哮喘及喘息性气管炎	同上
福莫特罗(formoterol)	吸入	8～12	强于舒喘灵	同上	同上
肾上腺素(epinephrine)	皮下注射	1～2	快、强	哮喘急性发作	心悸、心律失常、血压升高、耐受性
异丙肾上腺素(isoprenaline)	吸入	1～2	强、快	哮喘急性发作	心率加快、心律失常
麻黄碱(ephedrine)	口服	3～6	慢、温和	防治轻症哮喘	心悸、中枢兴奋、快速耐受性

(二)茶碱类药

茶碱为甲基磺嘌呤类的繁衍生物,具有松弛支气管平滑肌、强心、利尿、兴奋中枢及促进胃酸分泌等作用。常用的茶碱制剂有氨茶碱(aminophylline)、胆茶碱(choline theophylline)、二羟丙茶碱(diprophylline)。

该类药物松弛支气管平滑肌的机制为:①抑制磷酸二酯酶,升高气道平滑肌细胞内 cAMP 的水平。②促进内源性儿茶酚胺类物质释放而直接兴奋 β_2 受体。③阻断腺苷受体,对抗内源性腺苷诱发的支气管平滑肌收缩和促进组胺释放。④干扰呼吸道平滑肌的钙离子运转,抑制细胞外 Ca^{2+} 内流和细胞内质网储 Ca^{2+} 的释放。

氨茶碱的特点是:①具有较强的直接松弛支气管平滑肌作用,但平喘作用弱于 β_2 受体激动药。用于各型哮喘,急性哮喘用氨茶碱缓慢推注,可缓解气道痉挛,改善通气功能。②有强心、利尿作用,通过正性肌力作用,增加心排出量,增加冠状动脉血流量。用于心源性哮喘、肾性水肿。③能松弛胆道平滑肌,用于治疗胆绞痛。该药碱性较强,局部刺激性大,不宜肌内注射及直肠给药,口服宜饭后服药,静脉注射过快或剂量过大可至心律失常、中枢兴奋等。

胆茶碱为茶碱的胆碱盐,口服吸收快,维持时间较长,对胃肠刺激小。其平喘作用弱于氨茶碱,一般用于不能耐受氨茶碱的哮喘患者。

二羟丙茶碱是茶碱的中性衍生物,易溶于水。其平喘作用不及氨茶碱,胃肠道刺激小,兴奋心脏作用弱,适用于伴有心动过速的哮喘患者。偶见恶心、呕吐、心悸,大剂量可致中枢兴奋。

(三)抗胆碱药

胆碱能神经在调节呼吸道平滑肌张力方面起着主要作用,胆碱受体兴奋时,可使支气管平滑肌细胞内 cGMP 含量增高,气道张力增高,导致支气管痉挛及腺体分泌多。抗胆碱药可阻断支气管平滑肌上的 M 受体,从而产生平喘作用,但阿托品选择性低,副作用大,抑制支气管腺体分泌,使痰液变稠,不易咳出,不利于平喘。

异丙托溴铵(ipratropium bromide)是阿托品的异丙基衍生物,能选择性阻断支气管平滑肌的 M_1 胆碱受体,其气雾剂有强大的松弛支气管作用,对喘息性慢性支气管炎的疗效与沙丁胺醇相似。该药由于含有季铵基团,不易被气道或消化道吸收,气雾吸入给药只在局部发挥平喘作用,不影响痰液黏稠度,对心率和中枢没有明显影响。吸入后 5 min 起效,作用维持 4~5 h。

(四)钙拮抗药

该类药对血管、消化道、子宫及支气管等多种平滑肌有松弛作用,硝苯地平可试用于治疗支气管哮喘。

二、抗炎抗过敏平喘药

哮喘是呼吸道慢性炎症性疾病,气道炎症是其主要病理机制。常用的抗炎抗过敏药物有糖皮质激素类药和抗过敏平喘药两大类。

(一)糖皮质激素类(glucocorticoids)平喘药

该类药物抗炎和抗过敏作用强大,平喘效果好。糖皮质激素是抢救重症哮喘或哮喘持续状态的重要药物。长期用药全身不良反应严重。近年应用的新型吸入用糖皮质激素,雾化吸入具有强大的局部抗炎作用,而全身不良反应较少(表23-2)。

表 23-2 常用糖皮质激素类平喘药

药物	作用特点及临床应用	不良反应
倍氯米松	抗炎作用较地塞米松强数百倍,在气道局部作用较强。但起效慢,需预先用药	吸收很少,全身不良反应轻微,长期吸入可发生口腔霉菌感染,宜多漱口

续表

药物	作用特点及临床应用	不良反应
倍他米松	抗炎作用比氢化可的松强30～35倍,水钠潴留作用轻微,作用持续时间长	剂量较大或长期用药可引起全身不良反应
布地奈德	局部抗炎作用和临床应用与倍氯米松很近,用于控制哮喘发作	吸入常用量无全身副作用,主要是局部不良反应,如声音嘶哑等
曲安奈德	局部抗炎作用与倍氯米松相近	吸入常用量无全身副作用,主要是局部不良反应,如声音嘶哑等
氟尼缩松	局部抗炎作用与倍氯米松相近,但作用时间较长	吸入常用量无全身副作用,主要是局部不良反应,如声音嘶哑等

（二）抗过敏平喘药

该类药物的作用特点是对支气管平滑肌没有直接松弛作用,没有拟肾上腺素作用和肾上腺皮质激素样作用,不能对抗组胺、白三烯等过敏介质的作用,也不能阻止抗原与抗体结合。平喘主要机制是通过稳定肥大细胞膜,阻止 Ca^{2+} 内流,抑制肥大细胞膜颗粒,减少组胺、白三烯 B_4（LTB_4）等过敏介质释放而发挥作用。主要用于哮喘的预防性用药,能预防 I 型变态反应和预防运动或其他刺激所致的哮喘,在接触哮喘过敏原前 7～10 日用药,可预防哮喘发作,发作后用药无效;也可用于过敏性鼻炎、溃疡性结肠炎等过敏性疾病。代表药为色甘酸钠（cromolyn sodium,咽泰）,其不良反应是少数人用粉雾吸入后咽喉部及其气管有刺痛感,甚至气管痉挛,可用 β 受体激动药如异丙肾上腺素预防。

酮替芬（ketotifen）可抑制过敏介质释放,又有很强的抗组胺和抗 5-HT 作用,还能增加 β 受体的数量并促进其功能。用于预防多种哮喘发作,疗效优于色甘酸钠;对儿童哮喘治疗效果尤佳。不良反应有疲倦、头晕、口干症状,连续用药可减轻;偶有皮疹及氨基转移酶升高。

（三）炎症介质拮抗药

由于哮喘有多种炎症介质共同参与,单一反应用炎症介质拮抗药作用有限。该类药物目前试用于临床的有白三烯受体拮抗药、血小板激活因子（PAF）拮抗药、非皮质激素类抗炎药等。

任务二　镇　咳　药

咳嗽是呼吸系统的一种保护性反射,能促进呼吸道的痰液和异物排出,轻度咳嗽有利于排痰,但剧烈而频繁的咳嗽可影响患者休息和睡眠,甚至引发并发症如腹直肌撕裂、纵隔积气等,合理应用镇咳药可缓解和改善呼吸道疾病的症状。

镇咳药是一类作用于咳嗽中枢和外周,抑制咳嗽和反射的药物。按其作用部位分为两类:

①中枢性镇咳药：可选择性地直接抑制延脑咳嗽中枢而镇咳，如可待因（codeine，甲基吗啡）、喷托维林（pentoxyverine，咳必清）、右美沙芬（dextromethorphan，右甲吗喃）等。②外周性镇咳药：可抑制咳嗽反射弧中的末梢感受器、传入神经、传出神经或效应器中任何一个环节而发挥镇咳作用，如苯佐那酯（benzonatate，退嗽）、苯丙哌林（benproperine，咳快好）等。喷托维林兼具中枢性及外周性镇咳作用。常用镇咳药的作用、临床应用和不良反应见表23-3。

表 23-3　常用镇咳药

药物	作用特点和临床应用	不良反应
可待因	对延脑咳嗽中枢有高度选择性，是目前最有效的镇咳药，用于其他镇咳药无效的剧烈干咳，偶也用于中度疼痛。作用持续 4～6 h	痰多者禁用
喷托维林	非成瘾性镇咳药，抑制咳嗽中枢而镇咳。有镇咳、麻醉及轻度阿托品样作用。用于呼吸道炎症引起的咳嗽，尤其适用于小儿百日咳	偶见轻度头晕、口干、恶心、便秘。青光眼患者禁用
右美沙芬	镇咳作用与可待因相当，主要用于干咳，常与抗组胺药合用	长期应用无成瘾性，不良反应少见
苯丙哌林	有镇咳、祛痰及平滑肌解痉作用，用于刺激性干咳	可致口干、困倦、头晕、厌食等
氯哌斯汀	主要抑制咳嗽中枢，兼具组胺 H_1 受体阻断作用。镇咳作用弱于可待因，用于急性上呼吸道炎症、气道痉挛等	可致轻度口干、嗜睡、无耐受性
苯佐那酯	有较强的局麻作用，抑制牵张感受器及感觉神经末梢。用于干咳、阵咳，也用于支气管镜检查等	可致轻度嗜睡、头痛，服用时勿嚼碎，以免引起口腔麻木

任务三　祛　痰　药

祛痰药是指能稀释痰液或降低痰液黏稠度，使之易于咳出的药物。痰是呼吸道炎症的产物，可刺激呼吸道黏膜引起咳嗽，加重感染和喘息。合理应用祛痰药有利于改善咳嗽和哮喘症状，也有利于防止继发感染。按作用机制不同，祛痰药可分为两类：①痰液稀释药，如氯化铵（ammonium chloride）、愈创甘油醚（guaiphenesin）等。②黏痰溶解药，如乙酰半胱氨酸（acetylcysteine，痰易净）、溴己新（brombexine，必消痰）等。另外，酶制剂如糜蛋白酶（chymotrypsin）可溶解纤维蛋白与坏死组织而降低痰液黏稠度；表面活性剂如泰洛沙泊（tyloxapol），通过雾化吸入可降低痰液的表面张力而使痰液减少。常用祛痰药的作用机制、作用与应用、不良反应见表23-4。

表 23-4　常用祛痰药

药物	作用机制	作用与应用	不良反应
乙酰半胱氨酸	结构中的巯基（—SH）能断裂糖蛋白多肽链中的二硫键（—S—S—），降低痰液黏度	溶解白色痰液和浓性黏痰；用于痰液黏稠、咳嗽困难和痰液阻塞气道等患者。雾化吸入，注意排痰	有特殊臭味，易引起恶心、呕吐、咳呛及支气管痉挛，哮喘者禁用。不宜与抗生素合用
溴己新	裂解黏痰中的黏多糖，并抑制其合成，使痰液变稀	祛痰作用较强，尚有镇咳作用；用于慢性支气管炎、哮喘及支气管扩张症、痰液黏稠不易咳出者	偶见血清 ALT 升高。消化性溃疡及肝功能不全者慎用
氯化铵	口服刺激胃黏膜，反射性促进呼吸道分泌使痰液变稀	祛痰作用较弱，主要作为祛痰合剂的组成成分，用于急性呼吸道炎症痰液黏稠不易咳出者	剂量过大可致恶心、呕吐，溃疡病及肝肾功能不全者慎用
愈创甘油醚	恶心性祛痰药，刺激胃黏膜，反射性促进呼吸道分泌	祛痰作用较强，兼有抗菌作用。用于急性支气管炎、支气管扩张	偶见胃肠道反应及嗜睡

作用于呼吸系统药物的用药护理要点见表 23-5。

表 23-5　作用于呼吸系统药物的用药护理要点

步骤	护理要点
评估	1. 患者年龄、病情、治疗情况。 2. 患者既往用药史、现用药情况以及过敏史。 3. 患者对所给药物的认知程度和合作程度。 4. 药物作用、临床应用、用法、不良反应及禁忌证
护理措施	1. 根据医嘱准确给药。 2. 严格执行查对制度，在执行药物治疗时，做到"三查八对""六准确"。 3. 密切观察药物的疗效及不良反应，一旦发生不良反应及时通知医生，采取应对措施
评价	1. 药物疗效。 2. 有无不良反应。 3. 是否合理用药，安全用药
注意事项	1. 氨茶碱为碱性药物，遇酸性药物易产生沉淀，禁止与酸性药物混合注射；静脉用药时应使用单独通道。不宜与哌替啶、洛贝林、维生素 C 等药物配伍；静脉滴注时要缓慢，每次注射不少于 5 min，给药方案应个体化。 2. 乙酰半胱氨酸溶液最适宜 pH 值为 7～9，常用 20% 溶液 5 mL 与 5% 碳酸氢钠混合雾化吸入，须用玻璃容器盛放，用前配制。 3. 氨茶碱与 β_2 受体激动药过量易导致心脏毒性反应，一旦出现，应立即停药，对症处理。 4. 倍氯米松每次用药后须漱口，以免药物残留口腔引发真菌感染和声音嘶哑

考点提示

1. 各类镇咳药的作用机制与分类归属。
2. 各类咳嗽的选择用药及用药护理。

常用制剂和用法

氯化铵　片剂 0.3 g。一次 0.3～0.6 g，一日 3 次。

乙酰半胱氨酸　粉剂：0.5 g、1 g。急救时以 5％的溶液气管滴入，一次 1～2 mL，一日 2～6 次。

脱氧核糖核酸酶　粉针剂：10 万 U/支。一次 5 万～10 万 U，溶入 2～3 mL 的 10％丙二醇或 0.9％氯化钠注射液中，雾化吸入，一日 3～4 次。

溴己新　片剂：8 mg。一次 8～16 mg，一日 3 次。注射剂：4 mg/2 mL。一次 4～8 mg，一日 2 次，肌注。

羧甲司坦　片剂：0.25 g。口服液：0.2 g/10 mL、0.5 g/10 mL。糖浆剂：20 mg/mL。一次 0.5 g，一日 3 次。

可待因　片剂：15 mg、30 mg。一次 15～30 mg，一日 3 次。注射剂：15 mg/mL、30 mg/mL，一次 15～30 mg，皮下注射。

喷托维林　片剂：25 mg。滴丸：25 mg。一次 25 mg，一日 3～4 次。

右美沙芬　片剂：15 mg。一次 15～30 mg，一日 3～4 次。

沙丁胺醇　片剂或胶囊剂：2 mg。一次 2～4 mg，一日 3 次。气雾剂：28 mg。一次 0.1～0.2 mg，每 4 h 1 次。

特布他林　片剂：2.5 mg、5 mg。一次 2.5～5 mg，一日 3 次。气雾剂：50 mg、100 mg。一次 0.25～0.5 mg，一日 3～4 次。

福莫特罗　片剂：20 μg、40 μg。一次 40～80 μg，一日 2 次。

氨茶碱　片剂：0.1 g、0.2 g。一次 0.1～0.2 g，一日 3 次。注射剂：0.25 g/2 mL、0.5 g/2 mL、0.25 g/10 mL。一次 0.25～0.5 g。一日 2 次，肌注或静注。静注时以 50％葡萄糖注射液 20～40 mL 稀释后缓慢静注。

异丙托溴铵　气雾剂：0.025％。一次 40～80 μg，一日 4～6 次。

倍氯米松　气雾剂：10 mg。一次 100～200 μg。一日 2～3 次。

扎鲁司特　片剂：20 mg。一次 20 mg，一日 2 次，饭前 1 h 或饭后 2 h 服。

色甘酸钠　粉雾剂或胶囊：20 mg。一次 20 mg，一日 4 次，用特制吸入器吸入。滴眼剂：2％。一次 2 滴，一日数次。

直通护考

选择题

A₁ 型题

1. 既能促进支气管黏膜的黏液产生细胞分泌黏滞性低的分泌物，又能裂解痰中酸性黏多糖纤维的药物是（　　）。

A.乙酰半胱氨酸　B.溴己新　　C.氯化铵　　　　D.羧甲司坦　　E.美司钠

2.常用的痰液稀释药是(　　)。

A.氯化铵　　　B.溴己新　　　C.乙酰半胱氨酸　D.胰酶　　　E.羧甲司坦

3.大量黏痰阻塞气道引起呼吸困难、窒息等危急情况时宜选用(　　)。

A.氯化铵口服　　　　　　　　　　　　B.溴己新口服

C.脱氧核糖核酸酶雾化吸入　　　　　　D.羧甲司坦口服

E.乙酰半胱氨酸气管滴入

4.过量引起酸中毒的祛痰药是(　　)。

A.胰酶　　　　B.氯化铵　　　　C.乙酰半胱氨酸　D.美司钠　E.溴己新

5.下列哪种药物不属于中枢性镇咳药?(　　)

A.吗啡　　　B.可待因　　　C.喷托维林　　D.右美沙芬　　E.苯佐那酯

6.可待因适合治疗下列哪种病症?(　　)

A.剧烈干咳伴有胸痛　　　B.长期慢性咳嗽　　　　　C.咳嗽多痰

D.黏痰不易咳出　　　E.喘息性支气管炎

7.喷托维林无下列哪项作用?(　　)

A.局麻作用　　　　B.阿托品样作用　　　　C.抑制咳嗽中枢

D.H₁受体阻断作用　　E.支气管解痉作用

8.预防哮喘发作宜选用(　　)。

A.肾上腺素　　B.氨茶碱　　C.色甘酸钠　　D.沙丁胺醇　E.异丙肾上腺素

9.既可预防心源性哮喘又可用于支气管哮喘的平喘药是(　　)。

A.吗啡　B.肾上腺素　C.氨茶碱　　D.克伦特罗　E.异丙托溴铵

10.氨茶碱不用于治疗(　　)。

A.胆绞痛　　B.心绞痛　　C.支气管哮喘　D.心源性哮喘　E.急性心功能不全

A₂型题

11.患者,女,18岁,自幼过敏体质,学龄前曾有哮喘病史,目前准备参加春游。为了防止发生相关疾病,可以提前服用的是(　　)。

A.氨茶碱　　B.色甘酸钠　　C.沙丁胺醇　　D.糖皮质激素　E.异丙托溴铵

12.患者,男,55岁。有多年吸烟史,近一周来出现发热、咳嗽且痰多不易咳出,宜选用(　　)。

A.氯化铵　　　B.可待因　　　C.喷托维林　　D.右美沙芬　　E.吗啡

A₃型题

(13~14题共用题干)

13.患者,女,50岁。慢性支气管哮喘,目前使用其他药物治疗效果不满意。如果予以糖皮质激素治疗,那么适合的给药途径是(　　)。

A.口服　　B.肌内注射　　C.静脉滴注　　D.吸入　　　E.皮下注射

14.在用糖皮质激素治疗期间,应进行相应的用药护理,正确的观念或做法是(　　)。

A.每次吸入后都用清水漱口　　　　　B.长期应用不易引起肾上腺皮质萎缩

C.易产生全身不良反应　　　　　　　D.不易发生口腔真菌感染

E.不会出现声音嘶哑

B 型题

(15～17 题共用答案)

A. 沙丁胺醇　　B. 氨茶碱　　　C. 异丙托溴铵　D. 倍氯米松　　E. 扎鲁司特

15. 长期应用可产生明显耐受性的是(　　)。

16. 静脉注射速度过快易引起心律失常、血压骤降、兴奋不安的是(　　)。

17. 可竞争性阻断白三烯受体的是(　　)。

（宋　冲）

项目二十四　作用于消化系统的药物

 学习目标

1. 掌握奥美拉唑、氢氧化铝、枸橼酸铋钾、西咪替丁、多潘立酮的作用特点、临床应用和不良反应。
2. 熟悉甲氧氯普胺、硫酸镁的作用、作用机制和应用。
3. 了解助消化药、泻药、止泻药的主要作用和应用。
4. 学会观察本类药物的疗效和不良反应，能够正确地进行用药护理及指导患者合理、安全用药。

案例引导

患者，男，38岁，出租车司机，有吸烟史，间断少量饮酒。因"嗳气、反酸、上腹部疼痛加重2个月余"就诊。病程中伴有消瘦、乏力、食欲不振。胃镜检查提示：慢性浅表性胃窦炎（伴胆汁反流）、胃溃疡。医生给予奥美拉唑、普鲁本辛、多潘立酮治疗。

问题　请分析该处方是否合理，为什么？

任务一　抗消化性溃疡药

消化性溃疡主要发生于胃和十二指肠暴露于胃酸和胃蛋白酶的黏膜部位，是一种常见病和多发病。具有自然缓解和反复发作的特点。主要症状有反酸、嗳气及周期性上腹部疼痛。发病机制尚未完全阐明，可能与胃肠黏膜的攻击因子（胃酸、胃蛋白酶、幽门螺杆菌感染等）作用增强，或防御因子（黏膜屏障、胃黏膜血流等）受损有关。目前临床上治疗消化性溃疡的药物主要分为4大类：①抗酸药；②胃酸分泌抑制药（其中包括 H_2 受体阻断药、M 受体阻断药、促胃液素阻断药及质子泵抑制药）；③胃黏膜保护药；④抗幽门螺杆菌药。

幽门螺杆菌

20 世纪 80 年代,澳大利亚两位科学家从慢性胃炎的患者体内,成功培养出了一种病原菌,这种病原菌多居住在胃幽门附近,外形呈螺旋形,因此称为幽门螺杆菌。幽门螺杆菌感染人体后,释放出毒素,对胃黏膜造成损害,同时胃酸分泌增多,从而导致了疾病的发生。

经过多年的研究,幽门螺杆菌在慢性胃炎、消化性溃疡和胃癌中的重要作用已被充分证实。幽门螺杆菌是慢性胃炎的主要病因。通过根除幽门螺杆菌可使消化性溃疡能够真正治愈。幽门螺杆菌是 20 世纪医学上最重大的发现。

一、抗酸药

抗酸药(antacids)是一类无机弱碱性物质,口服后能直接中和胃酸,抑制胃蛋白酶的活性,降低胃内容物的酸度,以缓解胃酸、胃蛋白酶对胃和十二指肠黏膜的侵蚀和对胃黏膜的刺激,缓解疼痛和促进溃疡愈合。饭后服药可延长药物作用时间,合理用药应在餐后 1～3 h 及临睡前各服 1 次。抗酸药作用迅速而持久,不吸收、不产气、不引起腹泻和便秘,对黏膜及溃疡面有保护收敛作用。单一药物很难达到这样的要求,所以常用复方制剂,如胃舒平、胃得乐等。常用的抗酸药有氢氧化镁、三硅酸镁、氧化镁、氢氧化铝等,其作用特点详见表 24-1。由于 H_2 受体阻断药等药物的不断开发,该类药物应用明显减少。但因其价格低廉,不良反应少,与 H_2 受体阻断药合用有增效作用,作为辅助治疗药物仍有一定价值。

表 24-1　常用抗酸药物作用特点比较

	碳酸氢钠	氢氧化铝	氧化镁	三硅酸镁	碳酸钙
抗酸程度	弱	中	强	弱	强
保护胃黏膜	—	+	—	+	—
收敛作用	—	+	—	—	—
碱血症	+	—	—	—	—
产生 CO_2	++	—	—	—	+
继发性胃酸增多	+	—	—	—	+
排便影响	无影响	便秘	轻泻	轻泻	便秘
作用快慢	快	慢	慢	慢	较快
持续时间	短	持久	持久	持久	持久

注:"—"无作用;"+"作用较弱;"++"作用强。

二、胃酸分泌抑制药

胃酸的分泌受组胺、促胃液素和乙酰胆碱的控制,这些物质能兴奋壁细胞膜上的 H_2 受体、促胃液素受体和 M 受体,通过第二信使激活 H^+-K^+-ATP 酶(质子泵)。H^+-K^+-ATP 酶位于壁细胞的管状囊泡和分泌管上，能将 H^+ 从壁细胞内转运到胃腔，K^+ 从胃腔转移到壁细胞内，进行 H^+-K^+ 交换，分泌胃酸。M 受体阻断药、H_2 受体阻断药、促胃液素受体阻断药和 H^+ 泵抑制药均能抑制胃酸分泌。另外，前列腺素类药也能抑制胃酸分泌。

（一）质子泵抑制药

奥美拉唑（omeprazole）

奥美拉唑又名洛赛克，1982 年试用于临床治疗消化性溃疡，是第一个质子泵抑制药。

【药理作用】　奥美拉唑具有强大而持久的抑制胃酸分泌作用。每天口服 40 mg，连服 8 天，24 h 胃液 pH 值平均升高至 5.3，抑制胃酸作用持久，一次口服 40 mg，3 天后胃酸分泌仍部分受抑制，连续服用的效果优于单次服用。由于胃内 pH 值升高，反馈性地使胃黏膜中的 G 细胞分泌促胃液素，从而使血中促胃液素水平升高。该药能迅速地缓解疼痛，服药 1～3 日即见效。经 4～6 周，胃镜观察溃疡愈合率可达 97%，减少胃液的总量和胃蛋白酶的分泌量，增强胃血流量，有利于溃疡愈合。

【临床应用】　临床主要应用于胃和十二指肠溃疡、反流性食管炎等，对其他药物治疗无效的消化性溃疡也具有良好效果。

【不良反应】　常见症状有头痛、头晕、失眠、外周神经炎神经系统表现；在消化系统方面可见口干、恶心、呕吐、腹胀；其他可见男性乳腺发育、皮疹、溶血性贫血等。

兰索拉唑

兰索拉唑是第二代质子泵抑制药，抑制胃酸分泌的药理作用与奥美拉唑相同，同时也有升高促胃液素、保护胃黏膜及抗幽门螺杆菌作用，但抑制胃酸分泌作用及抗幽门螺杆菌作用较奥美拉唑强。口服易吸收，生物利用度约 85%。

（二）H_2 受体阻断药

该类药物通过阻断胃壁细胞 H_2 受体，抑制胃酸分泌作用较 M 受体阻断药强而持久，治疗消化性溃疡疗程短，溃疡愈合率高，不良反应少。常用药物有西咪替丁、雷尼替丁、法莫替丁、尼扎替丁和罗沙替丁等。

【药理作用】　本类药物对于基础胃酸分泌及夜间胃酸分泌都具有良好的抑制作用，临床上此类药物应用可减少夜间胃酸分泌，对十二指肠溃疡具有愈合作用，因而成为治疗胃和十二指肠溃疡疾病的首选药物。

【临床应用】　主要用于胃和十二指肠溃疡的治疗，能减轻溃疡引起的疼痛，促进胃和十二指肠溃疡的愈合。此外，亦可用于无并发症的胃食管反流综合征的治疗和预防应激性溃疡的发生。

【不良反应】　不良反应发生率较低，以轻微的腹泻、便秘、眩晕、乏力、肌肉痛、皮疹、皮肤干燥、脱发为主；中枢神经系统反应较为少见，如嗜睡、焦虑、幻觉、谵妄、语速加快、定向障碍等，可能发生于静脉注射给药之后。长期大剂量使用西咪替丁，对内分泌系统有所影响，原因是与雄激素受体结合，拮抗其作用；偶见男性出现精子数目减少、性功能减退，男性乳腺发育，女性溢乳等。偶见心动过缓、肝肾功能损伤、白细胞减少等。

三、胃黏膜保护药

米索前列醇(misoprostol,喜克馈)

【药理作用和临床应用】　米索前列醇又名喜克馈,为前列腺素 E 衍生物,能抑制各种刺激所致的胃酸分泌,可以使基础分泌和夜间分泌均减少,还可以刺激胃黏液的分泌,使黏液层增厚和十二指肠碱性肠液的分泌增加。适用于胃和十二指肠溃疡及急性胃出血。

【不良反应】　不良反应较轻,偶有消化道反应,表现为稀便或腹泻。

四、抗幽门螺杆菌药

幽门螺杆菌:1983 年从慢性胃病患者的胃黏膜中成功分离,为革兰阴性厌氧菌,能产生有害物质如酶和细胞毒素,损伤黏液层上皮细胞引起组织炎症。常用的抗幽门螺杆菌药分为两类:一类是抗溃疡类药,如含铋制剂、H^+-K^+-ATP 酶抑制药、硫糖铝等,抗幽门螺杆菌作用较弱,单用疗效差;二类是抗生素类,如阿莫西林、甲硝唑、四环素、呋喃唑酮、庆大霉素等。

抗消化性溃疡药的用药护理要点见表 24-2。

表 24-2　抗消化性溃疡药的用药护理要点

步骤	护理要点
评估	1. 患者年龄、病情、治疗情况。 2. 患者既往用药史、现用药情况以及过敏史。 3. 患者对所给药物的认知程度和合作程度。 4. 药物作用、临床应用、用法、不良反应及禁忌证
护理措施	1. 根据医嘱准确给药。 2. 严格执行查对制度,在执行药物治疗时,做到"三查八对""六准确"。 3. 密切观察药物的疗效及不良反应,一旦发生不良反应应及时通知医生,采取应对措施
评价	1. 药物疗效。 2. 有无不良反应。 3. 是否合理用药,安全用药
注意事项	1. 抗酸药避免与奶制品、酸性食物、饮料同食,如需服用,应间隔至少 1 h,服用时将片剂嚼碎,于餐前半小时或餐后 1 h 服用。 2. 西咪替丁滴速过快可引起血压骤降和心律失常,故应注意浓度和滴速。孕妇和哺乳期妇女禁用 H_2 受体阻断药。 3. 硫糖铝在酸性环境下聚合成胶而产生作用,氢氧化铝干扰地高辛、华法林、普萘洛尔等药物的吸收,所以不宜同服

任务二　助消化药

　　助消化药多为消化液的成分或促进消化液分泌的药物,能促进食物的消化,用于消化道分泌功能减弱及消化不良。常见的助消化药见表24-3。

表24-3　常见的助消化药

药物	作用	应用	注意事项
稀盐酸	服用使胃内酸度增加,胃蛋白酶活性增强	慢性胃炎、胃癌、发酵性消化不良等	与胃蛋白酶同服
胃蛋白酶	促进蛋白质和多肽类物质的消化吸收	胃蛋白酶缺乏症、蛋白性食物过多所致消化不良、病后恢复期消化功能减退等	与稀盐酸同服
胰酶	含有胰蛋白酶、胰淀粉酶与胰脂肪酶,消化蛋白质、淀粉和脂肪	消化不良、食欲不振、胰液分泌不足等	在酸性溶液中易被破坏,制成肠衣片吞服;与碳酸氢钠同服
乳酶生	分解糖类产生乳酸,使肠内酸度增加,抑制腐败菌的繁殖,减少发酵和产气	消化不良、肠发酵、腹胀及小儿消化不良性腹泻等	不宜与抗菌药吸附剂同服
干酵母	含少量B族维生素、转化酶和麦芽糖酶	消化不良、食欲不振、作为B族维生素缺乏症的辅助用药等	嚼碎服,用量过大可发生腹泻、腹痛
卡尼汀	调节胃肠功能、增进食欲,促进唾液、胃液、胰液、胆汁和肠液的分泌	消化不良、食欲不振、慢性胃炎、高脂血症等	

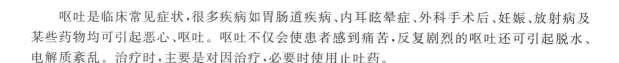

任务三　止吐药及促胃肠动力药

　　呕吐是临床常见症状,很多疾病如胃肠道疾病、内耳眩晕症、外科手术后、妊娠、放射病及某些药物均可引起恶心、呕吐。呕吐不仅会使患者感到痛苦,反复剧烈的呕吐还可引起脱水、电解质紊乱。治疗时,主要是对因治疗,必要时使用止吐药。

一、常用止吐药

甲氧氯普胺(metoclopramide,胃复安)

甲氧氯普胺能阻断延髓催吐化学感受区的多巴胺受体,较大剂量时还能阻断 5-HT$_3$ 受体,产生强大的止吐作用。同时又可阻断胃肠道的多巴胺受体而增强胃及小肠蠕动,加速胃肠排空,改善胃功能。临床主要应用于胃肠功能紊乱所致的呕吐及放射治疗、术后和药物引起的呕吐。不良反应有便秘、困倦、嗜睡等。

多潘立酮(domperidone)

多潘立酮口服吸收迅速,不易透过血脑屏障,能阻断胃肠道的多巴胺受体,促进胃肠蠕动和胃排空,协调胃肠运动,防止食物反流而止吐。临床主要用于胃排空缓慢、胃食管反流、胃肠道功能紊乱及药物、放射治疗、偏头痛、颅脑外伤所引起的恶心、呕吐。但对术后、麻醉或化疗引起的呕吐无效。不良反应较少,偶有头痛、眩晕等。婴儿及孕妇慎用。

二、促胃肠动力药

西沙必利(cisapride)

西沙必利能选择性地促进肠壁肌间神经丛节后乙酰胆碱的释放,促进食管、胃、小肠和大肠的蠕动并协调胃肠运动,从而防止食物滞留与反流。临床用于治疗胃肠动力减弱、胃肠反流性疾病及反流性食管炎等。不良反应可能有暂时性的肠痉挛及腹泻。

昂丹司琼(ondansetron,枢复宁)

昂丹司琼能选择性地阻断中枢及迷走神经传入纤维的 5-HT$_3$ 受体,产生明显的止吐作用。主要用于放射治疗和化疗药引起的恶心、呕吐,而对晕动病及去水吗啡所致的呕吐无效。常见的副作用有头痛、疲劳、腹泻或便秘等。

托烷司琼、格雷司琼、阿扎司琼等药物的作用和临床应用与昂丹司琼相似。

 # 任务四　泻药与止泻药

一、泻药

泻药是能增加肠内水分、促进蠕动、软化粪便或润滑肠道促进排便的药物,临床主要用于功能性便秘,按作用机制分为容积性、接触性和润滑性泻药三类。

（一）容积性泻药

硫酸镁（magnesium sulfate）

硫酸镁又称为盐类泻药，口服难吸收，在肠内形成较高的渗透压，抑制肠内水分的吸收，使肠内容物水分增多，容积增大，刺激肠壁，促进肠蠕动而致泻。用于术前或结肠镜检查前排出肠内容物、虫体或肠内毒物；也用于子痫惊厥、破伤风惊厥和高血压危象抢救等。大量口服可被肠道吸收大量水分而导致脱水。可引起反射性盆腔充血，故妊娠期、月经期妇女及老年人慎用。

乳果糖（lactulose）

乳果糖口服肠内不吸收，使肠内渗透压升高，引起粪便容积增加，促进肠蠕动而导泻。代谢物乳酸可抑制结肠对氨的吸收，降低血氨。用于便秘及血氨增高的肝性脑病患者。

（二）接触性泻药

比沙可啶（bisacodyl）

比沙可啶口服或直肠给药后，转换成有活性的代谢物，在结肠产生较强刺激作用。口服 6 h 内排出软便，而直肠给药 15～60 min 即可排便。适用于急、慢性便秘和习惯性便秘。本品的刺激性较强，少数人服药后可有腹痛，排便后可自行吸收。服药前后 2 h 不得服牛奶和抗酸药。

（三）润滑性泻药

该类药是通过局部润滑并软化粪便而发挥作用，适用于老年人及痔疮、肛门手术患者。

液体石蜡（liquid paraffin）

液体石蜡口服后不被吸收，能阻止肠道中水分的吸收，使粪便稀释变软，同时润滑肠壁使粪便易于排出。适用于老年人、小儿及有高血压、动脉瘤、痔疮等患者的便秘。长期应用可妨碍脂溶性维生素及钙、磷的吸收，故要监测患者脂溶性维生素的水平。

甘油（glycerol）

甘油常用其栓剂或 50% 甘油溶液（开塞露）注入肛门，能润滑并刺激肠壁，软化粪便，使之易于排出。用药几分钟即可排便。常用于小儿、年老体弱者及轻度便秘者。无明显的不良反应。

二、止泻药

止泻药是指能减少肠道蠕动或保护肠黏膜免受刺激而达到止泻作用的药物。适用于剧烈腹泻或长期慢性腹泻者。疗效较好的是阿片制剂如阿片酊、复方樟脑酊，仅用于严重的非细菌性腹泻。较常用的是收敛保护药和吸附药。

地芬诺酯（diphenoxylate）

地芬诺酯为哌替啶的衍生物。能直接作用于肠道平滑肌，提高其张力，减少肠蠕动，从而使肠内容物通过延迟,肠内水分吸收增多而止泻。主要用于急、慢性功能性腹泻与慢性肠炎。

可出现口干、恶心、呕吐、腹部不适及烦躁、失眠等不良反应,停药后自行消失;长期应用可产生成瘾性;过量可致呼吸抑制和昏迷,故不宜久用和大量应用。

鞣酸蛋白(tannalbin)

鞣酸蛋白口服后在小肠内分解出鞣酸,使肠黏膜表层蛋白质轻度凝固,形成一层保护膜而减轻刺激,减少炎症渗出和分泌,产生收敛止泻作用。适用于急性胃肠炎、非细菌性腹泻者。

药用炭(medicinal charcoal)

药用炭具有光谱吸附活性,口服后可吸附肠内大量气体、毒物和细菌毒素,从而减少毒物和细菌毒素的吸收,减轻其对肠道的刺激而止泻。但也能吸附维生素、抗生素、乳酶生等药物,故不宜合用。

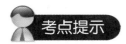考点提示

1. 奥美拉唑的作用机制、临床应用及不良反应。
2. 抗酸药的作用特点。

常用制剂和用法

碳酸氢钠　片剂:0.3 g、0.5 g。治疗消化性溃疡:一次 0.5~2 g,一日 3 次,饭前服用。

氢氧化铝　片剂:0.3 g。一次 0.6~0.9 g,一日 3 次。复方氢氧化铝片:内含氢氧化铝 0.245 g、三硅酸镁 0.105 g、颠茄流浸膏 0.0026 mL。一次 2~4 片,一日 3 次,饭前半小时或胃痛时嚼碎服。

氧化镁　片剂:0.2 g。一次 0.2~1 g,一日 3 次。

西咪替丁　片剂:0.2 g、0.4 g;胶囊剂:0.2 g。一次 0.2~0.4 g,一日 4 次,分别于餐后和睡前服用。注射剂:0.2 g/2 mL。一次 200~600 mg,稀释后缓慢滴注。

雷尼替丁　片剂或胶囊剂:0.15 g。一次 0.15 g,一日 2 次,早、晚餐后服用。注射剂:50 mg/2 mL、50 mg/5 mL。一次 50 mg,每 6~8 h 肌注或缓慢静滴。

法莫替丁　片剂:10 mg、20 mg。一次 20 mg,一日 2 次,早餐后、晚餐后或睡前服用。注射剂:20 mg/2 mL。一次 20 mg 溶于 0.9% 生理盐水或 5% 的葡萄糖注射液 20 mL,缓慢静注或静滴,一日 2 次。

哌仑西平　片剂:25 mg、50 mg。一次 50 mg,一日 2 次,早、晚餐前 1.5 h 服用;症状严重者,一次 50 mg,一日 3 次。

丙谷胺　片剂或胶囊剂:0.2 g。一次 0.4 g,一日 3 次,饭前 15 min 服用。

奥美拉唑　片剂或胶囊剂:20 mg。一次 20 mg,一日 1 次。

米索前列醇　片剂:200 μg。一次 200 μg,一日 4 次,于餐前和睡前服用。

稀盐酸　溶液剂(10%):一次 0.5~2 mL,一日 3 次,饭前或饭时用水稀释后,用非金属管吸食。

胃蛋白酶　片剂:0.1 g,一次 0.3~0.6 g,一日 3 次,饭前或饭时服用,勿嚼碎。

胰酶　肠溶片:0.3 g、0.5 g。一次 0.3～0.6 g,一日 3 次,饭前服用,勿嚼碎。

乳酶生　片剂:0.3 g,一次 0.3～0.6 g,一日 3 次,饭前服用。

硫酸镁　粉剂:导泻,一次 5～20 g,同时饮水 100～400 mL;利胆,用 33% 硫酸镁溶液,一次 10 mL,一日 3 次。注射剂:1 g/10 mL、2.5 g/10 mL。一次 1～2.5 g,肌注或用 5% 或 10% 的葡萄糖注射液稀释成 1% 硫酸镁溶液缓慢静滴。

比沙可啶　片剂:5 mg。一次 5～10 mg,一日 1 次,整片吞服。

液体石蜡　一次 15～30 mL,睡前服。

甘油　栓剂:1.8 g。一次一粒,塞入肛门。

开塞露　溶液剂:10 mL、20 mL。一次 20 mL,小儿一次 10 mL,用时将容器顶剪破,将药液挤入直肠内。

复方地芬诺酯　片剂:每片含地芬诺酯 2.5 mg、阿托品 0.025 mg。一次 1～2 片,一日 3 次。

鞣酸蛋白　片剂:0.25 g、0.5 g。一次 1～2 g,一日 3 次,空腹服。

药用炭　片剂:0.15 g、0.3 g、0.5 g。一次 1～3 g,一日 2～3 次,饭前服。

甲氧氯普胺　片剂:5 mg。一次 5～10 mg,一日 2～3 次,饭前半小时服用。注射剂:10 mg/1 mL。一次 10～20 mg,肌注。

多潘立酮　片剂:10 mg。一次 10 mg,一日 3 次,饭前服用。栓剂:60 mg。一次 60 mg,一日 2～3 次,直肠给药。注射剂:10 mg/2 mL。一次 10 mg,肌注。

西沙比利　片剂:5 mg、10 mg。一次 10 mg,一日 3 次。

昂丹司琼　片剂:4 mg、8 mg。一次 8 mg,一日 1～2 次。注射剂:4 mg/1 mL、8 mg/2 mL。一次 0.15 mg/kg,于化疗前 30 min 静脉注射,之后每 4 h 一次,共 2 次,再口服。

直通护考

选择题

A_1 型题

1. 具有收敛止血和保护溃疡面作用的抗酸药是(　　)。

　A.碳酸氢钠　　B.氢氧化铝　　C.三硅酸镁　　D.氧化镁　　E.碳酸钙

2. 过量可致碱血症的抗酸药是(　　)。

　A.氢氧化铝　　B.氧化镁　　C.三硅酸镁　　D.碳酸氢钠　　E.碳酸钙

3. 下列何药不是抗酸药?(　　)

　A.氧化镁　　B.三硅酸镁　　C.硫酸镁　　D.碳酸氢钠　　E.碳酸钙

4. 能选择性阻断 H_2 受体,抑制胃酸分泌的药物是(　　)。

　A.西咪替丁　　B.哌仑西平　　C.奥美拉唑　　D.丙谷胺　　E.硫糖铝

5. 不宜与抗酸药合用的黏膜保护剂是(　　)。

　A.哌仑西平　　B.枸橼酸铋钾　　C.奥美拉唑　　D.丙谷胺　　E.恩前列醇

6. 有关西咪替丁的描述,错误的是(　　)。

　A.选择性阻断 H_2 受体,抑制胃酸分泌　　　　B.主要用于胃和十二指肠溃疡

　C.与抗酸药合用能促进其吸收　　　　　　　　D.老年患者大量应用可出现精神症状

　E.孕妇和哺乳期妇女禁用

7. 有关服用胃蛋白酶的用药护理,错误的是(　　)。

A. 与稀盐酸合用可以提高疗效　　　　　　　　B. 可治疗食用蛋白过多性消化不良

C. 尤其适用于溃疡伴有消化不良的患者　　　D. 勿与过热的食物同服

E. 嘱患者在饭前吞服,不要嚼服

8. 禁与酸性药物配伍的药物是(　　)。

A. 胃蛋白酶　　　B. 胰酶　　　　　C. 稀盐酸　　　　D. 乳酶生　　　　E. 干酵母

9. 硫酸镁无下列哪项作用?(　　)

A. 导泻　　　　　B. 利胆　　　　　C. 降血压　　　　D. 抗惊厥　　　　E. 抗癫痫

10. 中枢抑制药过量中毒时宜选用的导泻药是(　　)。

A. 液体石蜡　　　B. 比沙可啶　　　C. 酚酞　　　　　D. 硫酸钠　　　　E. 甘油

11. 下列何药无止泻作用?(　　)

A. 鞣酸蛋白　　　B. 药用炭　　　　C. 地芬诺酯　　　D. 阿片酊　　　　E. 酚酞

12. 无杀灭幽门螺杆菌作用的药物是(　　)。

A. 枸橼酸铋钾　　B. 奥美拉唑　　　C. 雷尼替丁　　　D. 硫糖铝　　　　E. 呋喃唑酮

A_2 型题

13. 患者,女性,29岁,妊娠34周,因四肢肌肉抽搐、惊厥入院,诊断为妊娠高血压综合征、子痫。医生开了硫酸镁静脉注射,请问下列哪项用药护理不正确?(　　)

A. 用10%的葡萄糖注射液将硫酸镁稀释成1%的浓度后进行静脉注射

B. 密切监测患者的血压、呼吸和腱反射

C. 准备好氯化钙或葡萄糖酸钙注射剂

D. 如腱反射消失则提示血镁浓度过低,应加快滴注速度

E. 如出现呼吸抑制、血压骤降等中毒症状时,立即进行人工呼吸并缓慢静脉注射钙剂抢救

14. 患者,男,40岁,因喝了大量的冰水后,出现上腹部不适,继而出现反复呕吐与腹泻等症状,宜选用下列哪种药物对症治疗?(　　)

A. 多潘立酮　　　　　　　　　　B. 甲氧氯普胺　　　　　　　　　C. 地芬诺酯

D. 鞣酸蛋白　　　　　　　　　　E. 甲氧氯普胺＋鞣酸蛋白

15. 患者,男,42岁。因长期服用非甾体类药物,造成消化性溃疡,宜选用下列哪种药物治疗?(　　)

A. 氢氧化铝　　　B. 西咪替丁　　　C. 哌仑西平　　　D. 奥美拉唑　　　E. 米索前列醇

16. 患者,女,30岁,因家庭纠纷,吞服大量的安眠药后昏迷不醒,为加速肠内毒物的排出,你认为该应用下列何药物?(　　)

A. 硫酸镁　　　　B. 硫酸钠　　　　C. 液体石蜡　　　D. 甘油　　　　　E. 酚酞

A_3 型题

(17～19题共用题干)

患者,男,36岁。5年来经常于餐后3～4 h出现上腹疼痛,并伴有反酸、嗳气、上腹烧灼感,3天前因大量饮酒后上腹疼痛持续不缓,继而呕吐暗红色血液,来院就诊。

17. 患者所患疾病可能为(　　)。

A. 肝炎　　　　　　　　　　　　B. 胃炎　　　　　　　　　　　　C. 胃溃疡

D. 十二指肠溃疡　　　　　　　　E. 胆囊炎

18. 下列哪种药物不能用于溃疡病的治疗？（　　　）

A.氢氧化铝　　B.硫酸镁　　　C.西咪替丁　　D.奥美拉唑　　E.枸橼酸铋钾

19. 既可以治疗厌氧菌感染又可以杀灭幽门螺杆菌的药物是（　　　）。

A.庆大霉素　　B.阿莫西林　　C.甲硝唑　　　D.呋喃唑酮　　E.红霉素

B 型题

（20～23 题共用答案）

A.碳酸氢钠　　B.阿莫西林　　C.硫酸钠　　　　D.甲氧氯普胺　E.药用炭

20. 临床用于止泻的药物是（　　　）。

21. 临床用于止吐的药物是（　　　）。

22. 临床用于导泻的药物是（　　　）。

23. 可以杀灭幽门螺杆菌的药物是（　　　）。

（宋　冲）

项目二十五 抗组胺药

学习目标

1. 掌握 H_1 受体阻断药和 H_2 受体阻断药的药理作用、临床应用。
2. 熟悉 H_1 受体阻断药和 H_2 受体阻断药的作用特点。
3. 学会观察该类药物的疗效及不良反应，能够运用用药护理知识正确进行用药指导。

案例引导

患者，女，18岁，参加了学校组织的一天的春游，晚上回到家后，感觉面部皮肤瘙痒、红肿，并且逐渐加重。

问题1 该患者可能出现了什么问题？

问题2 可用何种药物进行治疗？

任务一 组 胺

组胺(histamine)是一类广泛存在于动植物体内的自体活性物质，哺乳动物以心脏、皮肤、肠黏膜、肺脏含量最高。组胺在体内主要以结合型(无活性)储存在肥大细胞和嗜碱性细胞的颗粒中，当组织损伤、炎症、变态反应及神经刺激时，肥大细胞及嗜碱性粒细胞发生脱颗粒而释放组胺。释放出来的组胺激动靶细胞的组胺受体，产生多种生理和病理效应，目前发现组胺受体有 H_1、H_2、H_3 三种亚型，各亚型组胺受体分布及效应见表25-1。

表 25-1　各亚型组胺受体分布及效应

受体类型	特异激动药	阻断药	组织	效应
H_1	2-甲基组胺	苯海拉明、异丙嗪、氯苯那敏等	支气管平滑肌	收缩
			胃肠道平滑肌	收缩
			子宫平滑肌	收缩
			皮肤血管	扩张
			冠状血管	扩张
			心房肌	收缩增强
			房室结	传导减慢
H_2	甲双咪胍	西咪替丁、雷尼替丁等	胃壁细胞	分泌增多
			血管	扩张
			心室肌	收缩增强
			窦房结	心率增快
H_3	α-甲基组胺	硫丙咪胺	中枢及外周神经末梢	负反馈性调节组胺合成和释放

抗组胺药竞争性阻断组胺受体，产生拮抗组胺的作用。根据其对组胺受体选择性的不同，将抗组胺药分为 H_1 受体阻断药、H_2 受体阻断药和 H_3 受体阻断药。

任务二　组胺受体阻断药

一、H_1 受体阻断药

H_1 受体阻断药大多具有乙基胺的共同结构，与组胺的侧链相似，对 H_1 受体具有较强的亲和力，无内在活性，能竞争性阻断 H_1 受体。此类药物品种较多，常用 H_1 受体阻断药见表 25-2。

表 25-2　常用 H_1 受体阻断药

药物	阻断 H_1 受体	镇静	抗晕止吐	抗胆碱	持续时间/h	应用
苯海拉明	++	+++	++	+++	4～6	皮肤黏膜过敏、晕动病、失眠
茶苯海明		+++	+++	++	4～6	皮肤黏膜过敏、哮喘
曲吡那敏	++	++		+	4～6	皮肤黏膜过敏

续表

药物	阻断H_1受体	镇静	抗晕止吐	抗胆碱	持续时间/h	应用
左卡巴斯丁	＋＋＋				4～6	变态反应性鼻炎、过敏性结膜炎
异丙嗪	＋＋＋	＋＋＋	＋＋	＋＋＋	6～12	冬眠合剂、复方止咳平喘、复方麻醉
酮替芬	＋＋＋＋	－	－	－	持久	对各型支气管哮喘有效
特非那定	＋＋＋	－	－	－	12～24起效快	皮肤黏膜过敏
阿司咪唑	＋＋＋	－	－	－	＞24,起效慢	皮肤黏膜过敏
氯雷他定			－	－	持久	止痒

注:"－",无效;"＋",弱效;"＋＋",中效;"＋＋＋"及以上,强效。

【药理作用】

1. 阻断H_1受体　对抗组胺引起的支气管、胃肠道平滑肌收缩,对组胺引起的毛细血管扩张和通透性增加有很强的抑制作用。但该药只能部分对抗组胺引起的血管扩张和血压降低,完全对抗需同时应用H_1和H_2受体阻断药。

2. 抑制中枢　多数药物可通过血脑屏障,对中枢产生抑制,表现有镇静、嗜睡。苯海拉明和异丙嗪最强,氯苯那敏最弱,阿司咪唑无抑制中枢作用,而苯茚胺则有弱的中枢兴奋作用;苯海拉明、异丙嗪、布克力嗪和美克洛嗪止吐和防晕作用较强,可能与中枢抗胆碱作用有关。抑制中枢作用可能是由于中枢H_1受体被阻断,拮抗了内源性组胺介导的觉醒反应所致。

3. 其他　多数H_1受体阻断药具有抗胆碱作用,使唾液腺和支气管腺体分泌减少;大剂量苯海拉明、异丙嗪有较弱的局麻作用,而且对心脏有类似奎尼丁样作用。

【临床应用】

1. 变态反应性疾病首选　皮肤反应变态性疾病如荨麻疹、花粉症、过敏性鼻炎等,通常选用镇静作用弱的H_1受体阻断药;对昆虫咬伤所致的皮肤瘙痒和水肿也有良效;对血清病、药疹和接触性皮炎也有一定疗效;对变态反应性支气管哮喘效果很差,对过敏性休克无效。酮替芬除能拮抗组胺外,还能抑制肥大细胞和嗜碱性粒细胞释放组胺和白三烯,用于支气管哮喘的预防性治疗。

2. 晕动病和呕吐　茶苯海明、苯海拉明和异丙嗪可用于晕动病、放射病等引起的呕吐。

3. 镇静催眠　异丙嗪和苯海拉明可用于失眠症。

【不良反应】　常见中枢抑制现象如镇静、嗜睡、乏力等,以苯海拉明和异丙嗪最明显;可引起视物模糊、便秘、尿潴留等;还有口干、厌食、恶心、呕吐、便秘或腹泻等消化道反应。驾驶员或高空作业者工作期间不宜使用,阿司咪唑等第二代药物无中枢抑制作用。

二、H_2受体阻断药

H_2受体阻断药是一类能选择性阻断 H_2受体,抑制胃酸分泌,主要用于治疗消化性溃疡的药物。常见的 H_2受体阻断药的比较见表25-3。

表 25-3　常见的 H_2 受体阻断药的比较

药物	抑制强度	抗雄激素	酶抑作用	应用	不良反应
西咪替丁	1	+	+	胃和十二指肠溃疡、胃肠道出血、胃酸分泌过多症、食管炎	发生率为 1%～5%,常见头痛、皮疹、恶心、呕吐、腹泻和便秘等
雷尼替丁	4～10	—	+	同西咪替丁	发生率为 1%～5%,常见头痛、眩晕、腹泻等
法莫替丁	30	—	—	同西咪替丁	同西咪替丁,发生率为 2.8%
尼扎替丁	10	—	—	同西咪替丁	较少,对内分泌和血液系统无影响
罗沙替丁	6	—	—	同西咪替丁	同尼扎替丁

注:"+",有作用;"—",无作用。

组胺受体阻断药的用药护理要点见表25-4。

表 25-4　组胺受体阻断药的用药护理要点

步骤	护理要点
评估	1. 患者年龄、病情、治疗情况。 2. 患者既往用药史、现用药情况以及过敏史。 3. 患者对所给药物的认知程度和合作程度。 4. 药物作用、临床应用、用法、不良反应及禁忌证
护理措施	1. 根据医嘱准确给药。 2. 严格执行查对制度,在执行药物治疗时,做到"三查八对""六准确"。 3. 密切观察药物的疗效及不良反应,一旦发生不良反应及时通知医生,采取应对措施

续表

步骤	护理要点
评价	1. 药物疗效。
	2. 有无不良反应。
	3. 是否合理用药、安全用药
注意事项	1. 教育患者应避免接触过敏原,一旦过敏反应出现,应尽早服用药物。
	2. 告诉患者服用后可能出现的不良反应,如头晕、困倦等,服药期间应避免进行需要注意力高度集中的工作,以免出现意外。
	3. 本类药物主要经口服给药,常饭后服药。氯苯那敏、苯海拉明可以肌内注射,异丙嗪应深部肌内注射或静脉滴注,不宜采用皮下注射。
	4. 药物相互作用。本类药物不宜与阿托品类、乙醇及其他中枢抑制药合用。
	5. 过度服用可致急性中毒,主要表现为中枢抗胆碱作用,出现心动过速、高热、尿潴留、共济失调和惊厥,应对症处理

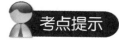
考点提示

1. H$_1$受体阻断药的临床应用与不良反应。

2. H$_1$受体阻断药用药护理注意事项。

常用制剂和用法

组胺　注射剂:1 mg/1 mL。晨起空腹皮下注射 0.25～0.5 mg 后化验胃液,如无胃酸分泌,即可诊断为真性胃酸缺乏症。

苯海拉明　片剂:25 mg、50 mg。一次 25～50 mg,一日 3 次。注射剂:20 mg/1 mL。一次 20 mg,一日 1～2 次,肌注。

异丙嗪　片剂:12.5 mg、25 mg。一次 12.5～25 mg,一日 2～3 次。注射剂:25 mg/1 mL、50 mg/2 mL。一次 25～50 mg,肌注。

氯苯那敏　片剂:4 mg。一次 4 mg,一日 3 次。注射剂 10 mg/1 mL、20 mg/2 mL。一次 5～20 mg,肌注。

西替利嗪　片剂:10 mg。一次 10 mg,一日 1 次,或早晚各服 5 mg。

赛庚啶　片剂:2 mg。一次 2～4 mg,一日 3 次。

阿司咪唑　片剂:10 mg。一次 10 mg,一日 1 次。

特非那定　片剂:60 mg。一次 60 mg,一日 2 次。

直通护考

选择题

A$_1$型题

1. H$_1$受体阻断药最常见的不良反应是(　　　)。

A. 胃肠道反应　B. 头痛、失眠　　C. 镇静、嗜睡　　D. 过敏反应　　E. 粒细胞减少

2. 人工冬眠合剂的组成之一是(　　)。

A. 阿司咪唑　　B. 苯海拉明　　C. 异丙嗪　　　D. 西替利嗪　　E. 氯苯那敏

3. 下列药物中对晕动病引起的呕吐无效的是(　　)。

A. 苯海拉明　　B. 异丙嗪　　　C. 东莨菪碱　　D. 氯丙嗪　　　E. 赛庚啶

4. 苯海拉明抗过敏的机制是(　　)。

A. 抑制组胺的产生　　　　　　B. 阻断 H_1 受体,减少毛细血管渗出

C. 抑制过敏介质的释放　　　　D. 对抗缓激肽

E. 阻断 H_2 受体

5. 下列哪种药物不是 H_1 受体阻断药?(　　)

A. 西咪替丁　　B. 阿司咪唑　　C. 氯苯那敏　　D. 西替利嗪　　E. 赛庚啶

6. 下列 H_1 受体阻断药中无中枢抑制作用的药物是(　　)。

A. 苯海拉明　　B. 异丙嗪　　　C. 氯苯那敏　　D. 特非那定　　E. 赛庚啶

7. 可引起心律失常的抗组胺药是(　　)。

A. 异丙嗪　　　B. 西替利嗪　　C. 阿司咪唑　　D. 苯海拉明　　E. 特非那定

A_2 型题

8. 一位过敏性鼻炎的患者,现急于开车执行任务,宜选用的药物是(　　)。

A. 苯海拉明　　B. 异丙嗪　　　C. 氯苯那敏　　D. 赛庚啶　　　E. 特非那定

9. 王某,男性,汽车驾驶员,吃海鲜后,全身皮肤出现散在的大小不等的风团,剧痒难耐,诊断为"荨麻疹"。你认为应该选用哪种药物治疗?(　　)

A. 异丙嗪　　　B. 特非那定　　C. 氯苯那敏　　D. 苯海拉明　　E. 赛庚啶

A_3 型题

(10~11 题共用题干)

患者,女,28 岁。最近佩戴一条项链后,颈部皮肤出现红肿、瘙痒。

10. 如用药物应选用(　　)。

A. 西咪替丁　　B. 氢氧化铝　　C. 特非那定　　D. 雷尼替丁　　E. 氯丙嗪

11. 特非那定的作用不包括(　　)。

A. 对抗组胺引起的血管扩张　　　　　　　　B. 中枢抑制

C. 有恶心、呕吐等消化道反应　　　　　　　D. 与红霉素合用可使其代谢受抑

E. 用于过敏性鼻炎

B 型题

(12~14 题共用答案)

A. 苯海拉明　　B. 西咪替丁　　C. 特非那定　　D. 氯苯那敏　　E. 枸橼酸铋钾

12. 可预防晕动病的是(　　)。

13. 对中枢抑制作用最强的是(　　)。

14. 具有抗雄激素作用的是(　　)。

(宋　冲)

项目二十六　子宫平滑肌兴奋药和抑制药

学 习 目 标

1. 掌握缩宫素的作用与应用,了解其不良反应。
2. 熟悉麦角生物碱的作用与应用,了解其禁忌证。
3. 了解子宫平滑肌松弛药的临床应用。
4. 学会观察该类药物的疗效和不良反应,能够正确地进行用药护理。

案例引导

　　一初产妇,30岁,妊娠42周,尚未临产。超声显示:胎盘功能正常,羊水量减少,诊断为过期妊娠,给予缩宫素2.5 U静脉滴注引产,要求护士根据宫缩、胎心情况调整滴速,一般每隔15～25 min调节一次,最大滴速不得超过30滴/分,直至出现有效宫缩。

　　问题　为什么应逐渐调整滴速,而不是直接用最大滴速?

任务一　子宫平滑肌兴奋药

　　子宫平滑肌兴奋药是一类能选择性兴奋子宫平滑肌的药物,可因子宫平滑肌的生理状态及药物剂量的不同,产生子宫平滑肌节律性收缩或强直性收缩。前者用于催产和引产,后者适用于产后止血或子宫复原,该类药物若用量不当或剂量过大,可造成子宫破裂与胎儿窒息,因此必须严格掌控剂量及适应证。

一、缩宫素

　　缩宫素(催产素)是垂体后叶素的主要成分之一,由下丘脑室旁核和视上核神经元合成大分子垂体后叶素前激素,在视丘下部神经内分泌细胞转化为缩宫素或加压素,沿下丘脑-垂体束转运至神经垂体，并储存于神经末梢。缩宫素属多肽类物质，可从动物牛、猪的脑垂体中提取，现已人工合成，临床应用的多数为人工合成品。效价以单位（U）计算，1个单位的缩宫素相当于2 μg缩宫素。

【药理作用】　缩宫素能选择性地直接兴奋子宫平滑肌，增加其收缩幅度、张力和频率，作用快而短暂，作用强度取决于剂量和体内雌激素水平。①剂量：小剂量（2～5 U）可使子宫体产生节律性收缩而使子宫颈松弛，其收缩性质与正常分娩相似，有利于胎儿娩出；大剂量（5～10 U）可使子宫肌张力持续升高，直至强直性收缩，易导致胎儿窒息和子宫破裂。②体内雌激素水平：子宫的生理状态受体内激素水平的调控。妊娠早期，孕激素水平高，子宫对缩宫素不敏感，有利于安胎；妊娠晚期，雌激素水平逐渐升高，子宫对缩宫素的敏感性增高，临产时最敏感，有利于胎儿娩出。

【临床应用】

1. 催产和引产　小剂量（2～5 U）的缩宫素适用于产道无异常，胎位正常而宫缩无力的难产、过期妊娠、死胎和严重疾病须终止妊娠者的催产和引产。

2. 产后止血　如产后24 h内阴道出血量超出400 mL时，可肌内注射大剂量（5～10 U）缩宫素，使子宫产生强直性收缩，压迫子宫肌层内血管而止血。因作用短暂，常加用麦角制剂或益母草浸膏以维持子宫收缩状态。

【不良反应】　缩宫素剂量过大可使子宫强直性收缩，导致胎儿宫内窒息或子宫破裂。因此必须严格掌握剂量及适应证。

禁用于产道异常、胎位不正、头盆不称、前置胎盘以及有剖宫产史者。

二、麦角生物碱

麦角是寄生在黑麦等植物上的一种麦角菌的干燥菌核，已可以用人工培养方法生产。麦角中含有多种生物碱，其中的麦角生物碱类药物是麦角酸的衍生物，包括麦角新碱、麦角胺和麦角毒。

【药理作用】

1. 兴奋子宫　麦角新碱和甲基麦角新碱均可以选择性地兴奋子宫平滑肌且起效迅速，作用强而持久。与缩宫素比较，麦角生物碱类用药剂量稍大时即可引起包括宫体和宫颈在内的子宫平滑肌发生强直性收缩，妊娠晚期子宫对麦角生物碱类药物的敏感性会增强，因此，此类药物只可用于产后止血和子宫复原，不宜用于催产和引产。

2. 收缩血管　麦角胺能使末梢血管收缩，并且可以直接作用于动静脉血管使其收缩；大剂量使用麦角生物碱类药物还会损伤血管内皮细胞，长期服用可以导致肢端干性坏疽和血栓。

3. 阻断 α 受体　氨基酸麦角碱类可阻断 α 受体，翻转肾上腺素的升压作用，使升压作用变为降压作用，同时抑制中枢，使血压下降。

【临床应用】

1. 子宫出血　麦角新碱和甲基麦角新碱主要用于预防和治疗产后或流产后由于子宫收缩无力等造成的子宫出血。

2. 子宫复原　也可以应用于子宫复原缓慢时，加速子宫复原。

3. 偏头痛　麦角胺能使脑血管收缩。可用于偏头痛的诊断及其发作时的治疗。

4. 人工冬眠　麦角碱对中枢神经系统有抑制作用，可以与异丙嗪、哌替啶组成冬眠合剂，用于人工冬眠。

【不良反应】　麦角新碱注射可致呕吐、血压升高,偶见过敏反应。麦角胺和麦角毒久用可损害血管内皮细胞,导致血栓和肢端坏疽。禁用于催产和引产、高血压和冠心病患者。

三、前列腺素

前列腺素是一类广泛存在于体内的不饱和脂肪酸,对心血管、呼吸及消化等系统有广泛的作用。能兴奋子宫平滑肌的药物有地诺前列酮、地诺前列素、硫前列酮等。

子宫平滑肌兴奋药的用药护理要点见表 26-1。

表 26-1　子宫平滑肌兴奋药的用药护理要点

步骤	护理要点
评估	1. 患者年龄、病情、治疗情况。 2. 患者既往用药史、现用药情况以及过敏史。 3. 患者对所给药物的认知程度和合作程度。 4. 药物作用、临床应用、用法、不良反应及禁忌证
护理措施	1. 根据医嘱准确给药。 2. 严格执行查对制度,在执行药物治疗时,做到"三查八对""六准确"。 3. 密切观察药物的疗效及不良反应,一旦发生不良反应应及时通知医生,采取应对措施
评价	1. 药物疗效。 2. 有无不良反应。 3. 是否合理用药、安全用药
注意事项	1. 缩宫素用于催产时,要严格掌握禁忌证,凡产道异常、头盆不均、骨盆狭窄、前置胎盘、胎儿过大、有剖宫产手术史以及有 3 次以上妊娠经历的产妇均应禁用。 2. 严格掌握缩宫素的剂量,用药过程中严密监测宫缩和胎心情况,根据子宫收缩情况调整静脉滴注速度,最大滴速为每分钟 30 滴,避免子宫出现强直性收缩,以防出现胎儿窒息或子宫破裂。 3. 严格遵守静脉滴注缩宫素的配药方法。 4. 麦角生物碱不能与血管收缩药物、升血压药物同用,以免出现严重高血压,甚至脑血管破裂。 5. 低钙血症使麦角新碱的效应减弱,应谨慎静脉注射钙盐,以恢复宫缩

常用子宫平滑肌兴奋药的作用和应用比较见表 26-2。

表 26-2　常用子宫平滑肌兴奋药的作用和应用比较

药物	给药途径	宫缩作用	临床应用	不良反应
缩宫素	肌内或静脉注射	＋＋	催产、引产、产后止血	过量引起子宫强直性收缩,可致胎儿窒息或子宫破裂
地诺前列酮	静脉注射,阴道内、宫腔内或羊膜腔内给药	＋＋＋	催产和引产	恶心、呕吐、腹痛;可升高眼压,青光眼禁用
麦角新碱	肌内或静脉注射	＋＋＋	产后止血	呕吐、血压升高,偶致过敏

注:"＋＋"中效,"＋＋＋"强效。

任务二 子宫平滑肌抑制药

该类药物能抑制子宫平滑肌收缩,减弱子宫收缩力和频率,主要用于防治早产和痛经。目前常用的药物有 β₂ 肾上腺素受体激动药、硫酸镁、钙通道阻滞药、环氧酶抑制药吲哚美辛等。

β₂ 肾上腺素受体激动药如利托君、特布他林、沙丁胺醇、克伦特罗等都具有松弛子宫平滑肌的作用,其中利托君最强,这类药物对非妊娠和妊娠子宫均可产生抑制作用,可用于治疗先兆早产。不良反应较严重,可致血压升高,心率加快,血红蛋白含量降低等。

钙通道阻滞药硝苯地平能明显拮抗缩宫素所致的子宫平滑肌兴奋作用,用于预防早产。

硫酸镁可降低子宫对缩宫素的敏感性,明显抑制子宫平滑肌收缩。可用于防治妊娠早产、妊娠高血压综合征和子痫发作。

考点提示

1. 缩宫素对子宫的作用特点,缩宫素的适应证、不良反应及禁忌证。
2. 麦角新碱的临床用途。

常用制剂和用法

缩宫素　注射剂:5 U/1 mL、10 U/1 mL。子宫出血:一次 5～10 U,肌内注射。催产和引产:一次 2.5～5 U,加入 5％葡萄糖注射液 500 mL 中静脉滴注,根据宫缩和胎儿情况随时调节,每分钟不超过 0.02 U。

麦角新碱　片剂:0.2 mg、0.5 mg。一次 0.2～0.5 mg,一日 2～3 次。注射剂:0.2 mg/1 mL、0.5 mg/1 mL。一次 0.2～0.5 mg,肌内注射;或一次 0.2 mg,加入 5％葡萄糖注射液 500 mL 中,缓慢静脉滴注。极量:每次 0.5 mg,每日 1 mg。

地诺前列酮　注射剂:2 mg/1 mL,另附一支 1 mg 的碳酸钠溶液及一支 10 mL 的 0.9％氯化钠注射液。应用前,将地诺前列酮和碳酸钠溶液各一支加入 10 mL 的 0.9％氯化钠注射液中,摇匀,宫腔给药或静脉滴注。

米索前列醇　片剂:0.2 mg。抗早孕:在服用米非司酮 36～48 h 后,单次空腹给药 0.6 mg。

麦角胺　片剂:0.5 mg、1 mg。一次 1～2 mg,一日不超过 6 mg。注射剂:0.25 mg/1 mL、0.5 mg/1 mL。一次 0.25～0.5 mg,皮下注射,一日不超过 1 mg。

利托君　片剂:10 mg。注射剂:50 mg/5 mL。取本品 100 mg 用 5％葡萄糖注射液 500 mL 稀释为 0.2 mg/mL 的溶液,于 48 h 内静脉滴注完。溶液变色或有沉淀则不能再用。静脉滴注结束前 30 min,可以开始口服维持治疗,一次 10 mg,开始 24 h 内每 2 h 10 mg,此后每 4～6 h 10～20 mg,每日总量不超过 120 mg。

直通护考

一、选择题

A_1型题

1. 能使子宫产生节律性收缩,用于催产、引产的药物是(　　)。

A. 催产素　　　B. 垂体后叶素　C. 麦角新碱　　　D. 麦角毒　　　E. 麦角胺

2. 缩宫素用于(　　)者。

A. 产道、胎位正常,但宫缩乏力　　　　　　　B. 产道异常

C. 有头盆不称　　　　　　　　　　　　　　D. 有前置胎盘

E. 有剖宫产史

3. 缩宫素用于催产时宜采用(　　)。

A. 皮下注射　　B. 肌内注射　　C. 静脉注射　　D. 静脉滴注　　E. 宫腔内注射

4. 不能用于引产的药物是(　　)。

A. 缩宫素　　　B. 麦角新碱　　C. 地诺前列酮　D. 米索前列醇　E. 卡前列甲酯

5. 产后出血宜选用(　　)。

A. 缩宫素　　　B. 麦角新碱　　C. 维生素 K　　D. 米索前列醇　E. 地诺前列素

A_2型题

6. 患者,女,24 岁。怀孕 2 个月,因患先天性心脏病需终止妊娠,请问给予什么药物流产?

(　　)

A. 缩宫素　　　B. 麦角新碱　　C. 垂体后叶素　D. 米索前列醇　E. 利托君

7. 患者,女,25 岁。足月自然产一男婴,胎儿娩出 4 h 后出现阴道大量出血,应选择(　　)。

A. 缩宫素＋麦角新碱　　　　　B. 米非司酮　　　　　　　　C. 前列腺素

D. 麦角新碱＋前列腺素　　　　E. 利托君

二、案例分析

患者,女,28 岁。妊娠足月自然分娩,产一女婴,但因胎盘残留,于产后 3 h 出现阴道大量出血,医生开了下列处方:

处方:缩宫素 10 U

用法:10 U,肌内注射,立即

马来酸麦角新碱 0.5 mg×6

用法:一次 0.5 mg,一日 3 次

请分析:是否合理? 为什么?

(宋　冲)

项目二十七　作用于血液与造血系统的药物

学习目标

1. 掌握肝素、香豆素类的抗凝作用特点及其临床应用。
2. 熟悉抗血小板药的分类及常用药物的作用特点。
3. 熟悉链激酶、尿激酶、维生素K、凝血酶、氨甲苯酸、铁剂、叶酸的作用及应用。
4. 了解促进白细胞增生药、血容量扩充药的作用和应用。
5. 学会观察该类药物的疗效及不良反应，能够运用用药护理知识，正确进行用药指导。

案例引导

患者，女，22岁。因月经量大、头晕、乏力、倦怠3个月余，伴心慌1个月余来诊，患者无便血、黑便史。月经8天/29天，近4个月月经量增多。查体：体温36.8 ℃，脉搏82次/分，呼吸20次/分，血压98/62 mmHg，面色、口唇发绀，杵状指。实验室检查：血红蛋白60 g/L，红细胞$3.1×10^{12}$/L，白细胞$5.9×10^9$/L，PLT $160×10^9$/L，网织红细胞计数2.2%，血清铁8.6 μmol/L，总铁结合力63.3 μmol/L，红细胞呈小细胞低色素，诊断为缺铁性贫血。医生处方：①硫酸亚铁：一次0.3 g，一日3次，饭后服。②维生素C：一次0.2 g，一日3次，饭后服。③维生素B_{12}：一次0.25 mg/mL，隔日一次，肌内注射。

问题1　请分析该患者用药是否合理。

问题2　如何进行用药指导和护理？

任务一　抗贫血药

贫血是指循环血液中红细胞数量或血红蛋白含量低于正常。临床常见的贫血为缺铁性贫血、巨幼红细胞性贫血和再生障碍性贫血。再生障碍性贫血是骨髓造血功能降低所致，难于治疗;缺铁性贫血可补充铁剂;巨幼红细胞性贫血可用叶酸和维生素 B_{12} 治疗。

铁　剂

食物中的铁均为高价铁或有机铁,胃酸、食物中果糖、半胱氨酸和维生素 C 等可使其还原成二价铁而促进吸收,胃酸缺乏,食物中高磷、高钙、鞣酸等使铁沉淀,四环素与铁络合等均可妨碍铁的吸收。临床常用铁制剂有硫酸亚铁、枸橼酸铁和右旋糖酐铁。进入血浆中的铁经氧化后以转铁蛋白(transferrin)为载体,输送到骨髓与幼红细胞胞膜上的转铁蛋白受体结合,经细胞内陷作用进入细胞。

【药理作用和临床应用】　铁是红细胞成熟阶段合成血红素的重要物质。吸收到骨髓的铁,吸附在有核红细胞胞膜上,进入细胞内线粒体,与原卟啉结合形成血红素,再与珠蛋白结合形成血红蛋白。铁可用于合成血红蛋白等含血红素的蛋白质和参与过氧化氢酶等含铁酶的构成,也可以铁蛋白等形式构成人体储存铁。当机体缺铁时,血红素形成减少,血红蛋白含量降低,导致红细胞体积低于正常值。多见于急慢性失血、铁吸收障碍、需要量增加却又补充不足者,因上述原因造成的缺铁性贫血用铁剂治疗效果佳。

【不良反应】

(1) 口服铁剂常见的不良反应是胃肠道刺激症状,如恶心、呕吐、腹泻、上腹部不适及便秘等。

(2) 注射用铁剂有局部刺激症状、皮肤潮红、头晕等,也可引起荨麻疹、发热和关节痛等过敏反应,严重者可发生心悸、胸闷和血压下降。

(3) 小剂量可引起急性中毒,严重者可引起休克、呼吸困难甚至死亡。

叶酸(folic acid)

叶酸属水溶性 B 族维生素,广泛存在于动、植物性食品中,少量由结肠细菌合成的叶酸吸收,因此人体必须从食物中获得叶酸。

食物中的叶酸进入体内后,在二氢叶酸还原酶作用下形成具有活性的四氢叶酸,作为甲基(—CH_3)、甲酰基(—CHO)等一碳基团的传递体。这些一碳基团由丝氨酸、组氨酸、甘氨酸和甲硫氨酸等产生后,即以叶酸作为载体,参与嘌呤、嘧啶等物质的合成。当叶酸缺乏时,以叶酸作为载体介导的一碳基团代谢障碍,影响了核苷酸的合成,其中最为明显的是胸腺嘧啶核苷酸的合成受阻,导致细胞核中 DNA/RNA 值降低,出现细胞增大、胞质丰富、胞核中染色质输送分散。红细胞系受影响最为明显,表现为巨幼红细胞性贫血;消化道上皮增殖受阻,表现为舌炎、腹泻等。

临床用于治疗各种原因所致的巨幼红细胞性贫血,尤其对营养性巨幼红细胞性贫血、妊娠期和婴儿期巨幼红细胞性贫血等疗效较好。对二氢叶酸还原酶抑制氨甲蝶呤、乙胺嘧啶引起的巨幼红细胞性贫血,应用一般叶酸制剂无效,需直接选用甲酰四氢叶酸钙(calcium foliate)治疗。但对恶性贫血、维生素 B_{12} 缺乏所致的巨幼红细胞性贫血,应用叶酸治疗可改善血常规,但不能减轻神经系统症状。

维生素 B_{12}(vitamin B_{12})

维生素 B_{12} 是含钴复合物,富含于动物的肝、肾、心脏以及蛋、乳类等食物中,人体所需维生素 B_{12} 必须从外界摄取。维生素 B_{12} 必须与胃壁细胞分泌的糖蛋白即"内因子"结合才能免受胃液消化而进入空肠被吸收,胃黏膜萎缩所致"内因子"缺乏可减少维生素 B_{12} 的吸收,造成"恶性贫血"。维生素 B_{12} 从 5-甲基四氢叶酸获得甲基成为甲基维生素 B_{12},使 5-甲基四氢叶酸成为四氢叶酸,促成四氢叶酸的循环利用。因此,维生素 B_{12} 缺乏会导致叶酸的缺乏。同时维生素 B_{12} 作为使甲基丙二酰辅酶 A 转变为琥珀酰辅酶 A 的辅助因子,当维生素 B_{12} 缺乏时,影响正常神经鞘磷脂合成,从而出现神经症状。临床主要用于治疗恶性贫血及巨幼红细胞性贫血;也可作为神经炎、神经萎缩等神经系统疾病和肝脏疾病的辅助治疗。

红细胞生成素(erythropoietin,EPO)

红细胞生成素是由肾脏近曲小管管周间质细胞产生,由 166 个氨基酸组成的糖蛋白激素,相对分子质量约 34 kDa。EPO 与红系干细胞的表面 EPO 受体结合,刺激红系干细胞生成,促进红细胞成熟,使网织细胞从骨髓中释出,增加红细胞和血红蛋白。目前临床应用的是重组人红细胞生成素(rhEPO),主要用于治疗肾性贫血、肾衰血液透析引起的贫血,恶性肿瘤、化疗及艾滋病药物治疗等引起的贫血。不良反应可见血压升高和诱发脑血管意外。

 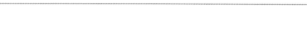

任务二　促凝血药与抗凝血药

一、促凝血药

该类药是用于治疗凝血因子缺乏、纤溶功能过强或血小板减少等原因所致出血的一类药物,按其作用机制可分为促进凝血因子活性的药物、凝血因子制剂和抗纤溶药等。

维生素 K(vitamin K)

维生素 K 是一族具有甲萘醌基本结构的物质,其中维生素 K_1 存在于绿色植物中,维生素 K_2 来自肠道细菌或腐败鱼粉,二者均为脂溶性维生素,能够协助吸收;维生素 K_3、维生素 K_4 为人工合成品,是水溶性维生素。

【药理作用和临床应用】

1. 维生素 K 缺乏引起的出血　维生素 K 在肝脏参与凝血因子 Ⅱ、Ⅶ、Ⅸ、Ⅹ 的合成。当维生素 K 缺乏时,可导致凝血障碍而引起出血。用于口服抗凝血药、广谱维生素和梗阻性黄疸、胆瘘、慢性腹泻和广泛肠段切除后因吸收不良所致的低凝血酶原血症,以及新生儿因维生素 K 产生不足所致的出血,可通过口服、肌内注射和静脉注射给药。但对先天性或严重肝病所致的低凝血酶原血症无效。

2. 杀鼠药敌鼠中毒　敌鼠又名双苯杀鼠酮,其结构与作用机制与香豆素类药物相似,人口服中毒后出现恶心、呕吐、腹痛、头晕、乏力,最后死于内脏与颅内出血。抢救:除清除毒物外,用维生素 K_1 10～20 mg 肌内注射或静脉输入,每日 2～3 次,直到凝血酶原时间恢复正常,重者每日可用至 120 mg,输入新鲜血或凝血酶原复合物有助止血。

3. 镇痛作用　本药对内脏平滑肌痉挛所致的疼痛有一定的效果,临床用于治疗胆石症、胆道蛔虫症所致的胆绞痛及胃肠绞痛。

【不良反应】　维生素 K_1 静脉注射速度过快可出现颜面潮红、呼吸困难、胸闷、血压剧降等类似过敏反应的症状,所以应缓慢滴注。维生素 K_3 的不良反应较多,口服易出现胃肠道反应,肌内注射可引起疼痛,较大剂量维生素 K_3 可引起新生儿、早产儿溶血性贫血和高胆红素血症等。对葡萄糖-6-磷酸脱氢酶缺乏的患者也可诱发溶血。

【用药护理】　维生素 K 的用药护理要点见表 27-1。

表 27-1　维生素 K 的用药护理要点

步骤	护理要点
评估	1. 患者年龄、病情、治疗情况。
	2. 患者既往用药史、现用药情况以及过敏史。
	3. 患者对所给药物的认知程度和合作程度。
	4. 药物作用、临床应用、用法、不良反应及禁忌证
护理措施	1. 根据医嘱准确给药。
	2. 严格执行查对制度,在执行药物治疗时,做到"三查八对""六准确"。
	3. 密切观察药物的疗效及不良反应,一旦发生不良反应及时通知医生,采取应对措施
评价	1. 药物疗效。
	2. 有无不良反应。
	3. 是否合理用药、安全用药
注意事项	1. 告知患者用药后可能出现的不良反应,如胃肠道反应等。
	2. 维生素 K_1 常采用肌内注射,严重出血可静脉注射,但速度宜慢,以防呼吸困难、血压下降等。
	3. 告知患者在服用药物时,多食用番茄、菠菜、苜蓿等富含维生素 K 的食物,避免应用四环素等肠道抗菌药物;用药期间应定期检查出血时间、凝血时间等,有冠心病或心绞痛者应严格控制药物剂量,以免加重病情。如出现中毒反应,可口服香豆素类药物解救

氨甲环酸和氨甲苯酸

氨甲环酸(tranexamic acid,AMCHA)和氨甲苯酸(p-aminomethylbenzoic acid,PAMBA)的化学结构与赖氨酸相似,低剂量时能竞争性地抑制纤溶酶原与纤维蛋白的结合,阻止纤溶酶原的活化;高剂量时则直接抑制纤溶酶的活性,并减少纤维蛋白的降解而产生止血作用。

临床主要用于预防和治疗由纤溶亢进而引起的出血,如含有纤溶酶原激活物的器官（肝、肺、前列腺、尿道和肾上腺等）手术或创伤后、应用组织型纤溶酶原激活物(t-PA)或纤溶药物过量等引起的出血;还可用于血友病患者手术前后的辅助治疗。由于该药主要经尿路排出,可抑制尿激酶对尿路中血凝块的作用,所以前列腺和泌尿系统手术时慎用。

最常见的不良反应是胃肠道反应、头晕、耳鸣、瘙痒、红斑等。快速静脉给药可引起体位性低血压、多尿、心律失常、惊厥,以及心脏或肝脏的损害。肾功能不全者慎用。该药可致血栓形成,DIC 早期和血栓形成者禁用。

二、抗凝血药

抗凝血药(anticoagulants)是指能通过干扰机体生理性凝血过程的某些过程环节而阻止血液凝固的药物,主要用于防止血栓的形成和阻止血栓的进一步发展。

肝素(heparin)

肝素因首先源于动物肝脏而得名,目前药用肝素多自猪肠黏膜或牛肺脏中提取。肝素是一种带负电荷的黏多糖硫酸酯,因与硫酸和羧酸共价结合而具有酸性。肝素为大分子物质,口服不易吸收,临床多采用静脉给药。其主要经肝脏代谢,由肾脏排泄。

【药理作用】

1. 抗凝作用　肝素通过激活抗凝血酶Ⅲ(ATⅢ)而发挥抗凝作用。ATⅢ是体内的生理抗凝物质,能与Ⅱa、Ⅸa、Ⅹa、Ⅺa、Ⅻa结合形成复合物而加速其灭活。肝素抗凝作用特点是:①抗凝作用强大而迅速;②体内、体外均有效;③口服无效,必须注射给药。

2. 其他作用　肝素还具有抗血小板聚集的作用,能抑制由凝血酶诱导的血小板聚集。此外,肝素可通过调节血脂、保护动脉内皮和抗血管平滑肌细胞增殖等作用而发挥抗动脉粥样硬化作用。

【临床应用】

1. 血栓栓塞性疾病　尤其适用于快速抗凝治疗,如静脉血栓、无明显血流动力学改变的肺栓塞和外周动脉血栓形成等的治疗。

2. 缺血性心脏病　不稳定型心绞痛一般可有冠状动脉内血栓形成,抗凝血药和血小板药有一定疗效;经皮冠状动脉成形术(PTCA)中给予肝素能防止急性冠状动脉闭塞的发生。

3. 弥散性血管内凝血(DIC)　早期应用,可防止因纤维蛋白原和其他凝血因子耗竭所致的出血。

4. 体外抗凝　如心血管手术、血液透析和心导管检查时防止血栓形成。

【不良反应】

1. 自发性出血　表现为皮肤淤点或淤斑、血肿、咯血、血尿、呕血、便血及颅内出血等,严重出血需缓慢静脉注射硫酸鱼精蛋白解救,1 mg 硫酸鱼精蛋白约可中和 100 U 的肝素。硫酸鱼精蛋白是强碱性蛋白,带正电荷,与带负电荷的肝素形成稳定的复合物而使肝素失活。每次用量不能超过 50 mg,将 1% 的硫酸鱼精蛋白 50 mg 加入 25% 葡萄糖注射液 20 mL 中缓慢静脉注射,每日 2～3 次。应用过程中应检测部分凝血酶时间,使其维持在正常值的 1.5～2.5 倍(通常在 50～80 s)。

2. 过敏反应　皮疹、药物热等。

3. 其他　孕妇使用可引起早产和胎儿死亡,长期应用可引起脱发、骨质疏松等。

【禁忌证】　出血体质、严重肝肾功能不全者,有胆囊疾病、溃疡病、恶性高血压、内脏肿瘤、血友病、亚急性细菌性心内膜炎、脑出血病史者,处于 DIC 的前期、纤溶亢进期者,围产期妇女、近期外伤或手术者禁用。

【用药护理】　肝素的用药护理要点见表27-2。

表 27-2　肝素的用药护理要点

步骤	护理要点
评估	1. 患者年龄、病情、治疗情况。 2. 患者既往用药史、现用药情况以及过敏史。 3. 患者对所给药物的认知程度和合作程度。 4. 药物作用、临床应用、用法、不良反应及禁忌证
护理措施	1. 根据医嘱准确给药。 2. 严格执行查对制度,在执行药物治疗时,做到"三查八对""六准确"。 3. 密切观察药物的疗效及不良反应,一旦发生不良反应应及时通知医生,采取应对措施
评价	1. 药物疗效。 2. 有无不良反应。 3. 是否合理用药、安全用药
注意事项	1. 向患者介绍用药目的、用药后可能出现的不良反应。 2. 告诉患者观察出血的症状和防治措施,如尿液的色泽变化、呕吐物的颜色、有无牙龈出血等。 3. 肝素刺激性较大,要注意经常更换静脉注射部位,注射部位不宜按摩;用药期间若有脉搏增快、发热、出血等情况,应及时告知医生进行处理;肝素有利尿作用,用药期间应多饮水并多食富含钾的食物。服用期间应定时检查血常规、出血时间、凝血时间等;长期应用肝素,不可突然停药。 4. 有出血倾向、消化性溃疡、严重高血压、术后及产后以及肝肾功能不全患者禁用肝素。 5. 肝素过量易引起自发性出血,应备好解药,一旦发生,立即停药并给予鱼精蛋白对抗

低分子量肝素(low molecular weight heparin,LMWH)

低分子量肝素是普通肝素经化学分离方法制备的一种短链制剂,平均相对分子质量为 4～5 kDa。与普通肝素相比,具有以下特点:①抗因子 Xa 选择性强,对其他凝血因子作用弱。②较少引起血小板减少。③抗凝血作用强。④生物利用度高、半衰期长。⑤引起出血并发症少。肝素与低分子量肝素的比较具体见表27-3。

表 27-3　肝素与低分子量肝素的比较

	肝素	低分子量肝素
来源	猪肠黏膜或牛肺	肝素分离或降解
相对分子质量	5～30 kDa,平均 12 kDa	＜6.5 kDa,平均 4～5 kDa
抗凝血活性半衰期	1～5 h	12 h
凝血因子选择性	对 IIa、IXa、Xa、XIa、$XIIa$ 无选择性	对 Xa 作用强,对其他因子作用弱
对血栓的选择性	较低	较高
出血并发症	较多	较少
血小板减少	多见	少见
监测	测定 aPPT	测定 Xa
中毒解救	鱼精蛋白	鱼精蛋白

　　低分子量肝素的不良反应有出血、血小板减少、低醛固酮血症伴高钾血症、过敏反应和暂时性氨基转移酶升高等。

香豆素类(coumarins)

　　香豆素类是一类含有 4-羟基香豆素(4-hydroxycoumarin)基本结构的口服抗凝血药,包括华法林(warfarin,卞丙酮香豆素)、双香豆素(dicoumarol)和醋硝香豆素(acenocoumarol,新抗凝)等,其药理作用与临床应用基本相同。

　　【药理作用和临床应用】　香豆素类药能竞争性拮抗维生素 K 的作用,导致肝脏产生无凝血活性的因子,从而发挥其抗凝作用。因对已形成的凝血因子无作用,故起效慢(12～24 h 才生效)、维持时间长(达 3～5 日),且体外无抗凝作用。主要用于防止血栓形成和发展,如防止静脉血栓栓塞、外周动脉血栓栓塞、心房纤颤伴有附壁血栓、肺梗死、冠状动脉闭塞等,还可作为心肌梗死的辅助用药,也可以用于风湿性心脏病、髋关节固定术、人工置换心脏瓣膜手术后防止静脉血栓的发生。

　　【不良反应】

　　(1) 过量可发生自发性出血,可给予维生素 K 和输注新鲜血、血浆或凝血酶原复合物治疗;调整药物剂量,使凝血酶原时间控制在 25～30 s(正常值 12 s)可防止出血。

　　(2) 也可发生皮肤和软组织坏死、胃肠道反应、粒细胞增多等。

　　(3) 可能引起肝损害,并有致畸作用,可能与该药物能透过胎盘,影响胎儿骨骼和血液中蛋白质 γ 羧化有关。

链激酶(streptokinase)

　　链激酶是从 β-溶血性链球菌培养液中提取的一种蛋白酶,目前已能用 DNA 重组技术生产。

　　【药理作用和临床应用】　该药能使纤溶酶原激活因子前体物质转变成激活因子,后者再使纤溶酶变成有活性的纤溶酶,从而使纤维蛋白降解,产生溶解血栓的作用。

　　适用于治疗急性血栓栓塞性疾病,如急性肺栓塞、脑栓塞、急性心肌梗死等,对陈旧性血栓栓塞性疾病疗效差。

　　【不良反应】　过量可引起出血,少数人可出现过敏反应,表现为荨麻疹、皮疹、药物热等。

任务三　促白细胞增生药

　　各种原因(如苯中毒、药物、放射线、疾病)导致血液中白细胞总数低于 $4.0 \times 10^9/L$ 时称为白细胞减少症,其中以中性粒细胞减少为主,故又称为粒细胞缺乏症。引起白细胞减少的原因很多,治疗时主要是消除病因,同时应用促白细胞增生药。

粒细胞集落刺激因子(G-CSF)

粒细胞集落刺激因子是由血管内皮细胞、单核细胞合成纤维细胞合成的糖蛋白,通过受体机制促进粒细胞集落的形成,促使造血干细胞向中性粒细胞增殖、分化,刺激成熟的粒细胞从骨髓释出,增强中性粒细胞趋化及吞噬等功能,对巨噬细胞、巨核细胞影响小。临床上应用的是基因重组人体 G-CSF 制剂非格司亭。该药主要用于肿瘤化疗、放疗和自体骨髓移植所致中性粒细胞缺乏;对艾滋病或先天性中性粒细胞缺乏也有效;可升高中性粒细胞数量,减少感染发生率。患者耐受良好,可有胃肠道反应、肝功能损害和骨痛等。长期静脉滴注可引起静脉炎。有药物过敏史以及肝、肾、心功能严重障碍者慎用。

粒细胞/巨噬细胞集落刺激因子(GM-CSF)

粒细胞/巨噬细胞集落刺激因子(granulocyte-macrophage colony-stimulating factor,GM-CSF)可在 T 细胞、单核细胞、成纤维细胞和血管内皮细胞等合成。与白细胞激素 3 (interleukin 3)共同作用于多相干细胞和多相祖细胞,刺激粒细胞、单核细胞、巨噬细胞和巨核细胞等多种细胞的集落形成和增生,促进成熟细胞的释放,并增加粒细胞的功能。对红细胞增生也有间接影响。临床使用的沙格司亭是人重组 GM-CSF,主要用于骨髓移植,恶性肿瘤放疗、化疗,再生障碍性贫血或艾滋病等引起的粒细胞缺乏症,不良反应有发热、骨痛及肌肉疼痛、皮下注射部位红斑等。首次静脉滴注时可出现潮红、呕吐、呼吸急促、低血压等。严重的不良反应有心功能不全、支气管痉挛、室上性心动过速、颅内高压、肺水肿和晕厥等。

任务四　血容量扩充药

血容量扩充药是一类高分子化合物,能提高血浆胶体渗透压,迅速扩充血容量。主要用于治疗低容量性休克。目前最常用的是右旋糖酐。

【药理作用和临床应用】

1. 扩充血容量　右旋糖酐相对分子质量大,静脉注射后不易透过血管而迅速提高血浆胶体渗透压,扩充血容量。其扩容作用以右旋糖酐 70 最强,维持时间最久,达 12 h。而右旋糖酐 40 和右旋糖酐 10 仅维持 3 h。临床常用右旋糖酐 70 和右旋糖酐 40 治疗低血容量性休克。

2. 改善微循环和抗凝　右旋糖酐可覆盖血小板和红细胞表面,阻止红细胞和血小板聚集,降低血液黏滞度,加速血液流动。并能抑制凝血因子Ⅱ的激活和降低凝血因子Ⅰ和Ⅷ的活性。因此,其具有改善微循环和防治 DIC 的作用。右旋糖酐 40 和右旋糖酐 10 作用较好,常用于防治休克后期 DIC、心肌梗死和脑血栓形成。

3. 渗透性利尿　右旋糖酐 40 和右旋糖酐 10 相对分子质量较小,经肾脏排泄时,易通过肾小球滤过而又不被肾小管重吸收,因而使肾小管渗透压增高,加之扩充血容量后肾血流量增加,呈现出利尿的作用。临床可用于防治肾衰竭。

【不良反应】　少数人用药后出现皮肤瘙痒、荨麻疹或哮喘发作,甚至出现过敏性休克。用量过大可致凝血障碍而出血,故每日量不宜超过 1500 mL。充血性心力衰竭及出血性疾病患者禁用,肝、肾疾病患者慎用。

 考点提示

1. 维生素 K 在肝脏参与凝血因子 Ⅱ、Ⅶ、Ⅸ、Ⅹ 的合成。当维生素 K 缺乏时,可导致凝血障碍而引起出血。

2. 胃酸、食物中果糖、半胱氨酸和维生素 C 等可使三价铁还原成二价铁而促进吸收,胃酸缺乏,食物中高磷、高钙、鞣酸等使铁沉淀,四环素与铁络合等均可妨碍铁的吸收。

3. 肝素的抗凝作用强大而迅速,体内、体外均有效。

4. 香豆素类起效慢,维持时间长,仅在体内有抗凝作用。

常用制剂和用法

肝素钠 注射剂:1000 U/2 mL、5000 U/2 mL、12500 U/2 mL。一次 5000 U 加入 5% 葡萄糖注射液或 0.9% 氯化钠溶液 100~200 mL 中静滴,30~60 min 内滴完。必要时可每隔 4~6h 一次,一日总量为 25000 U。

华法林 片剂:2.5 mg、5 mg。第 1 日 5~20 mg,次日起用维持量,一日 2.5~7.5 mg。

枸橼酸钠 注射剂:0.25 g/10 mL。每 100 mL 全血中加 2.5% 枸橼酸钠溶液 10 mL。

链激酶 注射剂:10 万 U、20 万 U、30 万 U。初始剂量:50 万~100 万 U 溶入 0.9% 氯化钠注射液或 5% 葡萄糖注射液 100 mL 中,静脉滴注,30 min 滴完。维持剂量:60 万 U 溶入 5% 葡萄糖注射液 250~500 mL 中,静滴,每小时 10 万 U,1 个疗程一般为 24~72 h。

尿激酶 注射剂:1 万 U、5 万 U、10 万 U、20 万 U、50 万 U、150 万 U、250 万 U。急性心肌梗死时,一次 50 万~150 万 U 溶于 0.9% 氯化钠注射液或 5% 葡萄糖注射液 50~100 mL 中,静滴。

维生素 K_1 注射剂:10 mg/mL。一次 10 mg,一日 1~2 次,肌注或静注。

维生素 K_3 注射剂:2 mg/mL、4 mg/mL。一次 4 mg,一日 2 次,肌注。

维生素 K_4 片剂:2 mg、4 mg。一次 4 mg,一日 3 次。

凝血酶 粉剂:200 U、500 U、1000 U、5000 U、10000 U。以干燥粉末或溶液洒或喷雾于创面。消化道出血:以溶液口服或局部灌注。

酚磺乙胺 注射剂:0.25 g/2 mL、0.5 g/5 mL、1 g/5 mL。一次 0.25~0.5 g,一日 2~3 次,肌注或静注。 片剂:0.125 g、0.25 g。一次 0.5~1 g,一日 3 次。

阿司匹林 片剂:25 mg、40 mg、100 mg。预防血栓形成,一日 25~75 mg,一日 1 次。

垂体后叶素 注射剂:5 U/1 mL,10 U/1 mL。一次 5~10 U。肌注:一次 10 U,静注或静滴,用于肺咯血、产后出血。

硫酸亚铁 片剂:0.3 g。一次 0.3 g,一日 3 次,饭后服。

右旋糖酐铁 注射剂:25 mg/1 mL、50 mg/2 mL。一次 25~50 mg,一日 1 次,深部肌注。

叶酸 片剂:5 mg。一次 5~10 mg,一日 3 次。

维生素 B_{12} 片剂:25 mg、50 mg。一次 25 mg,一日 3 次。注射剂:0.05 mg/1 mL、0.1 mg/1 mL、0.25 mg/1 mL、0.5 mg/1 mL、1 mg/1 mL。一次 0.025~0.2 mg,一日 1 次或

隔日 1 次,肌注。

右旋糖酐 70　注射剂:30 g/500 mL。一次 500 mL,静滴,20～40 mL/min,一日量不超过 1500 mL。

右旋糖酐 40　注射剂:10 g/100 mL、25 g/250 mL、50 g/500 mL。静滴,用量视病情而定。

右旋糖酐 10　注射剂:30 g/500 mL。静滴,用量视病情而定。

直通护考

一、选择题

A_1 型题

1. 肝素抗凝作用的主要机制是(　　　)。

A. 促进抗凝血酶Ⅲ的活性　　　　　　　B. 与钙离子形成络合物

C. 收缩血管　　　　　　　　　　　　D. 对抗维生素 K 的作用

E. 激活纤溶系统

2. 肝素用量过大引起的自发性出血应用下列哪种药物对抗?(　　　)

A. 氨甲苯酸　　B. 鱼精蛋白　　C. 维生素 K　　D. 氨甲环酸　　E. 华法林

3. 关于香豆素类抗凝药的特点,下列哪项是错误的?(　　　)

A. 口服有效　　　　　　　　　　　　B. 起效缓慢但作用持久

C. 在体内、体外均有抗凝作用　　　　　D. 对已合成的凝血因子无对抗作用

E. 抑制凝血因子的合成

4. 维生素 K 对下列哪种疾病所致的出血无效?(　　　)

A. 阻塞性黄疸　　　　　B. 华法林过量　　　　　　　C. 肺疾病所致出血

D. 长期大量应用四环素　　E. 新生儿出血

5. 纤溶系统亢进引起的出血宜选用(　　　)。

A. 维生素 K　　B. 鱼精蛋白　　C. 右旋糖酐　　D. 氨甲苯酸　　E. 华法林

6. 垂体后叶素可用于肺咯血,是因为它能(　　　)。

A. 收缩肺小动脉　　　　　　　　　　B. 能抑制咳嗽中枢

C. 促进血小板凝集　　　　　　　　　D. 抑制纤溶酶原转变为纤溶酶

E. 促进凝血因子合成

7. 肝素的抗凝血作用的特点是(　　　)。

A. 仅在体内有效　　　　B. 仅在体外有效　　　　　C. 体内、体外均有效

D. 仅口服有效　　　　　E. 起效缓慢

8. 治疗慢性失血所致贫血宜选用(　　　)。

A. 叶酸　　　　B. 维生素 B_{12}　　C. 肝素　　　　D. 枸橼酸钠　　E. 硫酸亚铁

9. 口服铁剂最常见的不良反应是(　　　)。

A. 胃肠道反应　　　　　　B. 胃酸分泌过多　　　　　C. 心力衰竭

D. 肾衰竭　　　　　　　　E. 昏迷

10. 同服哪一种物质会阻碍铁剂的吸收?(　　　)

A. 维生素 C　　B. 稀盐酸　　C. 碳酸氢钠　　D. 果糖　　E. 半胱氨酸

A_2 型题

11. 某胃溃疡患者,近感疲乏无力,面色苍白,经检查,诊断为胃溃疡伴贫血。该类型贫血可用下列哪种药物治疗?(　　　)

　　A. 叶酸　　　　B. 硫酸亚铁　　　C. 维生素 B_{12}　　D. 果糖　　　　E. 右旋糖酐

12. 某患者,男,58 岁,高血压病史 15 年,因右侧肢体麻木、肌肉无力就诊。经检查确诊为脑血栓形成,该患者宜用哪种药物溶栓?(　　　)

　　A. 华法林　　　B. 枸橼酸钠　　　C. 肝素　　　　D. 右旋糖酐 40　E. 尿激酶

13. 患者,女,30 岁。妊娠 34 周,产下的男婴出现皮下血肿及多处皮肤淤斑。应选择下列何药治疗?(　　　)

　　A. 维生素 K　　B. 血凝酶　　　C. 氨甲苯酸　　　D. 鱼精蛋白　　E. 酚磺乙胺

A_3 型题

(14～15 题共用题干)

患者,女,32 岁,月经量增多伴头晕、乏力 3 个月,某医院检查发现贫血,白细胞和血小板正常。红细胞大小不等,中心浅染扩大,网织红细胞比例为 8％,骨髓中铁粒幼红细胞减少。

14. 其最可能的诊断是(　　　)。

　　A. 缺铁性贫血　　　　　　B. 溶血性贫血　　　　　　C. 感染性贫血

　　D. 巨幼红细胞性贫血　　　E. 海洋性贫血

15. 针对上述情况,患者治疗应选择(　　　)。

　　A. 继续服用铁剂　　　　　　　　B. 改用叶酸、维生素 B_{12} 治疗

　　C. 改用泼尼松治疗　　　　　　　D. 口服铁剂无效改用注射铁

　　E. 给予输血治疗

B 型题

(16～20 题共用答案)

　　A. 肝素　　　　B. 维生素 K　　　C. 叶酸　　　　D. 右旋糖酐　　E. 硫酸亚铁

16. 预防新生儿出血宜选用(　　　)。

17. 血液透析宜选用(　　　)。

18. 缺铁性贫血宜选用(　　　)。

19. 巨幼红细胞性贫血宜选用(　　　)。

20. 失血性休克宜选用(　　　)。

二、案例分析

患者,男,31 岁。因反复上腹部餐后疼痛伴柏油样大便两年而就医,胃镜确诊为胃溃疡,现感头昏、心慌、气促、乏力。查体:面色苍白,贫血貌,心率加快。血液生化检查示血红蛋白含量为 8 g/dL,考虑该案例为缺铁性贫血。

请分析:

(1) 宜选用哪些药治疗?

(2) 用药时应注意些什么?

（宋　冲）

模块七

内分泌系统用药

NEIFENME XITONG YONGYAO

项目二十八　肾上腺皮质激素类药

肾上腺皮质激素（adrenocortical hormones）是肾上腺皮质分泌的各种激素的总称，简称皮质激素，所分泌的激素包括：①糖皮质激素（glucocorticoids），由束状带分泌，包括可的松（cortisone）、氢化可的松（hydrocortisone）等。②盐皮质激素（mineralocorticoids），由球状带分泌，包括醛固酮（aldosterone）、去氧皮质酮（desoxycorticosterone）等。③性激素（sex hormone），由网状带分泌，主要为雄激素，也可分泌少量的雌激素。通常我们所说的肾上腺皮质激素指的是糖皮质激素和盐皮质激素，不包括性激素。

任务一　糖皮质激素类药物

内源性糖皮质激素(glucocorticoid,GCS)主要是可的松和氢化可的松,为了提高临床疗效,降低副作用,临床多用其半合成品。药用剂量除对物质代谢有作用外,还有强大的抗炎、免疫抑制、抗过敏、抗休克等作用。根据作用时间的长短,糖皮质激素可分为三类:短效的($t_{1/2}<12\ h$)有氢化可的松、可的松等;中效的($t_{1/2}$为$12\sim36\ h$)有泼尼松、泼尼松龙、曲安西龙;长效的($t_{1/2}>36\ h$)有地塞米松、倍他米松。

糖皮质激素可口服、注射给药,也可应用于局部。此类药物主要经肝脏代谢后,由肾脏排泄。结合型糖皮质激素不进入细胞内,无生物活性。由于泼尼松和地塞米松蛋白结合率较低,这可能是其作用较强的原因。部分糖皮质激素如可的松和泼尼松,均需在肝脏内转变成氢化可的松和泼尼松龙才能生效,因此,严重肝病患者应直接使用氢化可的松和泼尼松龙。另外,与肝药酶诱导剂如苯妥英钠等联用时要加大糖皮质激素的剂量。

【生理作用】

糖皮质激素是维持机体代谢平衡的必需活性物质,生理剂量主要维持机体代谢平衡;大于生理剂量时其作用增强,还有其他药理作用。

(1) 糖代谢　糖皮质激素能够升高血糖和增加肝、肌糖原含量,对于维持血糖水平意义重大,其作用机制:①促进糖原异生,可利用肌肉蛋白质代谢产物中的部分氨基酸及丙酮酸、乳酸等合成糖原。②减慢葡萄糖的氧化分解过程,加强中间代谢产物的糖原异生,从而增加糖的来源。③减少机体对葡萄糖的利用,升高血糖。

(2) 蛋白质代谢　糖皮质激素可促进胸膜、淋巴、肌肉、骨、皮肤等器官组织蛋白质分解,抑制其合成,增加氮的排泄,导致机体负氮平衡。长期大剂量使用可使淋巴组织和肌肉萎缩,骨质疏松,皮肤变薄,机体生长缓慢。

(3) 脂肪代谢　短期使用无明显影响。长期大量使用,可使脂肪重新分布,四肢脂肪减少,重新分布于面部、颈部、胸背部、腹部、臀部,形成向心性肥胖。

(4) 水盐代谢　糖皮质激素有轻度的盐皮质激素作用,加强肾小管对水和 Na^+ 重吸收导致水钠潴留,引起轻度水肿和高血压。糖皮质激素水盐代谢作用特别弱,如地塞米松、倍他米松等。长期用药,还可导致低血钾和骨质疏松。

【药理作用】

1. 允许作用　糖皮质激素对部分组织细胞无直接作用,但它的存在为其他激素创造了有利条件,可增强或放大其他激素的作用,称之为允许作用。例如,糖皮质激素可增强肾上腺素对支气管的舒张作用。

2. 抗炎作用　糖皮质激素有快速、强大、非特异性的抗炎作用。对各种炎症均有效。在炎症初期,糖皮质激素抑制毛细血管扩张,减轻渗出和水肿,又抑制炎性细胞的浸润和吞噬,而减轻炎症症状。在炎症后期,抑制毛细血管和成纤维细胞的增生,延缓肉芽组织的生成,减轻瘢痕和粘连等炎症后遗症。但须注意,糖皮质激素在抑制炎症、减轻症状的同时,也降低了机体的防御功能,必须同时应用足量有效的抗菌药物,以防炎症扩散和原有病情恶化。

3. 抗免疫及抗过敏作用 糖皮质激素对免疫过程的多个环节都有很强的抑制作用。对细胞免疫的作用强于体液免疫。小剂量主要抑制细胞免疫,大剂量则能抑制由 B 细胞转化成浆细胞的过程,使抗体生成减少,干扰体液免疫。糖皮质激素类药物还可以抑制过敏介质的产生,减轻过敏症状。

4. 抗休克作用 大剂量的糖皮质激素可用于严重的休克,特别是感染性休克。其可能原因为:①加强心肌收缩力,扩张心脏痉挛血管,使心排血量增多。②减少缩血管物质的产生,改善微循环,有利于器官组织的灌注。③稳定溶酶体膜,减少心肌抑制因子形成。

5. 对血液与造血系统作用 糖皮质激素可刺激骨髓造血功能,使红细胞和血红蛋白含量增加,血液黏稠度增高;增加血小板和中性粒细胞数量,但抑制中性粒细胞的游走、吞噬及消化等功能;使血中淋巴细胞、嗜酸性粒细胞减少。

6. 其他作用 具有退热作用;可提高中枢神经系统的兴奋性,偶可诱发精神失常;儿童大剂量使用时可导致惊厥;长期大剂量使用可致骨质疏松,偶可发生骨折;增加胃酸和胃蛋白酶的分泌,减弱胃黏膜的防御能力。

【临床应用】

1. 治疗严重感染 主要用于中毒性感染或伴有休克患者,如中毒性菌痢、暴发型流脑、重症伤寒、猩红热、败血症者等的治疗,利用其抗炎、抗内毒素、抗休克等作用迅速缓解症状,帮助患者度过危险期。但糖皮质激素并无抗菌或抗病毒作用,因此必须联合使用足剂量、抗菌能力强的抗生素,以防止细菌的扩散。真菌和病毒感染一般不用糖皮质激素,以避免感染扩散而加重病情。但是对于比较严重的并发症,如传染性肝炎、流行性腮腺炎、麻疹、乙脑等,为了迅速控制症状,减少重要脏器水肿、粘连等严重后遗症,可以考虑适当使用。

2. 替代疗法 用于各种原因引起的糖皮质激素分泌不足,如急性或慢性肾上腺皮质功能减退症、脑垂体功能减退症,以及肾上腺次全切除术术后。治疗时给予生理需要量(小剂量)即可(如可的松 12.5～25 mg/d,氢化可的松 10～20 mg/d)。

3. 治疗自身免疫性疾病和过敏性疾病 主要是利用糖皮质激素抑制机体的免疫反应从而缓解症状。常用于各种免疫性疾病,如风湿热、风湿性心脏病、系统性红斑狼疮、溃疡性结肠炎、肾病综合征等,但不能根治。还可用于各种类型的过敏性疾病,如血清病、过敏性皮炎、荨麻疹、神经血管性水肿、花粉症、过敏性鼻炎等,一般主张在其他药物无效时才使用。另外,糖皮质激素还可用于器官移植的抗排斥反应,为了提高疗效,常与其他免疫抑制剂如环孢素合用。

4. 治疗各种休克 糖皮质激素可以用于各种原因引起的休克。对感染性休克,主张早期、大剂量冲击使用,但务必与足量强效的抗生素合用,起效后立即停药,先停激素后停抗生素;对过敏性休克,首选肾上腺素,因糖皮质激素起效慢;对心源性休克和低血容量性休克,一般不需要使用糖皮质激素,仅在机体血容量补足后,其他药物作用不明显时考虑短期大量使用。

5. 治疗某些血液系统疾病 用于急性淋巴性白血病、再生障碍性贫血、粒细胞减少症和过敏性紫癜等,疗效有个体差异,停药后这些病多可复发。

6. 局部使用 接触性皮炎、湿疹、牛皮癣、药疹、神经性皮炎等,临床上常采用氢化可的松、泼尼松龙、氟轻松的软膏或霜剂。

【不良反应】 糖皮质激素的不良反应主要发生于两种情况:长期大剂量使用时和停药

反应。

1. 长期大剂量使用时

（1）医源性肾上腺皮质功能亢进症可出现多种代谢异常，表现为满月脸、水牛背、肌肉萎缩、皮肤变薄、体重增加、下肢水肿、多毛、痤疮、高血压、高血糖、低血钾、肌无力、骨质疏松等状况。针对以上并发症，必要时可对症治疗。停用糖皮质激素类药物后症状可自行消失。

（2）诱发或加重感染：糖皮质激素类药物无抗菌、抗病毒作用，且降低机体防御能力，故可使感染扩散，也可诱发病毒、真菌的感染。

（3）诱发或加重溃疡：刺激胃酸和胃蛋白酶的分泌，减少胃黏液和前列腺素的生成，导致胃和十二指肠溃疡，重者可出现胃出血和胃穿孔。长期使用糖皮质激素类药物时应加用肠胃保护性药物，并且避免使用对肠刺激性大的药物如非甾体类抗炎镇痛药。

（4）其他：长期应用可引起动脉粥样硬化、骨质疏松、肌肉萎缩、伤口愈合延迟、欣快、激动、失眠、食欲增加，偶可致精神失常、眼内压增高、白内障、诱发癫痫等。对孕妇偶可引起畸胎。

2. 停药反应

（1）医源性肾上腺皮质功能不全　长期连续应用糖皮质激素类药物，肾上腺皮质萎缩，导致肾上腺皮质功能减退，一旦突然停药，内源性皮质激素将不足以满足机体的需要，患者可出现恶心、呕吐、食欲不振、乏力、低血钾、低血压、休克等症状，严重者可有生命危险。因此，长期使用糖皮质激素类药物者不可骤然停药，应逐步减量。另外，减量过程中，出现应激情况时，应加大糖皮质激素类药物用量。

（2）反跳现象及停药症状　反跳现象指的是长期用药后突然停药，患者原有症状复发或突然加重，这时应加大糖皮质激素类药物的用量，待症状控制后逐渐减量。停药症状表现为肌痛、肌强直、关节痛、疲乏无力、情绪消沉等。

【用药护理】　糖皮质激素类药物的用药护理要点见表 28-1。

表 28-1　糖皮质激素类药物的用药护理要点

步骤	护理要点
评估	1. 患者性别、年龄、用药史、过敏史、病情、治疗情况。 2. 药理作用、用途、用法、不良反应及禁忌证。 3. 患者对所给药物的依从性
护理措施	1. 根据医嘱准确给药。 2. 严格执行查对制度，在执行药物治疗时，做到合理用药、安全用药。 3. 使用糖皮质激素类药物期间应定期监测心率、血压、尿糖、体重、血常规；定期眼科检查；老年患者应定期拍摄 X 线片；注意观察皮肤有无紫斑，有无情绪变化，有无低钙症状如肌痉挛等，有无其他副作用及并发症
评价	1. 用药记录是否完善。 2. 是否有肌肉萎缩影响上肢功能的情况发生。 3. 药物的不良反应及其程度

续表

步骤	护理要点
注意事项	1. 告诉患者用药期间,应食用低钠、低糖、高蛋白、高纤维素、含钾丰富的食物。 2. 用药期间不能进行免疫接种。 3. 长期用药不能突然停药,要逐渐减量,缓慢停药,以减少停药反应。 4. 注意药物的相互作用。与强心苷类药和利尿药合用时应注意补钾,与胰岛素或口服降糖药合用可使降血糖效应降低,与水杨酸合用可使消化性溃疡危险性加大。 5. 禁用于抗菌药物不能控制的感染(如水痘、真菌感染等)、活动性消化性溃疡、角膜溃疡、严重高血压、糖尿病、新近胃肠吻合术后、骨折或创伤修复期、活动性肺结核、癫痫病、妊娠早期等。哺乳期妇女大剂量用药时,应停止哺乳,防止药物经乳汁排泄,造成婴儿的生长抑制、肾上腺功能抑制等不良反应发生

考点提示

1. 糖皮质激素虽然具有强大的抗炎作用,能够抑制组织水肿和纤维素的渗出,但它不抗细菌等微生物,它抑制了机体的免疫功能,所以要配合使用足量的抗生素。

2. 糖皮质激素小剂量时主要抑制细胞免疫,大剂量时抑制浆细胞和体液免疫功能。

3. 糖皮质激素是特发性血小板减少性紫癜的首选药。

4. 关注糖皮质激素的停药反应。

5. 糖皮质激素的禁忌证。

任务二　盐皮质激素

盐皮质激素包括醛固酮(aldosterone)和去氧皮质酮(desoxycorticosterone),由肾上腺皮质球状带分泌,主要作用是维持人体内水和电解质的平衡。其作用于肾脏远曲小管,维持机体水盐代谢,有明显的保钠排钾作用,对糖、脂肪和蛋白质代谢影响较小,临床上常与氢化可的松等糖皮质激素合用构成替代疗法,治疗原发性肾上腺皮质功能减退症(阿狄森病)等疾病。

任务三　促皮质激素及促皮质激素抑制药

一、促皮质激素

促皮质激素是维持肾上腺正常形态和功能的重要激素。它的合成和分泌是垂体前叶在下丘脑促皮质激素释放激素(CRH)的作用下,在腺垂体嗜碱性细胞内进行的。药用品由动物垂体提取,口服易被消化酶破坏,需注射给药。促皮质激素能促进肾上腺皮质合成和分泌糖皮质激素,但对肾上腺皮质功能完全丧失者无效。

二、皮质激素抑制药

皮质激素抑制药可代替外科的肾上腺皮质切除术,临床常用的有米托坦和美替拉酮。

米托坦(mitotane)

米托坦能选择性地使肾上腺皮质束状带及网状带细胞萎缩、坏死,但不影响球状带,故醛固酮分泌不受影响。用药后血、尿中氢化可的松及其代谢物迅速减少。主要用于不可切除的皮质癌、切除后复发癌以及皮质癌术后辅助治疗。可有厌食、恶心、腹泻、皮疹、嗜睡、头痛、眩晕、乏力、中枢抑制及运动失调等反应。

美替拉酮(metyrapone,甲吡酮)

美替拉酮为11-β-羟化酶抑制剂,能抑制皮质醇的生物合成。临床用于治疗肾上腺皮质癌、腺瘤等。还可用于垂体释放 ACTH 功能试验。不良反应较少,可有眩晕、头痛、消化道反应等。

常用制剂和用法

醋酸可的松　片剂:5 mg、10 mg、25 mg。替代疗法:12.5～37.5 mg/d,分 2 次服。药理治疗:开始 75～300 mg/d,分 3～4 次服,维持量 25～50 mg/d。注射剂:50 mg/2 mL、125 mg/5 mL、250 mg/10 mL。一次 25～125 mg,肌内注射,用前摇匀。

泼尼松　片剂:1 mg、5 mg。一次 5～10 mg,3～4 次/天,维持量 5～10 mg/d。

泼尼松龙　片剂:1 mg、5 mg。开始 20～40 mg/d,分 3～4 次服,维持量 5 mg/d。注射剂:10 mg/2 mL。一次 10～20 mg 加入 5%葡萄糖注射液 500 mL 中,静脉滴注。

地塞米松　片剂:0.5 mg、0.75 mg。一次 0.75～1.5 mg,3～4 次/天,维持量 0.5～0.75 mg/d。注射剂:2 mg/1 mL、5 mg/1 mL。一次 5～10 mg,1～2 次/天,肌内注射或加入 5%葡萄糖注射液中静脉滴注。

氟轻松　软膏、洗剂、霜剂:0.01%～0.025%,3～4 次/天,外用。

促皮质激素　注射剂:25 U/mL、50 U/1 mL。12.5～25 U 溶于生理盐水内静脉滴注,1～2 次/天;每次 25 U,肌内注射,2 次/天。

美替拉酮　胶囊剂:125 mg、250 mg。一次 750 mg,每 4 h 1 次,6 次/天。

直通护考

一、选择题

A_1型题

1. 关于糖皮质激素对血液成分的影响,下列哪项是错误的?(　　　)

A.红细胞增多　　　　　　　B.血红蛋白增多　　　　　　　C.中性粒细胞增多

D.血小板增多　　　　　　　E.淋巴细胞增多

2. 糖皮质激素类药物不可用于治疗活动性溃疡,其原因在于其可(　　)。

A. 抑制胃酸的分泌　　　　　　　　　　　　B. 抑制胃蛋白酶的分泌

C. 增加前列腺素的合成　　　　　　　　　　D. 刺激胃酸的分泌

E. 直接损伤胃肠黏膜

3. 严重肝功能不全的患者不宜用(　　)。

A. 氢化可的松　B. 甲泼尼龙　　C. 泼尼松龙　　D. 泼尼松　　E. 地塞米松

4. 在炎症后期,使用糖皮质激素类药物不具有的作用是(　　)。

A. 抑制毛细血管增生　　　　B. 抑制成纤维细胞增生　　　　C. 延缓肉芽组织生成

D. 防止粘连,减轻后遗症　　　E. 促进创口愈合

5. 糖皮质激素对血液系统的影响是(　　)。

A. 中性粒细胞的数量增加　　B. 中性粒细胞的数量减少　　C. 红细胞的数量减少

D. 血小板的数量减少　　　　E. 红细胞数和 Hb 均减少

6. 一般来说,下列哪项不是糖皮质激素的禁忌证?(　　)

A. 急性粟粒性肺结核　　　　B. 糖尿病　　　　　　　　　C. 水痘

D. 活动性消化性溃疡病　　　E. 孕妇

7. 长期应用糖皮质激素类药物,突然停药不会引起(　　)。

A. 肾上腺皮质功能亢进　　　B. 肾上腺皮质功能不全　　　C. 肾上腺危象

D. 原病复发或恶化　　　　　E. 肾上腺皮质萎缩

8. 关于糖皮质激素类药物的应用,下列哪项是错误的?(　　)

A. 用于治疗水痘和带状疱疹　　　　　　　　B. 用于治疗风湿和类风湿性关节炎

C. 用于治疗血小板减少症和再生障碍性贫血　D. 用于治疗过敏性休克和心源性休克

E. 中毒性肺炎、重症伤寒和急性粟粒性肺结核

9. 糖皮质激素类药物不具有哪些药理作用?(　　)

A. 快速强大的抗炎作用　　　　　　　　　　B. 抑制细胞免疫和体液免疫

C. 提高机体对细菌内毒素的耐受力　　　　　D. 提高机体对细菌外毒素的耐受力

E. 增加血中白细胞数量,但却抑制其功能

10. 长期大量应用糖皮质激素引起的不良反应是(　　)。

A. 高血钾　　　B. 低血压　　　C. 低血糖　　　D. 高血钙　　　E. 水钠潴留

11. 下列哪种情况可用糖皮质激素治疗?(　　)

A. 严重的精神分裂症　　　B. 暴发性流脑　　　　　　　　C. 水痘

D. 皮肤一般性感染　　　　E. 癫痫

12. 糖皮质激素用于治疗急性严重感染的主要目的是(　　)。

A. 增强机体抵抗力　　　　B. 增强机体应激性　　　　　　C. 减轻炎症反应

D. 减轻后遗症　　　　　　E. 缓解症状,帮助患者度过危险期

13. 下列哪一个属于长效类糖皮质激素类药物?(　　)

A. 可的松　　　B. 氢化可的松　C. 泼尼松　　　D. 泼尼松龙　　E. 地塞米松

14. 严重肝病患者应用糖皮质激素类药物时,宜选用(　　)。

A. 可的松　　　　　　　　B. 泼尼松　　　　　　　　　　C. 氢化可的松

D. 以上答案均可　　　　　E. 以上答案均不可

15. 长期使用糖皮质激素类药物导致的医源性肾上腺功能亢进的临床表现不包

括（　　　）。

　　A. 向心性肥胖　B. 水肿　　　　C. 糖尿病　　　　D. 高血钾　　　　E. 高血压

A_2 型题

16. 患者，女性，18 岁，无明显诱因皮下淤斑半年，脾脏轻度肿大，肝脏正常，血压、呼吸、心率无异常，血小板数目明显低下，诊断为血小板减少性紫癜，应选择的治疗药物是（　　　）。

　　A. 垂体后叶素　B. 肾上腺素　　C. 氢化可的松　D. 保泰松　　　E. 色甘酸钠

17. 患者，男性，46 岁，外伤失血性休克，输入大量血液约一周后，全身皮下散在紫癜，血小板数目重度低下，应选择（　　　）。

　　A. 垂体后叶素　B. 氨甲苯酸　　C. 曲安西龙　　D. 肾上腺素　　E. 凝血酶

A_3 型题

（18～20 题共用题干）

　　患者，男性，20 岁。因额部脓肿就诊，医生给予泼尼松 5 毫克/次，3 次/天进行治疗。3 天后，患者额部脓肿消退，继续服药 2 天，患者突然出现高热、昏迷，心率 110 次/分，血压 70/40 mmHg，诊断为感染性休克。

18. 该患者出现这种结果与糖皮质激素有关的作用是（　　　）。

　　A. 抗炎作用　　B. 抗毒作用　　C. 抗免疫作用　D. 抗休克作用　E. 以上都不是

19. 患者额部脓肿逐渐消退与糖皮质激素的哪项作用有关？（　　　）

　　A. 抗炎作用　　B. 抗毒作用　　C. 抗免疫作用　D. 抗休克作用　E. 以上都不是

20. 对患者的处理为（　　　）。

　　A. 立即进行抗休克治疗　　　　　　　　　B. 立即应用大剂量抗生素

　　C. 立即应用大剂量糖皮质激素　　　　　　D. 立即停用泼尼松

　　E. 立即应用大剂量抗生素，同时应用大剂量糖皮质激素并进行抗休克治疗

B 型题

（21～22 题共用备选答案）

　　A. 强大的抗炎作用　　　　　　B. 免疫抑制作用　　　　　　　C. 抗休克作用

　　D. 刺激骨髓造血功能作用　　　E. 促进胃酸和胃蛋白酶分泌作用

21. 糖皮质激素诱发或加重胃溃疡的原因是其有（　　　）。

22. 糖皮质激素治疗结核性脑膜炎是利用其（　　　）。

（23～25 题共用备选答案）

　　A. 糖皮质激素大剂量冲击疗法　　　　　　B. 糖皮质激素一般剂量长期疗法

　　C. 糖皮质激素小剂量替代疗法　　　　　　D. 糖皮质激素大剂量长期疗法

　　E. 维持量疗法

23. 垂体前叶功能减退应选用（　　　）。

24. 肾病综合征应选用（　　　）。

25. 中毒性菌痢应选用（　　　）。

（26～28 题共用备选答案）

　　A. 米托坦　　　B. 地塞米松　　C. 可的松　　　D. 氟轻松　　　E. 甲泼尼龙

26. 全身用药抗炎作用最强、作用持续时间最长的糖皮质激素类药物是（　　　）。

27. 不能作全身应用，而只能外用的糖皮质激素类药物是（　　　）。

28. 抗炎作用最强、作用持续时间最短的糖皮质激素类药物是（　　　）。

二、案例分析

1. 患者,男性,教师,46岁,因患顽固性皮肤疾病用地塞米松治疗,每次口服 0.75 mg,一天 3 次,连续服药 3 年余,后来患者盗汗、乏力、咳嗽,X 线胸片诊断为活动性肺结核,因而用异烟肼、链霉素治疗并停用地塞米松。停用糖皮质激素类药物后一周,患者突然高热、寒战、心率加快、尿量减少、血压下降,经抢救无效患者死亡。

请分析:

(1) 该患者为什么会诱发活动性肺结核?

(2) 停用激素后,患者为什么病情加重?

(3) 如何避免这一不良反应的发生?

2. 患者,女性,28岁,因患系统性红斑狼疮给予泼尼松治疗。用药 7 周后,自觉症状好转,遂自行停药。两天后原疾病症状又重新出现,病情加重。

请分析:患者病情加重的原因是什么? 应如何治疗?

(巴图仓)

项目二十九　甲状腺激素及抗甲状腺药

学习目标

1. 掌握甲状腺激素、硫脲类抗甲状腺药的药理作用、临床应用、不良反应及用药注意事项。

2. 熟悉碘和碘化物的作用特点、临床应用及不良反应。

3. 了解各类药的体内过程、促甲状腺激素的临床应用、放射性碘的抗甲状腺作用及应用。

4. 能准确判断处方用药的合理性并执行处方；制订护理措施，对患者及家属进行相关宣教，能正确指导患者合理用药。

案例引导

患者张某，女，35 岁，劳累后心慌、多汗、消瘦、焦虑易怒并伴颈部增粗等入院。体检：体温 37 ℃，心率 110 次/分，血压 130/80 mmHg，双侧甲状腺Ⅱ度肿大并有杂音，二尖瓣区Ⅱ级收缩期杂音。T_3 值为 10.9 pmmol/L，T_4 值为 446.7 pmmol/L，诊断为甲状腺功能亢进。

问题 1　该患者能否应用大剂量碘内科治疗？

问题 2　是否适合手术或放射性碘治疗？为什么？治疗中应注意哪些问题？

任务一　甲状腺激素

甲状腺是人体最大的内分泌腺，可分泌甲状腺激素，维持机体正常的生理代谢，是促进生长发育必不可少的激素。甲状腺激素分泌过多或过少，都会引起机体代谢障碍，导致各种症状和体征出现。甲状腺激素(thyroid hormones)包括四碘甲腺原氨酸(thyroxine，T_4)和三碘甲腺原氨酸(triiodothyronine，T_3)，由甲状腺合成和分泌。在正常情况下，T_4 多于 T_3，约占分泌总量的 90%,在外周组织脱碘酶的作用下,约 36% 的 T_4 转为 T_3。T_3 是甲状腺激素的主要生理活性物质,其活性约为 T_4 的 5 倍。

正常成人每天从食物中摄入碘的 1/3 进入甲状腺,甲状腺通过腺泡上的碘泵主动从血中摄取碘,从而为合成甲状腺激素做好原料上的准备,临床应用的天然甲状腺激素是由猪、牛、羊等动物的甲状腺体脱脂、干燥、碾碎而得,含有 T_3 和 T_4,以 T_4 为主。生成的甲状腺激素以胶质的形式储存在腺泡腔中。总的储存量非常大,可供机体利用 2～4 个月。当甲状腺受到促甲状腺激素(TSH)的作用后,即可将 T_3、T_4 转入到胞内,启动蛋白水解酶,释放 T_3 和 T_4。下丘脑可分泌促甲状腺激素释放激素(TRH),调节促甲状腺激素(TSH)的合成和分泌;促甲状腺激素(TSH)又对甲状腺进行调节,促进 T_3 和 T_4 的合成及释放。

本品口服易吸收,生物利用度 T_3 大于 T_4,两者与血浆蛋白结合率均达到 99% 以上。T_3 的血浆蛋白的亲和力低于 T_4,故 T_3 起效快、作用强、消除快、维持时间短,半衰期为 2 天;T_4 半衰期为 5 天。

甲状腺激素以脱碘的方式进行代谢,主要在肝、肾线粒体内,代谢物经肾排泄。甲状腺激素可通过胎盘,也可进入乳汁,故妊娠期和哺乳期妇女慎用。

【药理作用】

1. 维持机体生长发育　甲状腺激素可促进蛋白质合成、骨骼和中枢神经系统的生长发育,特别是对长骨和大脑发育尤为重要。婴幼儿可出现呆小病(也叫克汀病)症状,如身材矮小、活动少、智力低下等;成年人可出现黏液性水肿,表现为:表情淡漠、面色苍白、眼睑水肿、体温偏低、记忆力减退等症状。过多则会发生甲状腺功能亢进。

2. 促进代谢和产热　甲状腺激素可促进糖、脂肪、蛋白质正常代谢,促进物质氧化,增加耗氧,提高机体基础代谢率(BMR)。甲状腺功能亢进时患者常有怕热、多汗的表现,而在甲状腺功能减退时,患者可出现怕冷和皮肤干燥的症状。

3. 提高交感神经的敏感性　甲状腺激素能提高机体对儿茶酚胺的敏感性,因此甲状腺功能亢进的患者,容易出现激惹症状:神经过敏、紧张烦躁、心率加快、血压升高等。严重者可诱发心脏病。

【临床应用】

1. 治疗甲状腺功能减退　用于呆小病和黏液性水肿。呆小病:早发现早治疗,婴幼儿过迟治疗,神经系统可出现智力低下将难以恢复。黏液性水肿:从小剂量到大剂量再到足量,待机体恢复正常后以持续量继续服用。

2. 治疗单纯性甲状腺肿　因缺碘引起的单纯性甲状腺肿患者以补碘为主,对于原因不明的单纯性甲状腺肿患者可以给予适量甲状腺激素,一方面可以补充内源性激素的不足;另一方面也可抑制促甲状腺激素的分泌,缓解甲状腺腺体代偿性增生肥大。

知识链接

单纯性甲状腺肿

单纯性甲状腺肿(simple goiter)是甲状腺功能正常的甲状腺肿,是以缺碘、碘过量、致甲状腺肿物质或相关酶缺陷等原因所致的代偿性甲状腺肿大,不伴有明显的甲状腺功能亢进或减退,故又称非毒性甲状腺肿。其特点是散发于非地方性甲状腺肿流行区,且不伴有肿瘤和炎症,病程初期甲状腺多为弥漫性肿大,以后可发展为多结节性肿大。根据发病的流行情况,可分为地方性和散发型甲状腺肿两种。前者流行于离海较远山区,这些地区土壤、水源、食物中含碘甚少,是世界各地发生的地方性疾病,后者大多在青春期、妊娠期及哺乳期发生,起病缓慢,甲状腺肿呈弥漫性肿大,也无甲状腺功能亢进或减退症状。晚期逐渐发展呈巨大甲状腺肿,并可有大小不等的结节,呈结节性甲状腺肿,同时有囊性感和坚硬感。

【不良反应】　使用过量引起甲亢的临床表现,如心悸、多汗、失眠、手震颤、体重减轻等,重者可出现腹泻、呕吐、发热、脉搏快而不规则等。对老年人和心脏病患者,可诱发心绞痛和心肌梗死,一旦发生应立即停药,必要时用 β 受体阻断药对抗。糖尿病、冠心病、快速型心律失常患者禁用。

任务二　抗甲状腺药

甲状腺功能亢进症(简称甲亢)是指各种原因引起的甲状腺激素分泌过多或甲状腺激素摄入过多的一种临床综合征。抗甲状腺药主要用于治疗甲亢。目前常用的有硫脲类、碘和碘化物、放射性碘和 β 受体阻断药四大类。

一、硫脲类

硫脲类(thioureas)是目前最常用的抗甲状腺药,可分为两类:①硫氧嘧啶类(thiouracils),包括甲硫氧嘧啶(methylthiouracil)、丙硫氧嘧啶(propylthiouracil);②咪唑类(imidazoles),包括甲巯咪唑(thiamazole,他巴唑)、卡比马唑(carbimazole,甲亢平)。本类药物可单独使用,也可以与其他抗甲状腺药联用。

本类药物口服吸收迅速,20~30 min 起效,2 h 血药浓度达峰值,吸收率为 80%。血浆蛋白结合率约 75%,分布于全身各组织,甲状腺浓集,能通过胎盘,易进入乳汁,因此妊娠和哺乳妇女应慎用或不用。主要经肝代谢灭活,半衰期约 2 h。

【药理作用】

1. 抑制甲状腺激素的合成　硫脲类药干扰氧化碘与甲状腺球蛋白的结合,间接抑制酪氨酸的碘化及碘化酪氨酸的缩合,使甲状腺激素合成减少。而对已合成的甲状腺激素无作用,须待体内已有的 T_3 和 T_4 消耗完才能显效。硫脲类药一般服药 2 周后显效,1~3 个月基础代谢率可恢复正常。

2. 抑制外周组织 T_4 转化为 T_3　丙硫氧嘧啶抑制 T_4 在外周组织脱碘为 T_3,能迅速控制血

清中 T_3 的水平,故可作为重症甲亢和甲状腺危象的首选药。

3. 抑制甲状腺球蛋白的生成　硫脲类药对免疫球蛋白有轻度的抑制作用,对甲亢患者有一定的病因治疗作用。

【临床应用】

1. 用于甲亢的内科治疗　适用于轻度、不适于手术和放射性碘治疗的甲亢患者。开始治疗时应给予大剂量以抑制甲状腺激素的合成,1~3 个月后,症状接近正常时改为维持量,疗程为 1~2 年。如遇有感染或其他应激反应时可临时酌加剂量。

2. 用于甲亢的手术前准备　术前使用硫脲类药物,使甲状腺功能恢复正常,可以减少甲状腺手术患者术中、术后的并发症及甲状腺危象的发生。使用硫脲类药物,可使腺体增生、充血,因此,需要在术前 2 周加服大剂量的碘剂,使腺体缩小变硬,以利于手术顺利进行。

3. 用于甲状腺危象的辅助治疗　除其他治疗外,应迅速给予大剂量的碘剂以抑制甲状腺激素的释放,同时应用大剂量的丙硫氧嘧啶阻止甲状腺素的合成,但使用时间一般不超过一周。

【不良反应】　硫脲类药不良反应多发生于用药开始两个月。发生率较高,3%~12%患者可出现。甲硫氧嘧啶的发生率高于丙硫氧嘧啶和甲巯咪唑。

1. 粒细胞缺乏症　本类药物最严重的不良反应。在用药期间,应定期检查血常规和严密观测患者,患者一旦出现白细胞减少或发热、咽痛、感染等症状,应立即停药,必要时使用糖皮质激素。

2. 过敏反应　最常见的并发症,患者可有皮肤瘙痒、药疹、发热等症状。此时,应立即停药或者减少药量。

3. 甲状腺肿大　长期应用硫脲类后,体内甲状腺激素水平较低,促使促甲状腺激素分泌增多而引起腺体代偿性增生、充血,严重者可出现压迫症状。

4. 其他　有厌食、呕吐、腹泻等,多数不需停药,可自行消退。也可引起胎儿或乳儿甲状腺功能减退,故孕妇慎用,哺乳期妇女禁用。

考点提示

1. 硫脲类药属于抗甲状腺药,不会导致甲亢,只能引起甲状腺功能减退。

2. 硫脲类抗甲状腺药引起的严重不良反应是粒细胞缺乏症。

3. 治疗甲状腺危象时硫脲类药可列为首选。主要给大剂量碘剂以抑制甲状腺激素释放,并应用硫脲类药阻止甲状腺激素合成。

4. 硫脲类药治疗甲亢,在疗程正常进行的情况下,一般维持期在 1.5~2 年或更长。

二、碘和碘化物

碘(iodine)是人体内必需的微量元素之一,正常人每日需碘 100~150 μg。目前常用复方碘溶液,又称卢戈液(Lugol's solution),含碘 5%、碘化钾 10%。也可单用碘化钾或碘化钠。

碘和碘化物在胃肠道吸收迅速且完全,以无机碘离子的形式存在于血液中,肠道吸收的碘约 30%进入甲状腺,其余部分主要由肾脏排出。

【药理作用】　碘或碘化物是治疗甲状腺疾病的最古老的药物。口服碘剂后,因剂量不同产生两种不同的作用。小剂量碘是合成甲状腺激素的原料,可预防单纯性甲状腺肿。大剂量的碘抑制甲状腺激素的释放,有抗甲状腺作用。大剂量碘剂抗甲状腺作用迅速,1～2天即可起效,10～15天可达最大效应,常用于甲状腺危象。

【临床应用】

1. 防治单纯性甲状腺肿　用小剂量的碘可治疗单纯性甲状腺肿和呆小病。食用碘盐或其他含碘食物可预防此类症状。

2. 甲亢术前准备　术前2周给予复方碘溶液,有利于手术顺利进行和减少术后出血等并发症的发生。

3. 治疗甲状腺危象　配合硫脲类抗甲状腺药作为辅助治疗用药。常将碘化物加入10%葡萄糖注射液中静脉滴注,每8 h一次。作用迅速,一般24 h即可充分发挥作用。连续使用碘剂时间不超过2周。

【不良反应】

1. 过敏反应　表现为皮疹、药物热、皮炎、神经血管性水肿,严重者可因上呼吸道黏膜水肿及喉头水肿而窒息。停药后多可自行消退,加服食盐和大量饮水有助于碘的排泄,必要时给予抗过敏治疗。

2. 诱发甲状腺功能紊乱　长期或过量服用可诱发甲亢;由于碘剂可通过胎盘和乳汁,所以碘剂可影响新生儿甲状腺功能,引起新生儿甲状腺肿,严重者可压迫气管而致命,故孕妇与哺乳期妇女慎用。

3. 慢性碘中毒　长期应用可出现口腔及咽喉灼烧感、眼刺激症状等,停药后可消退。

三、放射性碘

临床上常用的放射性碘指的是^{131}I,其$t_{1/2}$为8天,用药后两个月内可消除其放射性的99%以上,故临床最为常用。

【药理作用】　甲状腺有高度的摄碘能力。口服或静脉注射$Na^{131}I$溶液后,^{131}I被甲状腺摄取浓集释放出β射线(99%)和γ射线(1%)。β射线在组织内的射程为0.5～2 mm,辐射损伤仅限于甲状腺实质,因增生组织对辐射更为敏感,损伤很少波及周围其他组织。γ射线射程远,在体外可测得,故可用于测定甲状腺摄碘功能。

【临床应用】　适用于不宜手术、药物治疗无效或过敏以及术后复发的甲亢患者。^{131}I起效缓慢,用药后1个月见效,3～4个月甲状腺功能可恢复正常。

【不良反应】　剂量过大可导致甲状腺功能减退,因此在使用时要严格掌握剂量。20岁以下患者、孕妇及哺乳期妇女禁用。

四、β受体阻断药

β受体阻断药主要通过阻断β受体,减轻甲亢患者交感-肾上腺系统兴奋症状,还可抑制T_4转化为T_3。临床上常用的有普萘洛尔、美托洛尔和阿替洛尔,其中以后两者选择性较好,不良反应较少。β受体阻断药主要是用于甲亢、甲状腺术前准备,甲状腺危象的辅助治疗。临床上常与硫脲类药联合使用。

抗甲状腺药的用药护理要点见表29-1。

表 29-1 抗甲状腺药的用药护理要点

步骤	护理要点
评估	1. 患者性别、年龄、用药史、过敏史、病情、治疗情况。 2. 药理作用、用途、用法、不良反应及禁忌证。 3. 患者对所给药物的依从性
护理措施	1. 必须遵医嘱按时给药、准确给药。 2. 严格执行查对制度，在执行药物治疗时，做到合理用药、安全用药。 3. 用药期间应注意观察药物过量所引起的中毒反应，特别要注意检查心率、心律，若心率超过100次/分或心律有明显变化时，应及时报告医生并给予处理。 4. 注意观察碘剂所引起的过敏反应，发现后报告医生，及时停药。 5. 放射性碘治疗前后一个月应避免用碘剂及其他含碘食物或药物
评价	1. 药物疗效。 2. 有无不良反应。 3. 是否合理用药、安全用药
注意事项	1. 告诉患者必须按医嘱或药品说明用药，服药期间不可局部涂搭碘酊、牙用碘甘油、含碘药物及食品，强调不能因症状消失而自行停药。 2. 因甲状腺激素能降低胰岛素及口服降糖药的效果，所以观察血糖变化，并注意低血糖反应。 3. 硫脲类药用药期间，避免食用高碘食物或药物，应定期检查血常规。若白细胞总数低于 $3.0 \times 10^9/L$ 或中性粒细胞低于 $1.5 \times 10^9/L$ 时，应立即停药，并给予促白细胞增生药治疗。 4. 碘和碘化物长期服用，可诱发甲亢，大量应用会发生中毒或急性水肿，危及生命。大剂量碘的应用只限于甲亢的手术前准备和甲状腺危象的治疗。 5. 孕妇和哺乳期妇女慎用。 6. 关注药物相互作用，不宜与易致白细胞减少的药物（如保泰松、吲哚美辛、氯贝丁酯、甲苯磺丁脲等）合用，以免引起或加重对血液系统的不良反应

常用制剂和用法

甲状腺素　片剂：0.1 mg。0.1～0.2 mg/d。注射剂：1 mg/10 mL。0.3～0.5 mg/d，静脉注射。

三碘甲腺原氨酸钠（甲碘安）　片剂：20 μg、25 μg、50 μg。开始10～20 μg/d，以后渐增至80～100 μg/d，分2～3次服。小儿体重在7 kg以下者开始2.5 μg/d，7 kg以上者开始5 μg/d，以后隔一周每日增加5 μg；维持量15～20 μg/d，分2～3次服。

丙硫氧嘧啶　片剂：50 mg、100 mg。开始300～600 mg/d，分3～4次服；维持量25 mg/d，分1～2次服。

甲巯咪唑（他巴唑）　片剂：5 mg、10 mg。开始30～60 mg/d，分3次服；维持量5～10 mg/d。服药时间最短不能少于1年。

卡比马唑　片剂:5 mg。一次 10～20 mg,3 次/天。维持量 5～10 mg/d。

复方碘溶液　溶液剂含碘 5％、碘化钾 10％。单纯性甲状腺肿,一次 0.1～0.5 mL,1 次/天,2 周为一疗程,疗程间隔 30～40 天;甲亢术前准备,一次 0.3～0.5 mL,3 次/天,加水稀释后服用,连服 2 周;甲状腺危象,首次服 2～4 mL,以后每 4 h 服 1～2 mL。

碘化钾　溶液剂用于单纯性甲状腺肿,一次 0.1 mL,1 次/天,20 天为一疗程,连用 2 个疗程;疗程间隔 30～40 天,1～2 个月后,剂量可逐渐增大至 0.2～0.25 mL/d,总疗程为 3～6 个月。

直通护考

一、选择题

A_1 型题

1. 硫脲类抗甲状腺药的主要药理作用是(　　)。

　　A. 影响碘的摄取　　　　　　　　　　　　　B. 抑制甲状腺激素的释放

　　C. 干扰甲状腺激素的作用　　　　　　　　　D. 抑制甲状腺激素的生物合成

　　E. 干扰甲状腺激素的分泌

2. 幼儿甲状腺激素不足易患(　　)。

　　A. 侏儒症　　　　　　　　B. 呆小病　　　　　　　　　C. 黏液性水肿

　　D. 单纯性甲状腺肿　　　　E. 肢端肥大症

3. 下列对放射性碘应用的描述,哪一项不正确?(　　)

　　A. 广泛用于检查甲状腺功能　　　　　　　　B. 易致甲状腺功能减退

　　C. 用于不宜手术的甲亢治疗　　　　　　　　D. 手术后复发应用硫脲类药无效者

　　E. 用于治疗甲状腺功能减退

4. 治疗甲状腺危象宜选用(　　)。

　　A. β 受体阻断药　　　　　　　　　　　　　B. 大剂量碘剂加硫脲类

　　C. 小剂量碘剂加硫脲类药　　　　　　　　　D. 放射性 ^{131}I

　　E. 卢戈液

5. 下列哪一种情况禁用碘剂?(　　)

　　A. 甲亢危象　　　　　　B. 甲亢患者术前准备　　　　C. 单纯性甲状腺肿

　　D. 甲状腺激素缺乏　　　E. 粒细胞缺乏症

6. 老年人服用甲状腺激素过量时,可出现下列哪一种不良反应?(　　)

　　A. 心绞痛和心肌梗死　　　B. 血管神经栓塞性水肿　　　C. 甲状腺功能不全

　　D. 致癌作用　　　　　　　E. 粒细胞缺乏症

7. 甲巯咪唑的作用有(　　)。

　　A. 能对抗甲状腺激素的作用　　B. 抑制甲状腺激素的释放

　　C. 能引起粒细胞减少　　　　　D. 手术前应用可减少甲状腺组织的肿大

　　E. 抑制外周组织中 T_4 转变为 T_3

8. 甲状腺功能亢进的内科治疗最宜选用(　　)。

　　A. 小剂量碘剂　　B. 大剂量碘剂　　C. 普萘洛尔　　　D. 甲硫氧嘧啶　　E. 碘化钾

9. 治疗婴幼儿甲状腺功能减退宜选用(　　)。

A. 甲硫氧嘧啶   B. 大剂量碘剂   C. 甲状腺激素

D. 甲亢平   E. 甲巯咪唑

10. 硫脲类药最严重的不良反应是（   ）。

A. 过敏   B. 甲亢症状加重   C. 发热

D. 肝炎   E. 粒细胞减少

11. 下列哪种情况慎用碘剂？（   ）

A. 孕妇   B. 甲亢危象   C. 甲亢术前准备

D. 单纯性甲状腺肿   E. 以上均不是

12. 宜选用大剂量的碘剂治疗的疾病是（   ）。

A. 黏液性水肿   B. 弥漫性甲状腺肿   C. 甲状腺危象

D. 症状较轻的甲亢   E. 结节性甲状腺肿

13. 甲状腺术前准备，如何使用抗甲状腺药？（   ）

A. 使用甲状腺激素   B. 单用硫脲类抗甲状腺药   C. 单用碘剂

D. 单用普萘洛尔   E. 先使用硫脲类药，术前 2 周加用复方碘溶液

14. 甲亢的内科治疗宜首选（   ）。

A. 甲状腺激素   B. 小剂量的碘剂   C. 大剂量的碘剂

D. 丙硫氧嘧啶   E. 美托洛尔

15. 硫脲类抗甲状腺药不包括（   ）。

A. 甲巯咪唑   B. 丙硫氧嘧啶   C. 甲亢平   D. 甲硫氧嘧啶   E. 阿司咪唑

A_2 型题

16. 女，47 岁，患有 Graves 病行放射治疗半年，出现乏力、怕冷、记忆力减退；呈特殊面容，眼睑水肿，毛发稀疏而干、脆，声音嘶哑，食欲不振，T_3 水平明显下降。应选用的药物是（   ）。

A. 卡比马唑   B. 泼尼松龙   C. 胰岛素   D. 甲状腺素   E. 地塞米松

17. 患者，女性，16 岁。怕热、多汗、饮食量增加 1 个月，自称体重显著下降，排便次数增加，夜间睡眠较差，失眠不安。该患者治疗应首选（   ）。

A. 甲状腺次全切除术   B. ^{131}I 治疗   C. 复方碘化钠溶液

D. 丙硫氧嘧啶   E. β 受体阻断药

A_3 型题

（18～20 题共用题干）

女性患者，甲状腺肿大伴多汗、多食、消瘦、心悸、烦躁，根据同位素扫描及血 T_3、T_4 检查，诊断为甲亢。

18. 该患者应选用以下何药进行治疗？（   ）

A. 甲状腺激素   B. 丙硫氧嘧啶   C. 碘剂

D. 放射性碘   E. 肾上腺皮质激素

19. 治疗期间应定期复查（   ）。

A. 尿常规   B. 肝肾功能   C. 血常规   D. 心电图   E. 甲状腺扫描

20. 服药一段时间后，症状控制不好，甲状腺肿大明显，需行手术治疗，此时应（   ）。

A. 服用碘剂   B. 继续服用抗甲状腺药

C. 用普萘洛尔控制心率   D. 辅助治疗

E. 以上都要

B 型题

(20～25 题共用备选答案)

A. 单纯性甲状腺肿　　　　　　B. 甲状腺危象　　　　　　C. 甲亢术前

D. 黏液性水肿昏迷者　　　　　E. 甲亢术后复发及用硫脲类药治疗无效者

21. 丙硫氧嘧啶用于(　　　)。

22. 立即静注大量 T_3 用于(　　　)。

23. ^{131}I 用于(　　　)。

24. 小剂量碘剂用于(　　　)。

25. 甲硫氧嘧啶＋大剂量碘用于(　　　)。

(26～30 题共用备选答案)

A. 维持正常生长发育　　　　　B. 抑制甲状腺激素释放　　　　C. 黏液性水肿治疗

D. 抑制甲状腺过氧化物酶　　　E. 甲状腺功能检查

26. 甲状腺激素的作用是(　　　)。

27. 大剂量碘剂的作用是(　　　)。

28. 丙硫氧嘧啶的作用是(　　　)。

29. 甲状腺激素的临床应用是(　　　)。

30. ^{131}I 的作用是(　　　)。

二、案例分析

1. 患者,女性,57 岁。有甲亢病史 2 年,行甲状腺次全切除术后 1 天体温升高至 39 ℃。心脏搏动力强,心率 160 次/分,呕吐、多汗、烦躁不安,基础代谢率增加 60％,T_3 水平明显高于正常,诊断为甲状腺危象。

请分析:甲状腺危象可用哪种药物治疗? 简述其用药依据。

2. 患者,男性,40 岁,甲亢病史 5 年,一直使用硫脲类药治疗,疗效时好时坏。近日症状加重,拟采取手术治疗。

请分析:患者应采用哪些药物进行术前准备? 如何使用?

(巴图仓)

项目三十 胰岛素及口服降糖药

学习目标

1. 掌握胰岛素的常用制剂、药理作用、临床应用与不良反应。
2. 熟悉磺酰脲类、双胍类降糖药的药理作用、作用机制、临床应用和不良反应。
3. 了解其他口服降糖药的作用特点及应用。
4. 能判断处方的合理性并正确执行处方;对患者及家属进行相关宣教,制订护理措施,能正确指导患者合理用药。

案例引导

患者,女,患有 2 型糖尿病,通过调整饮食,每天口服一次格列齐特 150 mg,血糖得到控制,病情稳定。近来由于风湿疼痛,每天服用吲哚美辛,一天 2 次,一次 50 mg。患者经常空腹时感到头晕、心悸、出汗等。诊断:低血糖反应。处理:调整格列齐特剂量。

问题 1　患者为什么会发生低血糖反应?

问题 2　怎样调整格列齐特的剂量?

糖尿病(diabetes mellitus,DM)是由于胰岛素绝对或相对缺乏引起的以血糖水平升高为特征的内分泌代谢性疾病,常伴有脂肪和蛋白质的代谢紊乱。糖尿病可分为两型:胰岛素依赖性糖尿病(insulin-dependent diabetes mellitus,IDDM,1 型糖尿病)和非胰岛素依赖性糖尿病(non-insulin-dependent diabetes mellitus,NIDDM,2 型糖尿病)。其中 95% 的糖尿病患者属于 2 型。

任务一 胰 岛 素

胰岛素(insulin)是由胰腺胰岛 B 细胞分泌的一种小分子蛋白质激素。胰岛素是机体内唯一降低血糖的激素,同时促进糖原、脂肪、蛋白质合成。外源性胰岛素主要用于糖尿病的治疗。药用胰岛素包括动物胰岛素,常由猪、牛等家畜胰腺提取,易引起过敏反应;目前通过基因重组技术,利用大肠埃希菌可以合成人胰岛素。

胰岛素易被消化酶水解破坏,故不能口服。目前最常用的给药方式为皮下注射,部位常选择腹壁和前臂外侧。如需静脉给药应给予正规胰岛素。短效胰岛素皮下注射吸收快,起效迅速,15～30 min 发挥作用,半衰期为 10 min,但作用可以维持数小时。为了延长胰岛素的作用,减少反复注射给患者带来的痛苦,降低患者感染的风险,现已制成中效和长效胰岛素混悬制剂,见表 30-1。

表 30-1　胰岛素制剂的作用时间和用法

分类	药物	注射途径	作用时间/h			给药时间
			起效	高峰	维持	
速效	普通胰岛素	静注	立即	1/2	2	用于急救
		皮下	1/2～1	2～4	6～8	饭前半小时,剂量视病情而定
中效	低精蛋白锌胰岛素	皮下	3～4	8～12	18～24	早餐前半小时注射一次,必要时
	珠蛋白锌胰岛素	皮下	2～4	6～10	12～18	晚餐前加一次,剂量视病情而定
长效	精蛋白锌胰岛素	皮下	3～6	16～18	24～36	早餐或晚餐前1 h,1 日 1 次

【药理作用】

1. 降低血糖　胰岛素能促进机体各组织对葡萄糖的摄取和利用,增加葡萄糖无氧酵解和有氧氧化,促进糖原合成和储存,抑制糖原分解和异生。通过减少血糖的来源,增加血糖的转运,从而降低血糖。

2. 影响脂肪代谢　能促进脂肪合成与储存,促进糖转化成脂肪,抑制脂肪分解,减少脂肪酸及酮体的生成。

3. 影响蛋白质代谢　促进氨基酸进入细胞,加速核酸以及蛋白质的合成,抑制蛋白质分解。

4. 促进钾离子进入细胞内　与葡萄糖合用时可促进钾离子内流。

知识链接

　　20 世纪 90 年代末,人类在对胰岛素结构和功能深入研究后,研制出可模拟正常胰岛素分泌,同时在结构上与胰岛素也相似的胰岛素类似物,被称作速效胰岛素,主要是用来控制餐后血糖,由于起效快、作用时间短、较少引起餐前和夜间低血糖等优点而备受青睐。目前常用的胰岛素类似物有赖脯胰岛素、门冬胰岛素、甘精胰岛素等。

【临床应用】

1. 治疗糖尿病　胰岛素对各型糖尿病均有效,主要用于以下情况:①1 型糖尿病患者,因胰岛素绝对缺乏,故应长期使用胰岛素治疗。②糖尿病酮症酸中毒、高渗性高血糖昏迷者。③经饮食控制和口服药物治疗疗效欠佳的 2 型糖尿病患者。④糖尿病合并有严重感染、创伤、烧伤、手术、妊娠等应激情况者。

2. 纠正细胞内缺钾　临床上将葡萄糖、胰岛素、氯化钾合用促使 K$^+$ 向细胞内转运,纠正细胞内缺钾。用于防治心肌梗死早期诱发的心律失常,降低病死率。

【不良反应】

1. 低血糖　胰岛素的主要不良反应,多因用量过大或未按时进餐导致。相当一部分患者可出现饥饿感、心慌、出汗、烦躁、震颤等低血糖反应,严重者可出现昏迷、惊厥、休克,甚至死亡。轻者进食或饮糖水可缓解,重者应立即静脉注射 50％葡萄糖注射液救治。

2. 过敏反应　常见于动物来源的胰岛素,特别是牛胰岛素,多因长期反复使用所致。一般反应轻而短暂,多见皮疹,可伴有恶心、呕吐、腹泻等胃肠道症状,个别患者可引起过敏性休克。人胰岛素制剂较少发生。

3. 胰岛素抵抗　也称为胰岛素耐受性,指各种原因引起的胰岛素敏感性降低。可分为急性和慢性两种:①急性胰岛素抵抗多因感染、创伤、手术等应激状态所致。只需短期内加大胰岛素剂量,正确处理诱因,消除胰岛素抵抗后即可消失。②慢性胰岛素抵抗指每天胰岛素需要 200 U 以上且无并发症者。其形成的原因较为复杂,可能与体内产生的胰岛素抗体及靶细胞膜上葡萄糖转运系统失常等因素有关。人胰岛素几乎不产生抗体。

4. 局部反应　可见于注射部位,女性多于男性。换用高纯度胰岛素制剂可减少局部反应,有利于萎缩脂肪组织恢复正常。

任务二　口服降糖药

目前常用的口服降糖药主要有磺酰脲类、双胍类、α-葡萄糖苷酶抑制剂、胰岛素增敏剂等。这些药物使用方便,效果确切,相对胰岛素而言,较少引起低血糖。

一、磺酰脲类

截至目前,磺酰脲类药大致可分为三代。第一代代表药为甲苯磺丁脲(tolbutamide)、氯磺丙脲(chlorpropamide);第二代比第一代作用强,代表药有格列本脲(glibenclamide,优降糖)、格列吡嗪(glipizide,美吡达)、格列喹酮(gliquidone);第三代代表药有格列美脲(glimepride)、格列齐特(gliclazide,达美康)。

本类药物口服吸收快而完全,血浆蛋白结合率高。多数药物在肝内经氧化代谢,代谢物以从尿中排出为主。

【药理作用】

1. 降低血糖　对胰岛功能尚存的糖尿病患者和正常人都有降血糖作用,但对胰岛功能完全丧失的患者无效。其作用机制是直接刺激胰岛素 B 细胞分泌胰岛素,增加血中胰岛素水平;另外磺酰脲类药增强靶细胞对胰岛素的敏感性,降低胰岛素抵抗。

2. 抗利尿作用　氯磺丙脲能促进抗利尿激素的分泌并增强其作用,减少水的排泄。可用于尿崩症的治疗,同时对肾功能影响小。

3. 影响凝血功能　第三代磺酰脲类药如格列齐特、格列美脲,可使血小板数量减少,黏附力减弱,纤溶酶原合成增加,改善微循环,预防微血管血栓形成。

【临床应用】

1. 治疗糖尿病　主要用于单用饮食控制无效的且胰岛功能尚存的 2 型糖尿病者。

2. 治疗尿崩症　氯磺丙脲有抗尿崩症作用,与噻嗪类合用可提高疗效。

【不良反应】

1. 低血糖反应　磺酰脲类药较严重的副作用,大多发生在药物剂量过大时,年老体弱和肝肾功能不全者较易发生。严重的低血糖反应则需给予葡萄糖溶液治疗,并密切监测血糖 24 h 以上。

2. 胃肠道反应　常见为恶心、呕吐、腹痛、腹泻和厌食等,减量后可减轻。

3. 其他　偶见肝功能损害、过敏反应,也可引起粒细胞减少、血小板减少等,长期应用需要定期检查血常规、肝功能。

4. 甲状腺功能减退　偶见于第一代磺酰脲类药。磺酰脲类药经动物实验和临床观察证明可致死胎和畸形,故孕妇禁用。

二、双胍类

我国常用的双胍类降糖药有二甲双胍(metformin,甲福明、降糖片)和苯乙双胍(phenformin,苯乙福明、降糖灵)。

本类药物口服易吸收,二甲双胍主要由小肠吸收,不与血浆蛋白结合,以原形方式经尿液排出,肾功能减退时可在体内大量蓄积,引起乳酸性酸中毒。苯乙双胍半衰期稍长,主要在肝内代谢,经肾排泄,比二甲双胍更易引起乳酸性酸中毒。

【药理作用】　本类药物进入人体后,通过增加肌肉组织无氧酵解,促进组织对葡萄糖的利用,增加胰岛素与受体的结合,减少糖的吸收及糖原异生,降低血中胰高血糖素水平等方式来降低血糖。双胍类药只对糖尿病患者的血糖有影响,不降低正常人血糖。

【临床应用】　主要用于 2 型糖尿病,特别是单用饮食控制无效的肥胖型患者。对于中度或以上的糖尿病患者,临床上常与其他降糖药合用以提高疗效。

【不良反应】　较常见的有食欲下降、恶心、腹痛、腹泻、头晕、皮疹等,发生率高于磺酰脲类药。较罕见的不良反应有乳酸性酸血症,因后果严重,可致乳酸性酸中毒而引起死亡,因此使用该药时应注意监测肾功能和控制药物剂量。肝肾功能不全者禁用本类药物。

考点提示

1. 可单独应用或与其他口服降糖药物或胰岛素合用,特别适用于有代谢综合征或伴有其他心血管疾病危险因素者。

2. 非药物治疗控制不佳的 2 型糖尿病患者的首选治疗药。

3. 糖尿病伴急性并发症者、糖尿病合并严重的慢性并发症者、重度感染、手术、外伤、高热等应激情况时禁用。

4. 严重心、肺疾病患者，既往有乳酸性酸中毒病史者，妊娠期和哺乳期妇女，维生素 B$_{12}$、叶酸和铁缺乏者禁用。

5. 宜进餐前或进餐时服用。

三、α-葡萄糖苷酶抑制剂

α-葡萄糖苷酶抑制剂是一类新型口服降糖药。目前常用的有阿卡波糖(acarbose)、伏格列波糖(voglibose)、米格列托(miglitol)等。

阿卡波糖

阿卡波糖是一种新型口服降糖药，在肠道内竞争性抑制葡萄糖苷水解酶，减少多糖及蔗糖分解成葡萄糖，使糖的吸收减缓，因此可具有使饭后血糖降低的作用。一般单用或与其他口服降糖药、胰岛素合用。配合餐饮，治疗胰岛素依赖型或非依赖型糖尿病。

不良反应常见腹胀、腹泻、腹痛，极少患者可出现过敏及肝功能损害。溃疡病、肠道炎症、梗阻、有明显消化道吸收障碍的患者禁用本药，18 岁以下青少年、儿童以及孕妇和哺乳期妇女忌用。

四、胰岛素增敏剂

胰岛素增敏剂又称"胰岛素增敏因子"，它是一类能增强人体内胰岛素敏感性，促进胰岛素充分利用的物质。主要有罗格列酮(rosiglitazone)、吡格列酮(pioglitazone)等。本类药物可以降低机体对胰岛素的抵抗性，有利于胰岛素发挥正常作用。

临床上主要用于其他降糖药疗效不佳的 2 型糖尿病患者，尤其适用于胰岛素耐受者。可单用，也可与磺酰脲类或胰岛素联合应用。主要不良反应为嗜睡、水肿、头痛、肌痛和骨骼痛、胃肠刺激症状等。

胰岛素及口服降糖药的用药护理要点见表 30-2。

表 30-2　胰岛素及口服降糖药的用药护理要点

步骤	护理要点
评估	1. 患者性别、年龄、用药史、过敏史、病情、治疗情况。
	2. 药理作用、用途、用法、不良反应及禁忌证。
	3. 患者对所给药物的依从性
护理措施	1. 必须遵医嘱按时给药、准确给药。
	2. 严格执行查对制度，在执行药物治疗时，做到合理用药、安全用药。
	3. 使用胰岛素期间必须密切观察患者的血糖、尿糖的变化，教会患者做好家庭血糖、尿糖监测。并根据尿糖来控制与调整饮食和胰岛素用量。注意注射胰岛素与进餐时间的关系。
	4. 停用胰岛素更换磺酰脲类药时，应逐步减量，且在更换药物期间经常监测血糖

续表

步骤	护理要点
评价	1. 胰岛素注射部位和保存方法。 2. 磺酰脲类药长期使用时相关指标的监测情况。 3. 双胍类药用药期间空腹血糖、尿糖及尿酮体的监测情况
注意事项	1. 注射时绝不可误注入血管内,以防发生低血糖反应。 2. 教会患者及家属观察高血糖和低血糖反应,以及低血糖发生时的应急处理措施。护理时尤其注意老年患者,他们发病缺乏典型症状,迅速表现为昏迷,被称为"无警觉性低血糖昏迷"。避免潜在的低血糖诱因(进食减少、呕吐、腹泻、过度饮酒、超常运动、终止妊娠等)。 3. 药物相互作用:使血糖浓度升高的药物(如糖皮质激素、甲状腺激素、肾上腺素、生长激素、噻嗪类利尿药、苯妥英钠等)可降低胰岛素的降血糖作用,合用时应注意调整药物剂量。 4. 磺酰脲类药:肝、肾功能不全,粒细胞减少,对磺胺类过敏者及孕妇禁用。 5. 双胍类药:2 型糖尿病患伴有酮症酸中毒、肝肾功能不全、心力衰竭、急性心肌梗死、严重感染者禁用

常用制剂和用法

胰岛素(正规胰岛素)　注射剂:400 U/10 mL,800 U/10 mL。剂量和给药次数视病情而定,中度糖尿病患者 5～10 U/d,重度患者 40 U/d 以上,饭前半小时皮下注射,3 次/日,必要时可做静脉注射或肌内注射。

甲苯磺丁脲　片剂:0.5 g。第 1 日一次 1 g,3 次/日;第 2 日起一次 0.5 g,3 次/日。餐前服,待尿糖少于 5 g/d 时改用维持量,一次 0.5 g,2 次/日。

格列本脲　片剂:2.5 mg。开始每日早餐后服 2.5 mg,以后逐渐增量,但不超过 15 mg/d,增至 10 mg/d 时即应分早晚两次服,出现疗效后逐渐减量至 2.5～5 mg/d 维持。

格列吡嗪　片剂:5 mg。2.5～30 mg/d,先从小剂量开始,餐前 30 min 服用。剂量超过 15 mg/d 时,应分 2～3 次服。

格列喹酮　片剂:15 mg。开始时 15 mg/d,早餐前 30 min 服用,随后可按情况每日递增 15 mg,直至 45～60 mg/d,分 2～3 次服。

格列齐特　片剂:80 mg。一次 80 mg,开始时 2 次/日。连服 2～3 周,然后根据血糖和尿糖情况调整用量,80～240 mg/d。

盐酸苯乙双胍　片剂:25 mg、50 mg。开始一次 25 mg,2 次/日,餐前服。以后酌情逐渐加量至 50～75 mg/d。用药 1 周后血糖下降,继续服 3～4 周。

阿卡波糖　片剂:50 mg、100 mg,剂量个体化,一般一次 50～200 mg,3 次/日,餐前服。

罗格列酮　片剂:4 mg。一次 2～4 mg,2 次/日。

直通护考

一、选择题

A₁ 型题

1. 胰岛素的药理作用不包括(　　　)。

A. 降低血糖　　　　　　　　　　B. 抑制脂肪分解　　　　　　　C. 促进蛋白质合成

D. 促进糖原异生　　　　　　　　E. 促进 K$^+$ 进入细胞

2. 下列属于长效胰岛素的药物是（　　　）。

A. 精蛋白锌胰岛素　　　　　　　B. 珠蛋白锌胰岛素　　　　　　C. 低精蛋白锌胰岛素

D. 正规胰岛素　　　　　　　　　E. 以上都不是

3. 接受胰岛素治疗的 2 型糖尿病患者用药后出现出汗、心跳加快、焦虑等可能是由于（　　　）。

A. 胰岛素急性耐受　　　　　　　B. 低血糖反应　　　　　　　　C. 过敏反应

D. 血压升高　　　　　　　　　　E. 胰岛素慢性耐受

4. 糖尿病患者高渗性昏迷抢救宜选用（　　　）。

A. 胰岛素静脉注射　　　　　　　B. 胰岛素皮下注射　　　　　　C. 格列齐特口服

D. 罗格列酮口服　　　　　　　　E. 瑞格列奈口服

5. 胰岛素口服无效是由于（　　　）。

A. 不易吸收　　　　　　　　　　B. 易被消化酶破坏　　　　　　C. 生物利用度低

D. 易在肝脏代谢　　　　　　　　E. 显效较慢

6. 磺酰脲类药引起的较严重的不良反应是（　　　）。

A. 嗜睡　　　　　　　　　　　　B. 粒细胞减少　　　　　　　　C. 胃肠道反应

D. 持久性的低血糖反应　　　　　E. 过敏反应

7. 具有胰岛素抵抗的患者宜选用（　　　）。

A. 正规胰岛素　　　　　　　　　B. 双胍类药　　　　　　　　　C. 胰岛素增敏剂

D. 硫脲类药　　　　　　　　　　E. α-葡萄糖苷酶抑制剂

8. 下列有关瑞格列奈的叙述错误的是（　　　）。

A. 禁用于糖尿病肾病患者　　　　　　　　　B. 适用于 2 型糖尿病患者

C. 是一种促胰岛素分泌剂　　　　　　　　　D. 促进储存的胰岛素分泌

E. 可以模仿胰岛素的生理性分泌

9. 单用饮食控制无效的肥胖的轻型糖尿病患者最好选用（　　　）。

A. 甲福明　　　B. 氯磺丙脲　　　C. 阿卡波糖　　　D. 肾上腺素　　　E. 胰岛素

10. 氯磺丙脲治疗糖尿病的适应证是（　　　）。

A. 切除胰腺的糖尿病　　　　　　B. 重症糖尿病　　　　　　　　C. 酮症酸中毒

D. 低血糖昏迷　　　　　　　　　E. 胰岛功能尚存的 2 型糖尿病且单用饮食控制无效者

11. 不属于磺酰脲类药的不良反应是（　　　）。

A. 胃肠道反应　　　　　　　　　B. 持久性的低血糖症　　　　　C. 胆汁郁积性黄疸

D. 溶血性贫血　　　　　　　　　E. 皮肤过敏

12. 糖尿病昏迷患者宜首选哪种药物降血糖？（　　　）

A. 胰岛素　　　B. 二甲双胍　　　C. 格列本脲　　　D. 阿卡波糖　　　E. 罗格列酮

13. 可明显降低餐后血糖的药物是（　　　）。

A. 二甲双胍　　　B. 甲福明　　　C. 格列本脲　　　D. 氯磺丙脲　　　E. 阿卡波糖

14. 下列可导致乳酸性酸血症的药物是（　　　）。

A. 氯磺丙脲　　　B. 格列齐特　　　C. 二甲双胍　　　D. 阿卡波糖　　　E. 胰岛素

15. 下列哪一种降糖药可降低血凝？（　　　）

A.甲苯磺丁脲 B.氯磺丙脲 C.格列本脲 D.格列齐特 E.格列吡嗪

A₂型题

16. 某男,68岁。有糖尿病史多年,长期服用磺酰脲类降糖药,近日因血糖明显升高,口服降糖药控制不理想改用胰岛素,本次注射正规胰岛素后突然出现出汗、心悸、震颤,继而出现昏迷,此时应对该患者采取何种抢救措施?(　　)

A.加用一次胰岛素　　　　　　B.口服糖水　　C.静脉注射50%葡萄糖注射液

D.静脉注射糖皮质激素　　　　E.心内注射肾上腺素

A₃型题

(17～18题共用题干)

男性患者,30岁,肥胖。近来出现多饮、多食、多尿、消瘦、尿糖阳性、血糖升高,诊断为非胰岛素依赖型糖尿病。

17. 首选下列何种治疗方法?(　　)

A.单纯饮食控制　　　　　　　B.服用二甲双胍　　　　　　C.普通胰岛素皮下注射

D.优降糖口服　　　　　　　　E.甲苯磺丁脲口服

18. 经上述治疗,尿糖仍持续阳性,血糖仍高考虑改用(　　)。

A.长效胰岛素 B.苯乙双胍 C.氯磺丙脲 D.优降糖 E.甲苯磺丁脲

B型题

(19～22题共用备选答案)

A.甲福明　　　　　　　　　　B.氯磺丙脲　　　　　　　　C.正规胰岛素

D.珠蛋白锌胰岛素　　　　　　E.丙硫氧嘧啶

19. 尿崩症患者宜选用(　　)。

20. 轻症糖尿病患者宜选用(　　)。

21. 糖尿病酮症酸中毒患者宜选用(　　)。

22. 甲亢患者宜选用(　　)。

(23～26题共用备选答案)

A.胰岛素　　　　B.格列本脲　　C.大剂量碘剂　　D.甲福明　　　　E.丙硫氧嘧啶

23. 肥胖糖尿病患者选用(　　)。

24. 甲状腺危象者选用(　　)。

25. 糖尿病酮症酸中毒者选用(　　)。

26. 对胰岛素产生耐受者选用(　　)。

二、案例分析

1. 李某,女,63岁,身高156 cm,体重80 kg,糖尿病病史20年。某日参加一结婚喜宴,临行前腹壁皮下注射普通胰岛素12 U,40 min后到达婚礼现场,感到有些饥饿,考虑到可能马上进餐,也就没有处理。又经过40 min,还没能进餐,患者昏倒在婚礼现场。

请分析:这是为什么?

2. 患者,男,41岁,患1型糖尿病20年,一直使用胰岛素治疗。今日来因上呼吸道感染,咳嗽伴发热,体温达39.4 ℃,血糖较平时明显升高。

请分析:患者血糖升高的原因是什么?如何处理?

(巴图仓)

项目三十一　性激素类药和避孕药

学习目标

1. 掌握性激素类药的代表药物，常用性激素类药的药理作用、临床应用和不良反应。

2. 熟悉口服避孕药的代表药和常用避孕药的药理作用、临床应用、不良反应及注意事项。

3. 了解性激素的分泌和调节、体内过程、不良反应及其他类型避孕药的特点。雌激素拮抗药及同化激素的临床应用。

4. 学会观察药物的疗效与不良反应，能够熟练进行用药护理，并能指导患者正确使用避孕药。

案例引导

患者，女，10岁。8岁时，因发现母亲偷偷服用某种药物，误以为母亲服用的是一种"好东西"，于是自己也经常偷偷服用。一年后，开始出现月经，且身体不再长高，后调查发现患者母亲服用的是抑制排卵避孕药。

问题1　常用避孕药由哪两种激素组成？

问题2　以上症状发生的原因是什么？

任务一　性激素类药

性激素(sex hormones)是性腺分泌的甾体类激素的总称，包括雌激素、孕激素和雄激素。性激素类药可分为天然性激素和人工合成性激素化合物，临床多用人工合成品及其衍生物。

一、雌激素类药

天然雌激素是由卵巢、肾上腺皮质和胎盘分泌的雌激素，包括雌二醇(estradiol，E_2)、雌三醇(estriol，E_3)和雌酮(estrone，E_1)；雌激素人工合成衍生物以雌二醇为母体合成的衍生物，常用的有炔雌醇(ethinylestradiol)、炔雌醚(quinestrol);全合成雌激素是非甾体类化合物,有雌激素样作用,常用的有己烯雌酚(diethylstilbestrol)。

激素的给药方式有多种,天然雌激素口服吸收迅速,入肝后易被破坏,所以常采用注射给药。人工合成雌激素炔雌醇、己烯雌酚口服较好,疗效明显,在肝内代谢慢,从尿中排泄。

【药理作用】

1. 对生殖系统的作用　对未成年女性,雌激素能促使其第二性征和性器官发育成熟。如子宫发育、乳腺腺管增生及脂肪分布变化。对成熟女性,与孕激素一起参与形成月经周期。

2. 调节内分泌功能　雌激素通过减少下丘脑-垂体系统释放促性腺激素,对女性可抑制排卵,哺乳期抑制泌乳;对男性可引起睾酮分泌量的减少。

3. 影响水盐代谢　促进骨骼钙盐沉积,有利于骨骺闭合,预防骨质疏松。可促进肾小管对钠的重吸收,引起轻度水钠潴留;大剂量可降低低密度脂蛋白、升高高密度脂蛋白、降低胆固醇含量,有预防动脉硬化的作用。

【临床应用】

1. 治疗绝经期综合征　女性绝经期卵巢功能衰退,雌激素分泌不足而垂体促性腺激素分泌增多,造成内分泌失调而出现面颈红热、恶心、失眠、情绪不安等绝经期综合征症状。应用雌激素,一方面可以补充卵巢产生的不足,另一方面还可以抑制垂体促性腺激素的分泌,从而改善症状。对于绝经后老年性骨质疏松症、老年性阴道炎和女阴干枯症,也有一定的治疗作用。

2. 治疗功能性子宫内膜出血　此类药可促进子宫内膜增生,修复出血创面。临床上也常与孕激素合用来调节月经周期。

3. 治疗卵巢功能不全和闭经　临床上常用雌激素替代治疗原发性或继发性卵巢功能低下者,从而促进第一、第二性征发育完善。与孕激素类合用,可产生人工月经周期。

4. 治疗乳房胀痛　部分妇女停止授乳后,因乳房继续分泌乳汁而致胀痛。使用大剂量的雌激素可抑制乳汁分泌,从而退乳消痛。

5. 治疗晚期乳腺癌　绝经后五年以上的乳腺癌可用雌激素缓解症状,有效率达40%。但是,绝经前乳腺癌患者禁用,因为雌激素可以促进肿瘤的生长。

6. 治疗前列腺癌　大剂量雌激素抑制垂体促性腺激素的分泌,可使睾丸萎缩及雄激素分泌减少,同时还有抗雄激素的作用。

7. 其他　治疗痤疮,主要作用是雌激素可以抑制和对抗雄激素引起的皮脂分泌,减少毛囊的堵塞和感染;还可用于避孕等。

【不良反应】

(1) 常见恶心、呕吐、食欲下降、早晨多见,口服时多见。使用时以小剂量开始,逐渐加量,可减少不良反应。

(2) 长期大量使用可引起子宫内膜过度增生和出血,故子宫内膜炎者慎用。

(3) 本药在肝灭活,并可能引起胆汁淤积性黄疸,故肝功能不全者慎用。

二、抗雌激素类药

本类药物与雌激素受体有较高的亲和力,可抑制和减弱雌激素的作用。常用的有氯米芬(clomifene)、他莫昔芬(tamoxifen)、雷洛昔芬(raloxifene)等。氯米芬的化学结构与己烯雌酚相似。本类药物口服经胃肠道吸收,在肝内代谢,以粪便排出为主;具有中等程度的抗雌激素作用以及较弱的雌激素活性,临床常用于功能性不孕症、功能性子宫出血、月经不调、晚期乳腺癌(他莫昔芬)等。在规定用量范围内,不良反应少见。长期大剂量应用可致卵巢肿大,故卵巢囊肿患者禁用。

三、孕激素类药

天然孕激素(progestogen)主要由卵巢黄体分泌黄体酮(progesterone),妊娠 3～4 个月后,由于黄体逐渐萎缩而由胎盘分泌代之,直到分娩。临床上使用的孕激素多为人工合成品及其衍生物,根据化学结构不同,可分为两大类。

1. 17α-羟孕酮类 由黄体酮衍生而来,常用的有甲羟孕酮(medroxyprogesterone,安宫黄体酮)、甲地孕酮(megestrol,妇宁片)以及长效的羟孕酮己酸酯(hydroxyprogesterone caproate)等。

2. 19-去甲睾酮类 由妊娠素衍生而来,常用的有炔诺酮(norethisterone,妇康片)、炔诺孕酮(norgestrel,18-甲基炔诺酮)等。

黄体酮口服迅速在胃肠道吸收,但在肝内很快失活,故不可口服,只能注射给药。人工合成的高效孕激素多可以口服,吸收良好,在肝脏破坏较慢,部分孕激素制剂可发挥长效作用。天然的和人工合成的孕激素主要在肝内代谢,代谢物与葡萄糖醛酸结合后经尿液排出。

【药理作用】

1. 对生殖系统的作用 在月经后期,孕激素使子宫内膜继续增厚、腺体增生,内膜由增殖期转为分泌期,有利于孕卵着床和胚胎发育;降低子宫对缩宫素的敏感性,抑制子宫收缩;与雌激素共同促进乳泡发育,为哺乳做准备;大剂量使用可抑制黄体生成素(LH)的分泌,从而抑制排卵。

2. 对代谢的影响 对抗醛固酮作用,促进钠、氯排泄而产生利尿作用。

3. 体温升高 黄体酮可轻度升高体温。

【临床应用】

1. 治疗功能性子宫内膜出血 黄体酮分泌不足可导致子宫内膜不规则脱落或由于雌激素的持续刺激,子宫内膜过度增生,所以引起出血。

2. 治疗痛经及子宫内膜异位症 孕激素可抑制排卵和子宫痉挛,从而减少疼痛;孕激素可以使子宫内膜萎缩退化,缓解疼痛。

3. 治疗先兆流产或习惯性流产 孕激素具有安胎的作用,主要是补充内源性孕激素的不足,抑制子宫收缩,利于受精卵顺利着床。黄体酮只用于先兆流产,不主张用于习惯性流产者。

4. 其他 用于子宫内膜癌、前列腺增生、前列腺癌等。

【不良反应】 胃肠道反应、头痛、乳房胀痛、月经紊乱等。长期应用可导致肝功能异常。黄体酮有可能引起胎儿生殖器畸形,炔诺酮可致女性胎儿男性化,孕妇禁用。

四、雄激素类药与同化激素类药

(一)雄激素类药

天然雄激素(androgen)主要是由睾丸间质细胞分泌的睾酮(testosterone)。肾上腺皮质、卵巢、胎盘也可分泌少量睾酮。临床上多用人工合成的睾酮衍生物,主要有甲睾酮(methyltestosterone,甲基睾丸素)、丙酸睾酮(testosterone propionate,丙酸睾丸素)及苯乙酸睾酮(testosterone phenylacetate,苯乙酸睾丸素)等。

睾酮口服易被肝脏破坏,故口服无效,多注射给药,经肾脏排泄。

甲睾酮胃肠道及口腔黏膜均可完全吸收,肝内破坏较慢,可含服及舌下给药。丙睾酮注射剂作用强而持久,一次给药可持续数日至 1 个月。

【药理作用】

1. 对男性作用　促进及维持男性第一、第二性征生长和发育,促进精子的生成及成熟。

2. 同化作用　雄激素可明显促进蛋白质合成,减少分解,使肌肉增粗发达。

3. 促进骨髓造血功能　较大剂量的雄激素,能刺激骨髓造血功能和刺激肾脏分泌促红细胞生成素。

4. 其他　抗雌激素,促进免疫蛋白合成,增强免疫力,大剂量使用尚可抑制精子生成。

【临床应用】

1. 治疗睾丸功能不全　替代治疗男性性功能低下、无睾症或类无睾症等。

2. 治疗功能性子宫出血　利用其抗雌激素作用,使子宫平滑肌、血管收缩,内膜萎缩而止血。

3. 治疗晚期乳腺癌和卵巢癌　睾酮可缓解晚期乳腺癌和卵巢癌的症状,可能和其抗雌激素作用、抑制促性腺激素分泌有关。

4. 治疗再生障碍性贫血　大剂量雄激素可改善骨髓造血功能,用于再生障碍性贫血和其他原因的贫血。

【不良反应】

1. 女性男性化　女性患者长期应用可能引起痤疮、多毛、声音变粗、闭经、乳腺退化等男性化现象,此时立即停药。孕妇及前列腺癌患者禁用。

2. 黄疸　多数雄激素均能干扰肝内毛细胆管的排泄功能,引起胆汁淤积性黄疸,一旦出现,立即停药。

3. 水钠潴留作用　雄激素有增加肾脏远曲小管重吸收水、钠和保钙作用,容易出现水、钠、钙、磷潴留现象,所以对肾炎、肾病综合征、肝功能不全、高血压及心力衰竭患者慎用。孕妇及前列腺癌患者禁用。

(二) 同化激素类药

同化激素(anabolic hormone)是同化作用较好,而雄激素样作用较弱的睾酮的衍生物,亦称蛋白同化激素。它是一种能够促进细胞的生长与分化,使肌肉甚至是骨头的强度与大小扩增的甾体激素。常见的有苯丙酸诺龙(多乐宝灵)、司坦唑醇(康力龙)、美雄酮(去氢甲基睾丸素)、丙酸睾酮等。

知识链接

兴　奋　剂

兴奋剂是指违反医学和体育道德,用来提高运动成绩的物质和方法。使用兴奋剂不仅违背体育道德,而且会损害运动员的身体和心理健康,许多危害甚至是终生的、不可恢复的,对兴奋剂的检查力度也在不断加大。兴奋剂种类很多,常见的有蛋白同化制剂、激素和相关物质、β_2 受体激动药、激素拮抗药与调节药、利尿药和其他掩蔽剂等。蛋白同化激素类药物是目前使用范围最广、使用频度最高的一类兴奋剂,也是药检中的重要对象。

同化激素能促进蛋白质合成,减少蛋白质分解,所以用于营养不良、严重烧伤、手术后恢复期、骨折不易愈合、老年性骨质疏松、恶性肿瘤晚期、慢性消耗性疾病等。长期使用可引起水钠潴留、女性男性化、胆汁淤积性黄疸。该类药物属体育竞赛的一类违禁药。孕妇及前列腺癌患者禁用。

任务二　避　孕　药

生殖过程包括精子和卵子的形成和成熟、排放、结合受精、着床以及胚胎发育,任何一个环节出现问题都会导致妊娠失败。避孕药就是一类选择性阻断其中一个至多个环节的药物,常用的多为女性口服避孕药,男性用药较少。

一、主要抑制排卵的避孕药

本类药物多为雌激素类药和孕激素类药配伍制成的复方制剂,具体配方成分见表 31-1。

表 31-1　常用避孕药甾体制剂成分

制剂名称	成分			
	孕激素/mg		雌激素/mg	
短效口服避孕药				
复方炔诺酮片(口服避孕药Ⅰ号)	炔诺酮	0.6	炔雌醇	0.035
复方甲地孕酮片(口服避孕药Ⅱ号)	甲地孕酮	1.0	炔雌醇	0.035
复方炔诺孕酮甲片	炔诺孕酮	0.3	炔雌醇	0.03
左炔诺孕酮三相片　第一相	左炔诺孕酮	0.05	炔雌醇	0.03
第二相	左炔诺孕酮	0.075	炔雌醇	0.04
第三相	左炔诺孕酮	0.125	炔雌醇	0.03
长效口服避孕药				
复方炔诺孕酮乙片(长效避孕药)	炔诺孕酮	12.0	炔雌醇	3.0
复方氯地孕酮片	氯地孕酮	12.0	炔雌醇	3.0
复方次甲氯地孕酮片	16-次甲氯地孕酮	12.0	炔雌醇	3.0
长效注射避孕药				
复方己酸孕酮注射液(避孕针1号)	己酸孕酮	250.0	戊酸雌二醇	5.0
复方甲地孕酮注射液	甲地孕酮	25.0	雌二醇	3.5
探亲避孕药				
甲地孕酮片(探亲避孕1号片)	甲地孕酮	2.0		
炔诺酮片	炔诺酮	5.0		
双炔失碳酯片(53号避孕片)	双炔失碳酯	7.5		
左炔诺孕酮	左炔诺孕酮	0.75		

【药理作用】

1. 抑制排卵 雌激素和孕激素的复方制剂以抑制排卵为主,但停药后排卵功能很快就能恢复。

2. 其他作用 小剂量孕激素以减少宫颈上皮黏液分泌,增加精子进入宫腔难度,阻碍受精为主;大剂量孕激素抑制输卵管的正常蠕动,使子宫内膜萎缩,阻碍受精卵及时到达宫腔从而发挥避孕作用,以抗受精卵着床为主。

【不良反应】

1. 类早孕反应 少数妇女可出现头晕、恶心、食欲减退、乳房肿痛等轻微类早孕反应,一般坚持用药 2～3 个月后症状可减轻或消失。

2. 子宫不规则出血 常见于用药最后几个周期,加服炔雌醇可停止出血。

3. 闭经 有 $1\%～2\%$ 的服药妇女可出现,原有月经周期不规律者较易发生。如果闭经连续达 2 个月,应停药。

4. 其他 乳汁分泌减少、凝血功能亢进、痤疮、色素沉着、血栓性疾病、严重高血压患者慎用。宫颈癌患者禁用。

二、抗着床避孕药

抗着床避孕药也称探亲避孕药,可使子宫内膜出现各种功能和形态改变,不利于受精卵着床。常用的为大剂量的炔诺酮、甲地孕酮及新型的双炔失碳酯,本类药物应用不受月经周期的限制,一般于同居时或事后服用。

三、男性避孕药

男性避孕药很少使用。棉酚被证实可用于男性避孕。棉酚是从棉花根、茎和种子中提取的一种黄色酚类物质。通过作用于睾丸细精管的生精上皮细胞,使精子数量减少,直到无精子产生。每天 20 mg,连用 2 个月可达到节育标准。停药后,生殖功能多可自行恢复。

不良反应有胃肠不适、乏力、心悸、肝功能异常、低血钾等。因其偶尔可引起不可逆性精子生成障碍,故棉酚不作为常规避孕药使用。

四、抗早孕药

抗早孕药是在妊娠早期的前 12 周内能产生完全流产而终止妊娠的药物,米非司酮(mifepristone)和米索前列醇(misoprostol)的序贯给药方案是目前药物终止早期妊娠的最佳方案,成功率 90% 以上,适用于 49 天内的早孕,米非司酮可与黄体酮竞争孕激素受体从而对抗黄体酮的作用而终止妊娠,妊娠早期应用可使子宫收缩加强,并软化、扩张宫颈,米索前列醇对妊娠子宫平滑肌有显著的兴奋作用,两药合用可明显提高完全流产率。

性激素类药和避孕药的用药护理要点见表 31-2。

表 31-2 性激素类药和避孕药的用药护理要点

步骤	护理要点
评估	1. 患者性别、年龄、用药史、过敏史、病情、治疗情况。
	2. 药理作用、用途、用法、不良反应及禁忌证。
	3. 患者对所给药物的依从性

续表

步骤	护理要点
护理措施	1. 必须遵医嘱按时给药、准确给药。 2. 严格执行查对制度,在执行药物治疗时,做到合理用药、安全用药。 3. 临床常用米非司酮与米索前列醇配伍应用抗早孕,但少数妇女发生不完全流产,会引起大量出血,故必须在医生监护下使用,及时进行处理。 4. 应用孕激素类药物期间应避免紫外线或长时间日光照射;用药后注意观察有无出血、褐斑和血栓形成、巩膜发黄和眼病早期症状、水肿等
评价	1. 避孕药长期用药是否增加肿瘤发病率。 2. 给药人群、方式、方法、时间、合理性。 3. 绒毛膜促性腺激素溶液稳定性,溶液是否配成后 4 日内用完,注射前是否做过敏试验
注意事项	1. 雄激素　孕妇及前列腺癌患者禁用。因有水钠潴留作用,肾炎、肾病综合征、肝功能不全、高血压及心力衰竭患者应慎用。 2. 避孕药　充血性心力衰竭或有其他水肿倾向者慎用。急慢性肝病及糖尿病需用胰岛素治疗者不宜使用。宫颈癌患者禁用。服用避孕药的妇女,应避免使用药酶诱导剂及某些抗生素类药物,非用药不可时应改用其他避孕方法。 3. 雌激素类药　因在肝灭活,并可能引起胆汁淤积性黄疸,故肝功能不全者慎用。长期大量应用可引起子宫内膜过度增生及子宫出血,故有子宫出血倾向及子宫内膜炎者慎用。 4. 孕激素类药　长期应用可引起子宫内膜萎缩,月经量减少,并易发阴道真菌感染

考点提示

1. 性激素是性腺分泌的激素,包括雌激素、孕激素和雄激素三大类,临床用其人工合成品。目前常用的避孕药大多属于雌激素和孕激素的复合制剂。

2. 性激素属甾体激素,其分泌受下丘脑、腺垂体的调节。

3. 雌激素类药治疗晚期乳腺癌。绝经 5 年以上的乳腺癌可用雌激素治疗,缓解率可达 40% 左右。但绝经期以前的患者禁用,因为这时反而可能促进肿瘤的生长。本药在肝灭活,并可能引起胆汁郁积性黄疸,故肝功能不全者慎用。

4. 雄激素类药孕妇及前列腺癌患者禁用。

5. 主要抑制排卵的避孕药如长期用药过程中出现乳房肿块,应立即停药。宫颈癌患者禁用。

6. 同化激素类药属体育竞赛的一类违禁药。孕妇及前列腺癌患者禁用。

常用制剂和用法

苯甲酸雌二醇　注射剂:肌内注射,1～2 毫克/次,2～3 次/周。

己烯雌酚　片剂:用于卵巢功能不全、垂体功能异常的闭经或绝经期综合征,一日量不超过 0.25 mg;用于人工周期,口服 0.25 毫克/日,连服 20 日,待月经后再服,用法同前,共 3 周;或先用己烯雌酚 1 毫克/次,每晚 1 次,连用 22 日,于服药后第 16 日开始肌内注射黄体酮 10

mg,共 5 日。阴道栓剂:0.1～0.5 毫克/粒。

炔雌醇　片剂:作用比己烯雌酚强,用量为后者的 1/20。

黄体酮　注射剂:肌内注射。先兆流产或习惯性流产:10～20 mg/d。检查闭经的原因:10 mg/d,共 3～5 日,停药后 2～3 日若见子宫出血,说明闭经并非由于妊娠。

醋酸甲羟孕酮　片剂:口服,2～10 mg/d。

枸橼酸氯米芬　片剂:促排卵,口服,50 毫克/次,1 次/日,连服 5 日。

甲地孕酮醋酸酯　片剂:口服,2～4 毫克/次,1 次/日。

炔诺酮　片剂:口服,1.25～5 毫克/次,1 次/日。

丙酸睾酮　注射剂:肌内注射,10～50 毫克/日,1～3 次/周。

甲睾酮　片剂:舌下给药或口服,5～10 毫克/次,1～2 次/日。

苯乙酸睾酮　注射剂:肌内注射,效力较丙酸睾酮强而持久,故称长效睾酮。10～25 毫克/次,2～3 次/周。

睾酮小片　片剂:75 毫克/片,每 6 周植入皮下 1 片,用于无睾症等作补充(代替)疗法。

南诺龙　注射剂:肌内注射,25 毫克/次,1～2 次/周。

美雄酮　片剂:口服,5～10 毫克/次,2～3 次/日。

司坦唑醇　片剂:口服,2 毫克/次,2～3 次/日。

直通护考

一、选择题

A_1 型题

1. 卵巢功能低下时可选用(　　)。

A. 黄体酮　　　B. 甲睾酮　　　C. 泼尼松龙　　　D. 雌二醇　　　E. 己烯雌酚

2. 睾丸功能低下时宜选用(　　)。

A. 孕激素　　　B. 甲状腺激素　　C. 雄激素　　　D. 雌激素　　　E. 同化激素

3. 回乳可选用下列哪一种药物?(　　)

A. 炔诺酮　　B. 己烯雌酚　　C. 黄体酮　　　D. 甲睾酮　　　E. 苯丙酸诺龙

4. 卵巢分泌的天然雌激素主要是(　　)。

A. 雌二醇　　　B. 雌三醇　　　C. 炔雌醇　　　D. 己烯雌酚　　E. 雌酮

5. 主要通过抑制排卵起避孕作用的药物是(　　)。

A. 大剂量炔诺酮　　　　　　B. 前列腺素　　　　C. 雌激素与孕激素复方制剂

D. 甲睾酮　　　　　　　　　E. 己烯雌酚

6. 老年性骨质疏松宜选用(　　)。

A. 米非司酮　　B. 他莫昔芬　　C. 苯丙酸诺龙　　D. 黄体酮　　　E. 炔雌醇

7. 雌激素临床上用于(　　)。

A. 消耗性疾病　　　　　　　B. 子宫内膜异位症　　　　C. 先兆流产

D. 功能性子宫出血　　　　　E. 痛经

8. 孕激素类药常用于(　　)。

A. 再生障碍性贫血　　　　　B. 绝经期综合征　　　　　C. 晚期乳腺癌

D. 老年性阴道炎　　　　　　E. 习惯性流产

9. 氯米芬不能用于（　　）。

A. 不孕症　　　B. 晚期乳腺癌　C. 卵巢囊肿　　　D. 闭经　　　　　E. 乳房纤维囊性疾病

10. 卵巢功能不全和闭经宜选用下列哪一种药物治疗？（　　）

A. 氯地孕酮　　B. 甲睾酮　　　C. 己烯雌酚　　D. 双醋炔诺酮　E. 黄体酮

11. 黄体酮的特点是（　　）。

A. 具有雄激素活性　　　　　　　　　　　B. 可抑制子宫收缩

C. 常用作短效类口服避孕药的主要成分　　D. 可口服

E. 抗利尿作用

12. 下列哪一种药主要用于男性避孕？（　　）

A. 己烯雌酚　　B. 炔诺酮　　　C. 棉酚　　　　D. 丙睾酮　　　E. 双炔失碳酯

13. 孕激素避孕的主要环节是（　　）。

A. 抗孕卵着床　　　　　　　B. 影响子宫收缩　　　　　　　C. 影响胎盘功能

D. 抑制排卵　　　　　　　　E. 杀灭精子

14. 雌激素禁用于（　　）。

A. 乳房胀痛及回乳　　　　　B. 前列腺癌　　　　　　　　　C. 绝经期综合征

D. 有出血倾向的子宫肿瘤　　E. 绝经期后乳腺癌

15. 抗着床避孕药的主要优点是（　　）。

A. 不受月经周期限制　　　　　　　　　　B. 每月只需服用一次

C. 可替代抑制排卵的避孕药　　　　　　　D. 同居 14 天以内服用一片即可

E. 以上都不是

16. 前列腺癌的治疗可选用（　　）。

A. 丙酸睾酮　　B. 炔雌醇　　　C. 氯米芬　　　D. 苯丙酸诺龙　E. 双醋炔诺酮

17. 下列哪种药物具有同化作用？（　　）

A. 己烯雌酚　　B. 黄体酮　　　C. 甲地孕酮　　D. 甲睾酮　　　E. 苯丙酸诺龙

18. 由雌激素和孕激素配伍组成的甾体激素避孕药的优点不包括（　　）。

A. 月经正常，并对月经有调节作用　　B. 可降低卵巢癌、子宫内膜癌、乳腺瘤的发病率

C. 高度有效　　　　　　　　　　　　D. 不引起凝血功能异常

E. 停药后可迅速恢复生育能力

19. 苯丙酸诺龙禁用于（　　）者。

A. 骨质疏松　　B. 肌肉萎缩　　C. 严重烧伤　　D. 严重高血压　E. 长期卧床

20. 抑制排卵的避孕药较常见的不良反应是（　　）。

A. 哺乳妇女乳汁减少　　　　B. 乳房肿胀　　　　　　　　　C. 子宫不规则出血

D. 闭经　　　　　　　　　　E. 类早孕反应

A₂ 型题

21. 李女士有习惯性痛经，要求避孕，护士建议她采用的最佳方法是（　　）。

A. 安全期避孕法　　　　　　B. 口服避孕药　　　　　　　　C. 戴避孕套

D. 阴道隔膜　　　　　　　　E. 放置宫内节育器

22. 人工流产 15 天，仍有较多阴道流血，应考虑下列哪种情况？（　　）

A. 子宫穿孔　　　　　　　　B. 子宫复旧不全　　　　　　　C. 吸宫不全

D. 子宫内膜炎　　　　　　　E. 流产后继发绒毛膜癌

A₃型题

（23～24题共用题干）

某女,48岁,因阴道流血15天就诊,已放置避孕环15年,考虑为更年期功能失调性子宫出血。

23. 最恰当的处理方式是（　　）。

A. 取环加药物性刮宫　　　　　　　　　　　B. 取环并给予雌激素止血

C. 取环并给予雌、孕激素止血　　　　　　　D. 取环并给予雄、孕激素止血

E. 取环加诊断性刮宫

24. 若病理诊断为功能失调性子宫出血,今后避孕方式应首选（　　）。

A. 戴避孕套　　　　　　　B. 口服短效避孕药　　　　　　C. 注射避孕针

D. 放置宫内节育器　　　　E. 口服长效避孕药

B型题

（25～27题共用备选答案）

A. 雌三醇　　　B. 美雄酮　　　C. 苯乙酸睾酮　　D. 雌二醇　　　E. 他莫昔芬

25. 具有同化作用的激素是（　　）。

26. 由卵巢成熟滤泡分泌的雌激素为（　　）。

27. 具有雌激素拮抗作用的药物为（　　）。

（28～30题共用备选答案）

A. 甲地孕酮　　　B. 氯米芬　　　C. 雌醇　　　D. 甲睾酮　　　E. 苯磺唑酮

28. 探亲避孕选用（　　）。

29. 治疗绝经后骨质疏松选用（　　）。

30. 无睾症的替代治疗选用（　　）。

二、案例分析

患者,女性,27岁,想两年后要孩子,坚持口服避孕1号片,服法正确,无漏服现象。7个月前,因工作繁忙,失眠厉害,服了半个多月的苯巴比妥片90 mg/d,服药期间仍坚持口服避孕药片。后来,不知何种原因,突然停经4个月之久,以为是避孕药的不良反应所致。到医院进行检查,诊断:宫内孕,活胎,中期妊娠。请对此案例进行分析。

（巴图仓）

模块八

感染性疾病用药

GANRANXING JIBING YONGYAO

项目三十二　抗微生物药物基本知识和抗菌药物概述

 学习目标

1. 掌握抗微生物药的基本概念和常用术语。
2. 熟悉抗微生物药物的作用机制、细菌产生耐药性的机制。
3. 了解机体、病原体和药物三者之间的关系。

案例引导

　　患者，男，65 岁，肺心病史 11 年，近因肺部感染，发热、咳嗽、咳痰入院治疗，临床医生直接用头孢哌酮静脉滴注，4 天后不见效果，改用头孢他啶静脉滴注，3 天后患者病情加重，大小便失禁，呼吸困难，医院下达病危通知，与家属商量后出院，出院前留下痰标本。3 天后痰标本结果显示肺炎链球菌阳性，药敏试验对青霉素敏感，对其他针对肺炎链球菌的抗生素均耐药。医院通知患者结果，输青霉素 3 天后病情好转，一周后肺部症状基本消失，患者转危为安。

　　问题 1　何为耐药性？
　　问题 2　滥用抗生素的危害有哪些？

任务一　抗微生物药基本知识

　　抗微生物药是一类能抑制或杀灭病原微生物，用于防治感染性疾病的药物，包括抗菌药、抗真菌药和抗病毒药。通常将抗微生物药、抗寄生虫药和抗肿瘤药统称化学治疗药物，简称化疗药。

　　在使用抗微生物药时，须正确处理机体、病原微生物和抗微生物药三者之间的关系（图 32-1），合理选择抗微生物药，调动机体防御功能，提高机体的抗病能力，延缓或控制病原微生物耐药性的产生，避免或减少药物的不良反应。

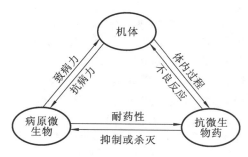

图 32-1 机体、病原微生物和抗微生物药三者关系示意图

任务二 抗菌药物概述

一、常用术语

1. 抗生素 某些微生物(细菌、真菌、放线菌等)在代谢过程中产生的能抑制或杀灭其他病原微生物的化学物质,包括天然抗生素和人工合成抗生素。

2. 抗菌谱 抗菌药的抗菌范围。根据抗菌范围的大小,可将抗菌药分为广谱抗菌药(如四环素)和窄谱抗菌药(如异烟肼)。

3. 抗菌活性 抗菌药物抑制或杀灭病原微生物的能力。通常用最低抑菌浓度(能够抑制培养基内细菌生长的最低浓度)和最低杀菌浓度(能够杀灭培养基内细菌的最低浓度)来表示。这两种浓度越低,表明药物的抗菌活性越高。

4. 抑菌药和杀菌药 仅能抑制病原微生物生长繁殖的抗菌药为抑菌药,如大环内酯类抗生素。能杀灭病原微生物的抗菌药为杀菌药,如青霉素类、氨基糖苷类抗生素。

5. 抗菌后效应 病原微生物与抗菌药接触后,当抗菌药的浓度低于最低抑菌浓度或被机体消除后,仍对病原微生物有抑制作用,这种现象称为抗菌后效应(PAE)。PAE 是确定抗菌药物临床用量、用药间隔时间的重要参数。

6. 耐药性 又称抗药性,指病原微生物对抗菌药敏感性降低甚至消失的现象。

7. 化疗指数 化疗药物的半数致死量(LD_{50})与半数有效量(ED_{50})的比值。它是衡量抗菌药安全性的重要指标。化疗指数越高,抗菌药的安全性越高。

二、抗菌药物的作用机制

抗菌药物主要通过干扰病原微生物的生化代谢过程,使病原微生物的结构和功能发生改变,从而产生杀菌或抑菌作用。抗菌药的作用机制主要有以下几个方面。

1. 抑制细菌细胞壁的合成 如青霉素类、头孢菌素类抗生素能够抑制细菌细胞壁黏肽的合成,造成细胞壁破损而死亡。

2. 抑制菌体蛋白质的合成 如氨基糖苷类、四环素类、大环内酯类抗生素可作用于病原菌核糖体,抑制菌体蛋白质的合成而发挥抗菌作用。

3. 影响胞质膜的通透性 如多黏菌素类、两性霉素 B 等药物可使病原菌胞质膜通透性增加,致使菌体内重要营养成分外漏而造成病原菌死亡。

4. 影响叶酸的合成和利用 如磺胺类抗菌药、甲氧苄啶能分别抑制细菌二氢叶酸合成酶和二氢叶酸还原酶,妨碍叶酸代谢,最终致使核酸合成受阻而发挥抗菌作用。

5. 影响核酸的合成 如喹诺酮类抗菌药能抑制菌体 DNA 回旋酶,使菌体 DNA 复制受阻而产生杀菌作用。

三、细菌的耐药性

耐药性,又称抗药性,是指病原微生物对抗微生物药产生抵抗,而致使药物敏感性降低或消失的现象,包括天然耐药性和获得耐药性。天然耐药性是由细菌染色体基因决定的,是细菌固有的,一般不会改变。获得耐药性是细菌与药物接触后产生的。近年来,细菌的耐药性和交叉耐药性已成为影响抗菌药物疗效的严重问题,滥用抗生素应引起医护人员高度警惕。

产生耐药性的机制主要有以下几种。

1. 产生灭活酶

(1) 水解酶:如 β-内酰胺酶能水解青霉素和头孢菌素的 β-内酰胺环,并使环断裂,导致 β-内酰胺类抗生素失效。

(2) 钝化酶:如氨基糖苷类钝化酶(乙酰化酶)能使氨基糖苷类药物的结构发生改变,导致氨基糖苷类抗生素失效。

2. 改变靶位结构 有些病原菌能够改变靶位蛋白的结构,降低与药物的亲和力,使药效降低。如金黄色葡萄球菌对甲氧西林的耐药性就是通过改变靶位结构而产生的。

3. 阻碍药物透过细菌胞质膜 病原微生物可以通过多种方式阻止药物透过胞质膜进入菌体内。例如,铜绿假单胞菌通过改变胞膜和胞壁非特异的通道,致使青霉素类和头孢菌素类药物难以进入菌体而失效。

4. 改变代谢途径 细菌通过改变自身代谢途径而改变对营养物质的需要,如细菌将合成叶酸改为直接利用外界的叶酸,致使磺胺类药失效。

5. 其他 药物主动外排增多、自溶酶缺乏等因素也可导致耐药性的产生。

四、抗菌药物的合理应用

必须在全面掌握患者、病原微生物和抗菌药三者情况的基础上,安全有效地使用抗菌药,以最小的风险获取最大的疗效。合理应用抗菌药是临床医疗实践中必须高度重视的问题,要注意以下几点。

1. 尽早确定病原菌 通过药敏试验结果,有针对性地选择敏感性高的抗菌药。

2. 根据抗菌药的作用特点和患者的感染部位选药 根据抗菌药物的抗菌谱和到达感染部位的有效药物浓度选择抗菌药。例如,流行性脑脊髓膜炎可选用青霉素 G 和磺胺嘧啶,这些药物在脑脊液中的药物浓度较高,治疗效果显著。

3. 根据患者的生理、病理特点合理用药 使用抗菌药时,要综合考虑患者的年龄、性别、生理、病理情况,正确选择抗菌药。严重肝功能不全的患者应避免使用利福平、红霉素等对肝功能有损害的抗菌药;严重肾功能不全的患者应避免使用多黏菌素、氨基糖苷类抗生素等对肾功能有损害的抗菌药;妊娠期妇女应避免使用有致畸作用的药物;孕妇、幼儿不宜使用喹诺酮类抗菌药以免影响软骨发育。

4. 严格控制预防性用药　除极少数临床实践证明确实有效的情况可以预防用药外,一般不提倡预防性使用抗菌药,以免引起耐药性,如风湿性心脏病患者可以使用长效青霉素预防链球菌感染。

5. 防止抗菌药的不合理应用　不合理应用抗菌药物的几种情形:①单纯病毒感染用抗菌药;②病因或发热原因不明者用抗菌药;③局部应用抗菌药;④抗菌药剂量过大或过小以及疗程过长或不足。

6. 抗菌药的联合应用

(1)联合应用抗菌药应符合以下指征:①病因不明的严重感染,根据临床经验推测致病菌,联合用药可扩大抗菌范围。②单一抗菌药不能控制的严重感染或混合感染,如肠穿孔后的腹膜炎。③长期用药易产生耐药性的感染,如结核病。④为提高疗效或减少不良反应,如青霉素与阿米卡星合用可产生协同作用。

(2)根据作用性质,可将抗菌药分为以下几类:①繁殖期杀菌剂:如青霉素类和头孢菌素类。②静止期杀菌剂:如氨基糖苷类、喹诺酮类。③速效抑菌剂:如大环内酯类、四环素类和氯霉素类。④慢效抑菌剂:如磺胺类。

(3)抗菌药联合应用可产生以下作用:①协同作用:如繁殖期杀菌剂与静止期杀菌剂合用。②相加作用:如静止期杀菌剂与慢效抑菌剂合用。③无关或相加作用:如繁殖期杀菌剂与慢效抑菌剂合用。④拮抗作用:繁殖期杀菌剂与速效抑菌剂合用。同类药物一般不联合应用,因其抗菌谱重叠,作用机制相同或相近,联合应用时易增加毒性或竞争同一靶点而降低疗效甚至产生毒性反应。

项目三十三　抗　生　素

学习目标

1. 掌握青霉素 G、红霉素、克拉霉素、阿奇霉素、庆大霉素、阿米卡星的抗菌作用、临床应用、主要不良反应及用药护理。

2. 熟悉半合成青霉素类抗生素、头孢菌素类抗生素、林可霉素类抗生素的抗菌特点及临床应用。

3. 了解其他抗生素的抗菌作用及临床应用。

4. 初步具有根据抗生素的抗菌作用、临床应用、不良反应制订护理措施并对患者及家属进行相关护理宣教的能力。

案例引导

　　患儿，女，5 岁，因发热、咳嗽加重，入院治疗。检查：体温 39.3 ℃，脉搏 105 次/分，呼吸 26 次/分，双肺湿啰音，心律规则，肝脾未触及，诊断为小儿肺炎。医嘱：青霉素钠 160 万 U，静脉滴注，皮试阴性，当静脉滴注 3 min 后，患儿即全身发绀、面色苍白、冷汗、呼吸困难、脉搏细弱，随即昏迷，呈现严重的休克状态，立即进行抢救，无效死亡。

　　问题 1　患儿注射青霉素死亡的原因是什么？
　　问题 2　告知患者及家属注射青霉素后应注意哪些问题？

任务一　β-内酰胺类抗生素

　　β-内酰胺类抗生素（β-lactam antibiotics）是一类化学结构中含有 β-内酰胺环的抗生素，抗菌活性高、毒性低、品种繁多、应用广泛，是临床最为常用的抗生素，包括青霉素类、头孢菌素类和其他 β-内酰胺类。本类药物的抗菌机制主要是抑制细菌黏肽合成酶（又称转肽酶）的活性，使其细胞壁黏肽合成异常,造成细菌细胞壁缺损,使菌体膨胀、破裂、死亡,为繁殖期杀菌剂。耐药细菌主要通过产生 β-内酰胺酶,破坏 β-内酰胺环而产生耐药性。

一、青霉素类

青霉素类根据来源不同可分为天然青霉素和半合成青霉素,其基本结构均由 6-氨基青霉烷酸(6-aminopenicillinic acid,6-APA)和侧链组成。

(一)天然青霉素

青霉素 G(penicillin G,苄青霉素)

天然青霉素是从青霉菌的培养液中提取获得的,其中以青霉素 G 性质相对稳定,抗菌作用强。青霉素 G 口服易被胃酸及消化酶破坏,肌内注射吸收迅速而完全,主要分布在细胞外液,可分布于各种关节腔、浆膜腔、淋巴液。脑膜炎时,脑脊液中药物可达有效浓度。90% 以原形由肾小管分泌排泄,0.5~1 h 达血药高峰浓度,有效血药浓度一般可维持 4~6 h。

【抗菌作用】 抗菌谱较窄,对多数革兰阳性菌和革兰阴性球菌有效。敏感菌包括:溶血性链球菌、肺炎链球菌、草绿色链球菌、多数表皮葡萄球菌、白喉棒状杆菌、炭疽芽孢杆菌、产气荚膜梭状芽孢杆菌、破伤风梭菌、百日咳杆菌、淋病奈瑟菌、脑膜炎奈瑟菌;另外,梅毒螺旋体、钩端螺旋体、鼠咬热螺菌、放线菌也对青霉素敏感。大多数革兰阴性杆菌对青霉素 G 不敏感,青霉素 G 对阿米巴原虫、真菌、立克次体、病毒无效。

对青霉素敏感的细菌一般不易产生耐药性,但耐药金黄色葡萄球菌及淋病奈瑟菌易产生青霉素酶,使青霉素的 β-内酰胺环裂解,使其失去抗菌活性。

知识链接

青霉素的起源

1928 年,英国细菌学家亚历山大·弗莱明在检查培养皿时偶然发现,在培养皿中的葡萄球菌被污染了青绿色的霉菌,而且霉菌团周围的葡萄球菌被杀死了。通过鉴定,弗莱明知道了这种霉菌属于青霉菌的一种,于是,他把经过过滤所得的含有这种霉菌分泌物的液体叫作"青霉素"。

1935 年,英国病理学家弗洛里和侨居英国的德国生物化学家钱恩合作,重新研究了青霉素的性质、分离和化学结构,终于解决了青霉素的浓缩问题。这一造福人类的贡献使弗莱明、钱恩和弗洛里共同获得了 1945 年诺贝尔生理学或医学奖。

青霉素的发现是人类发展抗生素历史上的一个里程碑。正是青霉素的发现,引发了医学界寻找抗生素新药的高潮,人类进入了合成新药的时代。

【临床应用】

1. 革兰阳性球菌感染 如溶血性链球菌引起的扁桃体炎、蜂窝组织炎、咽炎、丹毒、败血症等,草绿色链球菌引起的心内膜炎,肺炎链球菌引起的肺炎、中耳炎等,敏感的金黄色葡萄球菌感染引起的疖、痈、脓肿、骨髓炎、败血症等。

2. 革兰阳性杆菌感染 如白喉、破伤风、气性坏疽等,因青霉素对这些细菌产生的外毒素无作用,故需合用相应的抗毒素。

3. 部分革兰阴性球菌感染 如脑膜炎奈瑟菌引起的流行性脑脊髓膜炎(与磺胺嘧啶合用

为首选）等。

4. 螺旋体感染 如钩端螺旋体病、回归热及梅毒等，亦作为首选药。

5. 放线菌感染 如放线菌引起的局部肉芽肿样炎症、脓肿，多发性瘘管，肺部感染及脑脓肿等，需大剂量、长疗程用药。

【不良反应】

1. 过敏反应 青霉素类最常见的不良反应，发生率较高，轻者多为皮肤过敏反应与血清样反应等，严重者出现过敏性休克，表现为胸闷、喉头水肿、呼吸困难、四肢厥冷、面色苍白、发绀、脉搏细弱、血压下降、昏迷、惊厥等，如抢救不及时，可因呼吸和循环衰竭而死亡。

防治措施：①详细询问药物过敏史与用药史，对青霉素过敏者禁用；②须做皮试，凡初次使用，或停药间隔在 72 h 以上，或中途更换批号者都需要做皮肤过敏试验，皮试反应呈阳性者禁止使用；③避免在饥饿状态时用药，避免滥用及局部用药；④注射液现配现用；⑤备好急救药品和抢救设备；⑥给药后应留视患者 30 min，提前向患者及家属说明过敏性休克发生的先兆和症状以及自救措施；⑦发生休克时，应立即停药，就地抢救，皮下或肌内注射 0.1% 肾上腺素溶液 0.5～1 mL，症状严重者可重复给药，也可静脉或心内注射，必要时配伍糖皮质激素和 H_1 受体阻断药等，辅以人工呼吸、吸氧和气管插管等支持措施。

2. 赫氏反应 梅毒、钩端螺旋体病患者初次使用本药时，患者可在给药后数小时内出现寒战、发热、肌痛、咽痛以及原有症状加重的现象，严重时可危及生命。

3. 青霉素脑病 大剂量静脉快速滴注或鞘内注射青霉素可引起头痛、肌肉痉挛、惊厥、昏迷等，称青霉素脑病。

4. 其他反应 肌注部位可出现红肿、疼痛、硬块等。

（二）半合成青霉素

半合成青霉素（semi-synthetic penicillin）是在天然青霉素母核（6-APA）结构基础上通过引入不同侧链结构而获得的一类抗生素。它在一定程度上克服了青霉素 G 抗菌谱窄、不耐酸、不耐酶、易发生过敏性休克的缺点。半合成青霉素一般可分为耐酸、耐酶、广谱、抗革兰阴性菌等不同品种，其常用药物、抗菌特点及临床应用见表 33-1。

表 33-1　常用半合成青霉素的分类与特点

分类	药物	抗菌特点及临床应用
耐酸 青霉素类	青霉素 V（penicillin V） 非奈西林（phenethicillin）	耐酸，可口服。抗菌谱与青霉素相似，可用于敏感菌引起的轻度和中度感染，抗菌活性较青霉素弱，目前已少用
耐酶 青霉素类	苯唑西林（oxacillin） 氯唑西林（cloxacillin） 双氯西林（dicloxacillin）	（1）抗菌谱与青霉素相似，但对革兰阳性菌作用不及青霉素。 （2）耐酸，口服易吸收。 （3）耐酶，对耐青霉素的金黄色葡萄球菌有效。 主要用于耐药金黄色葡萄球菌感染

续表

分类	药物	抗菌特点及临床应用
广谱 青霉素类	氨苄西林(ampicillin) 阿莫西林(amoxycillin) 匹氨西林(pivampicillin)	(1) 耐酸,可口服。 (2) 不耐酶,对耐药金黄色葡萄球菌感染无效。 (3) 抗菌谱广,对革兰阳性和阴性菌均有杀灭作用,但对铜绿假单胞菌无效。 主要用于伤寒、副伤寒、呼吸道、泌尿道和胆道感染等
抗铜绿假单胞菌 青霉素类	羧苄西林(carbenicillin) 苄西林(sulbenicillin) 替卡西林(ticarcillin) 呋苄西林(furbenicillin) 哌拉西林(piperacillin) 阿洛西林(azlocillin) 美洛西林(mezlocillin)	(1) 不耐酸,不耐酶,口服无效,对耐药金色葡萄球菌感染无效。 (2) 抗菌谱广,对革兰阳性和革兰阴性菌均有作用,对铜绿假单胞菌作用强。 主要用于革兰阴性杆菌引起的感染,尤其是铜绿假单胞菌引起的严重感染,对各种厌氧菌也有效
抗革兰阴性菌 青霉素类	美西林(mecillinam) 匹美西林(pivmecillinam)	对革兰阴性菌抗菌作用强,对铜绿假单胞菌无效,对革兰阳性菌作用弱。主要用于革兰阴性菌所致的泌尿道、软组织感染等

二、头孢菌素类

头孢菌素类抗生素是以 7-氨基头孢烷酸(7-ACA)连接不同侧链而成的半合成抗生素。具有抗菌谱广、抗菌活性高、临床疗效好、对 β-内酰胺酶较稳定、过敏反应发生率低等优点。

头孢菌素类抗生素根据抗菌谱、抗菌特点、对 β-内酰胺酶稳定性及肾毒性的不同可分为四代,见表 33-2。

表 33-2 头孢菌素类的分类、抗菌特点及临床应用

分类	药物	抗菌特点及临床应用
第一代	头孢噻吩(cefalotin) 头孢噻啶(cefaloridine) 头孢氨苄(cefalexin) 头孢唑啉(cefazolin) 头孢拉定(cefradine) 头孢羟氨苄(cefadroxil)	(1) 对革兰阳性菌(包括耐青霉素的金黄色葡萄球菌)作用较第二代强,对革兰阴性菌的作用不及第二代。 (2) 对 β-内酰胺酶较稳定,但不及第二、三代。 (3) 肾毒性较第二、三代大。 (4) 主要用于耐药金黄色葡萄球菌感染及敏感菌引起的呼吸道、泌尿道感染等

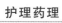

续表

分类	药物	抗菌特点及临床应用
第二代	头孢孟多(cefamandole) 头孢呋辛(cefuroxime) 头孢克洛(cefaclor)	(1) 对革兰阳性菌较第一代弱,对革兰阴性菌作用明显强于第一代,对部分厌氧菌有效。 (2) 对 β-内酰胺酶较稳定。 (3) 肾毒性较第一代小。 (4) 主要用于敏感菌所致的呼吸道、胆道及泌尿道感染等
第三代	头孢噻肟(cefotaxime) 头孢曲松(ceftriaxone) 头孢他啶(ceftazidime) 头孢哌酮(cefoperazone)	(1) 对革兰阳性菌作用不及第一、二代,对厌氧菌及革兰阴性菌作用较第二代强,对铜绿假单胞菌有效。 (2) 对 β-内酰胺酶更稳定。 (3) 对肾脏基本无毒性。 (4) 主要用于敏感菌引起的严重感染如泌尿道感染、肺炎、脑膜炎、败血症及铜绿假单胞菌感染等
第四代	头孢匹罗(cefpirome) 头孢吡肟(cefepime) 头孢唑肟(ceftizoxime)	(1) 广谱、高效,对革兰阳性菌和革兰阴性菌均有强大的抗菌作用。 (2) 对 β-内酰胺酶稳定性最高。 (3) 一般对肾无毒性。 (4) 主要用于难治性感染

【不良反应】

1. 过敏反应 主要表现为皮疹、荨麻疹、哮喘、药物热、血清样反应等,偶见过敏性休克,但与青霉素类抗生素有交叉过敏现象,青霉素过敏者有 5%～10%对头孢菌素类发生过敏。

2. 肾损害 大多数头孢菌素由肾排泄,大剂量使用有一定肾毒性,表现为蛋白尿、血尿、血中尿素氮升高等。第一代头孢菌素大剂量使用时可出现肾近曲小管坏死,肾功能不全的患者禁用。

3. 胃肠道反应 口服制剂如头孢氨苄、头孢羟氨苄、头孢拉定、头孢克洛可发生胃肠道反应,引起恶心、呕吐、食欲不振等,饭后服可减轻。

4. 二重感染 长期应用可引起肠道菌群失调,导致二重感染,临床应严格掌握其适应证。

5. 其他 长期大量应用头孢孟多、头孢哌酮时可致低凝血酶原血症;与抗凝血药、水杨酸类制剂等合用时,可致出血倾向;肌内注射有局部疼痛、硬结等,宜采用深部肌内注射。静脉注射时可见静脉炎。

三、其他 β-内酰胺类

1. 碳青霉烯类 本类抗生素具有抗菌谱广、对 β-内酰胺酶高度稳定、抗菌作用强、毒性低等特点。常用的是亚胺培南(imipenem)。亚胺培南在体内可被脱氢肽酶灭活而失效,临床所用的制剂是与脱氢肽酶抑制药西司他汀(cilastatin)等量配比的复方注射剂,称为泰能,仅供注射用。主要用于多重耐药菌引起的严重感染、医院内感染、严重需氧菌和厌氧菌混合感染。常见不良反应为恶心、呕吐、药疹、静脉炎、氨基转移酶升高等。用量较大时,可致惊厥、意识障碍等严重中枢神经系统反应。

本类药物尚有帕尼培南(panipenem)和美罗培南(meropenem),对肾脱氢肽酶稳定,故无须与脱氢肽酶抑制剂合用,且中枢神经系统毒性较轻。

2. 头霉素类　本类药物化学结构与头孢菌素相似,抗菌谱广,对革兰阴性菌作用较强,对β-内酰胺酶稳定。临床应用的药物有头孢美唑(cefmetazole)、头孢西丁(cefoxitin)等,抗菌谱和抗菌活性与第二代头孢菌素相似,对厌氧菌有高效。主要用于敏感菌所致的呼吸道、泌尿道、胆道、腹腔及软组织感染,以及用于腹腔、盆腔及妇科等需氧菌与厌氧菌的混合感染。不良反应有皮疹、静脉炎、蛋白尿、嗜酸性粒细胞增多等。

3. 氧头孢烯类　本类药物为广谱抗生素,对革兰阳性球菌、革兰阴性杆菌和厌氧菌均有强大的抗菌活性。常用药物有拉氧头孢(latamoxef)、氟氧头孢(flomoxef)等。临床用于敏感菌所致的呼吸道、胆道、泌尿道及妇科感染及败血症、脑膜炎等的治疗。不良反应以皮疹多见,偶见低凝血酶原血症和出血症状,可用维生素 K 防治。

4. 单环 β-内酰胺类　氨曲南(aztreonam)为单环 β-内酰胺类抗生素,抗菌谱窄,主要对需氧的革兰阴性菌包括铜绿假单胞菌有强大的抗菌作用,具有低毒性、耐酶、体内分布广、与青霉素类和头孢菌素类很少交叉过敏等特点,可用于对青霉素、头孢菌素过敏的患者。临床常用于敏感菌所致泌尿道、呼吸道、胆道、腹腔、盆腔、皮肤软组织感染以及败血症、脑膜炎等。不良反应少而轻,偶可出现皮疹或血清氨基转移酶升高。有过敏史及过敏体质者慎用。

5. β-内酰胺酶抑制剂　本类药物包括克拉维酸(clavulanic acid)、舒巴坦(sulbactam)、他唑巴坦(tazobactam)等,本身没有或有很弱的抗菌活性,但能抑制 β-内酰胺酶的活性,与 β-内酰胺类抗生素联合应用可发挥抗菌增效作用。如克拉维酸与阿莫西林配伍的口服制剂奥格门汀(augmentin),舒巴坦与氨苄西林配伍的舒他西林(sultamicillin),舒巴坦与头孢哌酮钠配伍,哌拉西林钠与他唑巴坦钠配伍等。主要用于产 β-内酰胺酶的金黄色葡萄球菌、表皮葡萄球菌、肠球菌、流感杆菌、铜绿假单胞菌、卡他莫拉菌、淋球菌、肠杆菌、奇异变形杆菌等所致的各种感染。不良反应少而轻。

β-内酰胺类抗生素的用药护理要点见表 33-3。

表 33-3　β-内酰胺类抗生素的用药护理要点

步骤	护理要点
评估	1. 患者的年龄、病情、治疗情况。
	2. 患者的过敏史、有无变态反应性疾病史、既往用药史、现用药情况。
	3. 患者对药物的认知程度和合作程度。
	4. 药物的药理作用、临床应用、不良反应及禁忌证
护理措施	1. 根据医嘱准确给药。
	2. 严格执行查对制度,做到"三查八对""六准确"。
	3. 密切观察药物的疗效及不良反应,一旦发生不良反应应及时通知医生,采取应对措施
评价	1. 药物的疗效。
	2. 是否出现药物的不良反应。
	3. 是否合理用药、安全用药

续表

步骤	护理要点
注意事项	1. 青霉素类、头孢菌素类宜采用深部肌内注射,注意更换注射部位并热敷。青霉素类静脉滴注前用生理盐水溶解,头孢菌素类则用葡萄糖溶液或注射用水溶解。口服头孢菌素制剂应在饭前 1 h 或者饭后 2～3 h 服药,避免食物影响其吸收。
	2. 用药后密切观察患者反应,一旦发生过敏马上停药并处置(处置方法见青霉素)。观察临床症状是否减轻,监测体温、脉搏、血常规。头孢菌素类用药期间还需注意监测尿常规和肾功能,头孢哌酮、头孢孟多使用时要观察有无出血症状,必要时合用维生素 K 等,避免长期应用。
	3. 药物相互作用:①青霉素化学性质不稳定,遇酸、碱、醇、重金属离子、氧化剂易被破坏,不宜与其他药物混合注射;②长期大量应用头孢孟多、头孢哌酮时可致低凝血酶原血症;用药期间可致出血,故不宜与抗凝血药、水杨酸制剂等合用;③第一代头孢菌素类肾毒性较强,不宜与氨基糖苷类、万古霉素类和强效利尿药等具有肾损害的药物合用;④用药期间或停药 3 天内应忌酒或饮用含乙醇的饮料,否则会导致"双硫仑样反应";⑤青霉素类属繁殖期杀菌剂,不宜与大环内酯类、四环素类、氯霉素及磺胺类药物合用。
	4. 告知患者在用药后也可能发生过敏反应,所以用药后应留视患者 30 min,无过敏反应方可离开。告知患者不要在饥饿时用药。告知患者如果曾对青霉素过敏,就不要使用其他 β-内酰胺类抗生素。
	5. 注意有无禁忌证。肾功能不全的患者不用第一代头孢菌素

知识链接

双硫仑样反应

临床上使用头孢菌素类、甲硝唑、替硝唑、酮康唑、呋喃唑酮、氯霉素、甲苯磺丁脲、格列本脲、苯乙双胍等药物后若饮酒,这些药物可抑制乙醇代谢过程所需要的醛糖氧化还原酶,使乙醛不能被氧化为乙酸,致使体内乙醛浓度升高,引起面部潮红、头晕、头痛、视觉模糊、恶心、呕吐、出汗,重者可出现呼吸困难、血压下降、心力衰竭、休克甚至死亡等。此类反应被称为双硫仑样反应,又称戒酒硫样反应。

任务二　大环内酯类及林可霉素类抗生素

一、大环内酯类

大环内酯类是一类含有 14～16 元内酯环结构的抗生素。抗菌机制为抑制菌体蛋白质的合成,为快速抑菌剂。本类抗生素有天然大环内酯类和半合成大环内酯类两类,天然大环内酯类主要有红霉素(erythromycin)、麦迪霉素(midecamycin)、乙酰螺旋霉素(acetylspiramycin)等。半合成大环内酯类有罗红霉素(roxithromycin)、阿奇霉素(azithromycin)、克拉霉素

(clarithromycin)等。在本类药物之间有不完全交叉耐药性。

（一）天然大环内酯类

红霉素（erythromycin）

红霉素在酸性条件下易被破坏，碱性条件下抗菌作用增强，为避免被胃酸破坏，常制成肠溶片。临床常用琥乙红霉素、依托红霉素，还有可供静脉滴注的乳糖酸红霉素等。

【抗菌作用】 红霉素对革兰阳性菌包括金黄色葡萄球菌、肺炎链球菌、白喉棒状杆菌、梭状芽孢杆菌等具有强大抗菌作用；对革兰阴性菌如脑膜炎奈瑟菌、淋病奈瑟菌、百日咳杆菌、流感嗜血杆菌等有效；对弯曲菌、军团菌、支原体、衣原体作用强；对立克次体、螺杆菌、厌氧菌等也有抑制作用。

【临床应用】 本药是军团菌肺炎、百日咳、白喉带菌者、支原体肺炎、弯曲菌所致的肠炎或败血症、沙眼衣原体所致的新生儿结膜炎或婴儿肺炎等的首选药；也用于对 β-内酰胺类耐药的革兰阳性球菌尤其是金黄色葡萄球菌感染和对青霉素过敏者；还可替代青霉素治疗炭疽、气性坏疽等。

【不良反应】

1. 局部刺激 口服红霉素可引起恶心、呕吐、腹痛、腹泻等胃肠道反应，有些患者不能耐受而不得不停药；肌内注射疼痛剧烈，不宜使用；静脉滴注浓度过高或速度过快，易发生血栓性静脉炎。

2. 肝损害 大剂量或长期应用尤其是在应用酯化红霉素如琥乙红霉素、依托红霉素时，可致胆汁淤积、肝肿大和氨基转移酶升高等，一般于停药后数日可自行恢复。孕妇及肝脏疾病患者容易发生，不宜应用；婴幼儿慎用。

3. 耳毒性 每日剂量大于 4 g 易发生，常发生在用药后 1～2 周。表现为眩晕、耳鸣，严重者可致耳聋。

4. 过敏反应 偶见药物热、皮疹。

麦迪霉素（midecamycin）

麦迪霉素抗菌作用与红霉素相似而较弱，与红霉素之间存在部分交叉耐药现象。临床常代替红霉素用于敏感菌所致的呼吸道、胆道、软组织感染。

不良反应为胃肠道反应，但较红霉素轻。偶见血清氨基转移酶升高、荨麻疹等。

乙酰螺旋霉素（acetylspiramycin）

乙酰螺旋霉素抗菌谱与红霉素相似而较弱，耐酸，口服吸收良好，血浆半衰期较长。临床主要用于革兰阳性菌所致呼吸道感染、软组织感染及衣原体感染，尤其适用于不能耐受红霉素的患者。

（二）半合成大环内酯类

半合成大环内酯类抗生素主要有罗红霉素、克拉霉素、阿奇霉素等。本类药物的特点有：①对胃酸稳定，口服生物利用度高；②血药浓度高，组织渗透性好；③半衰期较长，用药次数少；④抗菌谱广，对革兰阴性菌抗菌活性增强，有良好的抗菌后效应；⑤不良反应较少而轻。

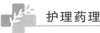

罗红霉素（roxithromycin）

罗红霉素的抗菌谱与红霉素相似，对肺炎支原体、衣原体作用较强，但对流感嗜血杆菌的作用较红霉素弱。对胃酸稳定，空腹吸收较好，生物利用度高，分布较广，$t_{1/2}$较长，达12～14 h。主要用于敏感菌所致的呼吸道、泌尿道、生殖道、皮肤软组织及耳鼻咽喉部位的感染。

不良反应少，以胃肠道反应为主，偶见皮疹、皮肤瘙痒、头痛、头昏等，应用罗红霉素期间应尽量避免驾驶、机械操作或高空作业。

阿奇霉素（azithromycin）

阿奇霉素是半合成的15元大环内酯类抗生素。耐酸，口服吸收迅速，生物利用度高，组织内分布浓度高且降低缓慢，$t_{1/2}$为35～48 h，该药大部分以原形由粪便排出体外，少部分经尿排泄。阿奇霉素的抗菌谱与红霉素相似，作用较强，对某些革兰阴性菌，如流感嗜血杆菌、淋病奈瑟菌、军团菌等明显强于红霉素，对肺炎支原体有强效，对金黄色葡萄球菌、弓形体、梅毒螺旋体也有良好作用。可用于敏感菌所致呼吸道、皮肤和软组织感染。

不良反应轻，可见胃肠道反应。肝功能不全者慎用，对大环内酯类过敏者禁用。

克拉霉素（clarithromycin）

克拉霉素为半合成的14元大环内酯类抗生素。口服吸收迅速完全，对胃酸稳定，组织中药物浓度高，主要由肾排泄。抗菌谱与红霉素相似，抗菌活性高于红霉素。克拉霉素对大多数革兰阳性菌如金黄色葡萄球菌、链球菌等的作用比红霉素强，对部分革兰阴性菌如流感嗜血杆菌、百日咳杆菌、淋病奈瑟菌、军团菌、肺炎支原体、沙眼衣原体和某些厌氧菌也有抑制作用。临床主要用于敏感菌引起的扁桃体炎、咽炎、支气管炎以及泌尿生殖系统、皮肤软组织感染。

不良反应主要有胃肠道反应、皮肤瘙痒、头疼等，孕妇禁用。

二、林可霉素类

林可霉素类抗生素包括林可霉素（lincomycin，洁霉素）和克林霉素（clindamycin，氯洁霉素）。其中，克林霉素抗菌作用较强，且毒性较小，故较林可霉素常用。吸收后两药均分布广泛，在骨组织浓度高，在胆汁和乳汁中浓度也较高，可透过胎盘屏障。在肝脏中代谢，主要经胆汁和粪便排泄。

【抗菌作用和临床应用】 二者抗菌谱与红霉素类似，抗菌机制是抑制菌体蛋白质的合成，克林霉素的抗菌活性比林可霉素强4～8倍，对革兰阳性菌及大多数厌氧菌有较好的抗菌作用。本类药物主要用于对β-内酰胺类抗生素耐药或过敏的金黄色葡萄球菌感染，对于由金黄色葡萄球菌所致的急、慢性骨髓炎及关节感染为首选药，也可用于厌氧菌和需氧菌引起的混合感染如腹膜炎、盆腔感染等。大多数细菌对林可霉素和克林霉素存在完全交叉耐药性，也与大环内酯类存在交叉耐药性。

【不良反应】

1. 胃肠道反应 表现为恶心、呕吐、腹痛、腹泻，口服比注射给药多见，但较轻微。长期应用也可发生伪膜性肠炎，可用万古霉素类或者甲硝唑治疗。

2. 其他 偶见皮疹、瘙痒、药物热、黄疸，也可出现一过性中性粒细胞减少和血小板减少。肝功能不全者慎用。小儿、孕妇、哺乳期妇女禁用。

大环内酯类抗生素的用药护理要点见表 33-4。

表 33-4　大环内酯类抗生素的用药护理要点

步骤	护理要点
评估	1. 患者的年龄、病情、治疗情况。
	2. 患者的既往用药史、现用药情况及过敏史。
	3. 患者对药物的认知程度和合作程度。
	4. 药物的药理作用、临床应用、不良反应及禁忌证
护理措施	1. 根据医嘱准确给药。
	2. 严格执行查对制度，做到"三查八对""六准确"。
	3. 密切观察药物的疗效及不良反应，一旦发生不良反应应及时通知医生，采取应对措施
评价	1. 药物的疗效，观察感染是否得到控制。
	2. 药物的不良反应，有无引起血栓性静脉炎、肝功能不全、伪膜性肠炎等。
	3. 是否合理用药、安全用药
注意事项	1. 红霉素易被胃酸破坏，常采用肠溶片或制成酯类化合物的盐类；口服可引起胃肠道反应，又因食物可影响吸收，一般应餐前或餐后 3～4 h 服用；肠溶片应整片吞服。乳糖酸红霉素应先用注射用水溶解，再用 5％葡萄糖注射液稀释后静脉滴注，因刺激性大可引起局部疼痛或血栓性静脉炎，故应稀释后缓慢滴注。
	2. 大环内酯类抗生素长期使用应定期检查肝功能。红霉素使用时注意监测听觉功能，并观察有无眩晕、耳鸣等症状，一旦出现，应立即通知医生。
	3. 药物相互作用：①大环内酯类抗生素可与磺胺类药物合用，能协同增效，与青霉素合用产生拮抗作用，与四环素类抗生素合用加重肝损害；②红霉素在酸性条件下易被破坏，不宜与酸性药物同时使用。
	4. 红霉素不能与酸性药同服，不宜与碳酸饮料同服，以免降低疗效及增加消化道反应。告知患者罗红霉素应用期间不要进行驾驶、机械操作、高空作业。
	5. 注意有无禁忌证。肝功能不全者慎用或禁用红霉素

任务三　氨基糖苷类及多肽类抗生素

一、氨基糖苷类抗生素

氨基糖苷类抗生素因其化学结构中含有氨基醇环和氨基糖而得名。包括两类：一类为天然来源，如链霉素（streptomycin）、庆大霉素（gentamicin）、卡那霉素（kanamycin）、妥布霉素

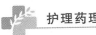

(tobramycin)、大观霉素(spectinomycin)等；另一类为人工半合成品，如阿米卡星(amikacin)、奈替米星(netilmicin)等。

（一）氨基糖苷类抗生素的共性

1. 药动学过程　口服难吸收，仅用于肠道感染和肠道手术前消毒，肌内注射吸收迅速而完全。主要分布于细胞外液，在肾皮质及内耳淋巴液中浓度高，可顺利通过胎盘屏障，但不易通过血脑屏障。药物在体内不被代谢，主要以原形由肾排泄。

2. 抗菌作用　氨基糖苷类抗菌谱较广，对各种需氧革兰阴性杆菌如大肠埃希菌、克雷伯菌属、肠杆菌属、变形杆菌属、志贺菌属等有强大的抗菌作用；对枸橼酸菌属、沙门菌属、沙雷菌属、产碱杆菌属、不动杆菌属等也有一定抗菌活性；对革兰阴性球菌作用较差；庆大霉素、阿米卡星、妥布霉素对铜绿假单胞菌有效，链霉素、阿米卡星对结核分枝杆菌有效。

3. 抗菌机制　氨基糖苷类的抗菌机制主要是抑制细菌蛋白质合成，尚能增加胞质膜的通透性，属于静止期杀菌药。

4. 耐药性　细菌对氨基糖苷类抗生素易产生耐药性，氨基糖苷类抗生素之间有部分交叉或完全交叉耐药现象。产生耐药性的机制主要为病原菌产生乙酰化酶、腺苷化酶和磷酸化酶等钝化酶，使氨基糖苷类灭活。

5. 不良反应

（1）肾毒性：表现为蛋白尿、管型尿、血尿等，严重时可导致无尿、氮质血症和肾衰竭。链霉素肾毒性最小，妥布霉素其次。

（2）耳毒性：对前庭和耳蜗有损伤作用。前庭功能障碍，如眩晕、恶心、呕吐、平衡失调等；耳蜗神经损害，如耳鸣、听力减退、耳聋等，前者停药后多可恢复，后者是药物性耳聋的主要诱因。

（3）神经肌肉阻滞作用：大剂量给药出现肌无力、呼吸困难等症状。

（4）过敏反应：表现为皮疹、荨麻疹、药物热等，甚至发生过敏性休克。

（二）常用氨基糖苷类抗生素

庆大霉素(gentamicin)

庆大霉素是临床常用的氨基糖苷类抗生素，抗菌谱较广，对革兰阴性杆菌包括大肠埃希菌、铜绿假单胞菌、变形杆菌属、克雷伯杆菌属、沙雷菌属、沙门菌属、志贺菌属均有强大作用，对革兰阴性球菌、革兰阳性细菌作用略差，对耐青霉素的金黄色葡萄球菌也有较好作用。临床可用于革兰阴性杆菌引起的各类感染如呼吸道、消化道、泌尿道、腹腔感染，以及骨髓炎、败血症、脑膜炎等，也可用于铜绿假单胞菌引起的局部或全身感染，口服用于肠道手术前准备或肠道感染。与青霉素合用具有一定的协同作用。

主要不良反应为肾毒性，耳毒性以损伤前庭功能为多见，出现眩晕、共济失调等症状，偶有过敏反应。

链霉素(streptomycin)

链霉素是最早使用的氨基糖苷类抗生素，目前临床主要用于：①结核病联合化疗的一线药物，多与利福平、异烟肼合用；②鼠疫的首选药物，应和四环素、磺胺嘧啶等合用；③与青霉素合用治疗草绿色链球菌、溶血性链球菌、肠球菌等引起的心内膜炎等。因本药易产生耐药性，一般不用于其他感染的治疗。

本药易引起过敏反应,也可引起过敏性休克,虽然发生率比青霉素低,但死亡率高于青霉素,抢救时除采取常规措施和药物外,还要静脉滴注钙剂。

妥布霉素(tobramycin)

妥布霉素抗菌谱与庆大霉素相似,由链霉菌培养液中提取获得。对铜绿假单胞菌的作用较庆大霉素强 2～4 倍,对耐庆大霉素的铜绿假单胞菌仍有效。临床适用于治疗铜绿假单胞菌引起的心内膜炎、烧伤、败血症、骨髓炎等,也用于其他敏感的革兰阴性杆菌感染。

妥布霉素的不良反应较庆大霉素略小,但仍应警惕。

阿米卡星(amikacin)

阿米卡星在氨基糖苷类抗生素中抗菌谱最广,对革兰阴性杆菌和铜绿假单胞菌有强效,细菌不易对其产生耐药性。临床主要用于对其他氨基糖苷类抗生素耐药的菌株所引起的泌尿道、呼吸道感染,铜绿假单胞菌、变形杆菌所致败血症等。

不良反应中耳毒性较为明显,肾毒性较轻。

奈替米星(netilmicin)

奈替米星抗菌谱广,对铜绿假单胞菌、大肠埃希菌、沙门菌属、变形杆菌等具有较强的抗菌活性。耐酶性强,细菌不易产生耐药性。临床用于敏感菌所致的泌尿道、消化道、呼吸道等感染,也可用于耐其他氨基糖苷类的革兰阴性杆菌及耐青霉素的金黄色葡萄球菌感染。

耳、肾毒性均较小。

大观霉素(spectinomycin)

大观霉素仅对淋病奈瑟菌有高度抗菌活性。由于易产生耐药性,临床限用于对青霉素、四环素等耐药或对青霉素过敏的淋病患者。

不良反应较少,可出现眩晕、恶心、头痛等,偶见皮疹。

氨基糖苷类抗生素的用药护理要点见表 33-5。

表 33-5　氨基糖苷类抗生素的用药护理要点

步骤	护理要点
评估	1. 患者的年龄、病情、治疗情况。 2. 患者的既往用药史、现用药情况及过敏史。 3. 患者对药物的认知程度和合作程度。 4. 药物的药理作用、临床应用、不良反应及禁忌证
护理措施	1. 根据医嘱准确给药。 2. 严格执行查对制度,做到"三查八对""六准确"。 3. 密切观察药物的疗效及不良反应,一旦发生不良反应应及时通知医生,采取应对措施

续表

步骤	护理要点
评价	1. 药物的疗效,观察感染是否得到控制。 2. 药物的不良反应,有无耳毒性、肾毒性等。 3. 是否合理用药、安全用药
注意事项	1. 本类药物局部刺激性强,用于全身感染时,先用生理盐水溶解后注射给药,肌内注射时采用深部肌内注射,并注意经常更换注射部位。 2. 用药期间需询问患者有无眩晕、耳鸣等症状,并进行听力监测,一经发现马上报告医生。用药后密切观察患者反应,一旦发生过敏马上停药,如出现过敏性休克,立即皮下或肌内注射肾上腺素,同时静脉注射葡萄糖酸钙进行抢救。用药期间定期检查肾功能,注意观察尿量及颜色变化,老年人、小孩、肾功能不全者慎用。 3. 药物相互作用:①本类药物与多肽类抗生素合用,能增加肾毒性。②与肌松药合用能使神经肌肉阻滞作用增强。③与强效利尿药合用可增加耳毒性,不宜与异丙嗪、苯海拉明、东莨菪碱合用,以免掩盖耳毒性。④不宜与其他药物混合后注射。 4. 治疗泌尿道感染时可同服碳酸氢钠碱化尿液,以增强抗菌活性。 5. 老年人、儿童、哺乳期妇女慎用,孕妇及肾功能不全者禁用

二、多肽类抗生素

(一)万古霉素类

万古霉素类包括万古霉素(vancomycin)和去甲万古霉素(nor vancomycin)。

本类抗生素对革兰阳性菌作用强,对耐甲氧西林的金黄色葡萄球菌和表皮葡萄球菌疗效显著,抗菌机制为抑制细菌细胞壁合成,为快速杀菌剂。但由于不良反应多而严重,故临床主要用于治疗耐药的革兰阳性菌所致的严重感染,如败血症、肺炎、心内膜炎、结肠炎、骨髓炎等;也可用于某些抗生素引起的假膜性肠炎。

较大剂量长期使用可引起耳毒性和肾毒性,应避免与氨基糖苷类抗生素、高效能利尿药合用,老年人、孕妇、哺乳期妇女、听力障碍和肾功能不全者慎用。

(二)多黏菌素类

本类药物常用的有多黏菌素 B(polymyxin B)和多黏菌素 E(polymyxin E),抗菌谱窄,为慢效杀菌药,仅对某些革兰阴性杆菌具有强大抗菌活性,对铜绿假单胞菌有强效。对繁殖期和静止期细菌均有杀菌作用。可用于对其他抗生素耐药的铜绿假单胞菌和革兰阴性杆菌所致的感染,如败血症、脑膜炎、心内膜炎、烧伤后感染等。因毒性较大,现主要局部用于敏感菌所致的眼、耳、皮肤、黏膜感染及烧伤引起的铜绿假单胞菌感染。也可口服用于肠道手术前准备。

本品毒性大,主要有肾损害、神经肌肉接头阻滞等,大剂量快速静脉滴注可导致呼吸抑制。多黏菌素 B 的毒性反应较多见。

任务四　四环素类和氯霉素类抗生素

一、四环素类

四环素类(tetracyclines)药物为酸、碱两性化合物,在酸性溶液中较稳定,碱性溶液中易破坏,其水溶液不稳定,应临时配用。分为天然品和半合成品两类,天然品是从链霉菌属发酵液中提取获得,主要有四环素(tetracycline)、土霉素(tetramycin)、金霉素(chlortetracycline)等;半合成品有多西环素(doxycycline)、美他环素(methacycline)、米诺环素(minocycline)等。与半合成品相比,天然品生物利用度高,抗菌活性强,耐药性少,临床评价更高。

四环素(tetracycline)

四环素属于广谱抗生素。

【抗菌作用和临床应用】　对革兰阳性菌、革兰阴性菌、支原体、衣原体、立克次体、螺旋体、放线菌均有效,但对前两类细菌的作用弱于 β-内酰胺类和氨基糖苷类抗生素,对沙门菌属、结核分枝杆菌、铜绿假单胞菌、真菌、病毒等无效。抗菌机制为抑制细菌蛋白质合成,属快效抑菌剂。耐药性多见。

目前主要用于立克次体感染,如斑疹伤寒、恙虫病、立克次体肺炎;支原体感染,如支原体肺炎、尿道炎等;衣原体感染,如肺炎衣原体肺炎、鹦鹉热、淋巴肉芽肿、沙眼衣原体感染等;回归螺旋体所致的回归热;也可用于治疗敏感细菌引起的呼吸道、胆道、生殖泌尿道的感染。

【不良反应】　本类药物不良反应较多,主要包括以下方面。

1. 胃肠道反应　口服直接刺激胃肠道,引起恶心、呕吐、厌食、腹泻和腹胀等。

2. 二重感染　长期大剂量使用使敏感细菌被抑制,出现菌群失调现象,常见白色念珠菌所致鹅口疮、厌氧芽孢梭菌所致伪膜性肠炎等。

3. 影响骨和牙齿的生长　可沉积于牙齿和骨骼中,造成牙齿黄染,形成"四环素牙",抑制骨骼发育等。孕妇、哺乳期妇女、8 岁以下儿童慎用。

4. 其他反应　主要有过敏反应、肝毒性、肾毒性和中枢神经系统症状等,一般停药后可以恢复。

多西环素(doxycycline)

多西环素抗菌作用与四环素相似,但抗菌活性较四环素高,临床用于敏感菌所致泌尿道、呼吸道、胆道感染,对立克次体病、支原体感染、衣原体感染、恙虫病等为本类药物中的首选药。常见不良反应为胃肠道刺激症状。

米诺环素(minocycline)

米诺环素抗菌作用为四环素类中最强的。细菌不易产生耐药性。临床用于耐药菌所致泌尿道、呼吸道、胆道感染,也用于治疗酒糟鼻、痤疮、衣原体感染等。

二、氯霉素类

氯霉素(chloramphenicol)

氯霉素在酸环境中稳定,在碱性环境中易分解失效。脂溶性高,分布广,易通过血脑屏障,在脑脊液中浓度高。

【抗菌作用和临床应用】 抗菌谱广,对革兰阴性菌作用强,尤其对伤寒沙门菌、流感嗜血杆菌作用最强,对革兰阳性菌作用不及青霉素和四环素,对立克次体、沙眼衣原体、肺炎支原体、螺旋体均有效。对铜绿假单胞菌、病毒、原虫等无效。

药物通过抑制细菌蛋白质合成发挥抗菌作用,为速效抑菌药,高浓度可杀菌。

因毒副反应严重,临床少用。仅用于沙门菌所致伤寒、副伤寒和立克次体、衣原体感染等,也可用于β-内酰胺类抗生素治疗无效的脑膜炎等。局部用于敏感细菌或其他微生物引起的眼部感染。

【不良反应】

1. 抑制骨髓造血功能 氯霉素最为严重的不良反应,一般是可逆性的,如可逆性的红细胞、粒细胞及血小板减少等,少数患者可致不可逆性再生障碍性贫血,发生率低,但死亡率高。氯霉素可通过胎盘屏障进入胎儿体内,故妊娠期妇女禁用。

2. 灰婴综合征 新生儿或早产儿肝药酶系统尚不完善,药物消除差,用药剂量过大,导致氯霉素在体内蓄积而引起中毒,表现为呕吐、呼吸困难、血压下降、代谢性酸中毒、皮肤发绀,最终引起呼吸和循环衰竭。早产儿和2周内新生儿禁用。

3. 其他反应 可引起二重感染、过敏反应,偶见视神经炎、视力障碍和中毒性精神病等。

四环素类和氯霉素类抗生素的用药护理要点见表33-6。

表33-6 四环素类和氯霉素类抗生素的用药护理要点

步骤	护理要点
评估	1. 患者的年龄、病情、治疗情况。 2. 患者的既往用药史、现用药情况及过敏史。 3. 患者对药物的认知程度和合作程度。 4. 药物的药理作用、临床应用、不良反应及禁忌证
护理措施	1. 根据医嘱准确给药。 2. 严格执行查对制度,做到"三查八对""六准确"。 3. 密切观察药物的疗效及不良反应,一旦发生不良反应应及时通知医生,采取应对措施
评价	1. 药物的疗效,观察感染是否得到控制。 2. 药物的不良反应,有无引起血栓性静脉炎、肝功能不全、伪膜性肠炎等。 3. 是否合理用药、安全用药

续表

步骤	护理要点
注意事项	1. 四环素饭后服用可减轻胃肠道刺激症状,静脉注射时应稀释后缓慢给药,防止发生静脉炎。氯霉素碱性强,不宜采用肌内注射。

2. 使用四环素及氯霉素应注意二重感染的发生。使用氯霉素要定期检查血常规,发生异常应立即停药。肝肾功能不全的患者慎用四环素与氯霉素。

3. 药物相互作用①四环素与酸性药物如维生素 C 合用可促进吸收,而碱性药物、H_2 受体阻断药、抗酸药可降低药物溶解度而影响吸收。②多价金属阳离子如 Mg^{2+}、Ca^{2+}、Al^{3+}、Fe^{2+} 等能与四环素形成难溶性络合物而影响吸收。③四环素、氯霉素与繁殖期杀菌剂如 β-内酰胺类抗生素合用可降低后者抗菌活性。④氯霉素为肝药酶抑制剂,可减慢华法林、甲苯磺丁脲等药物的代谢速度。

4. 使用四环素类抗生素时,应指导患者不能与含有多价阳离子的食物或药物合用,如牛奶、钙盐、铁剂、抗酸剂等。多西环素易致光敏反应,应告知患者。米诺环素使用期间避免从事高空作业、驾驶等

常用制剂和用法

青霉素 注射剂:40 万 U、80 万 U、100 万 U。临用前配成溶液,一般一次 40 万～80 万 U,一日 2 次,肌注。严重感染:一日 4 次,肌注或静脉给药,静滴时,一日 160 万～400 万 U。

青霉素 V 片剂:0.25 g(相当于 40 万 U)。一次 0.5 g,一日 3～4 次。

苯唑西林 胶囊剂:0.25 g。一次 0.5～1 g,一日 4～6 次。注射剂:0.5 g、1 g。一次 1 g,一日 3～4 次,肌注;或一次 1～2 g 溶于 100 mL 注射液内静注 0.5～1 h,一日 3～4 次。

氯唑西林 胶囊剂:0.25 g。一次 0.25～0.5 g,一日 2～3 次。注射剂:0.25 g、0.5 g。一次 0.5～1 g,一日 3～4 次,肌注或静滴。

双氯西林 片剂:0.25 g。一次 0.25～0.5 g,一日 4 次。

氨苄西林 片剂:0.25 g。一次 0.25～0.5 g,一日 4 次。注射剂:0.5 g、1 g。一次 0.5～1 g,一日 4 次,肌注;或一次 1～2 g 溶于 100 mL 注射液中滴注,一日 3～4 次,必要时 4 h 1 次。

阿莫西林 胶囊剂:0.25 g。一次 0.5～1 g,一日 3～4 次。

羧苄西林 注射剂:0.5 g、1 g。一次 1 g,一日 4 次,肌注。严重铜绿假单胞菌感染时,一日 10～20 g,静注。

替卡西林 注射剂:0.5 g、1 g。肌注或静注,剂量同羧苄西林。

哌拉西林 注射剂:1 g、2 g。一日 4～5 g,小儿一日 80～100 mg/kg,分 3～4 次肌注;成人一日 8～16 g,分 3～4 次静注或静滴。

美西林 注射剂:0.5 g、1 g。一日 1.6～2.4 g,分 4 次静注或肌注。

匹美西林 片剂或胶囊剂:0.25 g。轻症:一次 0.25 g,一日 2 次,必要时可用 4 次,重症加倍。

头孢噻吩 注射剂:0.5 g、1 g。一次 0.5～1 g,一日 4 次,肌注或静注。严重感染时,一日 2～6 g,分 2～3 次稀释后静滴。

头孢氨苄 片剂或胶囊剂:0.25 g。一日 1～2 g,分 3～4 次服。

头孢唑林 注射剂:0.5 g。一次 0.5～1 g,一日 3～4 次,肌注或静注。

头孢拉定　胶囊剂:0.25 g、0.5 g。一日 1～2 g,分 4 次服。注射剂:0.5 g、1 g。一日 2～4 g,分 4 次肌注、静注或静滴。

头孢羟氨苄　胶囊剂:0.125 g、0.25 g。一次 1 g,一日 2 次。

头孢孟多　注射剂:0.5 g、1 g、2 g。一日 2～6 g。严重感染时一日 8～12 g,分 2～4 次静注或静滴。

头孢呋辛　注射剂:0.25 g、0.5 g、0.75 g、1.5 g。一次 0.75 g,一日 3 次,肌注。严重感染时一日 4.5～6 g,分 2～4 次,静注。

头孢克洛　胶囊剂:0.25 g。一日 2～4 g,分 4 次服。

头孢噻肟　注射剂:0.5 g、1 g。一日 2～6 g,分 3～4 次,肌注。一日 2～8 g,分 2～4 次静注。

头孢曲松　注射剂:0.5 g、1 g。一次 1 g,一日 1 次,溶于 1％利多卡因 3.5 mL 中深部肌注,或一日 0.5～2 g 溶于 0.9％氯化钠注射液或 5％葡萄糖注射液中静滴,30 min 内滴完。

头孢他啶　注射剂:0.5 g、1 g、2 g。一次 0.5～2 g,一日 2～3 次,静注或肌注。静滴时以 0.9％氯化钠注射液 500 mL 稀释后 30 min 滴完,肌注一般溶于 1％利多卡因 0.5 mL,深部注射。

头孢哌酮　注射剂:0.5 g、1 g、2 g。一日 2～4 g,肌注、静注或静滴。严重感染时,一日 6～8 g,分 2～3 次肌注或静注。

头孢吡肟　注射剂:一次 1～2 g,一日 2 次,肌注或静滴。

头孢匹罗　注射剂:一次 1～2 g,一日 1～2 次,肌注或静滴。

头孢西丁　注射剂:1 g。一次 1～2 g,一日 3～4 次,肌注或静注。

亚胺培南-西司他丁　注射剂:0.25 g、0.5 g、1 g(亚胺培南计量,其中含有等量的西司他丁钠)。一次 0.25 g～1 g,一日 2～4 次肌注或静注。

美罗培南　注射剂:0.25 g、0.5 g。一次 0.5～1 g,一日 3～4 次肌注或静注。

氨曲南　注射剂:0.5 g、1 g。一日 1.5～6 g,分 3 次肌注、静注或静滴,静滴时加入 0.9％氯化钠注射液 100 mL 中,于 30 min 内滴完。

拉氧头孢　注射剂:0.25 g、0.5 g、1 g。一次 0.5 g～1 g,一日 2 次,肌注、静注或静滴,重症加倍。

氟氧头孢　注射剂:0.5 g、1 g、2 g。一日 1～2 g,分 2 次静注或静滴;重症一日 4 g,分 2～4 次静注或静滴。

红霉素　肠溶片剂:0.125 g、0.25 g。一次 0.25～0.5 g,一日 3～4 次。注射剂(乳糖酸盐)0.25～0.3 g。一日 1～2 g,分 3～4 次静滴。

乙酰螺旋霉素　片剂或胶囊剂:0.1 g、0.2 g。一次 0.2～0.3 g,一日 4 次。

罗红霉素　片剂:0.15 g。一次 0.15 g,一日 2 次,餐前服。颗粒剂、悬浮剂:0.05 g。一次 0.15 g,一日 2 次。

阿奇霉素　片剂:125 mg、250 mg。一次 0.5 g,一日 1 次。

克拉霉素　片剂:0.2 g。一日 0.25～0.5 g,分 2 次服。

链霉素　注射剂:0.5 g、0.75 g。一次 0.75 g,一日 1 次,肌注。

庆大霉素　片剂:2 万 U、4 万 U。一次 8 万～16 万 U,一日 3～4 次。注射剂:2 万 U、4 万 U、8 万 U。一日 16 万～24 万 U,分 2～3 次肌注。静滴剂量同上。忌与青霉素等混合静注。

阿米卡星　注射剂:0.1 g、0.2 g。一日 0.2～0.4 g,分 1～2 次肌注,静滴剂量同肌注,不可静注。

妥布霉素　注射剂:40 mg、80 mg。成人一次 1.5 mg/kg,每 8 h 一次,肌注或静滴,疗程一般不超过 7～10 日。

奈替米星　注射剂:150 mg。一日 3～6.5 mg/kg,分 2 次肌注。

大观霉素　注射剂:2 g。一次 2 g 溶于 0.9%苯甲醇溶液 3.2 mL 中,深部肌注,一般一次即可,必要时一日 2 次,即总量 4 g。

四环素　片剂或胶囊剂:0.25 g。一次 0.5 g,一日 3～4 次。软膏剂:5 g。眼膏剂:2.5 g、10 g。外用。

土霉素　片剂:0.125 g、0.25 g。一次 0.5 g,一日 3～4 次。

多西环素　片剂或胶囊剂:0.1 g。首次 0.2 g,以后一日 0.1～0.2 g,分 1～2 次服。

米诺环素　片剂:0.1 g。一次 0.1 g,一日 2 次,首剂加倍。

氯霉素　片剂或胶囊剂:0.25 g。一次 0.25～0.5 g,一日 3～4 次。眼膏、滴眼液、滴耳液:局部外用。

林可霉素　片剂或胶囊剂:0.25 g、0.5 g。一次 0.5 g,一日 3～4 次,饭后服。注射剂:0.2 g、0.6 g。一次 0.6 g,一日 2～3 次,肌注,或一次 0.6 g 溶于 100～200 mL 注射液中缓慢静滴,一日 2～3 次。

克林霉素　胶囊剂:0.075 g、0.15 g。一次 0.15～0.3 g,一日 3～4 次。注射剂:0.15 g。一日 0.6～1.8 g,分 2～4 次肌注或静滴。

万古霉素　粉针剂:0.5 g。一日 1～2 g,分 3～4 次静注或静滴。静注速度应慢,持续时间不少于 1 h。

盐酸去甲万古霉素　粉针剂:0.4 g。一次 0.8～1.6 g,一次或分次静脉滴注。静注速度应慢。

直通护考

一、选择题

A_1 型题

1. 治疗小儿支原体肺炎首选的抗生素是(　　)。

A. 青霉素　　　B. 氨苄西林　　　C. 头孢利定　　　D. 链霉素　　　E. 罗红霉素

2. 最容易引起听神经损害的药物是(　　)。

A. 异烟肼　　　B. 利福平　　　C. 链霉素　　　D. 乙胺丁醇　　　E. 吡嗪酰胺

3. 链霉素长期应用可出现的不良反应是(　　)。

A. 周围神经炎　　　　　B. 肝损害　　　　　C. 眩晕、听力障碍

D. 高尿酸血症　　　　　E. 视神经炎

4. 新生儿肺炎最常见的致病菌为金黄色葡萄球菌,治疗首选的抗生素是(　　)。

A. 庆大霉素　　　B. 头孢呋辛　　　C. 林可霉素　　　D. 红霉素　　　E. 丁胺卡那霉素

5. 治疗肺炎链球菌肺炎的首选抗生素是(　　)。

A. 红霉素　　　　　　B. 青霉素　　　　　　C. 丁胺卡那霉素

D. 氟哌酸　　　　　　E. 羧苄青霉素

6. 对细菌耐药性叙述,正确的是(　　)。

A. 细菌毒性大

B. 细菌与药物多次接触后,对药物敏感性下降甚至消失

C. 细菌与药物一次接触后,对药物敏感性下降

D. 是药物不良反应的一种表现

E. 是药物对细菌缺乏选择性

7. 抗菌药物联合应用的目的在于(　　)。

A. 提高疗效,扩大抗菌谱 　　　　　　　　B. 防止或延缓产生耐药性

C. 减少药物剂量 　　　　　　　　　　　　D. 降低药物的毒性及不良反应

E. 以上都包括

A_2 型题

8. 患儿,女,4 岁。因化脓性脑膜炎入院。脓液细菌培养显示为脑膜炎双球菌感染。进行抗菌治疗首选的抗菌药是(　　)。

A. 青霉素 　　　B. 阿奇霉素 　　　C. 庆大霉素 　　　D. 链霉素 　　　E. 红霉素

9. 患儿,男,7 岁。患轻度室间隔缺损,尚未治疗。现因龋齿需拔牙,医生在拔牙前给予青霉素,其目的是预防(　　)。

A. 上呼吸道感染 　　　　　　　B. 牙龈炎 　　　　　　　C. 支气管炎

D. 充血性心力衰竭 　　　　　　E. 感染性心内膜炎

10. 患者,女,45 岁。行阑尾切除术后,给予青霉素治疗,护士未做青霉素过敏试验,给患者输入青霉素后致过敏性休克死亡。该事件属于(　　)。

A. 医疗事故 　　　　　　　B. 护理质量缺陷 　　　　　　　C. 责任心不强

D. 护理差错 　　　　　　　E. 医疗纠纷

A_3 型题

(11～13 题共用题干)

患者,男,25 岁。患化脓性扁桃体炎,遵医嘱进行青霉素过敏试验。

11. 过敏试验液注入皮下的剂量为(　　)。

A. 50 U 　　　B. 100 U 　　　C. 150 U 　　　D. 200 U 　　　E. 250 U

12. 3 min 后患者出现濒危感,伴烦躁不安、出冷汗、血压下降,判断患者出现了(　　)。

A. 青霉素毒性反应 　　　　　　B. 呼吸道过敏反应 　　　　　　C. 消化道过敏反应

D. 过敏性休克 　　　　　　　　E. 血清病型反应

13. 遇到上述情况,应采取的紧急措施是(　　)。

A. 立刻平卧,皮下注射 0.1 ‰肾上腺素 　　　　B. 立刻给予升压药多巴胺

C. 立即静脉注射地塞米松 　　　　　　　　　　D. 立即静脉注射兴奋药物山梗菜碱

E. 立即静脉注射葡萄糖酸钙

(14～15 题共用题干)

患者,男,65 岁,因"直肠癌"拟行手术治疗。遵医嘱"青霉素皮内试验",护士配制好青霉素皮试液后给患者注射。

14. 注射的剂量应是(　　)。

A. 1500 U 　　　B. 200 U 　　　C. 150 U 　　　D. 20 U 　　　E. 15 U

15. 注射前应询问患者的情况不包括(　　)。

A. 既往是否使用过青霉素　　　　　　B. 最后一次使用青霉素的时间

C. 有无其他药物或食物过敏　　　　　D. 是否对海鲜、花粉过敏

E. 家属有无青霉素过敏史

(16～17 题共用题干)

患者,女,68 岁。患大叶性肺炎,高热昏迷 10 天,10 天内给予大量抗生素治疗。近日发现其口腔黏膜破溃,创面上附着白色膜状物,拭去附着物可见创面轻微出血。

16. 该患者口腔病变的原因可能是(　　　)。

A. 病毒感染　　　　　　　B. 真菌感染　　　　　　　C. 维生素缺乏

D. 凝血功能障碍　　　　　E. 铜绿假单胞菌感染

17. 为该患者口腔护理时,最适宜的漱口液是(　　　)。

A. 生理盐水　　　　　　　B. 0.1％醋酸　　　　　　　C. 朵贝尔液

D. 0.02％呋喃西林　　　　E. 1％～4％碳酸氢钠

二、案例分析

1. 患者,女,50 岁。因大肠埃希菌感染导致腹泻,给予庆大霉素治疗。在用药过程中,患者的每日尿量低于 200 mL。诊断为急性肾功能不全,立即停药抢救。

请分析:

(1) 该患者为何会出现急性肾功能不全?

(2) 作为护士应如何进行用药护理?

2. 患者,男,53 岁。因急性化脓性阑尾炎,行阑尾切除术后,静脉滴注林可霉素 1.2 g/500 mL 预防感染,滴注完毕后,患者出现呼吸衰竭、休克而死亡。

请分析:

(1) 该患者死亡的原因是什么?

(2) 使用该药时应如何进行用药护理?

3. 患儿,男,6 岁。因患化脓性扁桃体炎,静脉滴注头孢拉定 3 天,发现尿呈红色,伴腰痛,既往无肾脏疾病史。尿常规:红细胞满视野,血尿素氮为 411 mmol/L。

请分析:患儿出现了什么情况?应如何处理?

(冯　旗)

项目三十四　人工合成抗菌药

任务一　喹诺酮类抗菌药

一、喹诺酮类抗菌药概述

喹诺酮类抗菌药（quinolones）为人工合成抗菌药，基本母核结构为4-喹酮，根据化学结构和合成年代不同可分为四代。

第一代代表药物为萘啶酸，因其疗效不佳现已被淘汰。

第二代代表药物为吡哌酸，对多数革兰阴性菌有效，主要用于治疗泌尿道和肠道感染。

第三代包括诺氟沙星、环丙沙星、氧氟沙星、洛美沙星、氟罗沙星、司帕沙星等，由于药物分子中含氟原子，称氟喹诺酮类抗菌药，其口服吸收好、抗菌谱广、抗菌活性高、临床应用广泛、不良反应少。

第四代包括莫西沙星、加替沙星、吉米沙星等,新研制的氟喹诺酮类抗菌药,具有抗菌谱更广,抗菌活性高,不良反应轻等优点。

【抗菌作用】　临床常用第三代氟喹诺酮类抗菌药。第三代氟喹诺酮类抗菌药抗菌谱广、抗菌活性高,对革兰阴性菌(包括铜绿假单胞菌)有强大的杀菌作用,其敏感菌包括淋病奈瑟菌、大肠埃希菌、伤寒沙门菌属、志贺菌属、克雷伯菌、变形杆菌等。对革兰阳性菌也有良好的抗菌作用;部分品种对结核分枝杆菌、支原体、衣原体及厌氧菌也有作用;新研制的第四代氟喹诺酮类抗菌药抗菌谱更广,对革兰阳性及阴性菌、结核分枝杆菌、支原体、衣原体、厌氧菌等的抗菌活性更强。

其抗菌机制主要是通过抑制 DNA 回旋酶,阻碍 DNA 复制,从而快速杀菌。

本类药物之间有交叉耐药现象,特别是近年来氟喹诺酮类药物应用广泛,耐药菌株逐渐增加。

【临床应用】

1. 呼吸道感染　常用于革兰阴性菌感染所致的肺炎和支气管炎,也可用于治疗支原体肺炎、衣原体肺炎等。首选用于治疗对青霉素高度耐药的肺炎链球菌感染。

2. 消化道感染　对中毒性菌痢、腹泻、胃肠炎等肠道感染及伤寒沙门菌属引起的伤寒或副伤寒等有较好的治疗效果。

3. 泌尿生殖道感染　对敏感菌所致的各种泌尿道感染有快速疗效,对敏感菌所致的急性、慢性前列腺炎等也有较好的疗效。

4. 其他　可用于对敏感菌所致的骨髓炎、关节炎、菌血症、皮肤及软组织感染等的治疗,还可用于沙眼衣原体、支原体等所致感染。与其他抗结核病药合用,治疗耐药的结核病。

【不良反应】

1. 胃肠道反应　可见胃部不适、恶心、呕吐、腹痛、腹泻、食欲减退等症状。

2. 中枢神经系统毒性　轻症者表现为头痛、失眠、眩晕等,重症者出现精神异常、抽搐、惊厥等,有癫痫病史、精神病史者慎用。

3. 过敏反应　可见皮疹、皮肤瘙痒、白细胞减少等症状。部分患者会出现光敏性皮炎。

4. 软骨损害　可损伤负重关节的软骨,出现关节肿胀、肌腱炎等,也可影响软骨发育,孕妇、未成年儿童应慎用。

5. 其他　如心脏毒性、肝毒性、肾损害等。

知识链接

光敏性皮炎

光敏物质(药物等化学物质)沉积于皮内或者皮下,日光照射皮肤时,光敏物质吸收光能转化为半抗原,与体内大分子物质结合形成完全抗原,导致迟发型超敏反应,表现为光暴露部位出现红斑、丘疹、结节等,伴有不同程度的瘙痒或者灼热感。

二、常用的氟喹诺酮类抗菌药

诺氟沙星(norfloxacin,氟哌酸)

诺氟沙星是第一个用于临床的氟喹诺酮类抗菌药,其抗菌谱广,对大肠埃希菌和各种沙门菌、志贺菌属、弯曲菌和奈瑟菌属极为有效,对衣原体、支原体、分枝杆菌也有抑制作用,临床主要用于敏感菌所致肠道、泌尿道感染和淋病,也可外用治疗皮肤和眼部的感染。

氧氟沙星（ofloxacin）

氧氟沙星为高效广谱抗菌药,对革兰阳性菌（包括耐甲氧西林金黄色葡萄球菌）、革兰阴性菌（包括铜绿假单胞菌）均有较强作用;对肺炎支原体、奈瑟菌、厌氧菌及结核分枝杆菌也有一定的活性。临床主要用于敏感菌所致的呼吸道感染、泌尿生殖道感染、肠道感染、胆道感染、耳鼻咽喉感染、皮肤软组织感染、妇科感染及前列腺炎、伤寒等。并可作为二线药物与其他抗结核病药联合应用治疗结核。不良反应少而轻微。偶见轻度中枢神经系统毒性反应和氨基转移酶升高,静脉滴注部位有血管刺激反应,可诱发跟腱炎和跟腱撕裂,肾功能减退或老年患者应减量。

左氧氟沙星（levofloxacin）

左氧氟沙星为氧氟沙星的左旋光学异构体,其抗菌活性为氧氟沙星的 2 倍,在脑脊液及尿液中浓度高,不良反应更小,除对革兰阳性菌等、革兰阴性菌等临床常见致病菌有较强的抗菌作用外,对厌氧菌、支原体、衣原体、肺炎军团菌、结核分枝杆菌亦有较强的杀灭作用。临床广泛用于敏感菌所致的呼吸道、泌尿道感染、外科及妇科感染,如咽喉炎、支气管炎、扁桃体炎、肾盂肾炎、膀胱炎、胆囊炎、细菌性痢疾（简称菌痢）等。不良反应的发生率低于多数氟喹诺酮类抗菌药。

环丙沙星（ciprofloxacin）

环丙沙星抗菌谱广,抗菌活性强,对铜绿假单胞菌、金黄色葡萄球菌、淋病奈瑟菌、流感杆菌等均有良效,对肺炎军团菌及弯曲菌亦有效,主要用于敏感菌所致呼吸系统、泌尿生殖系统、消化系统、骨与关节和皮肤软组织感染。静脉滴注时,局部有血管刺激反应,可诱发跟腱炎和跟腱撕裂,老年人及运动员慎用。

司帕沙星（sparfloxacin）

司帕沙星对革兰阳性菌、厌氧菌、结核分枝杆菌、衣原体和支原体的抗菌活性强于环丙沙星和氧氟沙星,对军团菌和革兰阴性菌的抗菌活性与环丙沙星相似。临床用于敏感菌所致的呼吸系统、泌尿生殖系统、皮肤软组织感染及骨髓炎和关节炎等。

莫西沙星（moxifloxacin）

莫西沙星对大多数革兰阳性菌和阴性菌、厌氧菌、结核分枝杆菌、衣原体和支原体具有较强的抗菌活性。临床用以治疗敏感菌所致的急、慢性支气管炎,上呼吸道感染及泌尿生殖系统和皮肤软组织感染等。未见严重不良反应。

喹诺酮类抗菌药的用药护理要点见表 34-1。

表 34-1　喹诺酮类抗菌药的用药护理要点

步骤	护理要点
评估	1. 患者的年龄、病情、治疗情况。
	2. 患者的既往用药史、现用药情况及过敏史。
	3. 患者对药物的认知程度和合作程度。
	4. 药物的药理作用、临床应用、不良反应及禁忌证

续表

步骤	护理要点
护理措施	1. 根据医嘱准确给药。 2. 严格执行查对制度,做到"三查八对""六准确"。 3. 密切观察药物的疗效及不良反应,一旦发生不良反应及时通知医生,采取应对措施
评价	1. 药物的疗效,观察感染是否得到控制。 2. 药物的不良反应。 3. 是否合理用药、安全用药
注意事项	1. 环丙沙星口服吸收不完全,宜静脉滴注给药。 2. 使用喹诺酮类抗菌药 4 周以上,应注意是否有关节病变,一经发现立即报告医生。长期应用喹诺酮类抗菌药,应定期检查肝肾功能。 3. 药物相互作用:①服用喹诺酮类抗菌药时,应慎用或避免合用茶碱类和口服抗凝药、非甾体抗炎药物,因喹诺酮类抗菌药可抑制后者在肝内的代谢。②喹诺酮类抗菌药不宜与抗酸药、抗胆碱药、H_2受体阻断药同服,以免减少吸收。 4. 用药指导喹诺酮类抗菌药用药期间应避免日照及紫外线直接照射。 5. 注意禁忌证:对喹诺酮类抗菌药过敏者禁用;孕妇、14 岁以下儿童禁用;因可诱发中枢神经系统毒性,有精神病史或癫痫病史者禁用

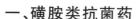

任务二　磺胺类抗菌药和甲氧苄啶

一、磺胺类抗菌药

磺胺类抗菌药属广谱抗菌药,对多数致病菌均有抑制作用,磺胺增效剂甲氧苄啶(TMP)的问世使得磺胺类抗菌药的抗菌疗效明显增强。

【抗菌作用】　磺胺类抗菌药对多数革兰阳性菌和阴性菌有较好的抗菌活性,最敏感的是溶血性链球菌、肺炎链球菌、脑膜炎奈瑟菌、淋病奈瑟菌、鼠疫耶尔森菌和诺卡菌属等。

磺胺类抗菌药的化学结构与对氨基苯甲酸(PABA)相似,能与 PABA 竞争二氢叶酸合成酶,妨碍二氢叶酸的合成,干扰细菌的叶酸代谢,使细菌核酸合成受到阻碍,从而抑制细菌生长繁殖。(图 34-1)

细菌反复接触磺胺类抗菌药后,可产生耐药性。磺胺类抗菌药之间有交叉耐药性。

临床常用磺胺类抗菌药的分类、作用特点及应用见表 34-2。

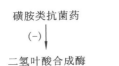 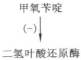

图 34-1　磺胺类抗菌药和甲氧苄啶作用示意图

表 34-2　磺胺类抗菌药的分类、作用特点及应用

分类	药名	作用特点及应用
全身感染的磺胺类抗菌药	磺胺嘧啶（sulfadiazine，SD）	中效，口服易吸收，血浆蛋白结合率较低，易透过血脑屏障，是治疗流行性脑脊髓膜炎的首选药物，也可用于敏感菌引起的泌尿道感染。使用时多饮水，同服碳酸氢钠碱化尿液，减少肾损害
	磺胺甲噁唑（sulfamethoxazole，SMZ）	中效，尿液中药物浓度高，可用于治疗敏感菌所致的急性单纯性尿路感染。与甲氧苄啶合用产生协同抗菌作用，用于敏感菌引起的消化道、呼吸道、泌尿道感染
肠道感染的磺胺类抗菌药	磺胺异噁唑（sulfafurazole，SIZ）	短效，血浆蛋白结合率较高，主要经肾脏排出，尿液中药物浓度较高，不易析出结晶，适于敏感菌所致的尿道感染
	柳氮磺吡啶（sulfasalazine，SASP）	口服吸收较少，临床用于治疗溃疡性结肠炎、节段性回肠炎等
	磺胺米隆（sulfamylon，SML）	抗菌谱广，对铜绿假单胞菌、金黄色葡萄球菌、破伤风梭菌均有效，抗菌作用不受脓液和坏死组织的影响。临床用于烧伤和大面积创伤后的感染
外用磺胺类抗菌药	磺胺嘧啶银（sulfadiazine silver，SD-Ag）	对铜绿假单胞菌有强大的抗菌活性，临床用于预防和治疗Ⅱ度和Ⅲ度烧伤、烫伤患者创面感染，促进创面愈合
	磺胺醋酰钠（sulfacetamide sodium）	钠盐溶液呈中性，几乎无刺激性，穿透力强，适用于眼科感染，如沙眼、角膜炎、结膜炎等

【不良反应及用药护理】

1. 泌尿系统损害　磺胺类抗菌药及其乙酰化产物在酸性尿液中溶解度低，易析出结晶，从而引起尿痛、血尿、尿路阻塞等症状，服药期间应多饮水以稀释尿液。与碱性药物合用时可增加磺胺类抗菌药在碱性尿中的溶解度，以降低肾毒性。

2. 过敏反应　药物热和皮疹多见，偶见多形性红斑、剥脱性皮炎，严重者可致死，有过敏史者禁用。

3. 血液系统反应　长期用药可抑制骨髓造血功能，导致粒细胞减少、血小板减少及再生障碍性贫血。缺乏 6-磷酸葡萄糖脱氢酶的患者应用磺胺类药物后可致溶血反应。

4. 神经系统反应　部分患者服用磺胺类抗菌药后会出现周围神经炎、头痛、眩晕、乏力，服用磺胺类抗菌药时不宜驾驶及高空作业。

5. 消化系统反应　口服磺胺类抗菌药后可出现恶心、呕吐、食欲不振等消化系统症状，也可发生黄疸、肝功能减退，严重者可发生急性重型肝炎。

6. 其他　新生儿使用磺胺类抗菌药后，可引起胆红素脑病、溶血等，药物也可经乳汁排泄，新生儿、孕妇、哺乳期妇女应禁用此类药物。

二、甲氧苄啶

甲氧苄啶，又称磺胺增效剂。抗菌谱和磺胺类抗菌药基本相似，但抗菌活性较强，对多种革兰阳性菌和革兰阴性菌有效，单用易产生耐药性。

甲氧苄啶通过抑制细菌二氢叶酸还原酶，使二氢叶酸不能还原成四氢叶酸，从而阻止细菌核酸合成，与磺胺类抗菌药合用，可使细菌的叶酸代谢受到双重阻断，使其抗菌作用增强数十倍，可产生杀菌作用，并能减少细菌耐药性产生。本药对抗生素也有增效作用，如四环素、庆大霉素等，故又称为抗菌增效剂。

临床常与 SMZ（磺胺甲噁唑）或 SD（磺胺嘧啶）制成复方制剂（复方新诺明和复方磺胺嘧啶），用于治疗呼吸道感染、泌尿道感染、肠道感染和脑膜炎、败血症等。对伤寒、副伤寒疗效不低于氨苄西林，也可与长效磺胺类抗菌药联合用于恶性疟疾的防治。

甲氧苄啶毒性较小，可引起恶心、呕吐、过敏性皮疹等。大剂量长期应用会干扰人体叶酸代谢，出现粒细胞减少、血小板减少、巨幼红细胞性贫血等，必要时可用四氢叶酸治疗。本品可能引起畸胎，孕妇禁用。

任务三　其他合成类抗菌药

一、硝基咪唑类抗菌药

硝基咪唑类抗菌药为人工合成的咪唑衍生物，包括甲硝唑（metronidazole）、替硝唑（tinidazole）、尼莫唑（nifuratel）、奥硝唑（ornidazole）等，可抑制敏感菌的 DNA 合成，或使敏感菌的 DNA 变形、断裂，从而产生杀菌作用。

甲硝唑（metronidazole，灭滴灵）

甲硝唑属硝基咪唑类药物，其分子中的硝基在细胞内无氧环境中被还原成氨基，抑制 DNA 合成，从而发挥抗厌氧菌作用，对脆弱类杆菌尤为敏感，此外还有抗破伤风梭菌、抗滴虫和抗阿米巴原虫的作用，对需氧菌或兼性需氧菌无效。

【抗菌作用及临床应用】

1. 抗厌氧菌作用　杀灭厌氧菌，可用于厌氧菌引起的口腔、盆腔、腹腔、骨和关节等部位的感染，多为首选。对由此引起的败血症及气性坏疽等亦有良好的防治作用。

2. 抗阴道滴虫作用　可直接杀灭阴道滴虫,作用强大,是治疗阴道滴虫病的首选药物。甲硝唑治疗阴道滴虫时,应嘱咐夫妻同时服药。

3. 抗阿米巴原虫作用　可直接杀灭肠内外阿米巴滋养体,是治疗急性阿米巴痢疾和肠外阿米巴病的首选药,与肠腔内抗阿米巴病药合用治疗阿米巴痢疾,可降低复发率。

4. 其他　甲硝唑是目前治疗贾第鞭毛虫病最为有效的药物。幽门螺杆菌也对甲硝唑敏感。

【不良反应及用药护理】

1. 消化道反应　可出现恶心、口腔金属味、呕吐、腹泻、腹痛等消化道症状。

2. 神经系统反应　可出现头痛、眩晕、肢体麻木等神经系统反应,剂量过大可出现脑病、共济失调和惊厥等症状。

3. 过敏反应　可发生荨麻疹、皮肤潮红、白细胞减少等过敏症状。

4. 其他　长期服用本药有致癌、致畸的可能。服药期间应禁止饮酒,防止发生"双硫仑样反应"。

替硝唑(tinidazole)

替硝唑半衰期较长,有效血药浓度可维持72 h,抗厌氧菌作用较甲硝唑强。主要用于治疗厌氧菌感染及阴道滴虫病,毒性略低于甲硝唑,也可用于阿米巴痢疾和肠外阿米巴病的治疗。

二、硝基呋喃类抗菌药

硝基呋喃类抗菌药抗菌谱广,对革兰阴性和革兰阳性细菌均有杀菌作用,常用药物有呋喃妥因(furantoin)、呋喃唑酮(furazolidone)、呋喃西林(furacilin)等。

呋喃妥因(furantoin,呋喃坦啶)

呋喃妥因口服后吸收迅速,尿中药物浓度较高,对多数革兰阳性菌和革兰阴性菌具有抑制或杀灭作用,临床主要用于敏感菌引起的泌尿道感染。常见不良反应有胃肠道反应、过敏,剂量过大可引起周围神经炎。

呋喃唑酮(furazolidone,痢特灵)

呋喃唑酮口服后很少吸收,肠道内浓度高。主要用于治疗肠炎、痢疾等肠道感染性疾病,也可用于治疗幽门螺杆菌所引起的胃、十二指肠溃疡。

呋喃西林(furacilin)

呋喃西林毒性大,仅作为表面消毒剂,可用于化脓性中耳炎、伤口感染等。

 考点提示

1. 氟喹诺酮类抗菌药代表药物的特点和不良反应。

2. 甲硝唑的临床应用。

常用制剂和用法

吡哌酸　片剂或胶囊剂：0.25 g、0.5 g。一次 0.5 g，一日 3～4 次。

诺氟沙星　片剂或胶囊剂：0.1 g。一次 0.1～0.2 g，一日 3～4 次。1％软膏剂：10 克/支，外用。0.3％眼药水：8 毫升/支，外用。

氧氟沙星　片剂：0.1 g。一日 0.2～0.6 g，分 2 次服。注射剂：0.4 g。一次 0.4 g，一日 2 次静滴。

左氧氟沙星　片剂：0.1 g。一次 0.1 g，一日 3 次。注射剂：0.1 g。一日 0.4 g，分 2 次静滴。

环丙沙星　片剂：0.25 g、0.5 g、0.75 g。一次 0.25～0.5 g，一日 2 次。注射剂：0.1 g、0.2 g。一次 0.1～0.2 g 溶于 0.9％氯化钠注射液或 5％葡萄糖注射液中静滴，静滴时间不少于 30 min，一日 2 次。

莫西沙星　片剂：0.4 g。一次 0.4 g，一日 1 次。注射剂：0.4 g。一次 0.4 g，一日 1 次。

加替沙星　片剂：0.1 g、0.2 g、0.4 g。一次 0.2～0.4 g，一日 1 次。注射剂：0.1 g、0.2 g、0.4 g。一次 0.2～0.4 g，一日 1 次。

磺胺甲噁唑　片剂：0.5 g。一次 0.5～1 g，一日 2 次，首次剂量加倍。大剂量长期应用时，需同服等量的碳酸氢钠。

磺胺嘧啶　片剂：0.5 g。一次 1 g，一日 2 g。治疗脑膜炎，一次 1 g，一日 4 g。注射剂：0.4 g、1 g。一次 1～1.5 g，一日 3～4.5 g。小儿一般感染一日 50～75 mg/kg，分 2 次用；流脑时按一日 100～150 mg/kg 用。

柳氮磺吡啶　片剂：0.25 g。一次 1～1.5 g，一日 3～4 次，症状好转后改为一次 0.5 g。栓剂：0.5 g。一次 0.5 g，一日 1～1.5 g，直肠给药。

磺胺嘧啶银　1％软膏（乳膏）：涂敷创面或用软膏油纱布包扎创面。粉剂可直接撒布于创面。

磺胺嘧啶锌　软膏、散剂。用法同磺胺嘧啶银。

磺胺米隆　5％～10％软膏：外用。5％～10％溶液湿敷。

磺胺醋酰钠　15％眼药水：5 mL、10 mL。一次 1～2 滴，一日 3～5 次滴眼。6％眼膏：4 g，外用。

复方新诺明　片剂：每片含 SMZ 0.4 g、TMP 0.08 g。一次 2 片，一日 2 次，首剂 2～4 片。服药期间多饮水。

甲硝唑　片剂：0.2 g。阿米巴病：一次 0.4～0.8 g，一日 3 次，5～7 日为一疗程。滴虫病：一次 0.2 g，一日 3 次，7 日为一疗程。厌氧菌感染：一次 0.2～0.4 g，一日 3 次。注射剂：50 mg/10 mL、100 mg/20 mL、500 mg/100 mL、1.25 g/250 mL、500 mg/250 mL。厌氧菌感染：一次 500 mg，静滴，于 20～30 min 滴完，8 h 一次，7 日为一疗程。

替硝唑　片剂：0.5 g。阿米巴病：一日 2 g，服 2～3 日。滴虫病：一次 2 g，必要时重复 1 次；或一次 0.15 g，一日 3 次，连用 5 日，须男女同治以防再次感染。厌氧菌感染：一日 2 g，一日 1 次。梨形鞭毛虫病：一次 2 g。注射剂：400 mg/200 mL、800 mg/400 mL（含葡萄糖 5.5％）。重症厌氧菌感染：一日 1.6 g，分 1～2 次静滴，于 20～30 min 滴完。

呋喃妥因　片剂：0.05 g、0.1 g。一次 0.1 g，一日 2～4 次。疗程不宜超过两周。

呋喃唑酮　片剂：0.1 g。一次 0.1 g，一日 3～4 次。症状消失后再服 2 天。

呋喃西林　0.02%溶液、0.2%软膏:外用。表面消毒用 0.001%～0.01%水溶液,冲洗、湿敷患处,冲洗腔道或用于滴耳、滴鼻。

直通护考

一、选择题

A_1 型题

1. 喹诺酮类药物的作用机制是(　　)。

A.抑制细菌转肽酶　　　　　　　　　　　　B.抑制细菌二氢叶酸合成酶

C.抑制细菌 DNA 回旋酶　　　　　　　　　　D.抑制细菌蛋白合成

E.影响细菌细胞壁的合成

2. 服用下列哪类药物后,需多饮水?(　　)

A.铁剂　　　　B.止咳糖浆　　　　C.助消化药　　　　D.磺胺类药　　　　E.健胃药

3. 影响胎儿和婴儿软骨发育,孕妇及哺乳期妇女不宜用(　　)药物。

A.四环素类　　　B.喹诺酮类　　　C.磺胺类　　　D.硝基呋喃类　　　E.TMP

4. 磺胺类抗菌药的抗菌机制是(　　)。

A.抑制 DNA 回旋酶　　　　B.抑制二氢叶酸还原酶　　　　C.抑制二氢叶酸合成

D.改变膜通透性　　　　　　E.抑制分枝菌酸合成

5. 属治疗流行性脑脊髓膜炎的首选药物之一的是(　　)。

A.磺胺甲噁唑　　B.磺胺嘧啶　　C.磺胺异噁唑　　D.甲氧苄啶　　E.磺胺米隆

6. 甲硝唑的用途不包括治疗(　　)。

A.菌痢　　　　　　　　　　B.滴虫病　　　　　　　　　　C.阿米巴痢疾

D.阿米巴肝脓肿　　　　　　E.厌氧菌感染

A_2 型题

7. 患者,女,36 岁。突发寒战、高热,体温 39 ℃,腹痛、腹泻 10 余次,为黏液脓血便,伴里急后重,大便细菌培养:痢疾杆菌(＋)。大便常规:红细胞 5 个/HP,白细胞 10 个/HP,该患者应首选(　　)。

A.头孢菌素　　B.红霉素　　C.诺氟沙星　　D.氯霉素　　E.病毒唑

A_3 型题

(8～10 题共用题干)

患者,男,55 岁。患上呼吸道感染,医生开具复方新诺明治疗,一次 2 片,一日 2 次。

8. 为防止磺胺类抗菌药损害泌尿系统,不能进行下列哪项措施?(　　)

A.多饮水　　　　　　　B.同服等剂量碳酸氢钠　　　　　　C.定期查尿

D.酸化尿液　　　　　　E.肾功能不全者慎用或禁用

9. 服用磺胺类抗菌药多饮水的目的是(　　)。

A.增加药物疗效　　　　　B.减轻患者的消化道反应　　　　C.促进药物吸收

D.促进胃酸分泌　　　　　E.减轻泌尿系统损害

10. 服用磺胺类抗菌药同服碳酸氢钠的目的是(　　)。

A.增强抗菌作用　　　　　B.防止过敏反应　　　　　C.延缓药物排泄

D.加快药物吸收　　　　　E.碱化尿液

二、案例分析

1. 患者,男,22岁。突发寒战、高热,体温 39.6 ℃,伴肌肉酸痛、剧烈头痛,频繁呕吐。查体:颈项强直,皮肤淤点,咽部充血,克氏征(一);白细胞 $20×10^9$/L,中性粒细胞 85%,腰穿脑脊液呈米汤样,潘氏试验(+++),细胞数 $3000×10^6$。诊断为脑脊髓膜炎。

请分析:

(1)应选用何药治疗?

(2)选用的药物应如何进行用药护理?

2. 患者,男,50岁,3 个月前自行口服磺胺类抗菌药出现药疹,后痊愈。近 1 周,因上呼吸道感染,口服磺胺类抗菌药 3 日后,自胸部开始出现红斑、皮疹,伴高热,皮疹很快发展到躯干、四肢,四肢可见大片松弛性大疱并波及口腔黏膜,部分表皮剥落,经抢救无效死亡。

请分析:

(1)患者在用药过程中有哪些不当之处?

(2)磺胺类抗菌药在用药护理方面应注意哪些事项?

(冯　旗)

项目三十五　抗结核病药、抗真菌药和抗病毒药

学习目标

1. 掌握异烟肼、利福平的药理作用、临床应用、不良反应及用药护理和抗结核病药的应用原则。

2. 熟悉吡嗪酰胺、乙胺丁醇、链霉素、对氨水杨酸抗结核病的作用特点和抗真菌药的药理作用、临床应用、不良反应及注意事项。

3. 了解抗病毒药的临床应用、不良反应及注意事项。

4. 学会观察各类药物的疗效及不良反应，能够运用用药护理知识，正确进行用药指导。

案例引导

患者，男，60 岁。近 3 个月来午后低热、食欲减退、全身疲乏无力、夜间盗汗，咳嗽、咯血 10 天入院。经临床多项检查后，诊断为肺结核。

问题 1　临床一线抗结核病药有哪些？

问题 2　治疗肺结核的用药原则是什么？

任务一　抗结核病药

结核病是由结核分枝杆菌感染所致的慢性传染性疾病。结核分枝杆菌可以侵染人体的多个器官，其中以肺结核最常见。根据抗结核病药的疗效、不良反应、患者的耐受情况，把抗结核病药分为：①一线抗结核病药：异烟肼、利福平、吡嗪酰胺、乙胺丁醇和链霉素等。此类药物作用强，疗效高，毒性小，患者较易接受。②二线抗结核病药：对氨基水杨酸钠、乙硫异烟胺、丙硫异烟胺、阿米卡星、卡那霉素等。此类药物作用较弱或毒性较大。

一、常用抗结核病药

异烟肼（isoniazid）

异烟肼，又名雷米封，口服吸收快而完全，分布广，穿透力强，主要经肝内乙酰化代谢，人群中有乙酰化快代谢型和慢代谢型两类。

【抗菌作用】 异烟肼主要通过抑制结核分枝杆菌细胞壁的重要组分分枝菌酸的合成，使结核分枝杆菌细胞细胞壁的屏障作用降低。异烟肼对结核分枝杆菌具有高度的选择性，对繁殖期结核分枝杆菌杀灭作用强。穿透力强，可透过血脑屏障和浆膜腔，也可透入巨噬细胞、纤维化或干酪样病灶中，易穿透细胞膜，对细胞内、外的结核分枝杆菌均有作用，但对其他细菌无作用。单用易产生耐药性。

【临床应用】 异烟肼是目前治疗各种类型结核病的首选药。临床上常与其他抗结核病药合用，单用适用于结核病的预防及维持治疗。

【不良反应】

1. 神经系统毒性 长期或大剂量应用及乙酰化慢代谢者，可致神经系统毒性，主要表现在以下两方面：①周围神经炎：可以表现为肌肉萎缩、痉挛、手脚麻木，肌肉震颤、步态不稳等。②中枢神经系统症状：头痛、眩晕、失眠、精神异常、惊厥等。其发生原因与维生素 B_6 缺乏有关，可用维生素 B_6 防治。

2. 肝毒性 一般可出现肝脏的氨基转移酶升高、黄疸，严重者可发生多发性肝小叶坏死，甚至致死。

3. 其他 主要表现为皮疹、药物热、粒细胞减少、嗜酸性粒细胞增加、血小板减少、口干、上消化道不适等。

利福平（rifampicin，RFP）

利福平是一种人工合成的广谱抗菌药，口服吸收良好，全身分布广泛。

【抗菌作用】 能够抑制细菌依赖 DNA 的 RNA 多聚酶，从而抑制 RNA 的合成。抗菌谱广，对分枝杆菌属细菌、革兰阳性球菌（特别是金黄色葡萄球菌），革兰阴性菌中的大肠埃希菌、流感嗜血杆菌等作用较强，对沙眼衣原体有效。穿透力强，利福平能杀灭巨噬细胞、纤维空洞、干酪样病灶中的结核分枝杆菌。对繁殖期和静止期的结核分枝杆菌均有效，且对繁殖期结核分枝杆菌的作用更强。

【临床应用】

1. 治疗结核病 利福平是目前治疗各种类型的结核病的主要药物之一，常与其他抗结核病药合用以增强疗效，防止耐药性的产生。

2. 其他 临床应用如耐药金黄色葡萄球菌感染，其他敏感菌所引起的胆道感染、眼部感染等，也可用于沙眼、急性结膜炎和角膜炎。

【不良反应】

1. 肝毒性 肝损害为利福平主要不良反应，少数患者出现黄疸、氨基转移酶升高、肝肿大等，尤其与异烟肼合用时较容易发生肝损害。

2. 消化道反应 常见恶心、呕吐、腹痛、腹泻，一般不严重。

3. 神经系统反应 可见头痛、眩晕、嗜睡、乏力、视物模糊和运动失调等症状。

4. 过敏反应 少数患者可出现药物热、皮疹,偶见白细胞和血小板减少等。

利福定(rifandin)

利福定是利福平的衍生物,抗菌作用同利福平,抗菌活性高于利福平。临床主要用于结核病及麻风病的治疗。

乙胺丁醇(ethambutol)

乙胺丁醇口服后经胃肠道的吸收,广泛分布于全身各组织和体液中(除脑脊液外),对生长繁殖期的分枝杆菌有较强杀灭作用。单用易产生耐药性,常与其他抗结核病药联合应用,以增强疗效并延缓细菌耐药性的产生。与其他抗结核病药物间无交叉耐药性。对细胞内结核分枝杆菌无效。

常用量不良反应发生率较低,大剂量长期使用可致球后视神经炎,表现为弱视、视野缩小、红绿色盲等,其发生率与剂量和用药持续时间有关。

链霉素(streptomycin)

链霉素抗结核病作用较异烟肼、利福平差,穿透力弱,单用易产生耐药性。用于抗结核病治疗时必须与其他抗结核病药联合应用,以延缓耐药性的产生,多用于强化期的抗结核病治疗。

吡嗪酰胺(pyrazinamide,PZA)

吡嗪酰胺单用易产生耐药性,与其他抗结核病药无交叉耐药现象。临床主要与异烟肼、利福平等合用治疗各型结核。

长期使用产生肝毒性、关节损伤及高尿酸血症。

对氨基水杨酸钠(sodium para-aminosalicylate)

对氨基水杨酸钠能较弱地抑制结核分枝杆菌的生长繁殖,疗效不及一线抗结核病药,耐药性产生缓慢。临床可与其他抗结核病药合用,增强疗效,延缓耐药性的产生。常见胃肠道反应。

乙硫异烟胺(ethionamide)

乙硫异烟胺对结核分枝杆菌有抑菌作用,单独应用少,因不良反应较多,仅用于一线抗结核病药治疗无效的患者,常与其他抗结核病药联合应用以增强疗效和避免病菌产生耐药性。

二、抗结核病药应用原则

抗结核病药应用治疗的总原则:早期、联合、适量、规律、全程。

1. 早期用药 早期活动性病灶处于渗出阶段,局部病灶血液循环丰富,药物浓度高;病灶内结核分枝杆菌生长旺盛,对抗结核病药敏感;患病初期机体抵抗力较强,从而可获得满意疗效。

2. 联合用药 根据不同病情和抗结核病药的作用特点联合两种或两种以上药物以增强疗效,并可避免严重的不良反应和延缓耐药性的产生。

3. 适量用药 用药剂量要适当。药量不足,组织内药物难以达到有效浓度,且易诱发细菌产生耐药性使治疗失败;药物剂量过大则易产生严重不良反应而使治疗难以继续。第一线抗结核病药异烟肼、利福平、乙胺丁醇、链霉素、吡嗪酰胺疗效好、毒性低,可根据不同患者的实际情况选择合理的抗结核病药物。

4. 坚持全程、规律用药　结核病的治疗必须做到有规律、长期用药,不能随意改变药物剂量或改变药物品种,否则难以获得治疗的成功。结核病是一种容易复发的疾病,过早地停药,会使已被抑制的细菌再度繁殖或迁延,导致治疗失败。因此要指导患者坚持治疗,包括对肺、肠、肠系膜淋巴结、输卵管等结核病的积极治疗。按医嘱服药,不要自行停药,同时用药过程中注意药物的不良反应。定期复查,及时了解病情变化,以利于治疗方案的调整。根据患者原发结核病灶的不同,有针对性地对患者及家属进行有关消毒、隔离等知识的宣教,防止结核分枝杆菌的传播。指导患者保证休息,加强营养,避免劳累。

抗结核病药的用药护理要点见表 35-1。

表 35-1　抗结核病药的用药护理要点

步骤	护理要点
评估	1. 患者的年龄、病情、治疗情况。 2. 患者的既往用药史、现用药情况及过敏史。 3. 患者对药物的认知程度和合作程度。 4. 药物的药理作用、临床应用、不良反应及禁忌证
护理措施	1. 根据医嘱准确给药。 2. 严格执行查对制度,做到"三查八对""六准确"。 3. 密切观察药物的疗效及不良反应,一旦发生不良反应应及时通知医生,采取应对措施
评价	1. 药物的疗效,观察感染是否得到控制。 2. 药物的不良反应。 3. 是否合理用药、安全用药
注意事项	1. 利福平、吡嗪酰胺宜晨起顿服,其他药应在每天相同时间餐前 1 h 或餐后 1 h 顿服,也可晨起顿服。异烟肼以口服为主,肌内注射刺激性较强,可冷敷减轻疼痛,静脉给药应严格控制滴速。 2. 异烟肼每天用量超过 0.5 g,须注意观察患者是否有头痛、眩晕、失眠、肌肉萎缩、痉挛、手脚麻木、肌肉震颤、步态不稳等神经系统异常现象;异烟肼可影响正常糖代谢,糖尿病患者应注意血糖变化。异烟肼、利福平、乙胺丁醇、吡嗪酰胺均有肝毒性,患者单用或联用都要定期查肝功能。服用乙胺丁醇期间应注意患者的视力变化及红绿色分辨力,出现异常立即报告医生停药,服药期间每 2～4 周做一次眼科检查。吡嗪酰胺可抑制尿酸盐排泄,用药期间应定期检查血尿酸,并关注关节症状。链霉素用药前须做皮试,有链霉素过敏史者禁用,用药期间要严密观察有无头晕、耳鸣、听力减退等反应,如有异常及时停药。 3. 药物相互作用:①异烟肼不宜与抗酸药同服;②异烟肼与利福平、对氨基水杨酸合用会增加肝毒性;③利福平为肝药酶诱导剂,能使口服降糖药、巴比妥类药、肾上腺皮质激素、茶碱类药物疗效降低;④对氨基水杨酸与乙胺丁醇合用能增加胃肠道的不良反应。 4. 用药治疗期间嘱咐患者加强营养,增强机体抵抗力。告知异烟肼服用期间不宜饮酒,以免加重肝毒性。利福平可将尿液、唾液、泪液等染成橘红色,因事先告知患者。服用对氨基水杨酸应嘱咐患者多饮水,静滴对氨基水杨酸时应避光

任务二 抗真菌药

真菌感染是由一种致病真核生物感染而引起的一类感染性疾病。按照感染的部位可以分为表浅部真菌感染和深部真菌感染。表浅部真菌感染主要是各种皮肤癣菌侵犯皮肤、毛发、指（趾）甲和黏膜等部位引起的感染，可引起手足癣、体癣、股癣、叠瓦癣、甲癣、头癣、黄癣等感染性疾病。深部真菌感染主要是深部致病真菌包括白色念珠菌、新型隐球菌、粗球孢子菌、荚膜组织胞质菌等，侵犯深部组织和内脏器官而引起的感染。

灰黄霉素(grisovin)

灰黄霉素对表皮癣菌属、小孢子菌属和毛癣菌属有较强的抑制作用。对深部真菌无效，临床主要用于治疗敏感真菌所致的头癣、体癣、股癣、甲癣等。以对头癣的疗效较好，疗程为 2～6 周，治愈率可达 90％以上。

不良反应常见轻度恶心、腹泻、头痛、头晕，偶见白细胞减少、中性粒细胞减少等。

制霉菌素(nystatin)

制霉菌素是一种广谱抗真菌药，毒性大。目前主要局部用药治疗口腔、皮肤、阴道念珠菌感染，也可用于阴道滴虫病等治疗。

口服后可发生恶心、呕吐、腹泻等，减量或停药后迅速消失。局部应用后可能引起过敏性接触性皮炎。个别患者阴道应用后可引起白带增多。

两性霉素 B(amphotericin B)

两性霉素 B 是一种主要用于全身性深部真菌感染的多烯类抗真菌药。对多种深部真菌如新型隐球菌、白色念珠菌、粗球孢子菌、荚膜组织胞质菌、皮炎芽生菌、孢子丝菌、曲霉菌、毛霉菌具有良好的抗菌作用，高浓度有杀菌作用。临床主要用于深部真菌感染，此外，两性霉素 B 还可以用于治疗皮肤、指甲、黏膜等浅表真菌感染。

不良反应较多且较严重，主要为发热、寒战，有时有呼吸困难、血压下降。较长时间用药约80％患者可出现氮质血症，如蛋白尿、管型尿、血尿，血尿素氮或肌酐值升高。此外，还常见贫血、头痛、恶心、呕吐、全身不适、体重下降、注射局部静脉炎等，偶见血小板减少或轻度白细胞减少。

克霉唑(clotrimazole)

克霉唑为人工合成的广谱抗真菌药，对多种真菌尤其是白色念珠菌具有较好抗菌作用。因毒性较大，临床一般不宜全身用药，主要局部用药治疗红色毛癣菌、须癣毛癣菌、絮状表皮癣菌和犬小孢子菌所致的足癣、股癣、体癣及外耳道真菌感染，口含用于鹅口疮的治疗，栓剂用于念珠菌所致阴道炎。

氟康唑(fluconazole)

　　氟康唑口服易吸收,为人工合成的高效广谱抗真菌药,对深部真菌、浅表部真菌均有抗菌作用,尤其对念珠菌感染、新型隐球菌感染效果好。临床主要用于念珠菌和隐球菌所致呼吸道、胃肠道、泌尿道感染及败血症;也可用于各种真菌引起的脑膜炎(是艾滋病患者的隐球菌性脑膜炎的首选药),局部外用治疗各类表浅部真菌感染。

　　毒性较低,不良反应主要有恶心、呕吐、腹泻、头痛、皮疹等,少数患者有一过性氨基转移酶升高。

伊曲康唑(itraconazole)

　　伊曲康唑是人工合成高效、广谱、可口服的三唑类抗真菌药,作用与氟康唑相似,对深部真菌及多种表浅部真菌均有较强作用。主要用于隐球菌病、全身性念珠病、急性或反复发作的阴道念珠菌病,对组织胞质菌和芽生菌感染效果好。

　　不良反应较轻,多见消化道症状,少数患者会出现头痛、头晕、红斑、皮肤瘙痒、神经血管性水肿等。

特比萘芬(terbinafine)

　　特比萘芬为新合成的烯丙胺类抗真菌药,口服吸收快而完全,在皮肤角质层分布浓度高。具有高效、速效、广谱、低毒性、低复发率等优点。外用或口服用于表浅部真菌引起的皮肤、指甲感染,如毛癣菌、小孢子菌、絮状表皮癣菌等引起的体癣、股癣、足癣、甲癣以及皮肤白色念珠菌感染,也可用于念珠菌感染。

　　不良反应轻,主要有消化道症状,也可出现皮疹、荨麻疹等过敏症状。偶见肝功能受损。

　　抗真菌药的用药护理要点见表 35-2。

表 35-2　抗真菌药的用药护理要点

步骤	护理要点
评估	1. 患者的年龄、病情、治疗情况。 2. 患者的既往用药史、现用药情况及过敏史。 3. 患者对药物的认知程度和合作程度。 4. 药物的药理作用、临床应用、不良反应及禁忌证
护理措施	1. 根据医嘱准确给药。 2. 严格执行查对制度,做到"三查八对""六准确"。 3. 密切观察药物的疗效及不良反应,一旦发生不良反应及时通知医生,采取应对措施
评价	1. 药物的疗效,观察感染是否得到控制。 2. 药物的不良反应。 3. 是否合理用药、安全用药
注意事项	1. 两性霉素 B 注射液需新鲜配制,采用避光缓慢静脉滴注,滴注前用 5% 的葡萄糖注射液稀释,脑膜炎时需配合鞘内注射。灰黄霉素外用无效,必须全身用药。 2. 两性霉素 B 应用期间要定期检查血钾、尿常规、肝肾功能和心电图。用药过程中密切监测患者的生命体征。 3. 灰黄霉素为肝药酶诱导剂,可加速巴比妥类、华法林、口服避孕药的代谢

任务三　抗病毒药

　　病毒是体积微小,结构简单,核心含有核酸(核糖核酸 RNA 或脱氧核糖核酸 DNA)和复制酶,其外包有蛋白质的外壳和膜,本身无细胞结构,缺乏完整的酶系统,必须依赖寄主的细胞和酶而繁殖(复制),其复制过程分为四个阶段:①吸附:病毒吸附于易感细胞蛋白受体。②入侵:病毒进入细胞。③核酸复制:病毒进入细胞后,脱壳,病毒核酸释出,复制核酸。④病毒核酸和结构蛋白合成后装配成完整病毒。抗病毒药是一类用于预防和治疗病毒感染的药物,通过干扰病毒吸附、阻止病毒穿入和脱壳、阻碍病毒在细胞内复制、抑制病毒释放或增强宿主抗病能力等方式发挥作用。常用的抗病毒药包括利巴韦林、阿昔洛韦、拉米夫定等。

利巴韦林(ribavirin)

　　利巴韦林又名病毒唑,广谱抗病毒药,对多种 DNA 或 RNA 病毒有效。

　　【药理作用】　利巴韦林为合成的核苷类抗病毒药。体内和体外的实验表明对 RNA 和 DNA 病毒都有抗菌活性。利巴韦林进入机体后,广泛分布于全身各组织。通过干扰病毒复制发挥抗病毒作用。

　　【临床应用】　利巴韦林对甲、乙型流感病毒,呼吸道合胞病毒、单纯疱疹病毒、腺病毒、肠病毒、鼻病毒、痘病毒、肝炎病毒和流行性出血热病毒等多种 RNA 和 DNA 病毒均有抑制作用。主要用于防治流感、腺病毒肺炎及疱疹病毒引起的角膜炎、结膜炎、疱疹性口腔炎、带状疱疹等,对甲、乙型肝炎,麻疹及流行性出血热也有效。

　　【不良反应】　口服有食欲减退、胃部不适、胃肠道出血、恶心呕吐、轻度腹泻、便秘、消化不良等症状。还会出现皮疹、疲倦、虚弱、乏力、胸痛、发热、寒战、肌肉痛、关节痛等症状。部分患者会出现贫血、白细胞减少、血清胆红素升高等。有较强致畸作用,孕妇禁用。

阿昔洛韦(acyclovir)

　　阿昔洛韦是一种广谱抗疱疹病毒的药物。

　　【药理作用】　阿昔洛韦进入疱疹病毒感染的细胞后,特异性抑制疱疹病毒的 DNA 聚合酶,干扰病毒复制,发挥抗病毒作用。对单纯疱疹病毒、带状疱疹病毒、EB 病毒有效,对乙型肝炎病毒也有一定作用。对巨病毒作用弱。

　　【临床应用】　阿昔洛韦主要用于单纯疱疹病毒感染、带状疱疹病毒感染的治疗。单纯疱疹、疱疹性角膜炎、带状疱疹采用局部给药,而单纯疱疹脑炎、生殖器疱疹、免疫缺陷患者单纯疱疹感染采用口服或静脉注射。

　　【不良反应】　常见注射部位的炎症、静脉炎、皮肤瘙痒、荨麻疹、皮疹等,静脉注射速度过快会引起急性肾功能不全等。

干扰素(interferon,IFN)

干扰素是一种糖蛋白,是机体细胞在被病毒感染或受其他刺激后产生,具有广谱抗病毒作用,并具有免疫调节、抗恶性肿瘤作用。临床常用干扰素制剂包括人体白细胞重组干扰素、复合干扰素等。主要用于防治呼吸道病毒感染、病毒性心肌炎、流行性腮腺炎、乙型脑炎以及慢性病毒感染如慢性活动性肝炎。

干扰素主要不良反应有发热、头痛、肌肉痛、恶心、呕吐等,偶见骨髓抑制、神经系统症状等。

阿糖腺苷(vidarabine)

阿糖腺苷抗病毒谱较广,对疱疹病毒、痘病毒等都有效。临床主要用于治疗单纯疱疹病毒性脑炎、角膜炎,也用于治疗免疫抑制患者的带状疱疹和水痘感染。

常见胃肠道反应,剂量过大可引起骨髓抑制、肝功能受损。

碘苷(idoxuridine)

碘苷毒性大,仅限短期局部用药,用于治疗单纯疱疹病毒性角膜炎、结膜炎。长期应用可致局部疼痛、眼睑过敏、角膜损伤。

金刚烷胺(amantadine)

金刚烷胺是最早用于抑制流感病毒的抗病毒药,能特异性抑制甲型流感病毒,较大剂量对乙型流感病毒、风疹病毒有效。临床主要用于甲型流感的防治,也用于帕金森病的治疗。

不良反应主要有胃肠道反应、头痛、头晕、失眠等。

齐多夫定(zidovudine)

齐多夫定为胸苷的类似物,胃肠道吸收较好,对能引起艾滋病的艾滋病病毒(human immunodeficiency virus,HIV)和 T 细胞白血病的 RNA 肿瘤病毒有抑制作用,主要通过抑制反转录酶,导致未成熟的 DNA 链合成终结,阻碍前病毒的合成。目前齐多夫定是治疗艾滋病的首选药,可减轻或缓解艾滋病和艾滋病相关综合征。单用易产生耐药性,常与其他抗艾滋病药物合用,可降低死亡率及机会性感染率。

主要毒性为骨髓抑制,用药后的患者有 30%～40%出现严重贫血和粒细胞减少,需定期进行输血。也可出现头痛、无力、发热、喉痛、牙龈出血、肝功能异常等。剂量过大会引起焦虑、精神错乱和癫痫等中枢症状。

拉米夫定(lamivudine,3TC)

拉米夫定为胞嘧啶核苷类似物。口服吸收迅速,生物利用度高(80%)。可用于 HIV 和 HBV 感染。单用拉米夫定治疗 HIV 感染易产生抗药性,且与齐多夫定交叉耐药。拉米夫定有效抑制 HBV 的复制,但停药后可出现病情反复。

常见不良反应包括贫血、头痛、恶心、腹痛和腹泻,中性粒细胞减少少见,HBV 和 HIV 混合感染者发生胰腺炎的风险增加。

奈韦拉平(nevirapine)

奈韦拉平是 HIV-1 的非核苷类逆转录酶抑制剂,与 HIV-1 的逆转录酶直接连接,并且通过使此酶的催化端破裂,来阻断 RNA 依赖和 DNA 依赖的 DNA 聚合酶活性。奈韦拉平与其他抗逆转录病毒药物合用以治疗 HIV 感染。单用此药产生快速耐药性,因此,奈韦拉平与至少两种以上的其他抗逆转录病毒药物一起使用。

常见不良反应为肝毒性。

抗病毒药的用药护理要点见表 35-3。

表 35-3 抗病毒药的用药护理要点

步骤	护理要点
评估	1. 患者的年龄、病情、治疗情况。
	2. 患者的既往用药史、现用药情况及过敏史。
	3. 患者对药物的认知程度和合作程度。
	4. 药物的药理作用、临床应用、不良反应及禁忌证
护理措施	1. 根据医嘱准确给药。
	2. 严格执行查对制度,做到"三查八对""六准确"。
	3. 密切观察药物的疗效及不良反应,一旦发生不良反应应及时通知医生,采取应对措施
评价	1. 药物的疗效,观察感染是否得到控制。
	2. 药物的不良反应。
	3. 是否合理用药、安全用药
注意事项	1. 阿昔洛韦治疗单纯疱疹、疱疹性角膜炎、带状疱疹采用局部给药,而治疗单纯疱疹脑炎、生殖器疱疹、免疫缺陷患者单纯疱疹感染采用口服或静脉注射。阿昔洛韦粉针剂使用前先用注射用水溶解成 2% 水溶液,再用生理盐水或葡萄糖注射液稀释。
	2. 利巴韦林长期用要定期检查血常规。阿昔洛韦静脉给药注意加强注射部位皮肤的观察,定期更换注射部位。金刚烷胺应用时要防止患者出现体位性低血压。
	3. 药物相互作用:①阿昔洛韦应避免与氨基糖苷类抗生素合用,以免增加肾毒性。
	4. 金刚烷胺不宜在临睡前服用,以免影响睡眠。应用阿昔洛韦后嘱咐患者多饮水

常用制剂和用法

异烟肼 片剂:0.05 g、0.1 g、0.3 g。一次 0.1～0.3 g,一日 3 次。注射剂:0.1 g。一次 0.3～0.6 g,加入 5% 葡萄糖注射液或 0.9% 氯化钠注射液 20～40 mL 缓慢推注,或加入 250 mL 中静滴。

利福平 片剂或胶囊剂:0.15 g、0.3 g、0.45 g、0.6 g。一日 0.45～0.6 g,一日 1 次,清晨空腹顿服。眼药水:10 毫升/支。

利福定 胶囊剂:0.1 g、0.15 g。一次 0.15～0.2 g,清晨空腹顿服。

利福喷汀 片剂或胶囊剂:0.15 g、0.3 g。一次 0.6 g,一周 1～2 次,清晨空腹服。

乙胺丁醇 片剂:0.25 g。一次 0.25 g,一日 2～3 次。

吡嗪酰胺 片剂或胶囊剂:0.25 g、0.5 g。一日 35 mg/kg,分 3～4 次服。

对氨基水杨酸钠 片剂:0.5 g。一次 2～3 g,一日 4 次。注射剂:2 g、4 g、6 g。一日 4～

12 g 加入 5%葡萄糖注射液或 0.9%氯化钠注射液中,稀释为 3%～4%的溶液,2 h 内滴完。

制霉菌素　片剂:25 万 U、50 万 U。一次 50 万～100 万 U,一日 3 次,7 日为一疗程。软膏剂:10 万 U/g。阴道栓剂:10 万 U。混悬剂:10 万 U/mL。供局部外用。

特比萘芬　片剂或胶囊剂:125 mg、250 mg。一次 250 mg,一日 1 次。霜剂:1%,外用,一日 2 次。

两性霉素 B　注射剂:5 mg、25 mg、50 mg。静滴时先用注射用水溶解后,加入 5%葡萄糖注射液中,稀释成 0.1 mg/mL,从一日 0.1 mg/kg 开始渐增至一日 1 mg/kg。鞘内注射:首剂:0.05～0.1 mg,渐增至一次 0.5 mg,浓度不超过 0.3 mg/mL。

克霉唑　软膏:1%、3%。外用。口腔药膜:4 mg。一次 4 mg,一日 3 次,贴于口腔。栓剂:0.15 g。一次 0.15 g,一日 1 次,阴道给药。

酮康唑　片剂:0.2 g。一次 0.2～0.4 g,一日 1 次。深部真菌感染:连服 1～6 日。浅部真菌感染:连服 1～6 周。栓剂:0.1 g、0.2 g。

氟康唑　片剂或胶囊剂:50 mg、100 mg、150 mg、200 mg。一次 50～100 mg,一日 1 次,必要时一日 150～300 mg。注射剂:100 mg/5 mL、200 mg/10 mL。剂量同口服,静滴。

伊曲康唑　胶囊剂:100 mg。一日 100～200 mg,一日 1 次。

阿昔洛韦　片剂或胶囊剂:0.2 g。一次 0.2 g,每 4 h 1 次,或一日 1 g,分 5 次服。注射剂:0.5 g。一次 5 mg/kg,一日 3 次,7 日为一疗程,先用注射用水配成 2%的溶液后加入注射液中静滴。滴眼液(0.1%):一日数次滴眼。

利巴韦林　片剂:0.1 g、0.2 g。一日 0.8～1 g,分 3～4 次服。注射剂:0.1 g。一日 10～15 mg/kg,分 2 次肌注或静注。

阿糖腺苷　注射剂:1 g。一日 10～15 mg/kg,加入输液中静滴。眼膏剂:3%。局部应用。

碘苷　滴眼液:0.1%。滴眼,每 2 h 1 次。

齐多夫定　片剂:0.1 g。一次 200 mg,每 4 h 1 次。注射剂:50 mg。一次 50～200 mg,一日 3 次。

拉米夫定　片剂:0.1 g。一次 0.1 g,一日 1 次。

干扰素　注射剂:100 万 U、300 万 U。一次 100 万～300 万 U,一日 1 次,肌注,5～10 日为一疗程,疗程间隔 2～3 日或每周肌注 1～2 次。

⊞ 直通护考

一、选择题

A_1 型题

1. 目前临床治疗各种类型结核病的首选药物是(　　)。

A.异烟肼　　　B.青霉素　　　C.吡嗪酰胺　　　D.水杨酸　　　E.病毒唑

2. 抗结核病药应用治疗的总原则是(　　)。

A.早期、大量、规律、全程　　　　　　　　B.早期、联合、大剂量、规律、全程

C.早期、及时、适量、规律、全程　　　　　D.早期、联合、规律、全程

E.早期、联合、适量、规律、全程

3. 下列对深部真菌有效的药物是(　　)。

A.病毒唑　　　B.齐多夫定　　　C.克林霉素　　　D.特比萘芬　　　E.两性霉素 B

4. 可用于抗艾滋病病毒的药物是（　　）。

A.利巴韦林　　B.齐多夫定　　C.阿昔洛韦　　D.碘苷　　　　E.金刚烷胺

5. 艾滋病患者隐球菌性脑膜炎的首选药物是（　　）。

A.灰黄霉素　　B.制霉菌素　　C.氟康唑　　D.酮康唑　　E.两性霉素 B

A_2 型题

6. 患者，男，35 岁。被诊断为结核性脑膜炎，首选治疗药物为（　　）。

A.利福平　　　　　　B.链霉素　　　　　　C.对氨基水杨酸钠

D.异烟肼　　　　　　E.乙胺丁醇

7. 患者，女，47 岁。患肺结核，医生选用异烟肼与乙胺丁醇合用治疗的目的是（　　）。

A.延长作用时间　　　　B.减慢排泄　　　　C.有利于药物进入病灶

D.增强疗效，延缓耐药性产生　　E.以上都不是

8. 患者，男，72 岁，糖尿病合并皮肤感染，长期服用四环素，近来咽部出现白色薄膜，伴有消化不良、腹泻，诊断白色链珠菌感染，宜用（　　）。

A.灰黄霉素　　B.制霉菌素　　C.两性霉素 B　D.阿昔洛韦　　E.利巴韦林

9. 患者，男，34 岁。经诊断为 HIV 和 HBV 感染者，首选药物是（　　）。

A.金刚烷胺　　B.拉米夫定　　C.碘苷　　　　D.阿糖腺苷　　E.利巴韦林

（冯　旗）

项目三十六　抗寄生虫病药的用药

学 习 目 标

1. 掌握抗疟药的作用机制、作用特点、临床应用及不良反应。
2. 熟悉甲硝唑、吡喹酮及甲苯咪唑的抗寄生虫作用及不良反应。
3. 了解阿米巴病、血吸虫病、滴虫病的特点及用药原则。
4. 学会常见寄生虫病的治疗方案，能够合理应用抗寄生虫病药。

案例引导

　　患者和丈夫到非洲去旅行，回来后出现全身乏力、大汗淋漓、打寒战等现象，到医院就诊发现是患了间日疟，同时已怀孕6周。医生让患者口服磷酸氯喹片，第一天4片，第2、3天各2片，顿服，一天一次，并嘱咐患者待分娩后还要继续治疗。患者很担心会对胎儿产生不良的影响，所以忧心忡忡。

　　问题　护士应如何对患者进行用药护理？

任务一　抗　疟　药

　　疟疾是由疟原虫引发的，并由雌性按蚊传播的一种寄生虫传染病，流行于热带、亚热带地区。致病疟原虫主要有间日疟原虫、三日疟原虫、卵形疟原虫和恶性疟原虫，分别引起间日疟、三日疟、卵形疟和恶性疟，其中三日疟少见，卵形疟罕见，恶性疟对人体危害最大。四种疟原虫的生活史基本相同，分为在雌性按蚊体内的有性生殖阶段和人体内的无性生殖阶段。疟疾在临床以寒战、高热、继之大汗后缓解为特点，抗疟药在防治疟疾的过程中起着至关重要的作用。

一、疟原虫的生活史和抗疟药的作用环节

（一）人体内的无性生殖阶段

1. 红细胞外期　受感染的雌性按蚊叮咬人体时，将其唾液中的子孢子输入人体，子孢子

随血流侵入肝细胞发育,经过 10~14 天,发育为可产生数以万计裂殖子的成熟裂殖体。此期无临床症状,为疟疾的潜伏期(原发性红细胞外期)。乙胺嘧啶可杀灭此期的裂殖体,有病因性预防作用。

间日疟原虫和卵形疟原虫有一部分子孢子(迟发型子孢子)侵入肝细胞后,可经数月或数年的休眠期(称为休眠子)后再进行裂殖体增殖,成为疟疾远期复发的根源(继发性红细胞外期)。恶性疟原虫和三日疟原虫无休眠子,故恶性疟和三日疟无复发现象。伯氨喹能杀灭迟发型子孢子,可阻止疟疾的复发。

2. 红细胞内期　红细胞外期的裂殖子胀破肝细胞释出,进入血液侵入红细胞,经滋养体发育为成熟裂殖体,破坏红细胞后,释放出大量裂殖子、疟色素及其他代谢产物,刺激机体引起寒战、高热等症状,即疟疾发作。释放出的裂殖子可再侵入其他正常红细胞,重复裂殖体增殖,从而引起临床症状的反复发作。临床症状的间隔时间:恶性疟为 36~48 h,间日疟约为 48 h,三日疟约为 72 h。氯喹、奎宁、青蒿素等药物能杀灭红细胞内期的裂殖体,有控制临床症状的作用。

（二）雌性按蚊体内的有性生殖阶段

红细胞内的疟原虫经裂殖体增殖 3~5 代后,部分裂殖子发育为雌、雄配子体。在雌性按蚊叮咬患者时,红细胞内的各期疟原虫随血液进入按蚊胃部,其中仅雌、雄配子体能继续发育,两者结合成合子,并进一步发育成子孢子,移行至唾液腺内,成为疾病传播的根源。伯氨喹能杀灭各种疟原虫的配子体,乙胺嘧啶能抑制雌、雄配子体在蚊体内的发育,两者均有控制疟疾传播和流行的作用。

二、常用抗疟药

（一）主要用于控制症状的药物

氯喹(chloroquine)

氯喹是人工合成的 4-氨基喹啉类衍生物。口服吸收快而完全,抗酸药可干扰其吸收。分布广泛,主要浓集于被疟原虫侵入的红细胞。在肝脏代谢,酸化尿液可促进其排泄。

【药理作用和临床应用】

1. 抗疟作用　氯喹能杀灭各种疟原虫的红细胞内期的裂殖体,具有起效快、疗效高的特点,多数患者用药后 1~2 天内,发热、寒战等症状消退,2~3 天后血中疟原虫消失,是控制各型疟疾症状的首选药,也能预防性抑制症状发作(进入疫区前 1 周至离开疫区后 4 周期间,每周服药 1 次)。

2. 抗肠外阿米巴病作用　对阿米巴滋养体有强大的杀灭作用,口服后肝脏内药物浓度比血浆药物浓度高 200~700 倍,而肠壁分布很少,故仅用于肠外阿米巴感染的治疗,对肠内阿米巴病无效,应与抗肠内阿米巴病药合用,以防止复发;可用于甲硝唑治疗无效或禁忌的阿米巴肝炎或肝脓肿。

3. 免疫抑制作用　大剂量氯喹具有免疫抑制作用,可用于自身免疫性疾病如类风湿性关节炎、系统性红斑狼疮等的治疗。

【不良反应】　治疗疟疾时的不良反应较少且轻微,偶见胃肠道反应、头晕、目眩及荨麻疹等,停药后迅速消失。大剂量或长期应用时可导致视网膜病变、低血压、心律失常等。

【用药护理】　氯喹的用药护理要点见表 36-1。

表 36-1　氯喹的用药护理要点

步骤	护理要点
评估	1. 患者年龄、病情、治疗情况。 2. 患者既往用药史、现用药情况及过敏史。 3. 患者对所给药物的认知程度和合作程度。 4. 药物作用、临床应用、用法、不良反应及禁忌证
护理措施	1. 根据医嘱准确给药。 2. 严格执行查对制度，在执行药疗时，做到"三查八对""六准确"。 3. 密切观察药物的疗效及不良反应，一旦发生不良反应应及时通知医生，采取应对措施
评价	1. 药物疗效。 2. 有无不良反应。 3. 有无合理用药、安全用药
注意事项	1. 药物不良反应的监护：如白细胞减少至 4×10^9/L 以下应停药；可引起少数患者心律失常，严重者可致阿斯综合征，若不及时抢救，可能导致死亡；长期服用氯喹前，应先做眼部详细检查，排除原有病变，60 岁以上患者宜勤检查，以防视功能损害，且长期维持剂量每日以 0.25 g 或其以下为宜，疗程不超过 1 年。 2. 评估有无禁忌证：氯喹无收缩子宫作用，但可能致胎儿耳聋、脑积水、四肢缺陷，故孕妇忌用。 3. 长期使用可产生抗药性（多见于恶性疟），如用量不足，恶性疟常在 2～4 周内复发，且易引起抗药性。 4. 注意药物联用情况：与伯氨喹合用时，可产生严重心血管系统不良反应，如改为序贯服用，疗效不减而不良反应降低；与氯丙嗪等对肝有损害的药物合用，可加重肝脏负担；与保泰松合用易引起过敏性皮炎；与氯化铵合用可加速排泄而降低血药浓度

奎宁（quinine）

　　奎宁为奎尼丁的左旋体，是从金鸡纳树皮中提取的一种生物碱。因其疗效较氯喹差且毒性大，已不作控制疟疾症状的首选药。临床主要用于耐氯喹或耐多种药物的恶性疟和脑型疟。此外，奎宁尚有心肌抑制、兴奋子宫平滑肌、较弱的解热镇痛和阻断神经肌肉接头等作用。

　　【不良反应】　奎宁不良反应多且严重。

　　1. 金鸡纳反应　表现为恶心、呕吐、头痛、耳鸣、视力减退等，停药后可恢复。

　　2. 心血管系统反应　大剂量能抑制心肌，导致低血压、心律失常等。

　　3. 特异质反应　葡萄糖-6-磷酸脱氢酶（G-6-PD）缺乏者，用药后可引起急性溶血，发生寒战、高热、血红蛋白尿和肾衰竭（如黑尿热），甚至死亡。

　　4. 其他　可刺激胰岛素释放，引起低血糖反应；兴奋子宫平滑肌，孕妇禁用。

甲氟喹(mefloquine)

甲氟喹是由奎宁经结构改变而获得的 4-喹啉-甲醇衍生物,能杀灭间日疟原虫和恶性疟原虫红细胞内期的裂殖体。该药的 $t_{1/2}$ 约 30 天,可用于症状性预防,每 2 周用药一次。

青蒿素(artemisinin)

青蒿素是由我国药理学家根据祖国医学"青蒿截疟"的记载,从植物黄花蒿中提取的一种抗疟药。能快速杀灭各种疟原虫红细胞内期的裂殖体,对红细胞外期疟原虫无效。脂溶性高,口服吸收快,0.5～1 h 后血药浓度达高峰,易透过血脑屏障,24 h 药物可排出 84%,代谢与排泄速度均较快,有效血药浓度维持时间短,难以杀灭疟原虫,停药后复发率高,与伯氨喹合用可降低复发率。主要用于耐氯喹或对多种药物耐药的恶性疟以及脑型疟的抢救。不良反应罕见,偶见胃肠道反应、白细胞减少、一过性心脏传导阻滞和短暂的发热等。有致畸作用,孕妇禁用。

(二)主要用于控制复发和传播的药物

伯氨喹(primaquine)

伯氨喹为人工合成的 8-氨基喹啉类衍生物。对疟原虫的迟发型子孢子和配子体均有强大的杀灭作用,是防止疟疾复发和控制疟疾传播的主要药物。与红细胞内期抗疟药合用,可根治良性疟。本药治疗量时不良反应较少,G-6-PD 缺乏的患者可发生急性溶血性贫血,大剂量时可致高铁血红蛋白血症。

(三)主要用于病因性预防的药物

乙胺嘧啶(pyrimethamine)

乙胺嘧啶能杀灭各种疟原虫红细胞外期的裂殖体,是病因性预防的首选药。对红细胞内期未成熟的裂殖体也有抑制作用,但对已成熟的裂殖体无效。本药不能直接杀灭配子体,但含药血液随配子体被按蚊吸食后,能阻止疟原虫在蚊体内发育产生配子体,从而起到控制传播的作用。乙胺嘧啶为二氢叶酸还原酶抑制剂,长期大量服用时可干扰人体叶酸代谢,出现巨幼红细胞性贫血或粒细胞减少,停药或服用甲酰四氢叶酸钙可逐渐恢复。过量可引起急性中毒,表现为恶心、呕吐、发热、发绀、惊厥甚至死亡,因药物带有甜味,易被儿童大量误服而中毒,应严加管理。孕妇禁用。

任务二 抗阿米巴病药和抗滴虫病药

一、抗阿米巴病药

阿米巴病是由溶组织阿米巴原虫感染人体引起的一类传染性疾病。阿米巴原虫生活史分为包囊和滋养体两个阶段。包囊为传播因子,在小肠转变为小滋养体,条件适当时可侵入肠壁,成为大滋养体,破坏黏膜下层组织,引起阿米巴痢疾和肠炎,称为肠内阿米巴病。也可随血流进入肝、肺、脑等组织,引起阿米巴肝、肺或脑脓肿,称为肠外阿米巴病。部分感染者即包囊携带者,无临床症状发生,但包囊可随粪便排出体外而成为阿米巴病的传染源。

抗阿米巴病药根据作用部位不同分为三类。

（一）抗肠内、肠外阿米巴病药

甲硝唑(metronidazole,灭滴灵)

甲硝唑口服吸收好,可进入唾液、肝脓肿的脓液中,也可进入脑脊液。对肠内、肠外阿米巴滋养体均有强大的杀灭作用,是治疗急性阿米巴痢疾、肠外阿米巴病的首选药。由于肠腔内药物浓度低,对包囊无明显作用,故不能用于治疗无症状的包囊携带者。

甲硝唑口服吸收迅速、完全,可广泛分布于组织和体液中,如唾液、乳汁、精液、阴道分泌物或肝脓肿的脓液中,也可透过血脑屏障。主要通过肝代谢,代谢产物及少量原形药物经肾排泄,结肠内浓度偏低。

【药理作用和临床应用】

1. 抗阿米巴作用　主要用于组织感染,无根治肠腔病原体的作用,也不用于治疗无症状的包囊携带者。

2. 抗滴虫作用　对阴道滴虫有直接杀灭作用,并且口服后可出现于阴道分泌物、精液和尿液中,因此对男、女性泌尿生殖系统滴虫感染均有良好疗效,治疗量对阴道正常菌群无影响,是治疗滴虫病的首选药物。

3. 抗贾第鞭毛虫作用　甲硝唑是目前治疗贾第鞭毛虫病最有效的药物。

4. 抗厌氧菌作用　对厌氧菌引起的感染有良好的防治作用,且较少出现耐药性。

【不良反应】

1. 消化系统反应　可出现食欲不振、恶心、呕吐、腹痛、腹泻、舌炎、口腔金属味等,一般不影响治疗。

2. 神经系统反应　表现为头痛、头晕、肢体麻木及感觉异常等,一旦出现应停药。

3. 过敏反应　少数人可发生皮疹、白细胞轻度减少等,停药后可自行恢复。

4. 可干扰乙醛代谢　服药期间饮酒易导致急性乙醛中毒,出现恶心、呕吐、腹痛和腹泻等症状,故服药期间和停药1周内禁饮酒和含乙醇的饮料。

孕妇、哺乳期的妇女、器质性中枢神经系统疾病和血液病患者禁用。

【用药护理】　甲硝唑的用药护理要点见表36-2。

表 36-2　甲硝唑的用药护理要点

步骤	护理要点
评估	1. 患者年龄、病情、治疗情况。
	2. 患者既往用药史、现用药情况及过敏史。
	3. 患者对所给药物的认知程度和合作程度。
	4. 药物作用、临床应用、用法、不良反应及禁忌证

续表

步骤	护理要点
护理措施	1. 根据医嘱准确给药。 2. 严格执行查对制度,在执行药物治疗时,做到"三查八对""六准确"。 3. 密切观察药物的疗效及不良反应,一旦发生不良反应应及时通知医生,采取应对措施
评价	1. 药物疗效。 2. 有无不良反应。 3. 有无合理用药、安全用药
注意事项	1. 应告知患者服用甲硝唑后,尿液可能呈深红色,不用过分惊慌。 2. 应告诫患者用药期间要戒酒,因饮酒后可能出现腹痛、呕吐、头痛等症状。 3. 原有肝脏疾病患者剂量应减少;出现运动失调或其他中枢神经系统症状时应停药;重复一个疗程之前,应做白细胞计数检查;厌氧菌感染合并肾衰竭者,给药间隔由 8 h 延长至 12 h。 4. 注意药物间相互作用:能抑制华法林等诱导肝微粒体酶活性的药物,可增强甲硝唑的代谢,使其血药浓度下降,而使苯妥英钠排泄减慢;同时应用西咪替丁等抑制肝微粒体酶活性的药物,可减缓甲硝唑在肝内的代谢及排泄,延长其血浆半衰期,应根据血药浓度测定的结果调整剂量。 5. 应注意个人卫生,不用公共浴盆及马桶,外阴洗涤用具及内裤应予以隔离及煮沸消毒;已婚夫妇双方应共同用药,治疗期间避免性生活

(二)抗肠内阿米巴病药

二氯尼特(diloxanide)

二氯尼特为二氯乙酰胺类衍生物,是目前杀灭阿米巴包囊最有效的药物。本药可直接杀灭阿米巴滋养体,单用对无症状的排包囊者有效,可用于慢性阿米巴痢疾。对肠外阿米巴病无效。不良反应轻,偶有恶心、呕吐和皮疹等。大剂量时可导致流产,但无致畸作用。

(三)抗肠外阿米巴病药

氯喹(chloroquine)

氯喹为抗疟药,对阿米巴滋养体有强大的杀灭作用。口服后肝脏内药物浓度比血浆药物浓度高 200～700 倍,而肠壁分布很少,故仅用于肠外阿米巴病的治疗,对肠内阿米巴病无效,应与抗肠内阿米巴病药合用,以防止复发。

二、抗滴虫病药

滴虫病由阴道毛滴虫感染所致,也可寄生于男性泌尿生殖道内。阴道毛滴虫可通过性接触直接传播,也可通过使用公共浴厕等间接传播,治疗时应强调夫妇同治,并注意个人卫生。

甲硝唑(metronidazole)

甲硝唑是治疗滴虫感染的首选药。

乙酰胂胺(acetarsol)

乙酰胂胺对阴道滴虫有明显的杀灭作用,常用其复方制剂滴维净,将其片剂置于阴道穹隆有直接杀灭滴虫的作用。当遇到对甲硝唑耐药的滴虫所导致的感染时,可考虑改用乙酰胂胺局部给药。此药有轻度局部刺激作用,可使阴道分泌物增多。

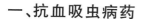

任务三 抗血吸虫病药和抗丝虫病药

一、抗血吸虫病药

血吸虫病是由血吸虫寄生于人体引起的慢性寄生虫病。流行于我国的血吸虫病主要由日本血吸虫所致。血吸虫寄生在门静脉及肠系膜静脉血管内,卵随患者大便排出,在水中孵出毛蚴,毛蚴侵入钉螺内繁殖,最后形成尾蚴,尾蚴入水,碰到人体皮肤钻入其内,进入血管,随血流到达门静脉,发育成为成虫,以后产卵。血吸虫的病理变化主要由虫卵引起。

吡喹酮(praziquantel,环吡异喹酮)

吡喹酮为广谱抗血吸虫病药和驱绦虫药。具有高效、低毒、疗程短、口服有效等优点,是目前血吸虫防治的首选药物。

【药理作用和临床应用】 对日本血吸虫、埃及血吸虫、曼氏血吸虫单一感染或混合感染均有良好疗效,对血吸虫成虫有迅速而强效的杀灭作用,对童虫也有较弱作用。对其他吸虫如华支睾吸虫、姜片吸虫、肺吸虫有显著杀灭作用,对各种绦虫感染及其幼虫引起的囊虫病、包虫病也有良好疗效。

【不良反应】 不良反应少且短暂。口服后可出现腹部不适、腹痛、腹泻、头痛、眩晕、嗜睡等,服药期间避免驾车和高空作业。偶有发热、瘙痒、荨麻疹、关节痛、肌痛等,与虫体杀死后释放异体蛋白有关。少数人出现心电图异常。孕妇禁用。

二、抗丝虫病药

丝虫病系由丝状线虫所引起的一种流行性寄生虫病。我国流行的丝虫有班氏丝虫和马来丝虫。丝虫的发育分两个阶段:幼虫在蚊体内发育为丝状蚴;丝状蚴进入人体后在淋巴管或淋巴结内寄生发育为成虫,对人体产生危害,主要症状表现为淋巴管炎、乳糜尿和象皮肿。雌、雄虫交配后,雌虫产的微丝蚴存于周围末梢血液和淋巴液中,是传播的根源。

乙胺嗪(diethylcarbamazine,海群生)

乙胺嗪对班氏丝虫、马来丝虫的微丝蚴均有杀灭作用,是抗丝虫病的首选药。对淋巴系统中的成虫也有毒杀作用,但作用较弱,需连续数年反复治疗才能彻底消灭成虫。

乙胺嗪本身毒性较低而短暂,可引起厌食、恶心、呕吐、头痛、无力等。因成虫和微丝蚴虫死亡释放出大量异体蛋白可引起人体的过敏反应,表现为皮疹、淋巴结肿大、畏寒、发热、哮喘以及胃肠道功能紊乱等。

任务四　抗肠道蠕虫病药

寄生在人体肠道的蠕虫包括线虫、绦虫和丝虫。在我国,肠道蠕虫病以肠道线虫(蛲虫、蛔虫、钩虫、鞭虫)感染最为普遍。近年来,随着高效、广谱、低毒的抗肠道蠕虫病药不断问世,多数肠道蠕虫病已得到有效治疗和控制。

甲苯达唑(mebendazole,甲苯咪唑)

【药理作用和临床应用】　甲苯达唑为高效、广谱抗肠道蠕虫病药,可抑制虫体对葡萄糖的摄取,减少 ATP 的生成,最终导致能量耗竭而死亡。能杀灭各种线虫和绦虫的成虫,对蛔虫卵、钩虫卵、鞭虫卵及幼虫也有杀灭和抑制发育作用。临床主要用于治疗蛔虫、蛲虫、钩虫、鞭虫、绦虫和粪类圆线虫等肠道蠕虫的单独或混合感染。

【不良反应】　口服吸收少,首过消除明显,不良反应轻,少数患者可见短暂的腹痛、腹泻。大剂量偶见粒细胞减少、血尿及脱发等。孕妇、两岁以下小儿以及肝肾功能不全者禁用。

阿苯达唑(albendazole,丙硫咪唑)

【药理作用和临床应用】　阿苯达唑是高效、广谱、低毒的抗肠道蠕虫病药,作用机制、不良反应同甲苯达唑相似。口服吸收迅速,对多种肠道线虫、绦虫和吸虫的成虫及虫卵有杀灭作用,用于蛔虫、蛲虫、钩虫、鞭虫、绦虫感染及多种线虫的混合感染,疗效优于甲苯达唑,是抗肠线虫的首选药。此外,也可用于包虫病、囊虫病、肺吸虫病、肝片吸虫病等肠外寄生虫病的感染。

【不良反应】　不良反应较少,偶见胃肠道反应、头晕、头痛等,少数病例可出现血清转氨酶升高,一般停药后可恢复。

噻嘧啶(pyrantel)

噻嘧啶为广谱抗肠道蠕虫病药,可抑制虫体胆碱酯酶,使乙酰胆碱堆积,肌肉兴奋性增高,肌张力提高,使虫体出现痉挛性麻痹,不能吸附肠壁而被排出体外。口服吸收少,肠腔内浓度高。对蛔虫、蛲虫、钩虫及绦虫都有较好疗效,用于蛔虫、蛲虫、钩虫的单独或混合感染。不良反应少,偶见腹部不适、发热、头痛、皮疹等,少数病例可见血清转氨酶升高,肝功能不全者禁用。孕妇、两岁以下小儿禁用。

左旋咪唑(levamizole)

左旋咪唑可选择性抑制虫体肌肉中的琥珀酸脱氢酶的活性,进而使虫体能量产生减少,导致虫体肌肉麻痹,不能吸附肠壁而随粪便排出体外。驱蛔虫效果好,对钩虫和微丝蚴也有效,对其他肠道蠕虫作用弱。此外,尚有免疫调节作用。

不良反应少,主要表现为胃肠道反应、头晕等。偶见肝功能减退、粒细胞减少等。妊娠早期、肝肾功能不全者禁用。

哌嗪(piperazine)

哌嗪为常用抗肠道蠕虫病药,作用机制为阻断神经肌肉接头,导致虫体肌肉弛缓性麻痹,不能吸附肠壁而随粪便排出体外。主要用于治疗肠道蛔虫、蛔虫所致的不完全性肠梗阻和早期胆道蛔虫病。偶见胃肠道反应,大剂量可致神经系统反应如眩晕、嗜睡、眼球震颤、共济失调、肌肉痉挛等。神经系统疾病者、孕妇、肝肾功能不全者禁用。

氯硝柳胺(niclosamide)

氯硝柳胺口服不易吸收,在肠内浓度高,对猪肉绦虫、牛肉绦虫的成虫均有杀灭作用,尤以牛肉绦虫最为敏感。不能杀死虫卵,死亡节片被消化分解后,释出虫卵,有致囊虫病的危险,所以服药 1～3 h 内应服用硫酸镁导泻。不良反应少,偶见胃肠道反应、头晕、乏力、皮肤瘙痒等。

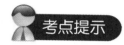

1. 甲硝唑的临床应用和用药护理事项。
2. 氯喹的药理作用、临床应用和不良反应。

常用制剂和用法

氯喹　片剂:0.075 g、0.25 g。注射剂:0.129 g/2 mL、0.25 g/2 mL。间日疟:首剂 1.0 g,6 h 后 0.5 g,口服,第 2、3 日各服 0.5 g。恶性疟:第 1 日 1.5 g,第 2、3 各 0.5 g,静脉滴注。抑制性预防疟疾:一次 0.5 g,一周 1 次。抗肠外阿米巴病:一次 0.5 g,一日 2 次,连续服用 2 日后一次 0.5 g,一日 1 次,疗程为 3 周。

奎宁　片剂:0.3 g。一次 0.3～0.6 g,一日 3 次,连续口服 5～7 日。

甲氟喹　片剂:0.25 g、0.5 g。用于耐多药恶性疟治疗:成人一次 1.0～1.5 g,儿童 25 mg/kg;用于耐多药恶性疟预防:一周 0.25 g,连续口服 4 周,以后一周 0.125 g。

青蒿素　片剂:0.1 g。胶囊剂:0.25 g。首剂 1 g,6 h 后 0.5 g,口服,第 2、3 日各服 0.5 g。

蒿甲醚　注射剂:80 mg/1 mL。片剂或胶囊剂:40 mg。成人一次 80 mg,一日 1 次,首剂加倍,连用 5 日。儿童 1.6 mg/kg,首剂加倍,连用 5 日。

青蒿琥酯　片剂:50 mg。首剂 100 mg,第 2 日起,一次 50 mg,一日 2 次,连续口服 5 日。注射剂:60 mg。首次 60 mg,先加入 5%碳酸氢钠注射液 0.6 mL,振摇 2 min,待完全溶解后再加入 5%葡萄糖注射液 5.4 mL 稀释,缓慢静脉滴注。于首次给药后 4 h、24 h、48 h 后各重复注射 1 次。危重患者可首剂加倍,3 日为一疗程,总剂量为 240～300 mg。

伯氨喹　片剂:13.2 mg。根治间日疟:一次 13.2 mg,一日 3 次,连续口服 7 日。消灭恶性疟原虫配子体:一次 26.4 mg,连续口服 3 日。

乙胺嘧啶　片剂:6.25 mg、25 mg。预防疟疾:成人一次 25 mg,儿童 0.9 mg/kg,一周 1 次。进入疫区前 1 周开始用药,服至离开疫区后 4 周。

双碘喹啉　片剂:0.2 g、0.6 g。一次 0.6 g,一日 3 次,连续口服 14～21 日。

二氯尼特　片剂:0.25 g、0.5 g。一次 0.5 g,一日 3 次,连续口服 10 日。

复方乙酰胂胺　片剂:每片含乙酰胂胺 0.25 g、硼酸 0.03 g。一次 1～2 片,塞入阴道穹隆部,一日 1～3 次,连续用药 10～14 日为一疗程。

吡喹酮　片剂:0.25 g。血吸虫病:一次 10 mg/kg,一日 3 次,连续口服 2 日或一次 20 mg/kg,一日 3 次,服药 1 日。驱猪肉绦虫、牛肉绦虫:一次 20 mg/kg,清晨顿服,1 h 后服用硫酸镁导泻。驱短膜壳绦虫:一次 25 mg/kg,顿服。

枸橼酸乙胺嗪　片剂:100 mg。一日 1.5 g,1 次或分 3 次口服;或一次 0.2 g,一日 3 次,连续口服 7 日。

甲苯达唑　片剂:50 mg、100 mg。蛔虫和蛲虫感染:一次 200 mg,顿服。钩虫和鞭虫感染:一次 200 mg,一日 2 次,连续口服 3 日。绦虫感染:300 mg,一日 3 次,连续口服 3 日。

阿苯达唑　片剂:0.1 g、0.2 g。肠道线虫感染:一次 0.4 g,一日 1～2 次,连续口服 3 日。绦虫感染:一次 0.3 g,一日 3 次,连续口服 3 日。

噻嘧啶　片剂:0.3 g。一次 5～10 mg/kg,一日 1 次。钩虫感染:顿服,连续口服 2～3 日。蛔虫感染:连续口服 1～2 日。蛲虫感染:连续口服 1 周。

左旋咪唑　片剂:25 mg、50 mg。蛔虫感染:0.1～0.2 g,顿服。钩虫感染:一日 0.2 g,连服 3 日。丝虫感染:一日 0.2～0.3 g,分 2～3 次口服,连服 2～3 日。

枸橼酸哌嗪　片剂:0.25 g、0.5 g。蛔虫感染:成人一次 3～3.5 g(极量一日 4 g),儿童一次 0.15 g/kg(极量一日 3 g),睡前顿服,连服 2 日。蛲虫感染:成人一次 1.0～1.2 g,儿童 60 mg/kg,一日 2 次,连服 7 日。12 岁以下儿童用量减半。

氯硝柳胺　片剂:0.5 g。清晨空腹服 1 g,1 h 后再服 1 g,2 h 后服硫酸镁导泻。

 直通护考

一、选择题

A_1 型题

1. 驱蛔虫的首选药物是(　　)。

　　A. 阿苯达唑　　B. 哌嗪　　　C. 噻嘧啶　　　D. 左旋咪唑　　E. 氯硝柳胺

2. 具有抗滴虫和抗阿米巴原虫作用的药物是(　　)。

　　A. 氯喹　　　B. 甲硝唑　　C. 哌嗪酮　　　D. 喹碘仿　　　E. 巴龙霉素

3. 抗血吸虫高效、低毒的药物是(　　)。

　　A. 氯喹　　　B. 吡喹酮　　C. 硝硫氰胺　　D. 呋喃丙胺　　E. 乙胺嗪

4. 可引起金鸡纳反应及心肌抑制的药物是(　　)。

　　A. 氯喹　　　B. 奎宁　　　C. 青蒿素　　　D. 伯氨喹　　　E. 乙胺嘧啶

A_2 型题

5. 患者,男,因患脑型恶性疟疾昏迷,入院抢救,可静脉滴注的是(　　)。

　　A. 哌嗪　　　B. 氯喹　　　C. 奎宁　　　　D. 伯氨喹　　　E. 乙胺嘧啶

6. 患者,男,因钩虫感染入院,首选的驱虫药物是(　　)。

　　A. 左旋咪唑　B. 甲苯达唑　C. 噻嘧啶　　　D. 哌嗪　　　E. 阿苯达唑

(朱方敏)

项目三十七　抗恶性肿瘤药的用药基础

学习目标

1. 掌握抗恶性肿瘤药的分类和主要不良反应。
2. 熟悉抗恶性肿瘤药作用及临床应用。
3. 了解抗恶性肿瘤药的应用原则。
4. 学会观察和预防抗恶性肿瘤药的不良反应，能够利用用药护理知识，综合分析判断，正确进行用药指导。

案例引导

张某，男，49 岁，自觉胃部不适 3 个月，进食后伴饱胀感，食欲逐渐下降，无明显恶心、呕吐及呕血，体重较前两个月降低 5 kg，近半个月来自觉乏力，近日大便黑色来院就诊。经检查，确诊为胃癌。住院后，大剂量氟尿嘧啶和亚叶酸钙静脉持续 24 h 给药，每周 1 次。用药后出现白细胞、血小板、红细胞减少。

问题 1　应用氟尿嘧啶时为何要与亚叶酸钙合用？

问题 2　应用氟尿嘧啶时还应注意哪些问题？

任务一　抗恶性肿瘤药的概述

恶性肿瘤俗称癌症，是一类严重危害人类健康的常见病、多发病，其危害性仅次于心血管疾病。目前防治恶性肿瘤的研究已成为生命科学领域的重要课题。抗恶性肿瘤药在肿瘤的治疗过程中占有重要的地位，已经从原来的姑息性治疗迈向根治性治疗，有些恶性肿瘤可以通过应用抗恶性肿瘤药达到治愈的目的。但大部分抗恶性肿瘤药的治疗无法达到满意的疗效，究其原因主要有两个：①由于肿瘤细胞和正常细胞没有本质区别，抗恶性肿瘤药在干扰肿瘤细胞分裂过程的同时，也会不可避免地杀灭正常细胞，特别是分裂旺盛的细胞，因此会出现多种严重的不良反应,从而限制了药物的应用;②在治疗过程中存在的另一个棘手问题是肿瘤细胞容易产生耐药性。

近年来主要采取抗恶性肿瘤药、外科手术、放射治疗、免疫治疗、基因治疗等相结合的综合治疗,给药途径从传统的口服或注射全身给药转变成介入或腔内局部给药,使抗恶性肿瘤的药物治疗效果显著提高,同时明显减少了不良反应和耐药性的发生。

一、抗恶性肿瘤药的基本作用

根据肿瘤细胞的增殖特点,将肿瘤细胞分为两类。

1. 增殖细胞群　增殖细胞群是指一类不断以指数分裂增殖的细胞群,是肿瘤增长和判断化疗效果的指标。这部分细胞与所有肿瘤细胞的比例称为生长比率(growth fraction,GF)。GF 值越接近 1,表明肿瘤增长越快,但对抗恶性肿瘤药越敏感,治疗效果越好;GF 值越小,表明肿瘤细胞增长越慢,而对抗恶性肿瘤药越不敏感,治疗效果越差。

2. 非增殖细胞群　非增殖细胞群主要包括两类:①静止期(G_0 期)细胞;②无增殖能力或已分化的细胞。静止期细胞虽有增殖能力,但暂不增殖。当增殖周期的细胞被药物大量杀灭时,静止期细胞进入增殖周期。静止期细胞对药物不敏感,是肿瘤复发的根源,因此彻底杀灭这类细胞是根治肿瘤的关键所在。

知识链接

> 细胞增殖周期(或细胞周期)是指细胞从一次分裂结束开始生长,到下一次分裂结束所经历的过程。细胞增殖周期可分为两个时期,即间期和有丝分裂期(M 期)。细胞分裂以后进入间期,在此期间细胞进行着结构上和生物合成上复杂的变化。与 DNA 分子复制有关的各项活动是间期活动的中心。间期又包括以下三个分期:DNA 合成前期(G_1 期)、DNA 合成期(S 期)、DNA 合成后期(G_2 期)。

二、抗恶性肿瘤药的分类

(一)按抗恶性肿瘤药对细胞增殖周期的作用特性分类

1. 细胞周期非特异性药物　细胞周期非特异性药物是指对增殖周期细胞群各期细胞甚至 G_0 期细胞均有杀灭作用的抗恶性肿瘤药,如环磷酰胺、白消安和多柔比星等。

2. 细胞周期特异性药物　细胞周期特异性药物是指仅对增殖周期中的某一期肿瘤细胞敏感的抗恶性肿瘤药,如作用于 S 期的氨甲蝶呤,作用于 M 期的长春新碱等。

(二)按抗恶性肿瘤药的化学结构和来源分类

(1)烷化剂:环磷酰胺等。

(2)抗代谢药:氨甲蝶呤、阿糖胞苷等。

(3)抗肿瘤抗生素:柔红霉素、博来霉素等。

(4)抗肿瘤植物药:长春新碱、三尖杉酯碱等。

(5)激素类:雄激素、雌激素等。

(6)其他类:顺铂等。

(三)按抗恶性肿瘤药的作用分类

1. 干扰核酸生物合成药　此类药分别在不同环节阻止核酸的生物合成,属于抗代谢药,如氟尿嘧啶、氨甲蝶呤、巯嘌呤、阿糖胞苷等。

2. 破坏 DNA 结构与功能药　此类药通过破坏 DNA 结构或抑制拓扑异构酶活性,影响 DNA 的结构和功能,如环磷酰胺、顺铂、羟基喜树碱、博来霉素等。

3. 干扰转录过程和阻止 RNA 合成药　此类药可嵌入 DNA 碱基对之间或 DNA 双螺旋链中,干扰转录过程,抑制 RNA 合成,如多柔比星、柔红霉素、放线菌素 D 等。

4. 影响蛋白质合成与功能药　此类药通过影响微管蛋白合成、干扰核蛋白体的功能或影响氨基酸供应,使肿瘤细胞生长受到抑制,如长春碱类、三尖杉酯碱、L-门冬酰胺酶等。

5. 调节体内激素平衡药　某些肿瘤如乳腺癌、前列腺癌、宫颈癌等与相应的激素失调有关,因此可通过应用某些激素或其拮抗药,改变激素平衡失调,以抑制这些激素依赖性肿瘤的生长,如雌激素、雄激素、糖皮质激素等。

6. 其他类　促进细胞分化,诱导肿瘤细胞凋亡,如三氧化二砷;诱导骨髓细胞分化,损伤其分化能力,如维 A 酸。

三、抗恶性肿瘤药的常见不良反应

1. 局部反应　在注射给药的过程中,如有药物外渗或浸润到皮下组织,会出现局部反应,严重者可出现化学性静脉炎。根据临床表现不同,将静脉炎分为以下三类:①红热型静脉炎,主要表现为沿给药静脉血管走向区域发热、肿胀和疼痛;②栓塞型静脉炎,主要表现为沿给药静脉走向变硬,呈条索状硬结,皮肤有色素沉着,血流不畅伴疼痛;③坏死型静脉炎,主要表现为沿静脉穿刺部位出现剧痛,局部皮肤坏死发黑,甚至侵犯到肌肉层。发生原因与抗恶性肿瘤药的组织刺激性有关。

2. 过敏反应　发生率较高,局部表现为沿静脉走向出现风团、荨麻疹或红斑;全身表现为面部发红、荨麻疹、发绀、低血压等,患者主诉有瘙痒、胸闷、说话困难、恶心、眩晕等,常在给药后 15 min 内出现。严重者可致死。

3. 消化系统反应　用药后常出现食欲不振、恶心、呕吐、腹痛、腹泻及口腔黏膜溃疡等,严重者可引起胃肠出血、消化道黏膜广泛溃疡。化疗后最初的不良反应为食欲不振,多在化疗后 1～2 天出现,一般无须特殊处理。

4. 骨髓造血功能抑制　大多数细胞毒性抗肿瘤药都对骨髓造血功能有抑制作用,表现为红细胞、白细胞、血小板减少及全血细胞下降,严重时还可发生再生障碍性贫血。一般多发于用药后的 7～14 天,恢复时间为之后的 5～10 天。长春新碱骨髓毒性小,博来霉素、L-门冬酰胺酶等无骨髓毒性。

5. 脱发　多数抗肿瘤药会损伤毛囊上皮细胞,导致不同程度的脱发。常见于给药后的 7～14天,停药后毛发可重新生长。

6. 心脏毒性　心脏毒性可分为急性心脏毒性和延迟性心脏毒性。急性心脏毒性具有可逆性,一般多发生于用药后的数小时至数天,停药后数天至 2 个月即可恢复正常,但有少数会出现心包炎;延迟性心脏毒性具有难逆性,一般多发生于用药后的 1～6 个月,表现为心肌炎、心肌缺血、心肌损伤、心功能衰竭等,其中多柔比星引起的心脏毒性与该药累积用药总量大于 550 mg/m² 密切相关,与心脏本身疾病无关。

7. 肺毒性　最常见的表现为非特异性间质性肺炎、肺纤维化。主要症状为胸闷、呼吸困难、干咳、疲倦等,多发生于用药后的数周至数月。最常见的药物为博来霉素、亚硝脲类、丝裂霉素。

8. 肝毒性　多为急性损伤,表现为肝肿大、黄疸、肝功能减退等,严重者可致肝硬化。

9. 泌尿系统毒性　多发生于用药后的 7~12 天,一个月左右恢复,少数不可恢复。可致血尿、蛋白尿、血尿素氮升高、血清肌酐升高等。发生原因为抗肿瘤药在杀伤肿瘤细胞时,肿瘤细胞崩解形成尿酸沉积,造成排尿障碍,导致肾功能损伤,如顺铂。故用药期间应注意监测患者的肾功能变化。大剂量环磷酰胺可引起急性出血性膀胱炎。

10. 神经系统毒性　神经系统毒性可分为外周神经毒性和中枢神经毒性。外周神经毒性主要表现为指、趾麻木,肌无力,腱反射抑制,听力损害等。有神经系统毒性的药物主要有长春新碱、顺铂等。

11. 生殖系统毒性　主要影响生殖功能,可出现精子减少、闭经、不育症、畸胎等。

12. 免疫系统毒性　抗恶性肿瘤药物对机体的免疫功能都有不同程度的抑制,导致机体抵抗力下降,易诱发感染。

任务二　常用抗恶性肿瘤药

一、干扰核酸生物合成药

干扰核酸生物合成药的化学结构与机体正常核酸代谢必需物质如叶酸、嘌呤碱、嘧啶碱等相似,从而特异性干扰核酸生物合成,抑制细胞的分裂和增殖。这类药物主要作用于 DNA 合成期(S 期),属于细胞周期特异性药物。

氨甲蝶呤(methotrexate,MTX)

氨甲蝶呤为橙黄色结晶性粉末。不溶于水、乙醇、氯仿或乙醚,易溶于稀碱溶液。口服吸收好。主要经肝脏代谢为谷氨酸盐,还有一部分经胃肠道细菌代谢。主要经肾脏排泄,部分经胆汁排泄。

【药理作用】　氨甲蝶呤是一种叶酸还原酶抑制剂,因其化学结构与叶酸相似,进入机体后主要抑制二氢叶酸还原酶,阻止二氢叶酸还原成有生理活性的四氢叶酸,从而阻止嘌呤核苷酸和嘧啶核苷酸的生物合成过程中所需要的一碳单位的转移,导致 DNA 的生物合成受阻。

【临床应用】　主要用于治疗儿童急性白血病和乳腺癌、绒毛膜上皮癌及恶性葡萄胎等。鞘内注射用于中枢神经系统白血病的预防和缓解治疗。

【不良反应】

1. 消化系统反应　消化系统反应为最常见的不良反应,主要表现为口腔溃疡、腹泻、胃炎等。

2. 骨髓造血功能抑制　骨髓造血功能抑制为最明显的不良反应。主要表现为白细胞降低,严重时可表现为全血细胞降低、皮肤或内脏出血。

3. 肝肾毒性　长期大剂量应用可导致肝肾毒性。肝毒性主要表现为转氨酶升高、药物性肝炎或肝硬化。肾毒性主要表现为血尿、蛋白尿,严重时可导致氮质血症、尿毒症。

4. 生殖系统毒性　少数患者会出现月经延迟及生殖系统功能减退。妊娠早期使用可致畸胎、死胎。

【用药护理】　氨甲蝶呤的用药护理要点见表 37-1。

表 37-1　氨甲蝶呤的用药护理要点

步骤	护理要点
评估	1. 患者年龄、病情、治疗情况。 2. 患者既往用药史、现用药情况及过敏史。 3. 患者对所给药物的认知程度和合作程度。 4. 药物作用、临床应用、用法、不良反应及禁忌证
护理措施	1. 根据医嘱准确给药。 2. 严格执行查对制度，在执行药物治疗时，做到"三查八对""六准确"。 3. 密切观察药物的疗效及不良反应，一旦发生不良反应应及时通知医生，采取应对措施
评价	1. 药物疗效，注意观察患者的症状和体征是否减轻。 2. 是否合理用药、安全用药
注意事项	1. 护士尽量与患者多沟通，多鼓励患者，争取患者的配合。 2. 注意药物间的相互作用：与抗叶酸作用药物如氨苯蝶啶、乙胺嘧啶等合用，可增加其毒副作用；与乙醇和其他对肝脏有损害的药物合用，可增加其肝脏的毒性；与保泰松和磺胺类药物同用后，因竞争与蛋白质的结合，会导致其血清浓度的增高而导致毒性反应出现。 3. 评估有无禁忌证，妊娠妇女禁用。 4. 为预防口腔溃疡，用药后患者应注意口腔卫生，进食后 30 min 给予漱口液（1％双氧水、2.5％碳酸氢钠等）漱口，以保持口腔清洁，必要时给予抗口腔溃疡药（冰硼散、锡类散、珍珠散等）治疗。 5. 为预防骨髓造血功能抑制，大量使用氨甲蝶呤后，应及时注射甲酰四氢叶酸钙，直接补充四氢叶酸，减轻骨髓细胞的毒性反应。 6. 鞘内注射氨甲蝶呤后，注意告知患者去枕平卧 4～6 h，同时应注意观察患者有无头痛、发热等并发症

氟尿嘧啶（fluorouracil，5-Fu）

氟尿嘧啶是 5-氟尿嘧啶溶于注射用水并加氢氧化钠的无菌溶液。

【药理作用和临床应用】　氟尿嘧啶是尿嘧啶的同类物，而尿嘧啶是核糖核酸的一个组分。其作用机制是氟尿嘧啶在细胞内转化为有效的 5-氟尿嘧啶脱氧核苷酸后，抑制脱氧胸腺苷酸合成酶，阻断脱氧核糖尿苷酸转化为脱氧胸腺苷酸，从而干扰 DNA 的生物合成。氟尿嘧啶同样可以干扰蛋白质的合成，因其伪代谢产物 5-氟尿嘧啶核苷掺入 RNA 中干扰蛋白质合成，所以对其他周期肿瘤细胞也有一定程度的抑制作用。临床主要用于治疗结肠癌、直肠癌、胃癌、乳腺癌、卵巢癌、绒毛膜上皮癌、恶性葡萄胎等。

【不良反应】　不良反应主要是消化系统反应，严重时可出现血性腹泻或便血，应立即停药，同时给予相应对症处理措施，否则会危及生命。有明显骨髓造血功能抑制，主要表现为白细胞和血小板减少，用药期间应注意观察患者有无发热及出血等表现。也可导致脱发、皮肤色素沉着等。

羟基脲(hydroxycarbamide,HU)

羟基脲的作用机制为通过抑制核苷酸还原酶,阻止胞苷酸向脱氧胞苷酸转化,抑制DNA合成。临床主要用于慢性粒细胞白血病,也可对黑色素瘤有暂时缓解作用。主要不良反应为骨髓造血功能抑制,主要表现为白细胞和血小板减少,停药1~2周后可恢复。消化系统反应轻。可导致畸胎,故孕妇禁用。肾功能不全者慎用。

阿糖胞苷(cytarabine,Ara-C)

阿糖胞苷在体内经脱氧胞苷激酶磷酸化后转变为三磷酸胞苷和二磷酸胞苷,前者抑制DNA聚合酶的合成,后者抑制二磷酸胞苷转变为二磷酸脱氧胞苷,从而抑制细胞DNA聚合及合成,还可掺入DNA,干扰其复制,导致细胞死亡。临床主要用于急性白血病:对急性粒细胞白血病疗效最好,对急性单核细胞白血病及急性淋巴细胞白血病也有效。骨髓抑制和胃肠道反应严重。偶可致脱发、肝功能损害等,静脉注射可致静脉炎。

巯基嘌呤(mercaptopurine,6-MP)

巯基嘌呤的作用机制:6-MP的化学结构与次黄嘌呤相似,6-MP通过竞争性抑制次黄嘌呤鸟嘌呤磷酸核糖转移酶,使5-磷酸核糖-1-焦磷酸分子中的磷酸核糖不能转移至鸟嘌呤及次黄嘌呤,阻断嘌呤核苷酸的补救合成途径;6-MP还可以在体内经酶的催化生成硫代核苷酸,抑制肌苷酸转化成腺核苷酸和鸟核苷酸,阻断嘌呤核苷酸的从头代谢,阻止DNA合成。不仅对S期细胞有作用,还对DNA合成前期(G₁期)的增殖有延缓作用。临床主要用于急性白血病的治疗,对儿童急性淋巴细胞白血病效果较好,对慢性粒细胞白血病也有效;还可用于治疗绒毛膜上皮癌和恶性葡萄胎。另外,对恶性淋巴瘤、多发性骨髓瘤也有一定疗效。肿瘤细胞易对6-MP产生耐药性。有较强的免疫抑制作用,消化系统反应和骨髓抑制多见。偶见肝功能损伤。

二、破坏 DNA 结构与功能药

环磷酰胺(cyclophosphamide,CTX)

环磷酰胺在体外无活性,进入体内后转化成有活性的磷酰胺氮芥而发挥作用。抗癌谱较广,对恶性淋巴瘤疗效显著,对淋巴细胞白血病、肺癌、乳腺癌、卵巢癌以及多发性骨髓瘤也有效。常见的不良反应有骨髓抑制、脱发、胃肠道反应等,膀胱刺激性较强,能引起化学性膀胱炎。化学性膀胱炎是环磷酰胺特有的毒性反应,发生率为9%~25%。最初有膀胱刺激症状、排尿困难,继而出现血尿、蛋白尿,因此又叫出血性膀胱炎。不良反应与用药剂量有关,儿童易发生。用药期间应注意观察小便困难和出血情况,鼓励患者多饮水。

白消安(busulfan,马利兰)

白消安对骨髓有选择性的抑制作用,可明显抑制粒细胞的生成,而对淋巴系统的抑制作用较弱,故对慢性粒细胞白血病疗效显著,缓解率高。可以减轻白细胞增高、肝脾肿大等临床症状,主要用于治疗慢性粒细胞白血病。

主要毒性反应是骨髓抑制,重者可引起再生障碍性贫血,久用可导致肺纤维化、闭经、睾丸萎缩。慢性粒细胞白血病有急性变时应停用。肾上腺皮质功能不全患者慎用。

噻替派(thiotepa)

噻替派脂溶性好,局部刺激性小,既可静脉注射,也可肌内注射,还可膀胱内、胸(腹)腔内、动脉内给药。抗癌谱广,对各期肿瘤细胞均有杀灭作用。主要用于卵巢癌、乳腺癌、肺癌和膀胱癌等。膀胱癌患者进行膀胱灌注时,为增加药液与用药部位的接触面积和作用时间,应每15 min 改变一次体位,排便后灌注并保留 2 h。

不良反应主要是骨髓抑制、消化系统反应,但一般较轻微。本药性质不稳定,易发生聚合作用,使其溶解度降低而失效,稀释后若发现混浊,不得使用。溶液需新鲜配制,并避光、干燥、低温(12℃以下)保存。在酸中不稳定,故不能口服。

顺铂(cisplatin)

顺铂能抑制细胞的有丝分裂,抗癌谱广,主要用于生殖和泌尿系统的恶性肿瘤,如睾丸癌、卵巢癌、宫颈癌、膀胱癌等,也可用于肺癌和头颈部癌。为联合化疗的常用药,与多种药物合用具有协同效应。

不良反应主要是胃肠道反应、骨髓抑制、耳毒性,大剂量或连续用药可损伤肾小管,引起较严重的肾毒性,用药期间应多饮水。

博来霉素(bleomycin)

博来霉素能抑制 DNA 的合成,干扰细胞的分裂增殖。临床主要用于各种鳞状上皮癌的治疗。不良反应较轻,用药后可有发热、脱发等,几乎无骨髓抑制作用,肺毒性是本药的最严重的不良反应,先可出现肺部啰音、咳嗽等,后发展到肺纤维化。用药期间注意胸部 X 线检查,一旦发现肺炎样病变,立即停药并给予泼尼松或地塞米松抗炎。

三、干扰转录过程和阻止 RNA 合成药

放线菌素 D(actinomycin D,更生霉素)

【药理作用】　放线菌素 D 是多肽类抗恶性肿瘤抗生素。分子中含有一个苯氧环结构,通过它嵌入到 DNA 双螺旋链相邻的鸟嘌呤和胞嘧啶碱基之间,与 DNA 形成复合体,阻碍 RNA 多聚酶的功能,抑制 RNA 的合成,特别是 mRNA 和蛋白质的合成,从而抑制肿瘤细胞的增殖。属于细胞周期非特异性药物。主要作用于 DNA 合成前期(G_1 期)。作用特点:抗肿瘤谱窄。

【临床应用】　临床用于霍奇金病、绒毛膜上皮癌、横纹肌肉瘤、肾母细胞瘤和神经母细胞瘤等。

【不良反应】　常见的不良反应是消化系统反应,主要表现为恶心、呕吐、口腔炎,骨髓抑制表现为血小板减少,继而全血细胞减少。静脉注射可引起静脉炎,漏出血管可引起疼痛、局部硬结及破溃。少数患者会出现脱发、皮炎和导致畸胎等。

四、影响蛋白质合成与功能药

长春新碱(vincristine,VCR)

长春新碱是从夹竹桃科植物长春花中提取的有效成分,因抗肿瘤作用良好,目前其制剂可

作为临床抗肿瘤药物。长春新碱吸收后迅速分布于全身各组织,神经细胞内浓度较高,几乎不透过血脑屏障,血浆蛋白结合率约 75%。在肝脏代谢,大部分主要随胆汁排出,在胆汁中浓度最高,少部分随尿排泄。长春新碱能选择性地集中在癌组织,可使增殖细胞同步化,进而使抗肿瘤药物增效。

【药理作用】　长春新碱的作用机制为干扰纺锤丝微管蛋白的合成,抑制肿瘤细胞的有丝分裂,从而使细胞的有丝分裂终止于有丝分裂期(M 期),是作用于 M 期的细胞周期特异性药物;长春新碱还能干扰蛋白质合成、抑制 RNA 聚合酶,阻碍 RNA 合成。

【临床应用】　主要用于急性白血病、恶性淋巴瘤、生殖细胞肿瘤、小细胞肺癌、尤文肉瘤、肾母细胞瘤、神经母细胞瘤、乳腺癌、慢性淋巴细胞白血病、消化道癌、黑色素瘤及多发性骨髓瘤等。

【不良反应】

1. 神经系统毒性　神经系统毒性是最突出的不良反应。主要表现为外周神经系统症状,如指或趾感觉异常、肌无力、腱反射抑制、外周神经炎等。发生原因主要与剂量有关,神经系统毒性常好发于 40 岁以上者,儿童的耐受性好于成人。

2. 局部反应　局部组织刺激性强,静脉注射部位可发生静脉炎。药液不能外漏,否则可引起局部坏死。

3. 其他　骨髓抑制不明显,消化系统反应较轻,可见脱发。

三尖杉酯碱(harringtonine)

三尖杉酯碱能明显而迅速地抑制蛋白质合成的起始阶段,并使核糖体分解、蛋白质合成及有丝分裂停止,主要用于急性粒细胞白血病及单核细胞白血病的治疗。

主要不良反应有胃肠道反应、骨髓抑制、脱发等,偶有心脏毒性。

紫杉醇(paclitaxel)

紫杉醇对细胞的有丝分裂有抑制作用。广泛用于治疗乳腺癌、卵巢癌、头颈部癌、食管癌等上皮性肿瘤。不良反应有骨髓抑制、神经毒性、心脏毒性和变态反应。

五、调节体内激素平衡药

肾上腺皮质激素

常用药是糖皮质激素类药物如泼尼松、泼尼松龙等,可使血液淋巴细胞迅速减少,对急性淋巴细胞白血病和恶性淋巴瘤有较好的短期疗效,对其他恶性肿瘤无效。但与其他抗恶性肿瘤药少量短期合用,可减少血液系统并发症以及癌肿引起的发热等毒血症表现。需要注意的是可能因抑制机体免疫功能而促进肿瘤的扩展。

雄激素

临床常用的雄激素是丙酸睾酮、甲睾酮。雄激素可抑制垂体分泌促卵泡激素,减少雌激素的生成,还可对抗催乳素对肿瘤的促进作用,主要用于晚期乳腺癌。

雌激素

临床常用的雌激素是己烯雌酚,其不仅直接对抗雄激素,尚可反馈性抑制下丘脑、垂体释放促间质细胞激素,从而减少雄激素的分泌。临床主要用于前列腺癌和绝经 5 年以上乳腺癌的治疗。绝经前的乳腺癌患者禁用雌激素类药物。

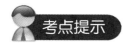

1. 抗恶性肿瘤药的分类和代表药。
2. 氨甲蝶呤、长春新碱的用药护理要点。

常用制剂和用法

氨甲蝶呤　片剂:2.5 mg、5 mg、10 mg。注射剂:50 mg/2 mL、500 mg/20 mL、1000 mg/10 mL。白血病:成人口服,每次 2.5～10 mg,总量 50～150 mg。儿童 1.5～5 mg/d。绒毛膜上皮癌:10～20 mg/d,肌内注射或口服,亦可静脉滴注,5～10 日为一疗程,总量为 80～100 mg。

氟尿嘧啶　注射剂:0.25 g/10 mL。单药静脉注射:10～20 mg/(kg·d),连用 5～10 日,每疗程总量 5～7 g。静脉滴注:300～500 mg/(m^2·d),连用 3～5 日,每次静脉滴注时间不得少于 6～8 h。

羟基脲　片剂:0.5 g。胶囊:0.25 g、0.5 g。20～40 mg/(kg·d),1 次或分 2 次口服,或 60～80 mg/kg,每 3 日 1 次,4～6 周为一疗程。

环磷酰胺　片剂:50 mg。注射剂:每瓶 100 mg,使用前溶解。成人常用量:口服 2～4 mg/(kg·d)。儿童常用量:口服 2～6 mg/(kg·d),连用 10～14 日,休息 1～2 周后重复。单药静脉注射每次 1.2～2.5 g/m^2,联合用药静脉注射每次 1.2～2.0 g/m^2,连续 5 日为一疗程。每一疗程间歇 3～4 周。

丝裂霉素　粉针剂:每瓶 2 mg、每瓶 4 mg、每瓶 8 mg。静脉注射:一次 2 mg,1 次/日或一次 10 mg,每周 1 次。总量 60 mg 为一疗程。

放线菌素 D　注射剂:0.2 mg。静脉注射:0.2 mg/d,10～14 日为一疗程。

长春新碱　注射剂:1 mg。静脉注射:每次 0.02 mg/kg,1 次/周,总量 20～30 mg 为一疗程。

三尖杉酯碱　注射剂:1 mg/1 mL。静脉滴注:0.1～0.2 mg/(kg·d),7～10 日为一疗程,每一疗程间歇 2 周。

直通护考

选择题

A_1 型题

1. 具有抗肿瘤作用的抗生素是(　　　)。

A. 罗红霉素　　　　　　　　B. 红霉素　　　　　　　　C. 柔红霉素

D. 乙酰螺旋霉素　　　　　　E. 四环素

A_2 型题

2. 患者,女,32 岁。因突发下腹疼痛 1 日急诊来院,剖腹探查中发现右侧卵巢囊实性肿大,包膜完整。切除后快速病理提示未成熟畸胎瘤,分化Ⅱ级。术后给予环磷酰胺化疗,护士应告知患者注意(　　)。

　　A.尿液颜色　　　B.肝功能　　　　C.呼吸　　　　　D.心率　　　　　E.血压

A₃型题

(3～5题共用题干)

　　患者,女,30岁。以中枢神经系统急性淋巴细胞白血病收入院,给予患者鞘内注射氨甲蝶呤和地塞米松。

　　3.鞘内注射后嘱患者去枕平卧,目的是(　　)。

　　A.预防低血压　B.预防出血　　C.预防头痛　　　D.预防窒息　　　E.预防呕吐

　　4.治疗时,为了减少细胞毒性,应同时给予(　　)。

　　A.甲酰四氢叶酸钙　　　　　　　B.叶酸　　　　　　　　　　C.维生素 B₂

　　D.铁剂　　　　　　　　　　　E.维生素 C

　　5.给药后,为了预防尿酸性肾病,应同时给予(　　)。

　　A.氯化铵　　　　B.维生素 K　　C.碳酸氢钠　　　D.维生素 C　　E.维生素 A

(朱方敏)

模块十

其他用药

QITA YONGYAO

项目三十八　消毒防腐药

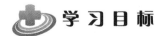

学 习 目 标

1. 熟悉常用消毒防腐药的作用特点和临床应用。
2. 能正确选择和使用消毒防腐药并进行用药护理。

案 例 引 导

患者,男,50岁,乙肝大三阳患者。

问题1　对其粪便应选择何药进行消毒处理?

问题2　如欲消毒患者的衣服和工作证,应如何操作?

任务一　消毒防腐药

一、概述

消毒防腐药是指对体表、排泄物、器械和周围环境的病原微生物生长繁殖有抑制或者杀灭作用的一类药物。其中,消毒药是指能迅速杀灭病原微生物的药物;防腐药是指能抑制病原微生物生长繁殖的药物。消毒药在低浓度时可呈现抑菌作用,而防腐药在高浓度时也能呈现杀菌作用,两者没有严格界限,故统称为消毒防腐药。它们对各种生物机体的组织、细胞无明显选择性,对人体往往也有强烈毒性,故不能全身用药,主要用于皮肤、黏膜、器械、排泄物和环境的消毒。

二、消毒防腐药的分类

（一）按用途分类

第一类:用于房屋和用具的消毒,包括酚类、醛类、酸类、卤素类、过氧化物类,如苯酚、甲醛溶液、漂白粉、过氧乙酸等。

第二类：用于家禽家畜皮肤和黏膜的消毒防腐，包括醇类、表面活性剂、碘与碘化物、有机酸类、过氧化物类，如乙醇、水杨酸、苯扎溴铵、氯己定等。

第三类：用于创伤的消毒防腐，如过氧化氢溶液、高锰酸钾、甲紫、利凡诺等。

（二）按结构分类

1. 醇类　能使菌体蛋白凝固和脱水，且有溶脂的特点，能渗入细菌体内发挥杀菌作用。如医用乙醇常用 75％乙醇。

2. 酚类　能使菌体蛋白变性、凝固而呈现杀菌作用，如苯酚等。

3. 醛类　如福尔马林（40％甲醛溶液），能杀灭各种微生物，包括细菌的芽孢。

4. 酸类　能抑制细菌细胞膜的通透性，影响细菌的物质代谢，如硼酸、盐酸等。

5. 卤素类　可渗入细菌细胞内，对原浆蛋白产生卤化和氧化作用，如漂白粉等。

6. 氧化剂　通过释放出初生态氧，破坏菌体蛋白和酶蛋白而呈现杀菌作用，如过氧化氢、过氧乙酸等。

7. 表面活性剂　能吸附于细胞表面，改变细胞膜的通透性，如苯扎溴铵、氯己定等。

8. 染料类　能抑制细菌细胞膜蛋白酶的活性，破坏正常的离子交换功能，如甲紫、利凡诺等。

三、常用药物

（一）醇类

乙醇（alcohol，酒精）

本品易燃、易挥发、有刺激性，可使菌体蛋白凝固变性。临床上以 70％～75％的乙醇最为常用，多用于消毒皮肤，低于 70％浓度则消毒效果差，对肝炎病毒及芽孢无效。偶见过敏反应，不宜用于破损皮肤。

知识链接

不同浓度乙醇的妙用

99.5％的乙醇称为无水酒精，具有使组织细胞脱水、蛋白凝固、血管收缩、内皮细胞变性等作用，可用于治疗肝癌、肝肾囊肿、甲状腺病等多种疾病；95％的乙醇可用于燃烧灭菌，也可用于擦拭紫外线灯；70％～75％的乙醇作为消毒剂常用于皮肤消毒，浓度过高反而会在细菌表面形成一层保护膜，阻止其进入细菌体内，难以将细菌彻底杀死；浓度过低，虽可进入细菌内，但不能使菌体内蛋白凝固，也难以杀死细菌。40％～50％的乙醇可预防压疮，长期卧床的患者的背、腰、臀部因长期受压可引发压疮，可将少量乙醇倒入手中均匀按摩上述受压部位，可起到促进局部血液循环，防止压疮形成的作用。25％～50％的乙醇可用于物理退热，因用乙醇擦拭皮肤，能使患者的皮肤血管扩张，增强皮肤的散热能力，高热患者用其擦身可达到降温的目的。

（二）酚类

苯酚（phenol，石炭酸）

苯酚主要从煤焦油中分馏而得，有特臭，溶于水，有潮解性，须避光密闭保存。临床主要用于环境的消毒，如患者排泄物、分泌物的消毒，但对病毒和芽孢无效。

甲酚（cresol，煤酚）

甲酚抗菌作用比苯酚强 3～10 倍，能杀灭繁殖型细菌，对结核分枝杆菌、真菌有一定作用。用于消毒手、器械、环境等。甲酚皂溶液（来苏水）稀释后为常用的消毒剂，对皮肤有刺激性，禁用于皮肤伤口。

（三）醛类

甲醛（formaldehyde）

甲醛易挥发，能杀灭细菌、真菌、病毒和芽孢，可使菌体蛋白变性，酶活性消失。对人体有一定的毒性和刺激性，使用时注意防护。浓度为 35%～40% 的甲醛水溶液称为福尔马林，外观无色透明，具有腐蚀性，因内含的甲醛挥发性很强，有强烈的刺激性气味，具有消毒、防腐和漂白的功能。取福尔马林 40～60 mL/m³，加入高锰酸钾 20～40 g/m³ 放入柜中，并将衣物放入柜内熏蒸，密封 6～12 h，可有消毒衣物的作用；加热产生的甲醛气体也可用于室内消毒；福尔马林溶液可用于固定标本和保存尸体；此外，牙科还可以用甲醛配成干髓剂，填充做牙根管、窝洞的消毒。

（四）酸类

乙酸（acetic acid，醋酸）

乙酸为弱的有机酸。0.1%～0.5% 溶液冲洗阴道，可用于治疗阴道滴虫病；1%～3% 溶液可用于烧伤创面的感染；2 mL/m³ 食醋加热熏蒸可用于空气消毒，预防感冒；用冰醋酸溶液涂擦患处还可用于治疗鸡眼、疣及各种癣症。

过氧乙酸（peracetic acid，过醋酸）

过氧乙酸有很强的醋酸味，为无色液体，易溶于水、乙醇和醋酸。性质极不稳定，浓度在 45% 以上时易发生爆炸，故常放于阴凉避光处保存。本品是一种强氧化剂，可将菌体蛋白质氧化，使细菌死亡，能杀灭细菌、真菌、病毒和芽孢。0.1%～0.2% 的此溶液用于手的消毒；0.3%～0.5% 的此溶液用于外科手术器械的消毒；0.5% 的此溶液用于餐具的消毒；1%～2% 的此溶液用于室内空气消毒，按 8 mL/m³ 浓度加热熏蒸，密闭门窗 30～120 min。因其浓溶液有刺激性和腐蚀性，配制时需戴口罩和橡胶手套。因易氧化分解而降低杀菌力故需现配现用。

乳酸（lactic acid）

乳酸无色、无味，能与水、乙醇、甘油混溶，在常压下加热脱水可生成乳酸酐。在医药方面广泛用作防腐剂、载体剂、助溶剂、pH 调节剂等；在病房、手术室、实验室等场所中采用乳酸蒸汽消毒，可有效杀灭空气中的细菌；乳酸还可直接配制成药物或制成乳酸盐使用。

苯甲酸(benzoic acid,安息香酸)

苯甲酸易挥发,在酸性环境中作用强。临床常与水杨酸配伍,用于治疗浅表真菌感染;0.05%～0.1%水溶液可作药品、食品防腐剂。

硼酸(boric acid)

硼酸刺激性小,抗菌力弱,2%～5%水溶液可用于眼部、口腔、伤口的冲洗;4%醇溶液可用于外耳炎;10%软膏可用于皮肤黏膜的感染。皮肤大面积损伤及婴幼儿禁用。

（五）卤素类

含氯石灰(chlorinated lime,漂白粉)

含氯石灰的主要成分为次氯酸钙、氧化钙、氢氧化钙,是目前应用最广泛的含氯消毒剂。杀菌谱广且作用快而强,对细菌、真菌孢子、病毒及芽孢都有一定的杀灭作用。主要用于饮用水的消毒,可按照 6～10 g/m³ 加入漂白粉,30 min 后即可饮用;也可用于排泄物的消毒,干粪 5 份加漂白粉 1 份搅拌,放置 2 h,尿液 100 mL 加入漂白粉 1 g 放置 1 h;0.5% 的澄清液可浸泡消毒无色衣物,因其有漂白颜色作用,不可消毒有色衣物;1%～2% 澄清液常用来消毒食具、玻璃器皿和非金属用具;其对金属因有腐蚀作用,故其不宜用作金属的消毒。

二氧化氯(chlorine dioxide,超氯)

二氧化氯是新一代高效、广谱、安全的消毒杀菌剂。用于医院、制药、食品、食品加工、公共环境等的消毒、防霉和食品的防腐保鲜等,发达国家已广泛应用二氧化氯替代氯气进行饮用水的消毒。

碘酊(Iodine tincture,碘酒)

碘酊为含 2% 碘及 1.5% 碘化钾的乙醇溶液,可氧化细菌蛋白使其变性,能杀灭大部分细菌、真菌、芽孢和原虫。2% 碘酊溶液用于皮肤消毒,2.5% 碘酊溶液用于脐带断端的消毒,但因其对皮肤有较强的刺激性,故不宜用于黏膜消毒。碘过敏者禁用。

碘伏(Iodophor)

碘伏为碘与表面活性剂的不定型结合物,破坏细胞膜的通透性屏障,使蛋白质漏出后与其发生碘化反应使之失活,能杀灭细菌、病毒等。0.5%～1% 碘伏溶液用于外科手术及注射部位皮肤消毒;0.1% 碘伏溶液用于体温计消毒;0.05% 碘伏溶液用于黏膜烧伤、创伤的涂擦或冲洗。皮肤用其消毒后留有色素,可用水冲洗。碘伏稀释后稳定性差,宜现配现用。

（六）氧化剂

过氧化氢(hydrogen peroxide,双氧水)

过氧化氢能释放出新生态氧,有较强的氧化作用,可杀灭细菌繁殖体、芽孢、真菌和病毒。产生大量气泡能松动脓块、血块、坏死组织及与组织粘连的敷料,故有一定清洁作用。用于皮肤、黏膜、创面、瘘管的清洗。1.5%～3% 溶液含漱或滴耳,治疗扁桃体炎、口腔炎、化脓性外耳道和中耳道炎;3% 溶液可用于清洗创面、溃疡及换药时松动痂皮和敷料,可减轻疼痛。高浓度对皮肤、黏膜有强刺激性,可发生灼伤,连续漱口可出现可逆性舌乳头肥厚。

高锰酸钾(potassium permanganate,P.P粉)

高锰酸钾为强氧化剂,遇热、加酸或碱等均可释放出新生氧,呈现杀菌、除臭、氧化作用,对组织有收敛作用。0.0125%溶液冲洗阴道或坐浴,能治疗白带过多和痔疮;0.025%溶液用于急性皮炎或湿疹伴继发感染;0.1%溶液可冲洗溃疡;1%溶液治疗腋臭及足部浅表真菌感染、冲洗蛇毒咬伤的伤口等。高浓度时有刺激和腐蚀性,稀释液多次应用也有一定的腐蚀性。

(七)表面活性剂

苯扎溴铵(benzalkonium,新洁尔灭)

苯扎溴铵为阳离子表面活性剂,具有广谱杀菌作用和去垢效力。可作用于细菌细胞膜,改变其通透性,使菌体胞质物质外渗而起杀菌作用。可杀灭繁殖期细菌以及某些病毒和真菌,不能杀灭细菌芽孢。对人体组织刺激性小,作用迅速,可用于皮肤、黏膜和伤口消毒。0.01%~0.05%溶液用于黏膜消毒;0.1%~0.2%溶液用于皮肤消毒和金属器械消毒。

氯己定(hibitane,洗必泰)

氯己定具有广谱抑菌、杀菌作用。0.02%溶液用于手的消毒,浸泡3 min;0.05%溶液用于创面消毒;0.1%溶液用于物体表面的消毒。

(八)染料类

甲紫(methylrosaniline,龙胆紫)

甲紫为紫色液体,俗称紫药水。其对 G^+ 菌及真菌有较好的杀灭作用,同时有较强收敛作用。主要用于皮肤和黏膜的化脓性感染、白色念珠菌引起的口腔炎,也可用于烧伤、烫伤等。1%水溶液外涂,可治疗黏膜感染,2~3次/日。对黏膜可能有刺激或引起接触性皮炎,面部有溃疡性损害时应慎用,否则可导致皮肤着色。治疗鹅口疮时,只在患处涂药,如将溶液咽下可造成食管炎、喉头炎。大面积破损皮肤不宜使用,涂药后不宜加封包扎。

依沙吖啶(ethacridine lactate,利凡诺、雷佛奴尔)

乳酸依沙吖啶为外用杀菌防腐剂,对 G^+ 菌及少数 G^- 菌有较强的杀灭作用,对球菌尤其是链球菌的抗菌作用较强。用于各种创伤、渗出、糜烂的感染性皮肤病及伤口冲洗。本品刺激性小,一般治疗浓度对组织无损害,外用浓度为0.1%~0.2%。也可用于中期妊娠引产,成功率达95%以上。用药后胎儿排出快,除阵缩疼痛外,无其他不适症状。注射用利凡诺制剂需于注射前现用现配,需用注射用水溶解,不可用等渗盐水,亦不能与含氯化物的溶液或碱性溶液配伍,以免析出沉淀。心、肝、肾功能不全患者禁用。

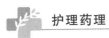 考点提示

1. 消毒防腐药的作用特点。
2. 消毒防腐药的临床用途和禁忌证。

直通护考

一、选择题

A₁型题

1. 医疗器械消毒选用（　　）。
   A. 氯己定　　　B. 过氧化氢　　　C. 高锰酸钾　　　D. 硼酸　　　E. 苯甲酸

2. 术前泡手消毒选用（　　）。
   A. 苯甲酸　　　B. 苯扎溴铵　　　C. 水杨酸　　　D. 次氯酸钠　　　E. 环氧乙烷

3. 用于皮肤消毒的乙醇浓度为（　　）。
   A. 75%　　　B. 50%　　　C. 40%　　　D. 30%　　　E. 20%

4. 不用于皮肤消毒的是（　　）。
   A. 氯己定　　　B. 碘伏　　　C. 75%乙醇　　　D. 碘酊　　　E. 环氧乙烷

5. 福尔马林是（　　）。
   A. 40%的甲醛水溶液　　　　　B. 60%的甲醛水溶液　　　　　C. 2%的戊二醛水溶液
   D. 4%的戊二醛水溶液　　　　　E. 40%的乙醛水溶液

6. 下列哪种消毒剂一般不用于空气消毒？（　　）
   A. 氯己定　　　B. 戊二醇　　　C. 醋酸　　　D. 过氧乙酸　　　E. 乙醇

A₂型题

7. 患者，男，38岁。左下肢不慎被镰刀割伤，送至医院，拟行伤口清创、缝合，以下哪项消毒剂可用于预防厌氧菌感染？（　　）
   A. 75%乙醇　　　　　　　　B. 3%过氧化氢　　　　　　　C. 碘伏
   D. 碘酊　　　　　　　　　　E. 5%硼酸

A₃型题

（8～10题共用题干）

患者，男，28岁。于菜市场与人发生口角后，被人用刀捅伤，其中一刀刺破脾脏，送至医院，拟行急诊手术。

8. 该患者需马上行脾切除术，术野皮肤消毒用以下哪类消毒剂适合？（　　）
   A. 醇类　　　B. 酚类　　　C. 氧化剂　　　D. 表面活性剂　　　E. 烷化剂

9. 该患者伤口氧化剂使用过氧化氢，合适的浓度是（　　）。
   A. 0.2%　　　B. 1%　　　C. 3%　　　D. 5%　　　E. 10%

10. 该患者为乙肝患者，术后器械消毒使用以下哪种消毒剂合适？（　　）
    A. 环氧乙烷　　　B. 戊二醇　　　C. 过氧乙酸　　　D. 甲醛　　　E. 2.5%碘酊

B型题

（11～13题共用备选答案）
   A. 醋酸　　　B. 乙醇　　　C. 碘伏　　　D. 甲醛　　　E. 戊二醛

11. 用于皮肤的消毒药是（　　）。

12. 用于创面及黏膜的消毒药是（　　）。

13. 用于环境的消毒药是（　　）。

二、案例分析

患者，女，56岁，发热原因待查，护士在观察其口腔时发现一感染溃烂处。
请分析：此时应选用什么溶液消毒最为恰当？应如何处理？

（于鑫光）

项目三十九　影响免疫功能的药物

案例引导

患者,男,45岁,肾移植术后两周,出现皮疹、恶心、胆红素增加。

问题1　为防止出现这些情况,应该用哪些药物?

问题2　用该药治疗时,应如何进行用药监护?

　　机体的免疫系统由参与免疫反应的各种细胞、组织、器官构成,如胸腺、骨髓、脾脏、扁桃体、淋巴结及分布在全身组织中的淋巴细胞和浆细胞等。免疫系统各组分功能的正常是维持机体免疫功能相对稳定的保证,任何组分功能的亢进或缺陷都会给机体带来损害。免疫功能调节药主要分为两类:免疫抑制药和免疫增强药。这些药物通过影响免疫系统、调节免疫功能,起到防治免疫功能异常所致疾病的作用。

　　机体免疫系统在抗原刺激下所产生的一系列变化称为免疫应答反应,可分三期:①感应期:巨噬细胞和免疫活性细胞处理和识别抗原的阶段。②增殖分化期:免疫活性细胞被抗原激活后分化增殖并产生免疫活性物质。③效应期:致敏淋巴细胞或抗体与相应靶细胞或抗原接触,产生细胞免疫或体液免疫反应。

　　正常的免疫应答反应在抗感染、抗肿瘤及抗器官移植排斥方面具有重要意义。但当机体免疫功能异常时,可出现免疫病理反应,包括过敏反应、自身免疫性疾病、免疫缺陷病和免疫增殖病等,表现为机体的免疫功能低下或免疫功能过度增强,严重时可导致机体死亡。

任务一　免疫抑制药

　　免疫抑制药(immunosuppressine drugs)是一类具有免疫抑制作用的药物。临床用于缓解自身免疫性疾病的症状和抑制器官移植排斥反应。但长期应用此类药物可致免疫功能低下，而诱发感染、肿瘤、致畸和不育等严重不良反应。免疫抑制药大致可分为以下四种：①抑制IL-2(白介素-2)生成及其活性的药物，如环孢素、他克莫司等；②阻断 T 细胞表面信号分子的药物，如单克隆抗体等；③抑制细胞因子基因表达的药物，如糖皮质激素等；④抑制嘌呤或嘧啶合成的药物，如硫唑嘌呤等。

环孢素(cyclosporin，环孢素 A)

环孢素是由真菌产生的一种脂溶性肽类代谢物。环孢素可口服或静脉注射给药，口服吸收慢而不完全，生物利用度为 20%～50%，3～4 h 达到峰值，半衰期约为 24 h。组织浓度高于血浆浓度。主要在肝内代谢，经胆汁排泄。

【药理作用】 该药选择性作用于辅助性 T 细胞(Th 细胞)，抑制巨噬细胞与 T 细胞相互作用后 IL-2 的合成和 IL-2 受体的表达，遏制 IL-2 介导的细胞增殖，进而使 B 细胞的分化、干扰素的生成和自然杀伤细胞(NK 细胞)的活化能力均下降。对细胞免疫和初次体液免疫均有较强的抑制作用。其具有潜在的免疫抑制活性，但对急性炎症反应无作用。

【临床应用】

1. 器官移植 临床已广泛用于肾、肝、胰、心、肺、皮肤、角膜及骨髓移植，防止排异反应，可单独应用或与小剂量糖皮质激素合用。

2. 自身免疫性疾病 可用于治疗其他药物不能控制的活动性和难治性类风湿性关节炎、系统性红斑狼疮、银屑病等自身免疫性疾病。

【不良反应】

1. 肾毒性 本药最常见且最严重的一种不良反应，主要表现为少尿。发生率为 70%，可致血肌酐和尿素氮呈剂量依赖性升高，因而限制了部分患者的使用。

2. 肝毒性 较常见，可见于用药早期，可出现一过性肝损害。

3. 高血压 发生率大于 30%，用药期间需每日监测血压，必要时加用抗高血压药。

4. 其他 还可出现食欲减退、恶心、呕吐等胃肠道反应；继发反应也较常见，多为病毒感染，需注意观察；偶出现嗜睡、多毛、牙龈增生、过敏反应等。

【用药护理】 环孢素的用药护理要点见表 39-1。

表 39-1 环孢素的用药护理要点

步骤	护理要点
评估	1. 患者年龄、病情、治疗情况。
	2. 患者既往用药史、现用药情况以及过敏史。
	3. 患者对所给药物的认知程度和合作程度。
	4. 药物作用、临床应用、用法、不良反应及禁忌证
护理措施	1. 观察患者用药剂量是否准确。
	2. 观察胃肠道症状，如有无厌食、恶心、呕吐等。
	3. 定期检查肝肾功能，如有无蛋白尿、管型尿、低蛋白血症、高胆红素血症、血清转氨酶升高等不良反应

续表

步骤	护理要点
评价	1. 药物疗效。 2. 有无不良反应。 3. 是否合理用药、安全用药
注意事项	1. 有病毒感染时禁用本药,如水痘、带状疱疹等。 2. 对本药过敏者禁用。 3. 下列情况慎用:肝功能不全、高钾血症、感染、肠道吸收不良、肾功能不全等。 4. 若发生感染,应立即用抗生素治疗,本药亦应减量或停用。 5. 若移植发生排斥,本药剂量应加大

【禁忌证】 老年人、高血压患者、活动性感染者慎用。有恶性肿瘤史、未控制的高血压、肾功能不全、免疫缺陷、心肺严重病变者,近 3 个月内接受环磷酰胺治疗者、孕妇及哺乳期妇女禁用。

他克莫司(tacrolimus,FK506)

他克莫司是大环内酯类免疫抑制剂。能特异性抑制 Th 细胞释放 IL-2、γ-干扰素(INF-γ),以及阻止 IL-2 受体的表达,发挥强大的免疫抑制作用,较环孢素强 100 倍。可用于器官移植的排异反应和治疗其他自身免疫性疾病,对肝移植排异反应的疗效尤其显著。不良反应与环孢素大致相似。肾毒性及神经毒性不良反应的发生率更高而多毛症的发生率较低。

单克隆抗体

巴利昔单抗和达珠单抗是 IL-2 受体 α 单链的单克隆抗体,可阻断 Th 细胞 IL-2 受体从而发挥免疫抑制效应。单克隆抗体可通过静脉注射给药,偶可引起严重的超敏反应。

抗淋巴细胞球蛋白(antilymphocyte globulin,ALG)

抗淋巴细胞球蛋白是采用人淋巴细胞、胸腺细胞、胸导管淋巴细胞或培养的淋巴母细胞动物(如马、羊、兔等)获得的抗淋巴细胞血清,经提纯而得。对 T、B 细胞均有破坏作用,尤其对 T 细胞作用较强。能有效抑制各种抗原引起的初次免疫应答,但对再次免疫应答几乎无影响。临床主要用于器官移植的抗排异治疗,亦可用于其他自身免疫性疾病。常见不良反应为发热、寒战、血小板减少,静脉注射可出现低血压和过敏性休克等。

肾上腺皮质激素类

常用药物有泼尼松、泼尼松龙、地塞米松等。生理情况下分泌的糖皮质激素主要影响物质代谢过程,超生理剂量则发挥抗炎抗免疫等药理作用。作用于免疫反应各期,对免疫反应多个环节均有抑制作用。临床常用于自身免疫性疾病和器官移植的排异反应。

抗代谢类药

硫唑嘌呤(azathioprine,Aza)、氨甲蝶呤(methotrexate,MTX)与 6-巯嘌呤(6-

mercaptopurine,6-MP)等是常用的抗代谢类药。其能同时抑制细胞免疫和体液免疫反应,但不抑制巨噬细胞的吞噬功能。主要用于类风湿性关节炎、系统性红斑狼疮等自身免疫性疾病的治疗和肾移植的排异反应。

烷化剂

环磷酰胺(cyclophosphamide,CTX)是常用的烷化剂之一,临床常用于排异反应和用糖皮质激素治疗效果差的多种自身免疫性疾病。

任务二　免疫增强药

凡通过激活或部分激活机体免疫系统,提高机体原处于低下状态的免疫功能,并用于治疗与免疫功能低下有关疾病的药物称为免疫增强药。

卡介苗(bacillus calmette-guerin,BCG)

卡介苗是牛结核分枝杆菌的减毒活疫苗。

【药理作用】

1. 预防结核

2. 免疫佐剂　为非特异性免疫增强药,能增强与其合用的各种抗原的免疫原性,刺激免疫细胞的活性,促进细胞免疫和体液免疫,提高巨噬细胞杀伤细菌和肿瘤细胞的能力。

【临床应用】　除用于预防结核外,还可用于肿瘤的辅助治疗,如黑色素瘤、肺癌、白血病等。近年来,也用于膀胱癌术后灌洗,可预防肿瘤的复发。不良反应较多见,发生率和严重程度与给药方法、剂量和治疗的次数有关。

【不良反应】　注射局部可见红斑、硬结和溃疡;胸腔内注射、瘤内注射及皮肤划痕均可引起寒战、高热等全身反应。偶见过敏性休克和死亡。剂量过大可降低免疫功能,甚至可促进肿瘤生长。

白细胞介素-2(interleukin-2,IL-2)

白细胞介素-2由T细胞和NK细胞产生,也称为T细胞生长因子。

【药理作用】　主要功能是促进NK细胞、Th细胞及B细胞的活化及增殖;诱导淋巴因子激活的杀伤细胞(LAK细胞)、肿瘤浸润淋巴细胞的增生并增强其活性;诱导产生TNF-β、INF-γ等,具有广泛的免疫增强和调节功能。

【临床应用】　临床主要用于恶性肿瘤的生物治疗,对黑色素瘤、肾细胞瘤、霍奇金淋巴瘤、结肠和直肠癌效果较好,可控制肿瘤发展,减小肿瘤体积,延长患者生存时间。还可以与抗艾滋病药物合用治疗艾滋病。

【不良反应】　不良反应可见胃肠道反应和流感样症状,如发热、寒战、畏食、肌痛和关节痛等,与非甾体抗炎药合用可缓解。

干扰素(interferon)

干扰素分为 α、β、γ 三类,具有广谱抗病毒、抑制肿瘤细胞增殖及免疫调节作用。对感冒、乙型肝炎、带状疱疹和腺病毒性角膜炎等有预防作用。其调节作用取决于注射时间和剂量,致敏前或大剂量给药可抑制免疫功能,反之可增强免疫功能。不良反应主要有发热、流感样症状、神经系统症状、皮疹、肝功能损害。大剂量可导致可逆性白细胞和血小板减少等。

左旋咪唑(levamisole,LMS)

左旋咪唑是一种口服有效的免疫调节药物。对抗体产生具有双向调节作用。一方面可促进免疫功能低下者生成抗体,增强巨噬细胞的趋化和吞噬功能;另一方面又能减少自身免疫性疾病患者抗体的生成。但对正常人和动物几乎不影响抗体的产生。主要用于肿瘤手术治疗、化疗和放疗的辅助治疗,使肿瘤的复发率及死亡率降低;免疫功能低下者或缺陷者,可减少感染的发病率和严重程度;也可用于自身免疫性疾病(如类风湿性关节炎、红斑狼疮等)症状的改善。常见不良反应为胃肠道反应,如恶心、呕吐、腹痛、食欲不振等,此外还有头痛、嗜睡、乏力、皮疹、发热等,少数患者可见白细胞及血小板减少。肝肾功能不全、肝炎活动期、妊娠早期或原有血吸虫病者禁用。

胸腺素(thymosin)

胸腺素是从胸腺分离的一组活性多肽,可诱导 T 细胞分化成熟,还可调节成熟 T 细胞的多种功能,从而调节胸腺依赖性免疫应答反应。临床用于治疗肿瘤、胸腺依赖性免疫缺陷病、某些自身免疫性疾病和病毒感染。偶见过敏反应。

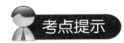

考点提示

1. 左旋咪唑的临床用途。
2. 环孢素常见不良反应。
3. 干扰素药理作用特点。
4. 白细胞介素-2 的不良反应。

常用制剂和用法

环孢素　口服液:5 g/50 mL。器官移植前 3 h 开始服用,1 次/日,每次 15 mg/kg,连用 1～2 周,维持量为每日 5～10 mg/kg。注射剂:50 mg/1 mL、250 mg/1 mL。每日 2～5 mL/kg,静脉滴注,病情稳定后改口服。

他克莫司　胶囊剂:0.5 g、1 g。注射剂:5 mg/1 mL。胶囊剂 2 次/日,于餐前 1 h 或餐后 2～3 h 服用。注射液以 5％葡糖糖注射液或 0.9％生理盐水稀释后应用,稀释后溶液浓度为 0.04～0.1 mg/mL,用药时间不超过 7 日。

抗淋巴细胞球蛋白　兔抗淋巴细胞球蛋白一次 0.5～1 mg/kg,马抗淋巴细胞球蛋白一次 4～20 mg/kg,肌内注射每日 1 次或隔日 1 次,14 日为一疗程。

冻干卡介苗　注射剂:75 mg/2 mL。皮内注射:用注射用水稀释为 0.5～0.75 mg/mL,

一次 0.1 mL。

左旋咪唑　　片剂：25 mg、50 mg。抗肿瘤辅助用药：一次 150 mg，一周一次，连用 3～6 个月。自身免疫性疾病：一次 150 mg，一周 2～3 次。慢性及复发性感染：一次 100～150 mg，一周 2 次。

胸腺素　　注射剂：2 mg、5 mg、10 mg。乙型肝炎：一次 5～10 mg，一日一次，肌内注射。病毒感染：一次 5～10 mg，一日一次，肌内注射，2～3 个月为一疗程。辅助放、化疗：一次 20～40 mg，一日一次，肌内注射，3～6 个月为一疗程。

白介素-2　　注射剂：10 万 U、20 万 U、40 万 U、100 万 U。一次 50 万～200 万 U，每日一次，静脉注射，一周 5 次，连续用药 2～6 周。体腔给药，一次 50 万～200 万 U，每周 2 次。

干扰素　　注射剂：100 万 U、300 万 U。一次 100 万～300 万 U，一日 1 次，肌内注射，5～10 日为一疗程，疗程间隔 2～3 日或每周肌内注射 1～2 次。

直通护考

一、选择题

A_1 型题

1. 免疫增强药主要用于（　　　）。

A. 肿瘤及细胞免疫缺陷的辅助治疗　　　　　B. 自身免疫性疾病

C. 器官移植　　　　　D. 过敏性疾病

E. 肾病综合征

2. 左旋咪唑主要用于（　　　）。

A. 免疫功能低下　　　　　B. 血小板减少性紫癜　　　　　C. 过敏性紫癜

D. 肾移植　　　　　E. 自身免疫性疾病

3. 环孢素最常见的不良反应是（　　　）。

A. 肾毒性　　　B. 肝损害　　　C. 多毛　　　D. 继发感染　　　E. 继发肿瘤

4. 免疫抑制药主要用于（　　　）。

A. 器官移植和自身免疫性疾病　　　　　B. 细胞免疫功能缺陷病

C. 再生障碍性贫血　　　　　D. 病毒性严重感染

E. 抗生素引起的二重感染

5. 下列有关干扰素的药理作用特点的叙述不正确的是（　　　）。

A. 提高 T 细胞的特异性细胞毒性　　　　　B. 主要作用是抗病毒

C. 可诱导某些酶活性　　　　　D. 抑制细胞增殖

E. 降低巨噬细胞的吞噬活性

A_2 型题

6. 患者，男，28 岁。计划进行角膜移植手术。为防止移植后的排斥反应，应选择下列何药？（　　　）

A. 干扰素　　　B. 转移因子　　　C. 左旋咪唑　　　D. 环孢素　　　E. 胸腺素

A_3 型题

（7～8 题共用题干）

患者，女，20 岁。在应用白细胞介素-2 时，发生发热、寒战、肌肉及关节疼痛等症状。

7. 该患者发生了何种情况？（   ）

A. 金鸡纳反应   B. 流感样症状   C. 赫氏反应

D. 瑞夷反应   E. 特异质反应

8. 白细胞介素-2 在临床主要应用于（   ）。

A. 恶性肿瘤的生物治疗   B. 器官移植后的排斥反应   C. 自身免疫性疾病

D. 蛔虫病   E. 结核病

B 型题

（9～11 题共用备选答案）

A. 卡介苗   B. 左旋咪唑   C. 干扰素

D. 白细胞介素-2   E. 转移因子

9. 既有免疫调节作用又有驱蛔虫作用的是（   ）。

10. 既有抗病毒作用又有免疫调节作用的是（   ）。

11. 小剂量增强免疫功能，大剂量则抑制免疫反应的药物是（   ）。

二、案例分析

1. 患者，女，21 岁，因发热、疲劳、乏力及体重减轻来院就诊，诊断为系统性红斑狼疮。

请分析：

（1）可选择何种药物进行治疗？

（2）应如何进行用药指导和护理？

2. 患者，女，45 岁，患类风湿性关节炎多年，使用解热镇痛抗炎药。

请分析：

（1）还可以选择哪些药物进行治疗？

（2）应如何进行用药指导和护理？

（于鑫光）

扫码看答案

实 践 部 分

实验项目一　处方的基本知识与用药医嘱的执行

一、处方基本知识

处方是医生根据病情需要开写的取药根据,包括药名、数量和用法等内容。处方体现选药和用法是否正确,关系到患者健康的恢复和生命的安全,所以医务人员必须以对患者负责的精神和严肃认真的态度对待处方。

1. 处方格式　一般医疗单位都印有处方纸,以求统一,处方包括以下几项。

(1)前记:患者姓名、性别、年龄、门诊号、处方日期。

(2)正文:处方上印有 Rp 或 R 的符号(拉丁文 Recipe"请取"的缩写),分列药品名称、剂型、规格、数量、用法用量。

(3)后记:医生签名,药品金额以及审核、调配、核对、发药药师签名。

2. 开处方要注意以下事项。

(1)字迹清楚,不得涂改;如需涂改,应当在修改处签名并注明修改时间。

(2)姓名、年龄、性别、日期都要填写,儿童年龄要具体是几个月、几岁,成人年龄有时可写"成"即可。

(3)开具西药、中成药处方,每一种药品应当另起一行,每张处方不得超过 5 种药品。

药品用法、用量应当按照药品说明书规定的常规用法、用量使用,特殊情况需要超剂量使用时,应当注明原因并再次签名。

(4)处方医师的签名式样和专用签章应当与院内药学部门留样备查的式样一致,不得任意改动,否则应当重新登记留样备案。

(5)药物用法可用拉丁文缩写,每日或每次剂量一般不应超过药典规定的极量,但病情特殊需要的不受此限。医生应注明原因并再次签字。

(6)处方一般不得超过 7 日用量;急诊处方一般不得超过 3 日用量;对于某些慢性病、老年病,处方用量可适当延长。

(7)麻醉药品、精神药品、医疗用毒性药品、放射性药品的处方用量应当严格执行国家有关规定。开具麻醉药品处方时,应有病历记录。

二、用药医嘱的执行

例1：开写青霉素（penicillin）治疗急性扁桃体炎处方，每次肌注 40 万 U，每日两次，三日用量。

  R：Inj. penicillin 400,000×6

  Sig 400,000 u i. m. b. i. d. AST.（皮试后）

  R：青霉素：注射剂 40 万 U×6

  Sig 皮试后 40 万 U i. m. b. i. d.

例2：用阿托品（atropine）注射剂，缓解内脏平滑肌痉挛，这一注射剂为含 0.5 mg 硫酸阿托品 1 mL，处方可只写含量。

  R：Inj. atropine 0.5 mg×1

  Sig. 0.5mg i. h. st

  R：阿托品注射剂 0.5 mg×1

  用法：立即皮下注射 0.5 mg

  （常简写为：Sig. 0.5 mg i. h. st.）

某医院门诊处方笺见实验图 1-1。

处方中常见拉丁文简缩字表见实验表 1-1。

×××医院门诊处方笺
科别：   住院号：
姓名： 性别： 年龄：
诊断：   年 月 日

Rp
  ①普伐他汀 10 mg 口服 1 次/天
 	
  ②普萘洛尔 10 mg 口服 3 次/天
 	
医生＿＿＿＿ 药费＿＿＿＿ 调剂＿＿＿＿
核对＿＿＿＿ 发药＿＿＿＿

实验图 1-1　某医院门诊处方笺

实验表 1-1　处方中常见拉丁文简缩字表

缩写词	中文	缩写词	中文
q. h.	每小时	aa.	各等份
q. 6 h.	每 6 h	M. D. S.	混合,给予标记
q. m. 或 o. m.	每晨	Rp 或 R	请取
q. n.	每晚	Sig. 或 S.	标记（用法）
h. s.	睡前	g. 或 gm.	克
q. d.	一日一次	kg.	千克

续表

缩写词	中文	缩写词	中文
b. i. d.	一日二次	L.	升
t. i. d.	一日三次	ug.	微克
a. c.	饭前	mg.	毫克
p. c.	饭后	mL.	毫升
a. m.	上午	IU.	国际单位
p. m.	下午	U.	单位
p. r. n.	必要时	Amp.	安瓿剂
s. o. s.	需要时	Aq.	水,水剂
stat！	立即	Caps.	胶囊剂
cito！	急速地	Inj.	注射液
Lent.	缓慢地	Liq.	溶液剂
i. h	皮下注射	Mist.	合剂
i. m	肌内注射	Ocul.	眼剂
i. v	静脉注射	Pil.	丸剂
i. v. gtt	静脉滴注	Syr.	糖浆剂
p. o.	口服	Tab.	片剂
ad. us. Int	外用	Tinet.	酊剂
p. reet	灌肠	Ung.	软膏

三、处方练习

1. 张新,男,7 岁,肠道蛔虫病,用 16％ 驱蛔灵糖浆治疗,连服 2 日,应给多少剂量？请开处方。

2. 李林,男,25 岁,上呼吸道感染伴扁桃体发炎,给四环素片治疗,请开处方。

3. 王海,男,24 岁,肠痉挛痛,请开阿托品皮下注射治疗的处方。

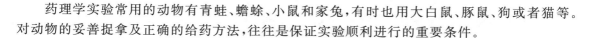

实验项目二　动物实验的基本操作技术

药理学实验常用的动物有青蛙、蟾蜍、小鼠和家兔,有时也用大白鼠、豚鼠、狗或者猫等。对动物的妥善捉拿及正确的给药方法,往往是保证实验顺利进行的重要条件。

一、动物的捉拿和固定

（1）小鼠:以右手提鼠尾,放在粗糙物上（如鼠笼）,轻向后拉其尾,左手拇指和食指捏住其头部皮肤及双耳,固定在手掌中,以左手无名指和小指夹住鼠尾(实验图2-1)。也可单手操作,先用左手拇指和食指拉住鼠尾,然后小指、无名指和手掌压住鼠尾根部,移动拇指、食指和中指抓住头部皮肤将其固定在手掌中(实验图2-2)。

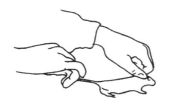 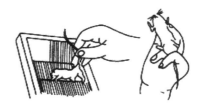

实验图 2-1　小鼠双手捉拿法　　　　　　实验图 2-2　小鼠单手捉拿法

（2）大鼠:先戴上手套,右手拉其尾巴放在鼠笼盖上,左手拇指和中指从背后绕到左右前肢下,其余三指固定鼠身,用力适当,即可抓起。

（3）家兔:一手抓住其颈背部皮肤轻轻提起,另一手托起臀部(实验图2-3),切忌抓双耳或抓腹部,以防兔子挣扎抓伤人,损伤其双耳或双肾,也可将兔子置于固定的兔盒中。

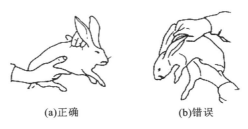

(a)正确　　　　　　　　(b)错误

实验图 2-3　家兔捉拿法

（4）豚鼠:性格温顺胆小,以拇指和中指从其背部绕到腋下抓住,另一手托起臀部即可,体重轻者也可用一手将其捉拿。

二、动物的给药方法

1. 小鼠

（1）灌胃:左手将其固定好,右手持带灌胃针头的注射器,自口角插入口腔,用灌胃针压其头部,使其后仰,让口腔与食道成一直线,再将灌胃针沿上颚壁轻轻插入食管,如动物安静呼吸无异常,可将药液推入,如遇到阻力,应将针管拔出重新再插入,以防止穿破食管或误入气管导致其死亡(实验图2-4)。小鼠灌胃给药量为每次 $0.2\sim0.3$ mL/10 g(体重),最大量为 0.8 毫升/只。大鼠灌胃给药量为每次 $1\sim2$ mL/100 g(体重),最大量为 3 毫升/只。

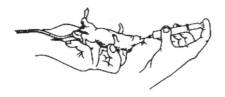

实验图 2-4　小鼠灌胃法

（2）皮下注射:左手小指和手掌夹住小鼠尾巴,拇指和食指轻提起背部皮肤,右手持注射器注入皮下给药。大鼠可两人合作,一人右手拉住鼠尾,左手抓住大鼠头部皮肤,另一人左手提起背部皮肤,右手持注射器将药液注入皮下。小鼠给药量为每次 0.1～0.2 mL/10 g(体重),最大量为 0.5 毫升/只。大鼠给药量为每次 0.3～0.5 mL/100 g(体重)。

　　(3)腹腔注射:左手固定动物,腹部朝上,用小指和无名指固定其后肢,右手持注射器从左下腹向头端方向以 45°角刺入腹腔,注入药液(实验图2-5)。针头刺入部位不宜太深太高,以免刺伤内脏,小鼠给药量为每次 0.1～0.2 mL/10 g(体重),最大量为 0.5 毫升/只。大鼠给药量每次 0.5～1 mL/100 g(体重)。

　　(4)肌内注射:动物捉持方法同上,将药液注入后腿上部外侧肌肉内。

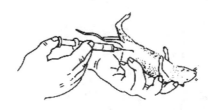

实验图 2-5　小鼠腹腔注射法

　　(5)静脉注射:将小鼠放入固定盒内或者用乳钵、烧杯等将其扣住,尾部露出,用75%的酒精棉球消毒,使血管扩张,左手食指和拇指捏住尾尖,选其左右两侧的尾静脉注射(实验图2-6)。小鼠给药量为每次 0.1～0.2 mL/10 g(体重),最大量为 1 毫升/只。大鼠给药量为每次 0.3～0.5 mL/100 g(体重)。大鼠除尾静脉外,可在麻醉后切开皮肤选股静脉注射,还可以做舌下静脉注射。

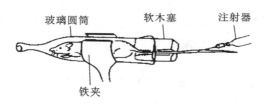

实验图 2-6　小鼠尾静脉注射法

2. 家兔

　　(1)灌胃:将兔子固定于兔盒中,将木制开口器横放于兔口中,压住兔舌,从开口器中央的小孔将 8 号导尿管送入约 15 cm,将导尿管外口插入放有水的烧杯中,不见气泡表示插入胃中,然后注入药液,给药量一般为 10 mL/kg(实验图 2-7)。

　　(2)腹腔、肌内、皮下注射:基本同小鼠,注射针头可选粗一点的,药量可稍大。

　　(3)耳缘静脉注射:将兔子固定于兔盒中,选一侧耳朵的耳缘静脉(耳朵背面内侧边缘),用75%的酒精棉球消毒,也可用食指轻弹耳廓,使血管扩张,左手食指和中指夹住耳根部,拇指和无名指夹住耳尖部拉直,右手持注射器刺入血管,左手食指和拇指固定针头,推入药液,推入过程如果顺利无阻力,表明药液注入血管内,否则应拔出重新注射,注射完毕后用手指或棉球按压注射部位,以防出血

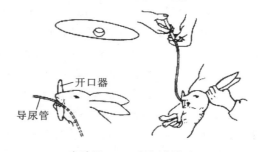

实验图 2-7　家兔灌胃法

（实验图 2-8）。

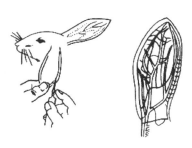

实验图 2-8　家兔耳缘静脉注射法

三、动物的麻醉方法

在慢性实验或急性在体实验中，施行手术之前必须将动物麻醉。麻醉可使动物在手术或实验过程中减少疼痛，保持安静，保证实验的顺利进行。麻醉药的种类繁多，作用原理不尽相同。除了麻痹中枢神经系统以外，还会引起其他生理机能的变化，因此在应用时需根据动物的种类以及实验或手术的性质慎重加以选择。麻醉必须适度，过深或过浅均会给手术或实验带来不良影响。麻醉的深浅可从呼吸、某些反射的消失、肌肉的紧张程度和瞳孔的大小加以判断。人们常用刺激角膜以观察角膜反射，夹捏后肢股部肌肉以观察其反应的简易方法了解动物的麻醉深度。适宜的麻醉状态是呼吸深慢而平稳，角膜反射与运动反应消失，肌肉松弛。

1. 常用麻醉药的种类及用法　麻醉药可分为局部麻醉药和全身麻醉药两种。局部麻醉药常用 0.5～1.0% 盐酸普鲁卡因或 2% 盐酸可卡因做皮肤或黏膜表面麻醉。在生理实验中，多采用全身麻醉药，如挥发性的乙醚、氟烷和非挥发性的巴比妥类、氨基甲酸乙酯等，以下分别加以介绍。

（1）乙醚（ether）是一种呼吸性麻醉药，适用于各种实验动物。在用乙醚麻醉猫、兔或鼠类时，可将动物放在特制的玻璃钟罩内，同时放入浸有乙醚的脱脂棉，动物在吸入后的 15～20 min 开始发挥作用。在麻醉狗时，可用特制的麻醉口罩套在动物嘴上，慢慢将乙醚滴在口罩上进行麻醉。麻醉时需注意动物的固定。

乙醚对呼吸道有刺激黏液分泌的作用，为防止呼吸道堵塞，可用硫酸阿托品（0.1～0.3 mg/kg（体重））皮下或肌内注射。

乙醚麻醉易于掌握，比较安全，作用时间短，麻醉后容易苏醒。但要专人管理麻醉，以防过早苏醒或麻醉过量。

（2）戊巴比妥钠（pentobarbital sodium）适用于各类实验动物。常配制成 5% 的水溶液，一般由静脉或腹腔注射。戊巴比妥钠作用开始快，一次给药的麻醉有效时间为 2～4 h，不需要特殊照顾。如在实验中需要补充注射时，可再由静脉注射 1/5 剂量，仍可维持 1～2 h。在麻醉过量时，可产生严重的呼吸和循环抑制，导致动物的死亡。

（3）硫喷妥钠（pentothal sodium）为淡黄色粉末，水溶液不稳定，一般需使用前配制，常用浓度为 2.5%～5%，静脉注射，不宜做皮下或肌内注射。静脉注射后作用较快，但苏醒也快，麻醉时间较短，一般约 1.5 h。实验过程中可重复注射，以维持麻醉的深度。

（4）氨基甲酸乙酯（ethyl carbamate）又名乌拉坦或脲酯。氨基甲酸乙酯易溶于水，常用浓度为 20%～25%。适用于多数动物：狗、猫、兔多用静脉或腹腔注射，鸟类多用肌内注射，蛙类用皮下淋巴囊注射。

（5）氯醛糖（chloralose）溶解度较小，常用浓度为 1%，使用前须加热促其溶解，但不可煮沸。常采用静脉或腹腔注射，可维持麻醉状态 3～4 h。与氨基甲酸乙酯合并常用于电生理实验中。

非挥发性麻醉药使用简便，维持时间较长，实验中无须专人照管，麻醉深度也较易掌握，因此为大多数实验室采用。其缺点是苏醒缓慢。

2. 麻醉药的给药途径及方法　非挥发性麻醉药的给药途径为注射给药，主要有静脉、腹腔、肌内、皮下和淋巴囊注射。

（1）静脉注射：常用静脉注射麻醉狗、兔。狗在麻醉前必须妥善固定，特别是生狗，以防伤人。固定的方法多为捆绑狗的嘴鼻部，即用粗棉带从下颌绕到上颌打一结，然后绕向下颌再打一结，再将棉带引至头后，在颈部背面打第三结，最后再打一活结。另外，也可用特制的长柄大铁钳将狗颈部钳住，钳夹后将钳头固定于墙角或地面，此时头部不能自由活动，但不影响呼吸。对狗最常用于注射和采血的静脉为前肢内侧的头静脉和后肢小腿外侧的小隐静脉。注射前需在注射部位剪毛，用手握压静脉向心端处，使血管充血膨胀。将注射针头顺血管方向先刺入血管旁的皮下，然后再刺入血管，此时可见回血。注射者一手固定针头，一手缓缓进行推注。

静脉注射兔的常用部位为耳缘静脉。兔耳的外缘血管为静脉，中央的血管为动脉。注射前最好将动物放入兔体固定箱内，使兔头露于箱外，以防注射时挣扎。先除去注射部位的被毛，用左手食指和中指夹住耳缘静脉近心端，使其充血（亦可用动脉夹夹住），并用左手拇指和无名指固定兔耳。用右手持注射器将针头顺血管方向刺入静脉，刺入后再将左手食指和中指移至针头处，协同拇指将针头固定于静脉内，便可缓缓注射。如注射阻力过大或局部肿胀，说明针头未刺入血管，应拔出重新刺入。首次注射应从静脉的远心端开始，以便进行反复注射。

（2）腹腔注射：常用腹腔注射麻醉猫和鼠类，狗、兔、鸽、蛙类也可采用。在进行猫的腹腔注射时，要紧紧抓住颈后皮肤皱襞，迅速将注射针头刺入腹腔，注射完毕后立即退出针头。猫是易发怒动物，牙、爪均可伤人，为安全计，最好将猫放入布制口袋内，封口后进行注射，其方法并不难掌握。在腹腔注射鼠类时，也需注意安全。对小鼠可采用手持法进行注射，即用左手小指和无名指将鼠尾夹住，迅速用其他三指抓住鼠耳及颈部皮肤，将腹部朝上，右手将注射针头刺入下腹部腹白线稍外侧处，注射针与皮肤面成 45° 夹角，若针尖通过腹肌后抵抗消失，应保持针头不动，轻轻注入麻醉药。腹腔注射应防止把针头刺入肠、肝、膀胱等内脏器官，因此针头刺入后须轻轻回抽，如无肠内容物、尿液或血液被抽出，表明针头未刺入内脏。

（3）肌内注射：常用肌内注射麻醉鸟类，注射部位多为胸肌或腓肠肌等肌内较发达的部位。猴、狗、猫、兔多选用两侧臀部或股部进行肌内注射。固定动物后，右手持注射器，使之与肌肉成 60° 夹角，一次刺入肌肉。注射完毕后用手轻轻按摩注射部位，帮助药液吸收。

（4）皮下注射：在注射麻醉中并不常用。小鼠的皮下注射通常在背部皮下，可将皮肤拉起，注射针刺入皮下。将针头轻轻向左右摇摆，容易摆动则表明已刺入皮下，然后注射药物。拔针时，可以手指轻捏注射部位，以防药液外漏。对大白鼠、豚鼠、兔、猫等可选用背部、大腿内侧或臀部等皮下脂肪较少的部位进行皮下注射。鸽通常选用翼下部位注射。

四、动物的处死方法

实验动物的处死方法很多，应根据动物实验目的、实验动物品种（品系），以及需要采集标本的部位等因素，选择不同的处死方法，无论采用哪一种方法，都应遵循安乐死的原则。

安乐死是指在不影响动物实验结果的前提下，使实验动物短时间无痛苦地死亡。

处死实验动物时,首先要保证实验人员的安全;其次要确认实验动物已经死亡,通过对呼吸、心跳、瞳孔、神经反射等指征的观察,对死亡做出综合判断;再者要注意环保,避免污染环境,还要妥善处理好尸体。

（1）颈椎脱臼法:用镊子或者手指压住小鼠的头后部,另一手捏住尾巴根部,用劲向后上方拉,使颈椎脱臼,造成脊髓与脑髓断离,动物立即死亡,大鼠也可采用此法处死。

（2）空气栓塞法:用注射器将空气急速推入静脉血管,可使动物致死。当空气注入静脉后,右心随着心脏的跳动使空气与血液相混致血液呈泡沫状,随血液循环到全身,如进入肺动脉,可阻塞其分支,进入心脏冠状动脉,造成冠状动脉阻塞,发生严重的血液循环障碍,动物很快死亡。家兔可推入 10～20 mL 空气。

（3）急性大失血法:大、小鼠可采用眼眶动、静脉大量放血致死,大鼠也可采用剪开腋下静脉放血的方法。用粗针头一次采取大量心脏血液,可使动物死亡,豚鼠亦可采用此法。

（4）吸入麻醉致死法:应用乙醚吸入麻醉的方法处死。大、小鼠在 20～30 s 陷入麻醉状态,3～5 min 死亡。应用此法处死豚鼠时,其肺部和脑会发生小出血点,在病理解剖时应予注意。

（5）注射麻醉致死法:应用戊巴比妥钠注射麻醉致死。豚鼠可用其麻醉剂量 3 倍以上剂量腹腔注射。兔可用本药 80～100 mL/kg 的剂量急速注入耳缘静脉内。

实验项目三　有机磷酸酯类中毒与解救

【实验目的】
（1）学习家兔灌胃方法。
（2）观察有机磷农药中毒症状及用阿托品（atropine）和碘解磷定（PAM）解救的效果。
（3）学习难逆性抗胆碱酯酶药（有机磷酸酯类）及胆碱酯酶复活药。

【实验原理】　有机磷农药（有机磷酸酯类）为持久性抗胆碱酯酶药,主要用作农业杀虫剂和化学战争毒剂。进入体内后能抑制胆碱酯酶活性,造成 Ach 在体内大量堆积而产生一系列中毒症状（包括 M 样、N 样及中枢症状）。阿托品为 M 受体阻断药,能迅速解除 M 样症状及部分中枢症状。碘解磷定为胆碱酯酶复活药,可恢复胆碱酯酶水解 Ach 的活性,并可直接与游离的有机磷农药结合成无毒的物质,从尿排出,从而解除有机磷酸酯类中毒症状。

【药品和动物】　家兔 1 只,家兔开口器一个,胃管一个,1 mL、5 mL、30 mL 注射器各一支,5 号针头 3 个,250 mL 烧杯 1 个,婴儿秤 1 台,瞳孔测量尺一把,滤纸,10% 敌百虫、2.5% 碘解磷定、0.25% 阿托品。

【实验步骤】
1. 动物准备　取家兔（禁食 24 h）,称重。
2. 观察指标　呼吸、瞳孔、唾液、肌震颤、肌张力和大、小便。
（1）按上述观察指标,观察和记录家兔的正常活动情况。
（2）用 10% 敌百虫 5 mL/kg 给家兔灌胃。

（3）观察并记录上述指标的变化，及时发现中毒症状。

（4）待一系列症状出现后，特别是瞳孔明显缩小时，立即耳缘静脉注射 0.25％阿托品 5 mL/kg，观察中毒症状缓解情况，5 min 后再次耳缘静脉注射 2.5％碘解磷定 5 mL/kg，观察中毒症状消除情况。

【实验结果】　实验结果可填入实验表 3-1 中。

实验表 3-1　有机磷酸酯类中毒与解救的观察指标

实验条件	呼吸	瞳孔	唾液	肌震颤	肌张力	大小便
给药前						
敌百虫						
阿托品						
碘解磷定						

【分析与讨论】

（1）用敌百虫给家兔灌胃后，家兔未出现大小便排泄症状，可能是由于家兔之前未进食物的原因。

（2）在耳缘静脉注射碘解磷定后，家兔症状改变非常明显，由安静状态立即转为活泼状态，可能是因为碘解磷定对恢复肌张力很有效。

【结论】

（1）有机磷可导致机体中毒，出现 M 样、N 样症状。

（2）阿托品与碘解磷定联合用药解救有机磷中毒效果非常好。

【注意事项】

（1）敌百虫可以从皮肤吸收，手接触后应立即用自来水冲洗，切勿用肥皂，因其在碱性环境中可转变为毒性更大的敌敌畏。

（2）灌胃时勿将胃管插入气管（若插在气管中，其外露部分置于水中有气泡，或动物有呛咳、发绀），应确证胃管在胃中时再给予敌百虫。

（3）灌胃完毕后，应注入空气使导管内药物全部注入胃中，然后先抽出胃管，再取下开口器，以防家兔咬断胃管。

（4）实验完毕时，再在耳缘静脉注射一次碘解磷定 5 mL/kg。

实验项目四　局部麻醉药表面麻醉的作用比较和毒性比较

一、普鲁卡因与丁卡因表面麻醉作用比较

【实验目的】　比较普鲁卡因与丁卡因的局部麻醉作用特点和应用。

【药品和动物】　家兔 1 只、1％盐酸普鲁卡因溶液、1％盐酸丁卡因溶液、兔固定器、剪刀 1 把、滴管 2 支。

【实验步骤】

(1) 取健康家兔 1 只,检查两眼情况,放入兔固定器内固定,减去睫毛,用兔须触及角膜,测正常的眨眼反射。

(2) 用手指将兔下眼睑拉成杯状并压住鼻泪管,向左右两眼分别滴入 1‰盐酸普鲁卡因溶液和 1‰盐酸丁卡因溶液各 3 滴,约 1 min 后将手放开,任药液自溢。每隔 5 min 测试眨眼反有无或快慢,比较两眼差别。

【实验结果】 实验结果可填入实验表 4-1 中。

实验表 4-1　普鲁卡因与丁卡因表面麻醉作用比较

眼	药物	用药后眨眼反射					
		5 min	10 min	15 min	20 min	25 min	30 min
左	1‰盐酸普鲁卡因溶液 3 滴						
右	1‰盐酸丁卡因溶液 3 滴						

【注意事项】

(1) 刺激角膜用的兔须,前后及左右两眼应用同根同端,刺激强度、力度要求一致。

(2) 兔须不可触及眼睑,以免影响实验结果。

【讨论】 结合实验结果分析比较普鲁卡因和丁卡因的作用特点,并联系其临床应用。

二、普鲁卡因与丁卡因毒性比较

【实验目的】 比较普鲁卡因与丁卡因的毒性反应,并比较毒性大小。

【药品和动物】 小鼠 2 只、托盘天平 1 台、注射器(1 mL)3 支、大烧杯或鼠笼 2 个。

【实验步骤】

(1) 取小鼠 2 只,编号,称重,观察正常活动情况。

(2) 1 号鼠按 0.1 mL/20 g(体重)、腹腔注射 1 ‰盐酸普鲁卡因溶液,2 号鼠按 0.1 mL/20 g(体重)、腹腔注射 1 ‰盐酸丁卡因溶液,观察两鼠用药后的反应(有无惊厥或死亡)。

【实验结果】 实验结果可填入实验表 4-2 中。

实验表 4-2　普鲁卡因与丁卡因毒性大小比较

鼠号	药物	用药后反应	
		惊厥发生时间/min	惊厥程度
1 号	1 ‰盐酸普鲁卡因溶液		
2 号	1 ‰盐酸丁卡因溶液		

【注意事项】

(1) 称重、给药剂量要准确。

(2) 小鼠的捉拿方法要正确。

【讨论】 局部麻醉药的毒性反应有哪些表现?如何防治?

综合实践项目一　镇痛药及解热镇痛药的用药护理

【实践目的】

（1）通过案例分析，更好地掌握镇痛药及解热镇痛药的用药护理。

（2）培养良好的心理素质和认真的工作作风，提高与患者的交流沟通能力。

【典型病例】

（1）患者，张某，男，30岁。自述两天前出现发热，自测体温达39.5 ℃，家人也有类似症状，并出现咽痛、鼻塞等症状，经医生诊断为流感，建议对症治疗。

（2）患者，女，66岁，因下雪路滑，不慎跌倒，造成右腿股骨骨折，出现剧烈疼痛。

【实践内容及方法】

（1）准备临床常用的镇痛药及解热镇痛药的使用说明书；准备临床病例若干份进行案例分析。

（2）收集临床常用的镇痛药使用说明书并进行分类，要求学生结合药品说明书和教材内容比较不同药物的特点、不良反应和用药护理。

（3）案例分析要求：①根据患者病情需用何种药物？②应用时有何不良反应？有何护理措施？

（4）方法：学生两人一组，分别扮演患者和护士。"患者"尽可能根据学习过的知识提出用药方面的问题，"护士"针对病例和问题进行回答，给予"患者"相应的指导及护理。

【实践作业】　对常用的镇痛药和解热镇痛药进行列表，比较它们的作用、用途、不良反应和用药注意事项。

【实践考核】

（1）各组汇报讨论结果：本案例药物选择的依据、护理措施，如何进行用药指导。

（2）选取两组同学为全班进行角色表演，由同学进行评判。

（3）教师对小组活动进行点评。

综合实践项目二　强心苷类药的用药护理

【实践目的】

（1）能正确评估慢性心功能不全患者的基本情况及用药情况。

（2）能准确判断处方的合理性并正确执行。

（3）能熟练进行用药护理，并正确评价强心苷类药的疗效及不良反应。

（4）培养良好的职业道德及与患者沟通能力。

【典型案例】

(1) 患者,男,47 岁。患风湿性心脏病合并二尖瓣关闭不全,出现乏力、心悸、气短,并伴有下肢水肿。诊断为风湿性心脏病合并慢性心功能不全。

试分析:①针对上述情况,患者应选择何种药物? 并指出用该药的理论依据。②作为护士如何进行用药护理?

(2) 患者,女,72 岁,活动后常感胸闷、心悸。到医院就诊,超声心动图诊断为风湿性心脏病、二尖瓣狭窄,近 10 天胸闷、心悸症状加重,伴乏力、气促、夜间不能平卧,时有憋醒、咳粉红色泡沫样痰。

【实践内容及方法】

(1) 准备临床常用的强心苷类药的使用说明书;临床案例若干份进行案例分析。

(2) 收集临床常用的强心苷类药的使用说明书并进行分类,要求学生结合药品说明书和教材内容,了解强心苷类药的特点、不良反应及用药护理。

(3) 案例分析要求:①根据患者病情需用何种药物? ②在应用时有何不良反应? 有何护理措施?

(4) 方法:学生两人一组,分别扮演患者和护士。"患者"尽可能根据学习过的知识提出用药方面的问题,"护士"针对案例和问题进行回答,给予"患者"相应的指导及护理。

【实践作业】

(1) 慢性心功能不全有哪些临床表现? 常用的强心苷类药有哪些?

(2) 强心苷类药中毒的早期症状有哪些? 如何防治?

【实践考核】

(1) 各组汇报讨论结果:本案例药物选择的依据、护理措施,如何进行用药指导。

(2) 选取两组同学为全班进行角色扮演,由同学进行评判。

(3) 教师对小组活动进行点评。

综合实践项目三　利尿药的用药护理

【实践目的】

(1) 通过案例分析,更好地掌握利尿药的用药护理知识。

(2) 能准确判断处方的合理性并正确处理处方。

【典型案例】

(1) 患者,男性,60 岁。患慢性心功能不全 8 年,近期发现水肿症状逐渐加重。住院治疗后,医师给予地高辛控制心力衰竭症状,给予利尿药氢氯噻嗪减轻水肿。数日后发现患者出现心悸、心律失常。给予氯化钾口服后症状逐渐消失。

(2) 某男,45 岁,建筑工人,一次事故中严重外伤,大量出血,血压下降,少尿,经抢救后低血压和低血容量已纠正,尿量仍很少。

(3) 患者,男,47 岁。患风湿性心脏病合并二尖瓣关闭不全,出现乏力、心悸、气短,并伴有下肢水肿。诊断为风湿性心脏病合并慢性心功能不全。

【实践内容及方法】

（1）准备临床常用的利尿药的使用说明书；临床案例若干份进行案例分析。

（2）收集临床常用的利尿药的使用说明书并进行分类，要求学生结合药品说明书和教材内容，了解利尿药物的特点、不良反应及用药护理。

（3）案例分析：①根据患者病情需用何种药物？②在应用时有何不良反应？有何护理措施？

（4）方法：学生两人一组，分别扮演患者和护士。"患者"尽可能根据学习过的知识提出用药方面的问题，"护士"针对案例和问题进行回答，给予"患者"相应的指导及护理。

【实践作业】

（1）利尿药药理作用及临床应用有哪些？

（2）如何根据患者病情程度选择合理有效的利尿药并正确进行用药指导？

（3）利尿药的不良反应有哪些？如何防治？

【实践考核】

（1）各组汇报讨论结果：本案例药物选择的依据、护理措施，如何进行用药指导。

（2）选取两组同学为全班进行角色扮演，由同学进行评判。

（3）教师对小组活动进行点评。

综合实践项目四　糖皮质激素类药物的用药护理

【实践目的】

（1）正确评价糖皮质激素类药物的疗效及不良反应，能熟练进行用药指导和护理。

（2）培养良好的职业道德，提高与患者的沟通能力。

【典型案例】

（1）患者，男，48岁。因全身水肿1个月就诊，实验室检查发现有大量蛋白尿、低蛋白血症、高脂血症，诊断为"肾病综合征"，住院治疗。医生给予泼尼松口服，剂量最大时为60 mg/d。1个月后查尿蛋白为阴性。减量至40 mg/d时，尿蛋白一直为阴性。患者要求出院。医生嘱患者出院后继续服药，必须逐渐减量，每周减少5 mg。患者出院后没有严格遵从医嘱，自行停止服用泼尼松，1个月后复查，显示尿蛋白为＋＋＋。

（2）患者，女，46岁，患肾病综合征。治疗措施：泼尼松片20毫克/次，3次/日；氢氯噻嗪片25毫克/次，2次/日，均为口服给药。持续治疗1个多月，患者出现肌肉无力、腹胀、恶心、食欲缺乏。

【实践内容及方法】

（1）准备临床常用的糖皮质激素类药物的使用说明书；临床案例若干份进行案例分析。

（2）收集临床常用的糖皮质激素类药物的使用说明书并进行分类，要求学生结合药品说明书和教材内容，了解糖皮质激素类药物的特点、不良反应及用药护理。

(3) 案例分析:①对案例(1)试分析出现这种现象的原因? ②对于案例 2 患者用药后的反应给出合理解释。③患者用糖皮质激素时应如何给予用药指导和护理?

(4) 方法:学生两人一组,分别扮演患者和护士。"患者"尽可能根据学习过的知识提出用药方面的问题,"护士"针对案例和问题进行回答,给予"患者"相应的指导及护理。

【实践作业】

(1) 肾病综合征有哪些临床表现? 常用的糖皮质激素类药物有哪些?

(2) 糖皮质激素类药物的不良反应有哪些? 如何防治?

【实践考核】

(1) 各组汇报讨论结果:本案例药物选择的依据、护理措施,如何进行用药指导。

(2) 选取两组同学为全班进行角色扮演,由同学进行评判。

(3) 教师对小组活动进行点评。

综合实践项目五　青霉素过敏性休克的抢救及用药护理

【实践目的】

(1) 初步了解青霉素皮试的方法,能准确判断青霉素皮试阳性反应。

(2) 能准确判断青霉素过敏性休克的临床症状。

(3) 牢记青霉素过敏性休克的抢救药品及使用方法。

(4) 能指导临床合理使用青霉素。

【典型案例】

(1) 患者,女,35 岁。行阑尾切除术后,给予青霉素治疗,皮试阴性,在静脉滴注青霉素 5 min 后,患者出现了胸闷、呼吸困难、声音嘶哑、出冷汗、心慌、面色苍白,随即昏迷、口唇青紫。查体:血压 70/45 mmHg。诊断为过敏性休克,立即抢救。

(2) 张某,男性,40 岁。因腹部疖子感染,自带青霉素到社区卫生院,请护士给予注射并拒绝做过敏试验,称自己以前用过青霉素,请问可否给予注射?

【实践内容及方法】

(1) 准备临床常用的青霉素 G 的使用说明书;临床案例若干份进行案例分析。

(2) 收集临床常用的青霉素 G 的使用说明书并进行分类,要求学生结合药品说明书和教材内容,了解青霉素的特点、不良反应及用药护理。

(3) 案例分析:①在应用青霉素 G 时有何不良反应? ②有何防治措施?

(4) 方法:学生两人一组,分别扮演患者和护士。"患者"尽可能根据学习过的知识提出用药方面的问题,"护士"针对案例和问题进行回答,给予"患者"相应的指导及护理。

【实践作业】

(1) 青霉素 G 的抗菌作用机制是怎样的?

(2) 青霉素 G 有怎样的抗菌作用特点?

(3) 目前有哪些细菌对青霉素 G 耐药?

【实践考核】

（1）各组汇报讨论结果：本案例药物选择的依据、护理措施，如何进行用药指导。

（2）选取两组同学为全班进行角色扮演，由同学进行评判。

（3）教师对小组活动进行点评。

综合实践项目六　药物的应用和不良反应观察

【实践目的】　能给患者提供常用药物应用的知识并能指导患者合理用药，能及时发现药物的不良反应，正确进行用药护理。

【典型案例】

（1）患者，女，45岁。高热、寒战，伴头痛、全身乏力、肌肉关节酸痛、心悸、气短，来院就诊。半个月前曾做扁桃体切除术，既往有风湿性心脏病史。查体：体温38.5 ℃，心率100次/分，心律不齐，眼睑及口腔黏膜有散在淤点，双下肢水肿。白细胞18×10^9/L，血沉23 mm/h，血培养见草绿色链球菌，诊断为感染性心内膜炎。医生开具下列处方。

①硫酸庆大霉素注射液　8万U×6

用法：一次8万U，一日2次，肌内注射

②呋塞米注射液20 mg

5%葡萄糖氯化钠注射液　500 mL×5

用法：一日1次，静脉滴注

治疗半个月后，患者感染性心内膜炎的症状明显好转。2个月后，患者出现耳鸣、眩晕、听力下降。

请分析：本处方是否合理？应该如何进行用药护理？

（2）患者，男，66岁，患有前列腺增生。因食生冷出现腹泻、腹痛就诊，医生给予解痉药阿托品0.5 mg，肌内注射，患者腹痛、腹泻等症状得到缓解，但出现视物模糊、口干、排尿困难等症状。

请分析：该治疗方案是否合理？患者出现不良反应的原因是什么？如何进行用药护理？

（3）患者，男，58岁。糖尿病15年，咳嗽数月余。2周前患感冒，此后患者一直感到周身无力、发热，下午体温偏高，有时痰中带血，X线胸片示左肺上野片状模糊阴影，边缘不清，诊断为肺结核。医生开具处方如下。

利福平　450 mg　1次/日×14

异烟肼　300 mg　1次/日×14

格列齐特　80 mg　3次/日×14

患者用药2周后，原有结核病症状如咳嗽、低热开始好转，但食欲逐渐减退，出现饭后恶心、肝区疼痛、肝肿大等症状和体征，血清转氨酶升高，空腹血糖7.2 mmol/L升至8.5 mmol/L。

请分析：该患者用药后状况产生的原因是什么？应该如何进行用药护理？

（4）患者，男，60岁。患风湿性心脏病二尖瓣狭窄合并关闭不全，近日因心悸、气短、下肢水肿，前来门诊治疗，诊断为慢性充血性心力衰竭。医生开具处方如下。

①地高辛片　0.25 mg×20

用法：一次 0.25 mg，一日 1 次，口服

②噻嗪片　25 mg×30

用法：一次 25 mg，一日 2 次，口服

用药初期，症状明显好转。但 1 个月后，患者开始出现厌食、恶心、呕吐、腹泻、视力模糊、眩晕、失眠。心电图示窦性心律，心率 65 次/分，室性期前收缩二联律。诊断为地高辛中毒。

请分析：该处方中药物的应用是否合理？有哪些因素会诱发地高辛中毒？临床上如何才能及时发现地高辛中毒？如何预防与治疗地高辛中毒？

【实践内容及方法】

（1）案例分析：全班同学分成 4 组，以组为单位，讨论分析案例。

（2）角色扮演：学生两人一组，分别扮演患者和护士。"患者"尽可能根据学习过的知识提出用药方面的问题，"护士"针对案例和问题进行回答，给予"患者"相应的指导及护理。

（3）教师对小组活动进行点评。

【实践考核】　将实践结果填入综合实践表 6-1 中。

综合实践表 6-1　药物的应用和不良反应观察表

案例	药物应用	不良反应观察	用药护理
案例 1			
案例 2			
案例 3			
案例 4			

References

参考文献

[1] 田铁军,胡丽娟.药理学[M].西安:第四军医大学出版社,2014.

[2] 陈淑君,王志亮.护用药理学[M].2版.西安:第四军医大学出版社,2011.

[3] 盛树东,王爱和.药理学[M].上海:第二军医大学出版社,2013.

[4] 陈淑君,秦红兵.护用药理学[M].3版.西安:人民卫生出版社,2015.

[5] 肖顺贞,杨丽珠.护理药理学[M].4版.北京:北京大学医学出版社,2014.

[6] 弥曼.药理学[M].2版.北京:人民卫生出版社,2011.

[7] 万红,刘志雄.药物应用护理[M].2版.西安:第四军医大学出版社,2012.

[8] 覃太敏,夏大华.护理药理学[M].北京:中国医药科技出版社,2015.

[9] 于雷,姚苏宁,叶新.用药基础[M].武汉:华中科技大学出版社,2016.

[10] 方士英,袁小龙.药理学[M].3版.上海:同济大学出版社,2016.

[11] 王志亮,张彩霞.护用药理学[M].北京:人民卫生出版社,2016.

[12] 黄幼霞,姚苏宁.用药护理[M].上海:第二军医大学出版社,2015.

[13] 温梦霞.护理药理学[M].2版.南京:江苏凤凰科学技术出版社,2014.

[14] 董志.药理学[M].3版.北京:人民卫生出版社,2014.

[15] 朱波.药理学[M].北京:中国协和医科大学出版社,2013.

[16] 李俊.临床药理学[M].4版.北京:人民卫生出版社,2008.

[17] 徐红,张庆.护理药理学实践指导及习题集[M].北京:人民卫生出版社,2015.

[18] 国家药典委员会.中华人民共和国药典(2010年版)[M].北京:中国医药科技出版社,2010.

[19] 陈建国.药理学[M].3版.北京:科学出版社,2010.

[20] 陈新谦,金有豫,汤光.新编药物学[M].15版.北京:人民卫生出版社,2003.

[21] 芦靖,叶莉.药理学[M].西安:世界图书出版公司,2009.

[22] 王鹏,周利玲.药理学[M].北京:人民卫生出版社,2016.

[23] 王迎新,弥曼.药理学[M].北京:人民卫生出版社,2009.

[24] 卫生部教材办公室.国家护士资格考试大纲(2015年)[M].北京:人民卫生出版社,2015.

[25] 姜国贤.护理药理学[M].2版.北京:人民卫生出版社,2014.

[26] 罗月娥.护理药理学[M].3版.北京:高等教育出版社,2010.

[27] 刘春杰.药理学[M].郑州:河南科学技术出版社,2012.

[28] 杨宝峰.药理学[M].8版.北京:人民卫生出版社,2013.

[29] 曹力,周丽娟,刘新民.临床护理操作失误规范[M].北京:人民军医出版社,2014.